北京协和醫院

罕见病
临床思维与多学科诊疗方案集
（2023 年版）

主编　张抒扬

人民卫生出版社
·北　京·

图书在版编目（CIP）数据

北京协和医院罕见病临床思维与多学科诊疗方案集：2023年版 / 张抒扬主编 . —北京：人民卫生出版社，2023.8

ISBN 978-7-117-34765-5

Ⅰ. ①北… Ⅱ. ①张… Ⅲ. ①疑难病 － 病案 － 汇编 Ⅳ. ①R442.9

中国国家版本馆 CIP 数据核字（2023）第 077317 号

人卫智网	www.ipmph.com	医学教育、学术、考试、健康，购书智慧智能综合服务平台
人卫官网	www.pmph.com	人卫官方资讯发布平台

北京协和医院
罕见病临床思维与多学科诊疗方案集（2023 年版）
Beijing Xiehe Yiyuan Hanjianbing Linchuang Siwei yu
Duoxueke Zhenliao Fang'an Ji（2023 Nian Ban）

主　　编：张抒扬
出版发行：人民卫生出版社（中继线 010-59780011）
地　　址：北京市朝阳区潘家园南里 19 号
邮　　编：100021
E - mail：pmph @ pmph.com
购书热线：010-59787592　010-59787584　010-65264830
印　　刷：人卫印务（北京）有限公司
经　　销：新华书店
开　　本：889 × 1194　1/16　印张：24
字　　数：594 千字
版　　次：2023 年 8 月第 1 版
印　　次：2023 年 8 月第 1 次印刷
标准书号：ISBN 978-7-117-34765-5
定　　价：258.00 元

打击盗版举报电话：010-59787491　E-mail：WQ @ pmph.com
质量问题联系电话：010-59787234　E-mail：zhiliang @ pmph.com
数字融合服务电话：4001118166　E-mail：zengzhi @ pmph.com

主　　编　张抒扬

主编简介

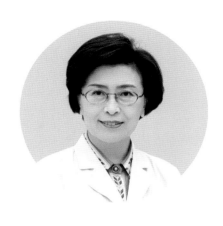

张抒扬

内科主任医师,教授,博士研究生导师。北京协和医院院长,中国医学科学院北京协和医学院副院校长,教育部"长江学者"特聘教授,国家卫生健康委员会突出贡献中青年专家,国务院政府特殊津贴专家。担任疑难重症与罕见病国家重点实验室副主任,国家转化医学中心副主任,国家卫生健康委员会罕见病诊疗与保障专家委员会主任委员,中华医学会罕见病分会主任委员,中华医学会常务理事及心血管病学分会常委兼秘书长,中国医师协会心血管内科医师分会候任会长,世界医学会常务理事,中国研究型医院学会副会长及罕见病分会主任委员。获"2020年度全国三八红旗手标兵""全国抗击新冠肺炎疫情先进个人""国之名医·优秀风范""国之名医·卓越建树"等荣誉称号和美国心脏病学院(ACC)杰出服务奖。

主持"十三五"重点研发计划"罕见病临床队列研究"、"十四五"重点研发计划"罕见病多模态辅助诊疗平台建立及临床转化应用"等国家和省部级科研项目15项,国内外多中心临床试验24项。以第一或通信作者在 NEJM、Science、Lancet 等期刊发表论文300余篇;主编《罕见病学》等规划教材和专著11部。主持全国罕见病诊疗协作网和国家罕见病质控中心工作,主持制定罕见病诊疗指南,建立多学科合作的罕见病诊疗模式,促进全国诊疗水平同质化。联合多方创建中国罕见病联盟,开展罕见病患病情况、诊疗瓶颈和疾病负担调研,并推动出台多项罕见病用药和医疗保障政策。在提升我国罕见病诊疗科研水平,探索破解罕见病诊疗难题的"中国模式"方面取得显著成果。

前 言

生而不同，永不放弃

党的二十大报告强调"把保障人民健康放在优先发展的战略位置"。人民健康是实现中国式现代化的应有之义。自党的十八大以来，党和国家全面布局罕见病诊疗和研究，高度重视罕见病用药保障和重大疾病防控工作，实现了一系列零的突破。2018年，具有里程碑意义的《中国第一批罕见病目录》正式发布。2019年，国家卫生健康委员会成立全国罕见病诊疗协作网，罕见病三级防控体系基本形成。

作为全国罕见病诊疗协作网中唯一的国家级牵头医院，北京协和医院充分依托诊疗协作网，通过采取"一站式"救治方案，努力破解罕见病诊疗难问题。自2019年2月协和罕见病多学科诊疗平台建立以来，4年里的每个周四中午，在门诊楼的疑难病会诊中心，多名医学专家集聚于此，通过罕见病多学科会诊，争取最大限度减少患者误诊误治，缩短等待时间，增加治疗方案的可选择性，避免了不停转诊、重复检查给患者家庭带来的负担，让罕见病患者有希望。这是对协和百年多学科协作优良传统的传承弘扬，更是协和在新征程中坚守初心、勇担使命的生动的医疗实践。

为解决罕见病识别诊断能力不足的问题，破解"能看罕见病的医生比罕见病患者更罕见"难题，协和将罕见病多学科会诊向协作网医院同时开放，通过开展远程会诊等形式，为全国广大医生提供学术交流、临床合作平台，助力医生综合能力提升，特别是青年医师培养。我们欣喜地看到，截至目前，通过协作网转诊的患者已超千例，罕见病确诊时间也从4年缩短到4周，这不仅为罕见病患者点燃了生的希望，也让我们每一名参与罕见病诊疗救治的医生汲取了奋进力量。

为更好地发挥优质医疗资源的辐射引领作用，协和通过联合全国各领域专家，积极编写目录释义，出标准、出指南、出教材，推动罕见病诊疗能力大幅提升。通过开发"中国罕见病诊疗服务信息系统"，创立"中国国家罕见病注册系统"，建成了国际最大的罕见病资源库，为百余项罕见病临床研究开展提供了重要基础支撑。通过积极筹建国家罕见病专业质控中心等，协和始终秉承"人民至上、生命至上"理念，在不断开拓罕见病用药可及性、探索多层次医疗保障体系的道路上逢山开路，遇水架桥，努力破解罕见病治疗难问题。功在当代，利在千秋，面向未来，在国家的支持下，协和将依托疑难重症及罕见病国家重点实验室、转化医学国家重大科技基础设施，积极搭建和探索一条从基础、临床到转化的协和罕见病研究模式，坚定不移地沿着倾力擘画的罕见病诊疗蓝图实干笃行。

回首过去3年极不平凡的抗疫防疫历程，协和罕见病团队在统筹做好疫情防控与医疗救治工作的同时，克服重重困难，秉持着"患者不能等，医院不能停""不论在任何困境下，都要发出协和声音"的坚定信念，努力收集整理具有代表性的罕见病病例，以期为临床医师提供更多一手的临床资料。2021年，由协和近百位专家参与编写的《北京协和医院罕见病多学科合作诊疗病例集（2021年版）》正式出版，为基层医院医生罕见病诊疗能力的提升提供了案例参考。

今年，在延续2021年版内容结构的基础上，包含了43例罕见病病例，凝聚了来自14个学科百余位罕见病专家共同智慧的《北京协和医院罕见病临床思维与多学科诊疗方案集（2023年版）》正式与大家见面，希望能帮助更多临床医师开拓临床思维，引导大家追根溯源、加深理解，持续提升诊疗能力。除此之外，今年的编写团队还得到了医务、法务等部门的大力支持，增加了法规解读、用药制度规范、医学伦理审查等内容，进一步完善了本书的知识结构和内容体系。

生而不同，永不放弃。每一个罕见病患者及其家庭的愿望也是所有医者不忘初心、终生执求的答案。希望各位医学同仁阅读本书后，能够在寻找答案的科学道路上，做起而行之的行动者，攻坚克难的奋斗者，创新发展的实践者；也希望协和罕见病多学科诊疗平台能够汇聚更多智慧与资源，携手各方为中国罕见病事业贡献力量，为健康中国建设作出新的更大贡献。由于罕见病学科的独特性，还有诸多未知领域仍待探索攻克，在书籍编写过程中的疏漏之处敬请业内各位专家批评指正。

张抒扬

2023年2月于北京

目录

01 从抗体检测到免疫组库分析
——一例慢性脑膜炎的确诊

专家导读　青年女性,因反复发热、头痛、发作性肢体抽搐就诊,疾病困扰患者近 10 年。患者曾被诊断为"结核性脑膜炎",多次予以规范抗结核治疗,病情不断复发。其病因到底是什么? 协和罕见病多学科团队(MDT)利用先进的医学技术,在纷繁复杂的病情中寻找诊断线索,采用自身免疫性脑炎抗体检测、脑活检病理学检查、B 细胞免疫组库分析等方法,终于确诊这例表现罕见的罕见病,并揭示了其潜在的特殊发病机制。

病例介绍

【**患者**】　女,24 岁。

【**主诉**】　反复发热、头痛 9 年,发作性肢体抽搐 3 年。

【**现病史**】

　　患者于 9 年前受凉后出现发热、头痛,伴恶心、呕吐,症状进行性加重。1 个月后偶有上视时视物成双。完善头部 CT 提示左侧中脑异常信号。外院给予抗生素治疗(具体不详),效果欠佳。4 个月后逐渐出现嗜睡,全身乏力,意识水平下降。遂于我院门诊就诊。查体:精神萎靡,双侧水平侧视可见短暂粗大眼震,直线行走稍差,右侧跟 - 膝 - 胫试验稍差。完善头部磁共振成像(MRI)可见下丘脑、小脑、中脑、脑桥、胼胝体压部异常信号,第四脑室以上脑室扩张,考虑"梗阻性脑积水、后颅窝病变",予以甘露醇等脱水降颅压治疗,症状无改善。随即于外院行第三脑室造瘘,术后患者意识恢复正常,头痛、恶心、呕吐完全缓解,上视时视物成双较前改善,仍间断发热,体温波动于 37.5℃左右。7 个月后再次出现头痛,于外院就诊。头部增强 MRI 提示脑膜强化,以颅底环池、双侧小脑半球为著,多处脑膜增厚形成结节,颅内多发强化;完善腰椎穿刺(腰穿):初压 340mmH$_2$O (1mmH$_2$O=0.009 8kPa),白细胞计数 70×10^6/L,淋巴细胞百分比 65%,蛋白定量 2.276g/L,葡萄糖 2.0mmol/L,氯化物 124mmol/L。考虑"结核性脑膜炎可能",予以抗结核治疗,发热、头痛等症状逐渐缓解,仍偶有上视时视物成双。抗结核治疗(吡嗪酰胺 1.0g,每日 2 次,乙胺丁醇 1g,每日 1 次,莫西沙星 0.6g,每日 1 次,异烟肼 0.5g,每日 1 次,对氨基水杨酸异烟肼 0.4g,每日 3 次,利福平 0.6g,每日 1 次,泼尼松早 10mg、晚 5mg)持续约 22 个月,停药前复查头部增强 MRI 提示脑膜强化较前好转,右侧基底节及胼胝体体部异常信号。其间患者生活可自理,可间断上学。

6 年前(停药 8 个月后)患者再次出现头痛,外院查头部增强 MRI 提示新见左额叶软脑膜增厚、强化伴脑组织水肿。仍考虑"结核性脑膜炎可能",再次予以抗结核治疗,头痛再次缓解。治疗 2 个月后复查头部增强 MRI 提示水肿较前减轻,软脑膜强化加重;遂继续抗结核治疗。随后患者逐渐出现精神行为异常,表现为胡言乱语、幻听、幻视、被害妄想,就诊于当地精神病院,停用抗结核治疗,并加用奥氮平、阿立哌唑等精神类药物,此后患者精神状态逐渐恢复正常。精神类药物 2 个月后停药。后患者生活可自理,可正常上学。

3 年前患者短期内出现 3 次发作性意识丧失、四肢抽搐,约 1min 症状可缓解。外院查视频脑电图提示左侧额颞区慢波并痫样放电;头部 MRI 示新见左侧额叶血管源性水肿病变。予以奥卡西平 0.3g,每日 2 次治疗,治疗 1 周后患者出现 5 次发作性肢体抽搐,遂加用左乙拉西坦 1g,每日 2 次,并再次予以抗结核治疗,后未再出现发作性症状。期间外院行脑立体定向活检,脑组织液病理改良抗酸染色见可疑抗酸杆菌,经多家医院会诊,脑组织病理未见结核感染相关表现。为进一步查因于我院住院,完善腰穿:初压>330mmH$_2$O,白细胞计数 2×10^6/L,以单个核细胞为主,脑脊液生化正常,脑脊液特异性寡克隆区带阳性,脑脊液抗 N-甲基-D-天冬氨酸(NMDA)受体抗体阳性 1:10,病原学筛查阴性。仍考虑"结核性脑膜炎可能",抗结核治疗持续约 12 个月,同时继续抗癫痫治疗,并规律调药。治疗 8 个月后患者恢复正常上学。

2 个月前患者出现发作性头向左扭转、双眼上翻,无意识丧失、肢体抽搐,症状持续 5~10s 缓解。1 周后突发意识丧失、肢体抽搐,伴舌咬伤,持续约 30s 缓解。外院将左乙拉西坦逐渐加量至 250mg,每日 2 次。1 周后出现频繁左手抽动,并逐渐进展为左手持续抽动。入院前 1 周患者出现 2 次发作性意识丧失、肢体抽搐。外院查脑电图提示双侧前头部、右侧中央区大量棘波、棘慢波,查头部增强 MRI 提示新见右侧额顶叶、左侧额叶及邻近硬脑膜异常强化伴水肿。抗癫痫药逐渐调整为丙戊酸钠 0.75g,每日 2 次,托吡酯 25mg,每日 2 次,奥卡西平 0.6g,每日 2 次,左乙拉西坦 0.75g,每日 2 次。患者自发病以来,精神、睡眠、饮食可,大小便正常。

【既往史、个人史】

无特殊。

【家族史】

母亲曾因"下肢无力、声音嘶哑、吞咽困难"等于外院就诊,考虑"线粒体肌病",经地塞米松、丙种球蛋白等治疗后缓解。

【入院查体】

体型肥胖。神清语利,高级智能减退,蒙特利尔认知评估量表(MOCA)23 分;简易智能精神状态检查量表(MMSE)28 分,大学在读。可见左上肢频繁抽动。脑神经查体正常。双侧上下肢近远端肌力 V 级,肌张力正常,四肢腱反射减低,四肢霍夫曼征(Hoffmann sign)、巴宾斯基征(Babinski sign)和查多克征(Chaddock sign)均阴性。颈软,无抵抗,脑膜刺激征阴性。

【入院诊断】

颅内病变待查,症状性癫痫。

【诊疗经过】

患者入院后检查血常规、尿常规、粪便常规、肝功能、肾功能、血脂、凝血功能,均在正常范围。红细胞沉降率(血沉)23mm/h。血抗核抗体谱、抗中性粒细胞胞质抗体(ANCA)谱、抗磷脂抗体谱、抗神经抗原抗体谱[抗水通道蛋白 4(AQP4)抗体、抗髓鞘少突胶质细胞糖蛋白(MOG)抗体、抗 NMDA 受体抗体等]阴性。血需氧、厌氧培养(3 套),布氏杆菌凝集试验,隐球菌抗原定性均阴性;血寄生虫抗体(肺吸虫、裂头蚴、脑囊虫)阴性。完善腰穿:初压 140mmH$_2$O;白细胞计数 2×10^6/L,血生化正常;脑脊液特异性寡克隆区带阳性;脑脊液抗 NMDA 受体抗体阳性(1∶100);病原学筛查(墨汁染色、抗酸染色、细菌培养、真菌培养、分枝杆菌培养、Xpert、寄生虫抗体、宏基因组二代测序)阴性。查脑电图:中度异常;清醒及睡眠期右中额为著频繁中高波幅棘波、尖波、棘慢复合波、有时呈周期样或类周期样发放;左前额亦可见大量中高波幅尖慢复合波。查头部增强 MRI:右侧额顶叶及左侧额叶片状异常信号伴柔脑膜明显强化(图 1-1)。查淋巴结超声:双侧腋下、颈部及锁骨上窝未见明显肿大的淋巴结,双侧腹股沟区淋巴结可见。子宫、双附件超声:子宫、双附件区未见明显异常。乳腺超声:双乳未见明显异常。正电子发射计算机断层显像(PET/CT):右侧额顶叶、左侧额叶多处沿沟回分布的代谢增高灶,伴周围水肿;双侧腹股沟区炎性小淋巴结;右侧耳前、双侧颌下(Ⅰ区)、双上颈深部(Ⅱ区)、左颈根部(Ⅴ区)炎性小淋巴结。入院后将抗癫痫药调整为丙戊酸钠 0.75g,每日 2 次,托吡酯 50mg,

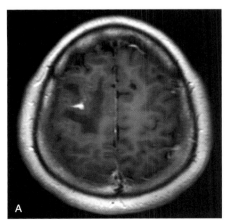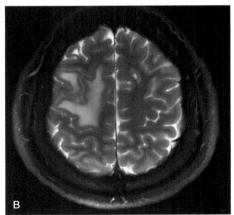

图 1-1 头部增强 MRI 检查结果

A. 增强序列,可见脑膜强化;B. T2 序列,可见病灶周围脑组织水肿。

每日 2 次,奥卡西平 0.9g,每日 2 次,左乙拉西坦 1g,每日 2 次,并给予甘露醇 125ml,每 8h 一次脱水降颅压治疗。入院后完善感染筛查,均为阴性,结合我院 2 次脑脊液抗 NMDA 受体抗体阳性,考虑免疫介导的脑膜脑炎可能,遂予静脉免疫球蛋白治疗。经上述治疗后,左上肢抽动明显减轻;复查头部增强 MRI 提示双侧额叶柔脑膜强化灶略变小,周围水肿减轻。

因病情复杂,诊断困难,提请多科会诊,考虑存在颅内病变活检指征。患者及家属活检意愿强烈,遂于全麻下行神经导航辅助开颅硬脑膜、左侧额叶脑组织活检术。

主治医师总结病例特点和主要诊断,提出会诊目的

神经科
范思远

该患者反复出现脑膜与脑实质病变,出现明显的精神行为异常、癫痫发作;两次发病脑脊液中检测到抗 NMDA 受体抗体(CBA 法),未发现确切的病原体;本次发病予以静脉注射免疫球蛋白治疗后临床症状及病灶明显好转。总体而言,考虑抗 NMDA 受体脑炎。本例患者临床表现、影像学表现特殊,需要进一步探究患者临床、影像、病理特点出现的机制,并制定治疗方案。会诊目的:患者曾长期诊断"结核性脑膜炎",但无确切病原学证据。结合患者临床表现及脑脊液抗 NMDA 受体抗体阳性,考虑诊断抗 NMDA 受体脑炎,该患者确实对免疫球蛋白治疗反应良好。但患者存在突出的脑膜受累,不是抗 NMDA 受体脑炎典型表现。患者已完善脑膜及脑组织活检,提请罕见病 MDT 会诊以协助诊断,指导下一步治疗方案。

多学科会诊意见

放射科
冯逢

患者入院后完善头部增强 MRI,提示双侧额叶大片白质高信号,血管源性水肿可能;增强扫描可见双侧额叶异常强化主要分布于柔脑膜(脑沟内),炎性病变可能性大。静脉免疫球蛋白治疗后复查,提示双侧额叶柔脑膜强化灶略变小,周围水肿减轻。活检术后复查,提示右侧额叶病变明显缩小;左侧额叶出现硬脑膜异常强化,术后改变可能。本例患者主要影像表现为不断变化的柔脑膜炎症。既往文献报道,抗 NMDA 受体脑炎病灶最常见于内侧颞叶,但也可分布于额顶叶、幕下等区域。该病有时影像学表现正常,有时则合并中枢神经系统炎性脱髓鞘疾病。因此,抗体检测对诊断有较大的提示作用。NMDA 受体不常分布于脑膜,脑膜受累不除外为泛化的非特异性炎症。

核医学科
霍力

患者氟代脱氧葡萄糖 - 正电子发射计算机体层扫描(FDG-PET)躯干显像基本正常,未见畸胎瘤,基本除外肿瘤性病变,且无结核感染、结节病等炎症性疾病征象。患者母亲存在可疑线粒体肌病病史,回顾文献发现,线粒体脑肌病患者皮层摄取普遍减低,与本患者表现不符,不支持线粒体脑肌病。患者头部显像可见局部摄取增高,相应部位 MRI 可见异常信号,CT 可见异常密度病灶,最常见病因为感染,特

别是结核感染。既往我院抗 NMDA 受体脑炎 FDG-PET 大样本研究发现,急性期及恢复期患者基底核摄取明显增高,本例患者不符合上述特点。因此,对于本例患者,FDG-PET 结果不符合抗 NMDA 受体脑炎的典型特点,需结合临床考虑。

感染内科
曹玮

患者病程主要可分为两个阶段。第一阶段:病程的前 2~3 年主要表现为低热、头痛,脑脊液呈淋巴细胞增高,中脑导水管梗阻提示脑脊液炎性反应明显,上述临床表现及辅助检查结果符合结核性脑膜炎,且规范五联抗结核治疗 22 个月有效,缓解期较长,可临床诊断结核性脑膜炎。第二阶段:主要表现为精神行为异常、癫痫发作,头部 MRI 可见脑实质、脑膜病变,抗结核治疗不规范,患者症状好转为自发缓解可能性大。近 3 年患者主要表现为无明确诱因的癫痫发作,不是结核性脑膜炎常见表现。因此,病程的后 6 年,患者无明确活动性中枢神经系统感染证据,且此后多次脑活检、脑脊液病原学检查阴性,可除外感染性病因,支持免疫性病因。两个阶段起病有无相关性尚不明确。回顾文献,既往存在病毒脑炎后自身免疫性脑炎,未发现结核性脑膜炎后继发的自身免疫性脑炎,但机制上存在这一可能。在治疗方面,患者目前不需要抗结核治疗,若后续需要使用大剂量激素冲击治疗或生物制剂,必要时可考虑进一步控制结核感染。

风湿免疫科
张文

诊断方面,需要考虑以下疾病。①自身炎症性疾病:此类疾病以固有免疫激活为主,免疫反应由炎症因子介导。此类疾病中的 Cryopyrin 蛋白相关周期综合征(CAPS)可引起中枢神经系统病变,伴随关节、皮肤病变表现。但患者体液免疫激活明显,无其他系统受累的表现,与本病表现不符,考虑自身炎症性疾病可能性不大。② IgG4 相关疾病、ANCA 相关血管炎:此类疾病易引起硬脑膜病变,但患者暂无支持此类疾病的证据,相关抗体检测阴性,考虑可能性不大。③孤立性中枢神经系统血管炎:本病血管炎病变突出,可表现为脑实质病变,无标志性抗体。但本病导致硬脑膜病变者罕见,目前考虑可能性不大。治疗方面,患者既往激素、静脉应用免疫球蛋白治疗有效,目前症状平稳,为减少未来再发风险,可考虑应用免疫抑制剂或利妥昔单抗,延缓病情进展。

全科医学科
曾学军

患者起病初期抗感染治疗后体温可降至正常,支持起病初期为感染性病因。感染后部分患者可出现自身免疫病。单纯自身抗体阳性不能完全确立自身免疫性脑炎等自身免疫病的诊断。患者目前症状平稳,目前可考虑相对保守的治疗方案,观察病情变化。

神经外科
郭毅

患者右侧额叶病变紧邻功能区,活检术后癫痫症状可能加重,因此本次选取左侧额叶病变进行活检,送检组织同时包含脑膜及脑组织。患者术后恢复良好。患者 5 年前活检取材部位为深部组织,水肿改变较明显,因此可能未能完全反映脑浅部及脑膜病变全貌。治疗方面,患者此次入院经治疗后复查头部 MRI,病灶明显减小,提示治疗有效;若对因治疗可减少发作性症状出现频率或减少抗癫痫药用量,则建议积极对因治疗。

中医科
包飞

患者左额叶活检术后,接受了针灸治疗。发病以来情绪欠佳,头晕,昏沉欲睡,清醒状态时易兴奋,夜晚入睡难,眠浅、多梦、易醒。体胖,便秘。查体:左额颞部红色切痕凸起。舌质暗边有齿痕、苔白、脉滑细。耳诊:双耳皮质下暗花纹变,枕颈色暗、以右侧为著,左额暗色切痕线样变。辨证:经络瘀滞。治则:疏通经络。处方:耳针:皮质下、枕、颞、额、颈、肝脏、肾脏、脾、内分泌、艇中。留针 20min,3 次 / 周。针治 1 周后头昏沉缓解,白天清醒不思睡,夜晚入睡不难,夜梦减少,稍汗出,排便通畅,每日 1 次,左额颞部切痕红色消退凸起变平。针治 2 周后白天头目清爽,无明显睡意,夜晚眠安,大便通畅。针治 3 周后神清气爽、思维敏捷,眠安,便调,左额颞部切痕平整呈细白色。

病理科
赵大春

本次脑膜、脑组织活检,镜下见活检组织部分区域脑膜与脑实质粘连紧密,炎症反应明显,可见大量淋巴细胞浸润、小血管增生,以及炎症渗出。软脑膜与脑实质交界处可见软脑膜小血管增生伴大量炎症细胞浸润,邻近脑实质可见明确神经元肿胀、胶质细胞丢失,但皮质无明显受累,与头部 MRI 表现相符。结合上述表现,需考虑血管炎、IgG4 相关疾病、自身免疫病引起的脑实质炎症等可能。活检组织免疫组化示 CD3(+)、CD20(+),提示 T 细胞、B 细胞浸润,但浆细胞、组织细胞比例较少,不支持 IgG4 相关疾病。同时患者小血管管壁各层细胞无受累证据,炎症细胞浸润主要发生于软脑膜区域血管周围,未见明显中性粒细胞浸润,不支持中枢神经系统血管炎。活检组织中未见 Ki-67(+)的组织团块,提示为弥漫淋巴细胞浸润,不存在生发中心。患者硬脑膜可见明确增生,但其内未见明显炎症细胞浸润,主要炎症反应位于软脑膜,紧邻炎症部位的脑实质表面可见脱髓鞘表现。

中国科学院
心理研究所
王晶

在患者的活检组织中进行了 NR1 亚基(NMDA 受体)阳性的 B 细胞、浆细胞筛选,靶向捕获 NR1 阳性的 B 细胞。结果显示,在活淋巴细胞中,NR1 亚基阳性的 B 细胞约占 2%,浆细胞约占 15%。与既往抗 NMDA 受体脑炎患者脑脊液筛选结果类似,支持抗 NMDA 受体脑炎诊断。

神经科
关鸿志

根据《中国自身免疫性脑炎诊治专家共识》推荐的诊断标准,本例可以确诊抗 NMDA 受体脑炎。但本例患者临床表现特殊,可谓罕见病的罕见表现。本例患者活检组织中可见 B 细胞、浆细胞浸润,并且通过对活检组织进行 B 细胞免疫组库分析,证明这些细胞是抗 NMDA 受体抗体合成细胞,提示本例特殊的发病机制——患者脑膜的慢性炎性病灶可能是该例抗 NMDA 受体脑炎自身免疫反应的"策源地"。部分女性抗 NMDA 受体脑炎患者合并卵巢畸胎瘤,畸胎瘤组织中含有 NMDA 受体和 B 细胞、浆细胞,因此畸胎瘤是在周围启动自身免疫反应的"策源地"。此外,在我们和国外的队列中,都有抗 NMDA 受体脑炎合并肥厚性硬脑膜炎的病例。未来进一步的研究可能有助于揭示抗 NMDA 受体脑炎的发病机制。

多学科会诊意见总结

患者符合抗 NMDA 受体脑炎,同时合并慢性脑膜炎。治疗方面,以免疫治疗为主。若需大剂量激素冲击治疗或生物制剂,可考虑预防性抗结核治疗。

结局与转归

经积极免疫治疗,予以泼尼松 30mg,每日 1 次,每个月减 5mg;吗替麦考酚酯 0.75g,每日 2 次;抗癫痫药逐渐减至奥卡西平 0.9g,每日 2 次,左乙拉西坦 0.75g,每日 2 次。患者左上肢抽动基本消失,一般情况尚可。此后随访半年,患者病情稳定。

专家点评　该患者为青年女性,慢性病程。病程中反复出现发热、头痛、发作性肢体抽搐,曾出现明显的精神行为异常。患者神经影像主要表现为脑膜强化,伴周围脑组织水肿;2 次查脑脊液抗 NMDA 受体抗体阳性(CBA 法)。虽无明确的病原学证据,患者曾多次临床诊断结核性脑膜炎,接受长期抗结核治疗,但病情反复。结合患者临床表现、脑脊液抗 NMDA 受体抗体阳性、脑组织流式细胞捕获 NR1 阳性的 B 细胞、对免疫治疗反应良好,诊断考虑抗 NMDA 受体脑炎。该患者影像表现特殊,脑膜受累显著,可能提示其特殊的发病机制。

疾病相关文献回顾

抗 NMDA 受体脑炎是最常见的一种自身免疫性脑炎。该病为抗 NMDA 受体(GluN1 亚基)抗体介导的脑炎,GluN1 亚基氨基末端结构域(amino-terminal domain)的 N368/G369 区域对产生自身免疫反应至关重要[1]。抗 NMDA 受体抗体主要通过导致 NMDA 受体内化(internalization)、破坏 NMDA 受体和 EphB2 相互作用而致病[1]。肿瘤和病毒是该病最常见的自身免疫触发因素[2]。

抗 NMDA 受体脑炎的临床特点符合弥漫性脑炎[3]。该病以青少年多见,女性多于男性。临床表现为急性起病,可有发热、头痛等前驱症状,并逐渐出现精神行为异常、癫痫发作、近事记忆下降、言语障碍、缄默、运动障碍、意识水平下降、自主神经功能障碍等[3]。典型的抗 NMDA 受体脑炎患者可逐渐出现一系列精神症状，包括焦虑、失眠、妄想、幻觉、偏执观念、强制语言、躁狂、攻击行为、极度激越或紧张症。随后，患者可进展出现癫痫发作、语言障碍、意识水平下降、运动障碍、自主神经功能障碍（如心动过速、高血压、发热、中枢性低通气）。最终，很多患者可进展至昏迷，呈现类似无动性缄默与激越交替出现的状态[1]。

抗 NMDA 受体脑炎患者腰穿压力可正常或升高，脑脊液白细胞数正常或轻度升高，脑脊液细胞学多呈淋巴细胞性炎症，寡克隆区带可呈阳性，抗 NMDA 受体抗体阳性[3]。患者头部 MRI 多无明显异常，部分患者可见边缘系统病灶，也可合并中枢神经系统炎性脱髓鞘病变。患者脑电图呈弥漫或者多灶的慢波，偶尔可见癫痫波，δ 刷是该病较特异性的脑电图改变，多见于重症患者。青年女性抗 NMDA 受体脑炎患者可合并卵巢畸胎瘤，卵巢超声等影像学检查有助于发现卵巢畸胎瘤。北京协和医院与中国科学院心理研究所联合开展抗 NMDA 受体脑炎免疫组库研究。通过流式细胞仪，筛选 CD20+NR1+ 细胞；对筛选到的细胞进行单细胞测序，测定 BCR 序列；分析测序数据可见，12 例受试患者中，11 例具有重链公共克隆（heavy chain common clone）[IGHV1-18*04, IGHD1-26*01/IGHD2-2*03/IGHD2-8*01, IGHJ3*02_（CDR3）ARVGSKYGFETFDI]，提示免疫组库信息可能有助于抗 NMDA 受体脑炎的诊断[4]。

确诊抗 NMDA 受体脑炎需符合以下 3 个条件。①出现以下 6 组抗 NMDA 受体脑炎主要症状中的 1 项或多项：精神行为异常或认知障碍、语言障碍、癫痫发作、运动障碍、意识水平降低、自主神经功能障碍。②抗 NMDA 受体抗体阳性：建议以脑脊液 CBA 法抗体阳性为准；若只有血清抗体阳性，还应有 TBA 法或神经元免疫荧光阳性支持。③合理排除其他疾病[5]。

抗 NMDA 受体脑炎的治疗包括免疫治疗与对症支持治疗。免疫治疗主要包括一线免疫治疗（糖皮质激素、免疫球蛋白、血浆置换）、二线免疫治疗（利妥昔单抗、环磷酰胺）和长程维持免疫治疗（吗替麦考酚酯、硫唑嘌呤、利妥昔单抗等）[3,6]。在及时、积极的免疫治疗及对症支持治疗情况下，患者预后良好。北京协和医院抗 NMDA 受体脑炎队列长期预后研究显示，2 年随访时 92.7% 的患者获得了良好的临床效果（mRS 评分 ≤2）[7]。

（范思远　关鸿志）

参考文献

[1] DALMAU J, GEIS C, GRAUS F. Autoantibodies to synaptic receptors and neuronal cell surface proteins in autoimmune diseases of the central nervous system [J]. Physiol Rev, 2017, 97 (2): 839-887.

[2] DALMAU J. NMDA receptor encephalitis and other antibody-mediated disorders of the synapse: The 2016 Cotzias Lecture [J]. Neurology, 2016, 87 (23): 2471-2482.

[3] 中华医学会神经病学分会. 中国自身免疫性脑炎诊治专家共识 [J]. 中华神经科杂志, 2017, 50 (2): 91-98.

[4] FENG J, FAN S, SUN Y, et al. Study of B cell repertoire in patients with Anti-N-Methyl-D-Aspartate receptor encephalitis [J]. Front Immunol, 2020, 11: 1539.

[5] GRAUS F, TITULAER M J, BALU R, et al. A clinical approach to diagnosis of autoimmune encephalitis [J]. Lancet Neurol, 2016, 15 (4): 391-404.

[6] NOSADINI M, THOMAS T, EYRE M, et al. International consensus recommendations for the treatment of pediatric NMDAR antibody encephalitis [J]. Neurol Neuroimmunol Neuroinflamm, 2021, 8 (5): e1052.

[7] XU X, LU Q, HUANG Y, et al. Anti-NMDAR encephalitis: A single-center, longitudinal study in China [J]. Neurol Neuroimmunol Neuroinflamm, 2020, 7 (1): e633.

02 家族性慢性脑膜炎？原来是转甲状腺素蛋白淀粉样变性

专家导读　青年女性,因头痛、头晕就诊,神经影像发现弥漫性脑脊膜受累,患者母亲家族三代中多个成员诊断为"脑膜炎""脑积水",哪种脑膜炎存在家族聚集的特点？病因到底是什么？协和罕见病 MDT 洞察秋毫,揭示病因真相,破解家族三代"谜案"。

病例介绍

【患者】　女,37 岁。

【主诉】　间断言语不利 5 年,间断头晕、头痛 3 个月余。

【现病史】

患者 5 年前无明显诱因突发言语不利,仅能发"啊"等简单音节,无语言理解障碍,无口角歪斜、肢体麻木及无力,约 30min 后缓解。此后间断出现类似症状,每年发作 1~2 次。同期逐渐出现反应变慢、近记忆力下降,症状缓慢加重。未予以诊治。3 个月余前无明显诱因出现头晕,伴视物旋转、恶心、非喷射性呕吐,无耳鸣、听力下降,数分钟后缓解,与体位变化无关。同时出现头痛,以双侧颞顶部为著,呈胀痛,疼痛数字评价量表(NRS)评分 4~5 分。于当地医院就诊,头部 CT 示脑回样密度增高灶,考虑钙化;头部增强 MRI 示弥漫软脑膜强化,以双侧外侧裂、基底部、大脑纵裂前部为著。腰椎穿刺检查:初压 100mmH$_2$O(1mmH$_2$O＝0.009 8kPa),脑脊液白细胞计数 4×10^6/L,蛋白定量 3.1g/L,糖与氯化物正常,脑脊液结核分枝杆菌 IgG、结核感染 T 细胞检测(T-SPOT. TB)正常,临床考虑"结核性脑膜炎可能",建议经验性抗结核治疗,患者拒绝。转至外院,复查腰椎穿刺:脑脊液白细胞数 2×10^6/L,蛋白定量 1.0g/L,墨汁染色、结核分枝杆菌 DNA 阴性。考虑"肥厚性脑膜炎",遂予以静脉滴注甲泼尼龙治疗(500mg,每日 1 次×5d → 240mg,每日 1 次×5d → 120mg,每日 1 次×5d → 80mg,每日 1 次×4d),治疗后患者自觉头晕、头痛、呕吐较前减轻。后序贯口服泼尼松 60mg,每日 1 次,每 2 周减 10mg,减至 30mg 时维持 4 周,此后每 2 周减 5mg,减至 15mg,每日 1 次时于我院就诊。

【既往史】

患者 15 年前开始间断出现非喷射性呕吐,呕吐物为胃内容物,早期每年 1~2 次;近 3 年频率增加,每 2~3 个月 1 次。当地医院诊断"慢性胃炎",间断予对症治疗。

【个人史】

曾养鹦鹉 1 年,余无特殊。

【家族史】

患者母亲家族三代中每代均有家族成员出现类似临床表现:患者母亲(排行第二)曾诊断"结核性脑膜炎""脑积水",于 55 岁去世;患者外婆曾诊断"脑膜炎",于 55 岁去世;患者大姨曾查头部 CT 发现"脑膜钙化",后于出现痴呆 1 年后(40 余岁)去世;患者三姨曾诊断"脑膜炎",于 50 岁去世;患者五舅曾诊断"脑病",于 40 余岁去世;患者表姐(大姨的女儿)曾诊断"脑积水",于 36 岁去世;患者的 2 个儿子无相关不适症状。

【入院查体】

卧位、立位血压无明显变化,内科查体无明显异常。神经系统查体:意识清楚,言语流利,对答切题,双侧瞳孔等大正圆,示齿口角无歪斜,伸舌居中,四肢肌力 V 级,肌张力正常,双侧腱反射对称、活跃,双侧指鼻试验、轮替运动尚可,颈软、无抵抗,克尼格征、布鲁津斯基征阴性,双侧巴宾斯基征阴性,昂伯征阴性,直线行走稍差。

【入院诊断】

脑膜病变原因待查。

【诊疗经过】

患者入院后查血常规、肝功能、肾功能在正常范围,心肌肌钙蛋白 I(cTnI)<0.017μg/L,肌酸激酶同工酶(CK-MB)<0.5μg/L,氨基末端脑钠肽前提(NT-proBNP)12pg/ml,抗中性粒细胞胞质抗体谱、抗核抗体谱均阴性,血轻链、尿轻链、血清免疫固定电泳、尿免疫固定电泳、血清蛋白电泳均阴性,血清血管紧张素转化酶、血清 IgG4 正常范围。眼底检查未见玻璃体混浊等淀粉样变性相关表现。甲状腺超声:甲状腺右叶囊性小结节,考虑良性。腹部超声:肝脏内高回声,血管瘤可能。膀胱残余尿:0ml。心电图:正常范围。超声心动图:左室舒张功能减低(I 级),微量心包积液。心脏 MRI:基底段室间隔条片状延迟强化,心肌病变可能。锝(^{99m}Tc)-焦磷酸盐(PYP)单光子发射计算机断层成像术(SPECT/CT):心脏显影,左室、右室心肌可见节段性示踪剂摄取,ATTR 型心肌

淀粉样变性可能。头部增强 MRI 示柔脑膜弥漫强化,以外侧裂为著,较前无好转(图 2-1)。颈椎增强 MRI 示颈段脊膜弥漫强化。肌电图与神经传导速度检查:未见神经源性或肌源性损害;上下肢 SSR 未见异常。腰椎穿刺检查:初压 80mmH₂O,脑脊液白细胞计数 0/L,蛋白定量 2.1g/L,葡萄糖 3.5mmol/L,脑脊液特异性寡克隆区带阴性,脑脊液细胞学检查未见明显异常,细菌涂片与培养、真菌涂片与培养、墨汁染色、抗酸染色均阴性。腹壁脂肪活检、牙龈活检:未见均匀粉染物质沉积,刚果红、高锰酸钾化刚果红、醇化刚果红染色均阴性。转甲状腺素蛋白(transthyretin,TTR)基因检测:该基因外显子 2 内存在 c.113A>G(Asp18Gly[p. Asp38Gly])杂合突变。诊断:转甲状腺素蛋白淀粉样变性(ATTR)。

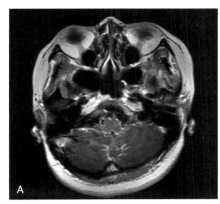 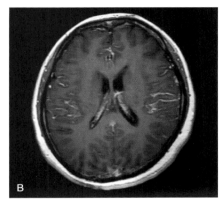

图 2-1　头部增强 MRI 检查结果

头部增强 MRI 可见患者柔脑膜弥漫强化。A. 脑干与小脑脑膜强化;B. 纵裂与外侧裂附近脑膜强化。

主治医师总结病例特点和主要诊断,提出会诊目的

神经科
范思远

患者为青年女性,慢性病程。临床症状较轻,主要表现为间断言语表达困难、头晕、头痛。家族史突出:母亲家族三代中每代均有类似表现。神经影像表现特殊:头部 CT 可见软脑膜弥漫高密度,提示钙化;头部增强 MRI 可见软脑膜明显强化(以外侧裂、基底部为著);颈椎增强 MRI 可见颈段脊膜明显强化。*TTR* 基因检测示该基因外显子 2 内存在 c. 113A>G(p. Asp38Gly)杂合致病突变。结合患者临床表现、家族史、神经影像及基因检测结果,ATTR 诊断基本明确。但 ATTR 患者往往会出现突出的周围神经(包括自主神经)、心肌受累的临床表现,该患者无相关临床表现,且腹壁脂肪活检、牙龈活检未见淀粉样物质沉积。会诊目的:ATTR 往往是一种多系统受累的疾病,患者临床表现不典型,且突变形式特殊,可能影响后续治疗方案;请 MDT 多科讨论协助疾病诊断、其他系统受累评估、制订长期治疗方案。

多学科会诊意见

遗传咨询
刘雅萍
该患者存在明确的家族史，*TTR* 基因检测发现该患者突变为 c. 113A＞G。查阅文献，既往曾有相同突变报道，该突变易出现脑膜受累，而周围神经、心肌受累不明显；与该患者临床表现一致。

放射科
王怡宁
该患者头部增强 MRI 可见弥漫性柔脑膜增厚、强化；右侧球后肌锥内占位，考虑良性。颈椎增强 MRI 可见所示颈胸段脊膜强化。头部 CT 可见双侧脑膜多发钙化。心肌灌注延迟成像动态 MRI 可见基底段室间隔条片状延迟强化，心肌病变可能，但并非淀粉样变心肌病的典型表现。

核医学科
霍力
该患者 ^{99m}Tc-PYP 平面显像可见心肌放射性摄取增高（2~3 分，视觉分析 4 分法），高于肋骨；1h H/CL（心脏与对侧肺摄取比值）=2.37；3h H/CH=1.91（＞1.5）。既往研究提示，＞1.5 时，ATTR 诊断的灵敏度为 97%，特异度为 100%。该患者 ^{99m}Tc-PYP SPECT/CT 3h 断层融合显像提示左室心肌放射性摄取不均匀增高，以室间隔为著。SPECT/CT 结果进一步排除了平面显像的假阳性情况，因此该患者存在心肌受累，支持 ATTR 诊断。该患者 ^{18}F-AV45 PET 显像提示心肌反射性摄取稍增高，躯干其余部位未见反射性摄取异常增高灶。头部 ^{18}F-AV45 PET 显像未见典型阳性征象，但本底反射性摄取不均匀增高，结合患者增强 MRI 柔脑膜病变位置，考虑无法确认 Aβ 沉积，但存在可疑征象。

病理科
赵大春
腹壁脂肪病理提示少许脂肪组织，其内见少量小血管，未见均匀粉染物质沉积。特殊染色结果：刚果红（−），高锰酸钾化刚果红（−），醇化刚果红（−）。牙龈病理：鳞状上皮黏膜显慢性炎。特殊染色结果：刚果红（−），高锰酸钾化刚果红（−），醇化刚果红（−）。因此，腹壁脂肪及牙龈病理无明确淀粉样物质沉积表现。

眼科
周绚
该患者无明显玻璃体淀粉样变性表现。可以通过眼底检查评估治疗对患者的影响。

心内科
田庄
虽然该患者目前无心肌病相关症状，超声心动图未见明显异常（左室舒张功能减低 I 级，微量心包积液）。但根据 ^{99m}Tc-PYP 平面显像及断层融合显像结果，患者存在心肌受累。结合患者临床表现、^{99m}Tc-PYP 平面显像及断层融合显像结果、基因检测结果，可诊断 ATTR。ATTR 患者腹壁脂肪及牙龈活检阳性率低（外周组织活检灵敏度 45%~85%），该患者结果虽为阴性，并不排除诊断。根据该患者突变形式及受累部位，肝移植很可能疗效欠佳。虽然该患者突变形式特殊，但 ^{99m}Tc-PYP 显像提示存在明确的心肌受累，氯苯唑酸（tafamidis）可能有效，但需长期随诊观察。

神经科
关鸿志　本例患者在协和医院首诊于神经科脑炎（专病）门诊，患者转诊而来，为求确诊"家族性慢性脑膜炎"的病因。但是患者脑脊液白细胞数正常，没有炎症反应，不支持脑膜炎，故实际上是弥漫性脑膜病，而家族性淀粉样变性是弥漫性脑膜病的主要病因之一。以此为鉴别诊断的新切入点进一步检查，很快得以确诊。ATTR-周围神经病（ATTR-PN）在国内最早由我科郭玉璞教授等报道，我们在之前的病例系列研究中，报道过 ATTR-PN 合并弥漫性脑膜受累的病例。但本例仅有脑膜受累和中枢神经系统（CNS）症状，结合文献复习，考虑可以提出 ATTR-中枢神经系统受累（ATTR-CNS）这一亚型或者相对独立的表型。

多学科会诊意见总结

该患者 ATTR 诊断明确，存在脑膜、心肌受累，预后不佳。可考虑氯苯唑酸治疗。若不能接受氯苯唑酸，可考虑二氟尼柳或牛磺熊去氧胆酸治疗。该患者需长期随诊，评估脑膜、心肌、眼底受累情况变化。

结局与转归

患者继续泼尼松每 2 周减 5mg，至减停。确诊后开始予口服二氟尼柳 0.25g，每日 2 次治疗，用药期间再次出现呕吐，于当地医院行胃镜检查未见明显异常，遂停用二氟尼柳。未接受氯苯唑酸或牛磺熊去氧胆酸治疗。此后随访 1 年无不适。

专家点评　该患者为青年女性，慢性病程。临床表现主要为间断言语表达困难，头晕、头痛。患者具有突出的家族史及脑脊膜受累的神经影像表现。*TTR* 基因检测示该基因外显子 2 内存在 c.113A＞G（p. Asp38Gly）杂合致病突变。结合患者临床表现、家族史、神经影像及基因检测结果，ATTR 诊断基本明确。该患者虽无心肌受累的临床表现及超声心动图提示，^{99m}Tc-PYP 显像能够很好地显示其心肌受累情况。该患者的诊治过程说明，对于家族性脑膜病变，若存在脑脊膜受累的神经影像表现，即使缺乏明显的周围神经、自主神经、心肌受累的临床表现，仍应高度怀疑 ATTR，并进行 *TTR* 基因检测，以明确诊断。

疾病相关文献回顾

转甲状腺素蛋白（transthyretin，TTR）是一种甲状腺素和维生素 A 的转运蛋白，是由 4 个完全相同的亚基构成的四聚体；TTR 主要由肝脏、脉络丛与视网膜与睫状色素上皮产生，存在于正常人的血清与脑脊液中[1]。转甲状腺素蛋白淀粉样变性（transthyretin amyloidosis，ATTR）是由于 TTR 基因突变导致错误折叠的 TTR 形成淀粉样物质，在周围神经、心肌和其他脏器中沉积，继而导致靶器官损害[2]。该病为常染色体显性遗传病，国内外最常见的突变形式为 Val30Met[1,3]，最常见的临床表现为慢性进行性周围神经病与心肌病[2]。在少数患者中，中枢神经系统和眼可单独受累（如柔脑膜型淀粉样变性[4-5]）、同时受累（如眼眶柔脑膜型淀粉样变性[6]），或与其他系统受累同时出现。柔脑膜受累可导致神经系统局灶性缺损症状、癫痫发作、颅内出血和痴呆等临床表现[1,7]。

既往病例报道显示，存在 Asp18Gly 突变的 ATTR 患者主要表现为单独柔脑膜受累[8-12]。这类患者多于 23~53 岁起病，31~60 岁去世。主要临床表现为头晕、头痛、呕吐、听力下降、共济失调、认知功能下降等，可出现蛛网膜下腔出血、脑积水[8-12]。同时，这类患者心脏、周围神经（肢体麻木、自主神经障碍）和眼（玻璃体混浊）受累的临床表现较为罕见[8-12]。辅助检查方面，这类患者脑脊液蛋白往往明显升高（0.53~9.2g/L），神经影像检查均可见柔脑膜强化，肌电图与神经传导速度检查往往正常[8-12]。该患者 TTR 基因突变形式为 Asp18Gly；主要临床表现为头晕、头痛、呕吐、言语不利，无直立性低血压、肢体麻木，无心脏受累临床表现，无玻璃体混浊。发病的家族成员多存在脑膜受累或认知功能下降表现，36~55 岁死亡。辅助检查可见脑脊液蛋白明显升高，头部与颈椎增强 MRI 可见柔脑膜与脊膜强化，肌电图与神经传导速度正常，以上临床特点均与既往报道一致。值得指出的是，虽然该患者并无心脏受累的临床表现，但心脏相关影像学检查，特别是 ^{99m}Tc-PYP SPECT 检查提示心肌存在临床受累。

既往研究显示，Asp18Gly 为最不稳定的 TTR 突变类型，这类患者血清与脑脊液中几乎检测不到 Asp18Gly 型 TTR[13]。进一步的研究发现，与早发型突变（如 Val30Met，形成的四聚体可分泌到细胞外）、晚发型突变（如 Ala97Ser，单体和形成的四聚体均可分泌到细胞外）不同；高度不稳定型（Asp18Gly）TTR 很少分泌到细胞外[14]，其在细胞内即通过内质网相关性降解（endoplasmic reticulum-associated degradation，ERAD）在内质网中清除[15]。正因为 Asp18Gly 型 TTR 很少分泌，血液中 Asp18Gly 型 TTR 浓度往往不足以导致系统性淀粉样变性，因此很少出现周围神经或心脏受累[16]。据推测，在脉络丛甲状腺素局部高浓度的条件下，Asp18Gly 型 TTR 可能短暂形成四聚体而分泌，分泌到脑脊液后（甲状腺素浓度降低）再解离为单体，进而形成淀粉样物质，从而导致柔脑膜受累[13]。由此可见，特殊的突变形式和发病机制，解释了 Asp18Gly 突变患者特殊的临床表现。

目前 ATTR 治疗的主要策略包括防止突变型 TTR 产生（如肝移植），通过 TTR 基因沉默阻止突变型和野生型 TTR 产生（如 RNA 干扰、反义核苷酸），防止 TTR 单体形成（如 TTR 稳定剂氯苯唑酸、二氟尼柳），以及清除淀粉样物质沉积（如抗 TTR 单克隆抗体、牛磺熊去氧胆酸）等[1,7,17]。由于致病的 Asp18Gly 型 TTR 主要由脉络丛分泌，肝移植对该类患者可能无效[13]。此外，Asp18Gly 型 TTR 很少分泌，血液中 Asp18Gly 型 TTR 单体浓度很低，用于稳定四聚体的 TTR 稳定剂对该类患者是否有效，仍存在争议[13]。对于国内可及的治疗，该患者不耐受二氟尼柳，未接受氯苯唑酸或牛磺熊去氧胆酸治疗，目前仍在密切随访。

综上所述，对于存在家族史的脑膜病变患者，即使无周围神经、心脏受累的临床表现，仍需考虑 ATTR，需完善 TTR 基因检测及其他系统受累的评估。

（范思远　关鸿志）

参考文献

[1] ADAMS D, KOIKE H, SLAMA M, et al. Hereditary transthyretin amyloidosis: A model of medical progress for a fatal disease [J]. Nat Rev Neurol, 2019, 15 (7): 387-404.

[2] GERTZ M A, BENSON M D, DYCK P J, et al. Diagnosis, prognosis, and therapy of transthyretin amyloidosis [J]. J Am Coll Cardiol, 2015, 66 (21): 2451-2466.

[3] DU K, LI F, WANG H, et al. Hereditary transthyretin amyloidosis in mainland China: A unicentric retrospective study [J]. Ann Clin Transl Neurol, 2021, 8 (4): 831-841.

[4] BENSON M D. Leptomeningeal amyloid and variant transthyretins [J]. Am J Pathol, 1996, 148 (2): 351-354.

[5] BECKIUS S, SHAH K. Intracranial and systemic manifestations of familial leptomeningeal amyloidosis, as seen on CT and MRI [J]. Radiol Case Rep, 2018, 13 (6): 1179-1184.

[6] BLEVINS G, MACAULAY R, HARDER S, et al. Oculoleptomeningeal amyloidosis in a large kindred with a new transthyretin variant Tyr69His [J]. Neurology, 2003, 60 (10): 1625-1630.

[7] 关鸿志，柳青，陈琳，等．转甲蛋白相关家族性淀粉样周围神经病的临床、病理与遗传学研究 [J]．中华神经科杂志，2015, 48 (1): 7-12.

[8] FAN K, ZHU H, XU H, et al. The identification of a transthyretin variant p. D38G in a Chinese family with early-onset leptomeningeal amyloidosis [J]. J Neurol, 2019, 266 (1): 232-241.

[9] BEVERS M B, MCGUONE D, JERATH N U, et al. Leptomeningeal transthyretin-type amyloidosis presenting as acute hydrocephalus and subarachnoid hemorrhage [J]. J Clin Neurosci, 2016, 29: 203-205.

[10] JIN K, SATO S, TAKAHASHI T, et al. Familial leptomeningeal amyloidosis with a transthyretin variant Asp18Gly representing repeated subarachnoid haemorrhages with superficial siderosis [J]. J Neurol Neurosurg Psychiatry, 2004, 75 (10): 1463-1466.

[11] VIDAL R, GARZULY F, BUDKA H, et al. Meningo-cerebrovascular amyloidosis associated with a novel transthyretin mis-sense mutation at codon 18 (TTRD 18G)[J]. Am J Pathol, 1996, 148 (2): 361-366.

[12] GARZULY F, VIDAL R, WISNIEWSKI T, et al. Familial meningocerebrovascular amyloidosis, Hungarian type, with mutant transthyretin (TTR Asp18Gly)[J]. Neurology, 1996, 47 (6): 1562-1567.

[13] HAMMARSTRÖM P, SEKIJIMA Y, WHITE J T, et al. D18G transthyretin is monomeric, aggregation prone, and not detectable in plasma and cerebrospinal fluid: A prescription for central nervous system amyloidosis？ [J]. Biochemistry, 2003, 42 (22): 6656-6663.

[14] IBRAHIM R B, YEH S Y, LIN K P, et al. Cellular secretion and cytotoxicity of transthyretin mutant proteins underlie late-onset amyloidosis and neurodegeneration [J]. Cell Mol Life Sci, 2020, 77 (7): 1421-1434.

[15] SATO T, SUSUKI S, SUICO M A, et al. Endoplasmic reticulum quality control regulates the fate of transthyretin variants in the cell [J]. EMBO J, 2007, 26 (10): 2501-2512.

[16] COELHO T, MERLINI G, BULAWA C E, et al. Mechanism of action and clinical application of tafamidis in hereditary transthyretin amyloidosis [J]. Neurol Ther, 2016, 5 (1): 1-25.

[17] 中华医学会心血管病学分会心力衰竭学组，中华心血管病杂志编辑委员会．转甲状腺素蛋白心脏淀粉样变诊断与治疗专家共识 [J]．中华心血管病杂志，2021, 49 (4): 324-332.

03 *IGHMBP2* 基因缺陷致遗传性运动感觉周围神经病

专家导读　某患儿自幼步态异常,小学多次摔倒甚至造成外伤,到底是什么原因? 明确病因是否能帮助判断患儿转归,制定长期治疗、随诊方案? 怎样为她今后的成长之路早做准备、未雨绸缪? 北京协和医院罕见病 MDT 再次启动,为这名 9 岁女孩和她的家庭保驾护航。

病例介绍

【患者】　女,9 岁。

【主诉】　渐进性双下肢肌力弱、步态异常 3 年余。

【现病史】

　　患儿自幼学步时即有踮脚走路现象,家长未重视。5~6 岁时,患儿出现走路时被足尖绊倒,次数不多,仍未在意。2020 年 3 月(8 岁),患儿摔倒引起膝踝外伤,家长遂开始重视,寻求诊治方案。在整个病程中,患儿无肢体麻木、疼痛等症状。目前患儿行走需日常佩戴支具。

【个人史】

　　出生后生长发育基本正常,1 岁 3 个月会走。跑跳能力略差。

【家族史】

　　否认有家族史,否认父母近亲结婚。有一弟 3 岁,跑跳正常,未做家系验证。

【入院查体】

　　神清,语利,高级智能正常。脑神经(-)。双大腿下部及小腿肌容积减小,余四肢肌容积基本正常,双下肢肌张力略低(图 3-1)。双上肢近端肌力 V 级,远端 V–级。双下肢近端肌力 V–级,远端背屈肌力 II 级,跖屈肌力 V 级。双下肢膝腱反射减低,跟腱反射减退。双上肢腱反射减低。病理征阴性。深、浅感觉粗测对称存在。轻度跨阈步态(已使用足部支具),轻度内旋步态。共济可,龙贝格征(Romberg sign,又称:闭目难立征)阴性。脊柱轻度侧弯。

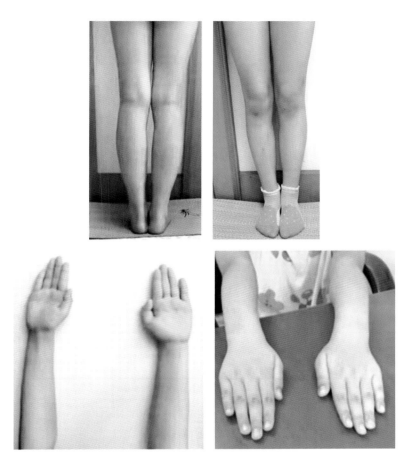

图 3-1 双上肢及腿部外观
双大腿下部及小腿变细,呈轻度鹤腿改变;双手肌容积尚可。

【实验室检查】

(2020 年 9 月 1 日)首都儿科研究所附属儿童医院肌电图报告:神经源性受损。体感诱发电位报告:双侧 P40 波缺失,双侧腘(PF)电位,T12 波分化欠佳。(2021 年 7 月 12 日)我院肌电图诊断:上下肢周围神经源性损害,上下肢交感神经皮肤反应(SSR)未见异常。两次的肌电图显示,上下肢运动感觉均受累,下肢重于上肢,以轴索为主周围神经损害。自主神经系统未见明显异常。头、颈椎、胸椎、腰椎 MRI:颈椎曲度直,余未见明显异常。血、尿有机酸筛查、血氨正常,肝、肾功能正常。肌酸激酶(CK)161U/L,CK-MB 1.10ng/ml。肺功能报告:峰流速下降,弥散功能减低(图 3-2)。全外显子组高通量测序及家系验证结果显示:*IGHMBP2* 复合杂合错义突变,分别来自父母(图 3-3)。

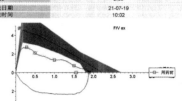
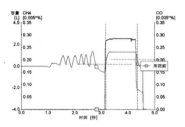
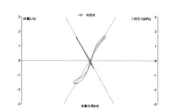

	预计值	前次	前%预
FEV1	1.89	1.55	82 %
FVC	2.21	1.88	85 %
FEV 1 % FVC	84.86	82.26	97 %
FEV 1 % VC MAX	84.86	77.72	92 %
FEV1*30	40.17	46.47	116 %
呼气外推容量		0.04	
PEF	4.51	2.73	61 %
MEF 75	4.04	2.10	52 %
MEF 50	2.85	1.36	47 %
MEF 25	1.46	0.73	50 %
MMEF 75/25	2.50	1.37	55 %
PIF		2.37	
FIF 50		2.30	
测量日期		21-07-19	
测量时间		10:02	

	预计值	实测	%(实测/预计)
VA	2.90	2.68	92 %
DLCO SB	5.97	4.18	70 %
DLCO/VA		1.56	
血红蛋白		13.40	
DLCOc SB	5.97	4.18	70 %
DLCOc/VA		1.56	
VC IN	2.29	1.93	84 %
测量日期		21-07-19	
测量时间		10:28	

	预计值	前次	前%预
R tot	0.34	1.20	358 %
R eff	0.34	1.03	306 %
VC	2.29	1.98	86 %
ITGV	1.52	1.91	126 %
RV	0.79	0.96	121 %
TLC	3.09	2.94	95 %
RV % TLC	25.23	32.77	130 %
ERV	0.75	0.95	126 %
测量日期		21-07-19	
测量时间		10:28	

图 3-2　肺功能报告

基因	染色体位置	转录本外显子	核苷酸氨基酸	纯合/杂合	正常人频率	预测	致病性分析	疾病/表型(遗传方式)	变异来源
IGHMBP2	chr11:68682370[1]*	NM_002180;exon6	c.791G>A (p.R264H)	het	0.0002	D	Likely pathogenic	1.常染色体隐性远端脊肌萎缩症 1 型 (AR) 2.Charcot-Marie-Tooth 病,轴突型 2S 型(AR)	母亲
IGHMBP2	chr11:68702871[2]	NM_002180;exon12	c.1737C>A (p.F579L)	het	-	B	Likely pathogenic	1.常染色体隐性远端脊肌萎缩症 1 型 (AR) 2.Charcot-Marie-Tooth 病,轴突型 2S 型(AR)	父亲

图 3-3　全外显子组高通量测序及家系验证结果

主治医师总结病例特点和主要诊断，提出会诊目的

神经科
戴毅

患儿为少年女性，慢性起病，以双下肢远端肌力减低、步态异常为主要表现，体格检查显示腱反射减退，结合肌电图结果，定位诊断以周围神经、轴索受累为主。同时，结合患儿及父母的全外显子组测序结果，定性诊断为 *IGHMBP2* 所致遗传性运动感觉周围神经病 2S 型［夏科 - 马里 - 图思病（Charcot-Marie-Tooth 病）2S 型，CMT-2S］。查询在线人类孟德尔遗传数据库（OMIM）时发现，*IGHMBP2* 基因缺陷对应两种表型，其中脊髓性肌萎缩伴呼吸窘迫 1 型（SMARD 1）临床表现严重，在出生后数个月内即有严重的临床表现，往往累及呼吸肌，较早出现呼吸衰竭，维持生命需呼吸机辅助治疗；另一种类型表现为 CMT-2S 型，症状轻，起病晚。本例患者符合 CMT-2S，就目前文献报道情况看，这种表型报道更少。既往文献报道提示，随着疾病进展，足下垂会引起踝关节固定，上肢关节也可能出现指关节挛缩，造成肢体远端畸形[1]，后期脊柱侧弯可能进一步恶化并可能累及膈肌引起呼吸力弱。目前患儿虽然无主观呼吸费力，但呼吸功能评估显示通气功能下降。目前确诊后，患儿尚处于病程早期，年龄尚小。提请罕见病 MDT，希望多学科共同制定今后治疗及随诊方案，在药物、支具、康复锻炼、营养、心理支持等方面，给予患者及家庭支持。此外，在新型治疗手段、基因治疗、筛选小分子治疗药物等方面，是否能有创新和突破。会诊目的：指导患儿长期随诊治疗方案，探索新的治疗手段。

多学科会诊意见

放射科
冯逢

患儿外院全脊柱和头部 MRI 显示，颈椎曲度变直，轻度脊柱侧弯，无明显脊髓变细表现，脑部无明显异常。遗传性运动感觉周围神经病（CMT）的影像学表现多样，不同基因亚型的特点不同：脑白质异常、视神经萎缩、脊髓萎缩、脊髓中央管扩张、脑积水、胼胝体变薄、远端肢体肌肉萎缩、关节畸形、脊柱侧弯等。CMT 为一组遗传性运动感觉周围神经病。运动神经损伤导致肌肉萎缩、脂肪替代，进而逐渐出现肢端畸形。在评估疾病进程时，需了解肌肉容积变化，可使用超声、MRI 等方式，其中 MRI 更为准确，可半定量或定量测评。

骨科
高鹏

CMT 是一组遗传性周围神经病，呈慢性进行性、长度依赖性，最常见表现为下肢起病、缓慢进展的肢体远端萎缩、无力和感觉减退。根据受损主要部位，结合肌电图检查结果，分为髓鞘型和轴索型。基因类型多达近百种，遗传类型各异。CMT 主要对远端肌肉影响较大，重点关注踝关节。患儿胫前肌萎缩，导致足背屈无力。同时腓肠肌肌力不对称下降，外侧肌力差，导致踝关节明显内翻、外踝突出。患儿临床表现较轻，走路困难经支具治疗固定踝关节后步态明显改善。当前护具基本可满足患儿治疗要求，但是需定期随诊、检查护具、注意衬垫对突出外踝有无磨损等。

骨科
仉建国

患儿主要为双侧跨阈步态,脊柱轻度侧凸。随疾病发展,脊柱侧凸可能继续进展。现在处于疾病早期,患儿脊柱侧弯<20°,暂时不需佩戴支具。超过 25° 可考虑佩戴支具,同时需要避免限制胸廓发育,也可选择手术治疗,建议每半年行 X 线检查观察发展程度,期间定期在康复科评估运动功能,指导康复锻炼。如患儿上学,背较重的书包可能加重患儿脊柱侧凸发展,建议家长购买拉杆书包。

康复医学科
陈丽霞

在疾病进展的不同阶段,康复科均可基于功能评估,给出合理的康复目标、适宜的治疗手段,对于功能丢失的部分进行功能替代,最大限度提高功能独立性和生活质量,减少残疾和并发症。本例患儿的功能障碍为下肢远端肌力下降、关节活动受限,造成的步态异常——足下垂、内翻,以及未来可能出现的感觉障碍。康复训练方案制定要点:①关节活动度训练,由于肌力丢失、关节活动范围减低,逐渐造成继发性关节挛缩,需进行髋、膝、踝关节的训练;②抗阻训练,进行低、中强度抗阻训练,延缓肌力下降;③耐力训练,随着全身肌力减低,整体耐力下降,可能加重呼吸障碍、脊柱侧凸等,需要进行耐力训练,如踏车;④日常生活活动训练(ADL);⑤本体感觉、深感觉训练:虽然患儿目前暂无主观感觉异常,但是肌电图检查显示感觉障碍,需要警惕未来出现主观感觉异常症状,需添加日常本体感觉、深感觉训练;⑥踝足矫形器(AFO)治疗。

呼吸与危重症
医学科
徐凯峰

CMT 疾病后期可能影响呼吸功能,但是目前患儿暂时无呼吸系统症状,肺功能弥散功能虽稍低,但无其他异常,建议每年做肺功能检查,目前无特殊治疗。

干细胞平台
冷泠

从基础医学角度看,*IGHMBP2* 编码蛋白有一个独特的 R3H 结构,该结构是一个多核苷酸结合域,可以结合单链 DNA(ssDNA)和单链 RNA(ssRNA),同时有解旋酶和 ATP 酶活性;*IGHMBP2* 错义突变可能导致解旋酶活性下降,可能引起神经元无法生成正确的成熟 mRNA,最终导致神经元变性;另外它同时有 ATP 酶活性,*IGHMBP2* 编码蛋白能够水解 ATP,产生完成其功能所需的能量,R3H 结构域增强其水解 ATP 功能。*IGHMBP2* 突变后,能量生成减少。此外,*IGHMBP2* 编码蛋白能够与 tRNA(如 tRNATyr)以及其他对 tRNA 代谢重要的分子(如 TFIIIC220、Pontin 和 Reptin)相互作用。因此,缺乏 *IGHMBP2* 功能可能决定 SMARD1 患者 tRNA-*IGHMBP2* 结合的缺陷,从而导致 tRNA 剪接改变、毒性片段积累和 p53 介导的细胞死亡[2]。*IGHMBP2* 基因广泛表达,当其因突变而缺失时,主要的退化细胞是脊髓 α-运动神经元和感觉神经元。目前有两个重要的科学问题尚未解决,亟需回答:①运动神经元中 *IGHMBP2* 是否具有特殊的功能? ② *IGHMBP2* 的正常功能对运动神经元比其他细胞类型更为重要?针对以上两个问题,可以从发育生物学角度研究,包括出生缺陷的动物发育模型和出生缺陷的患者体细胞重编程 iPSC

细胞分化的类器官模型。目前我们平台已建立外胚层来源的脑类器官以及神经脊来源的神经系统类器官,可以用于观察疾病进展过程中的基因表达、蛋白、信号通路的改变以及用于药物筛选。

遗传咨询
黄尚志

CMT 目前是一大类疾病,已有 75 个条目,涉及 58 个基因。此患儿从症状开始即怀疑为神经肌肉病,二代全外显子组测序发现 *IGHMBP2* 基因突变,为明确致病突变。该基因缺陷可导致两种表型的神经肌肉病。在一些家系中,不同家系成员可能出现不同的表型,原因可能是修饰基因、蛋白在发挥调节作用。本例父母如再生育,应行产前诊断,明确风险。

药剂科
张波

IGHMBP2 基因突变导致的 CMT2S 型非常罕见,目前尚无针对此类型的药物研究。患儿有一些用药禁忌,如甲硝唑可能加重神经损害,在后续治疗中需注意避免使用。

心理医学科
洪霞

建议根据患儿需求有针对性地进行心理辅导与治疗,目前尽可能正常对待患儿。

临床营养科
陈伟

营养管理取决于对症与支持治疗的需要。从营养支持的角度有如下建议:①未雨绸缪,家长提前观察患儿有无咀嚼、吞咽功能受累;②营养补充剂,改善外周神经:肌酸、姜黄素、维生素 C、辅酶 Q10,以上可在正常饮食的基础上做一些补充;③配合运动康复的营养支持:给予充足能量(1.5~1.7 倍的能量消耗)和足够的蛋白质摄入。

儿科
邱正庆

对于可能出现的膈神经受累,可进行呼吸肌锻炼,如吹气球。营养方面建议蛋白质摄入在标准量上增加 10%~20%。另外,保持骨骼健康、定期疫苗接种、避免呼吸道感染等也很重要。

多学科会诊意见总结

一般来说,CMT 发展缓慢,很少引起严重的呼吸肌麻痹和延髓麻痹,预后相对好。CMT2S 型病例较少,是基因检测广泛用于临床患者后才被更多发现,尚无系列报道,多为个案报道,尚无明确对生存周期影响的数据。患儿为 *IGHMBP2* 基因突变导致的 CMT2S 型,判断预后有一定的困难,但从目前情况判断,一般情况良好,按照本次 MDT 制定的治疗随诊方案继续监测,尤其注重对患儿的营养、康复、心理等方面的治疗。

结局与转归

经过本次多学科团队会诊,患儿家庭对所患疾病有了深入了解。按会诊意见,积极配合康复锻炼、营养支持,做好定期随诊。近 1 年来,患儿可正常上学,病情保持平稳。

专家点评　CMT2S 属于罕见病的少见表型,本例患者让大家进一步了解了这一疾病。同时同一基因缺陷可引起轻重不同表型在 *IGHMBP2* 基因缺陷也会有充分体现。对于目前尚无针对性治疗的罕见病,积极探索发病机制和临床转化研究,期待今后为患者的治疗打开新局面。

疾病相关文献回顾

遗传性运动感觉神经病又称为夏科 - 马里 - 图思病(Charcot-Marie-Tooth 病,CMT)。是由 Charcot、Marie、Tooth 这三位学者在 1868 年首先描述并命名的遗传性周围神经病,致病基因已有 60 余种,表型异质性强。其主要特点为慢性进行性、长度依赖的运动及感觉神经病,最常见表现为下肢起病的、缓慢进展的肢体远端萎缩、无力和感觉障碍。在电生理上,常根据上下肢神经传导速度分为髓鞘型和轴索型。CMT 的总体发病率约为 40/10 万,发病率在人种间无明显差别。CMT 类型众多,其中 CMT2 为常染色体隐性遗传轴索型 CMT,其中常见的致病基因包括 *MFN2*(占 CMT2 的 20%)、*MPZ*(占 CMT2 的 5%)、*NEFL*、*GDAP1* 等[3]。

IGHMBP2 基因位于常染色体 11q13.3,包含 15 个外显子,编码长度为 993 个氨基酸的 ATP 依赖性解旋酶。该基因广泛表达于神经细胞和其他非神经细胞的细胞质中,与核糖体相互作用,在转录和翻译的过程中发挥重要功能。与 *IGHMBP2* 相关的疾病主要为轴索型腓骨肌萎缩症 2S(Charcot-Marie-Tooth disease,axonal,type 2S;CMT2S | OMIM:616155)和 6 型远端型运动神经病(neuronopathy,distal hereditary motor,type Ⅵ | OMIM:604320)。其中 6 型远端型运动神经病又称为脊髓性肌萎缩伴呼吸窘迫 1 型(spinal muscular atrophy with respiratory distress type 1,SMARD1)。SMARD1 一般在婴儿时起病,主要表现为远端肌无力和呼吸窘迫,病情进展迅速。而 CMT2S 则病程较为良性,其特点是出生后第一个 10 年内出现缓慢进展的上下肢肢体远端肌无力、萎缩、腱反射减弱和不同程度的远端感觉障碍[4]。

CMT 主要临床表现为以远端为主、逐渐向近端发展的肢体肌肉萎缩、无力及感觉丧失。常见临床表现为运动能力不如同龄人,跑步困难,踝易扭伤,足下垂,小腿肌肉萎缩致"鹤腿"。查体可发现弓形足、锤状趾,以远端为主的肢体无力、萎缩,远端深感觉减退。患者通常 20 岁前起病,缓慢进展,疾病后期可能严重影响活动,但很少导致完全残疾,也一般不影响正常寿命。但有些特殊类型可能起病早,严重;如德热里纳 - 索塔斯(Dejerine-Sottas)综合征患者婴儿期起病,导致低肌张力(软婴综合征)、运动发育迟滞等。

CMT 的诊断依靠临床表现、体格检查、电生理检查及基因检测。对于缓慢进展的肢体远端无力萎缩、弓形足、感觉主诉少而感觉查体异常,电生理提示运动感觉性周围神经病的患者,无论是否有阳性家族史,需考虑遗传性周围神经病,特别是 CMT。基因检测是确诊 CMT 及进行分型的核心手段。目前一般不进行神经活检来诊断 CMT，但当临床及肌电图不典型时，可通过神经活检来鉴别诊断。

CMT 主要需要和其他遗传性疾病相鉴别，包括其他遗传性周围神经病，如雷夫叙姆病（Refsum 病）、家族性淀粉样变性、巨轴索神经病等；伴有周围神经受损的遗传性疾病，如 Krabbe 型脑白质营养不良、异染型脑白质营养不良、线粒体病、遗传性痉挛性截瘫、遗传性共济失调；获得性周围神经病，如慢性炎性脱髓鞘性神经根神经病（CIDP）、副蛋白血症相关周围神经病、中毒或代谢异常引起的轴索受累周围神经病、多灶性运动神经病。临床病史及查体、电生理检查对鉴别诊断意义重大。一些特殊亚型，如远端遗传性运动神经病（dHMN），还需与远端型肌病、下运动神经元综合征（如脊髓性肌萎缩症）相鉴别[1]。

CMT 类型众多，基因确诊后建议遗传咨询，明确家系成员风险。对于严重致残的类型，在家属充分知情，征求意见后，可考虑再次生育时做好产前诊断。

目前 CMT 的治疗主要是支持治疗，尚缺乏改善疾病的针对性药物。适当的支持治疗能够改善患者的生活质量，包括以下几种方法。①康复治疗：规范的康复治疗能够延缓疾病造成的功能障碍，如关节畸形，维持更好的生活功能和姿态。支具鞋等可改善行走步态。②外科矫形治疗：对于严重的骨骼关节畸形，特别如高足弓、锤状趾畸形，手术矫形可能有益。③尽量避免使用可能加重 CMT 的药物：如长春新碱、胺碘酮、硼替佐米、铂类、氨苯砜、来氟米特、呋喃妥因、甲硝唑、司他夫定、他克莫司、沙利度胺及扎西他滨。

CMT 不同类型之间预后存在差异。患者神经功能可能轻度受损，也可能肢体严重无力萎缩，需依靠轮椅。不过大部分患者在整个生命周期中都能维持一定的活动能力，寿命很少因疾病缩短。

（赵心悦　戴　毅）

参考文献

[1] SCHOTTMANN G, JUNGBLUTH H, SCHARA U, et al. Recessive truncating IGHMBP2 mutations presenting as axonal sensorimotor neuropathy [J]. Neurology, 2015, 84 (5): 523-531.

[2] DE PLANELL-SAGUER M, SCHROEDER D G, RODICIO M C, et al. Biochemical and genetic evidence for a role of IGHMBP2 in the translational machinery [J].

Hum Mol Genet, 2009, 18 (12): 2115-2126.

[3] 赵玉沛，张抒扬 . 罕见病诊疗指南 (2019 年版)[M]. 北京：人民卫生出版社，2019.

[4] COTTENIE E, KOCHANSKI A, JORDANOVA A, et al. Truncating and missense mutations in IGHMBP2 cause Charcot-Marie Tooth disease type 2 [J]. Am J Hum Genet, 2014, 95 (5): 590-601.

04 与时间赛跑的生命接力

专家导读

一位 41 岁女性患者,确诊阵发性睡眠性血红蛋白尿(PNH)14 年余,2018 年突发静脉性脑梗死伴出血、癫痫大发作,使用依库珠单抗治疗才得以控制病情,持续用药至今。由于购药途径受阻,患者面临断药困境,可能出现暴发性溶血、颅内血栓加重、癫痫发作,危及生命,迫切需要转换成其他补体抑制剂,因药物处于临床试验阶段,尚未获批上市,协和罕见病 MDT 为患者紧急进行多学科多部门讨论,探索国内首例拓展性同情用药的可能,为患者争取一线生机。

病例介绍

【患者】 女,41 岁。

【主诉】 确诊 PNH 14 年余,反复头痛、肢体抽搐 2 年余。

【现病史】

2004 年患者因乏力、头晕、活动后气短、经量增多就诊,发现全血细胞减少。经骨髓穿刺(骨穿)+活检怀疑骨髓增生异常综合征 /再生障碍性贫血(MDS/AA),予雄激素、环孢素、促红细胞生成素(EPO)治疗,反复需输血支持,血红蛋白(Hb)维持在 50~60g/L,白细胞、血小板计数能恢复正常。2006 年因尿色加深、检查提示血管内溶血、网织红细胞升高,输血频率增至每个月 2~4 次,我院进一步确诊为 PNH。2008 年开始,患者反复出现腹痛、排气及排便减少伴酱油色尿,多次于外院急诊就诊,发作时 Hb 49~53g/L,诊断"不全肠梗阻",给予禁食、补液、润肠通便、输注洗涤红细胞2~4U 治疗后好转,结肠镜、腹部血管彩超、腹部 CTA 检查未发现明确血栓证据或肠道病变,间断联合小剂量激素治疗有效,症状可缓解。2010 年 9 月患者右上肢肿胀,超声提示右上肢浅静脉血栓,给予阿司匹林治疗。2010 年 11 月 25 日我院 PNH 克隆检测:粒细胞 PNH 克隆 64%,红细胞 PNH 克隆 49%,FLEAR 84%,我院建议抗凝,患者未进行。2012 年开始口服华法林,但因无法规律监测国际标准化比值(INR),持续不足 1 年替换为依诺肝素钠 6 000U,每 12h 一次持续抗凝治疗,无明显出血表现。2012—2016 年仍间断腹痛、不全肠梗阻,发作频率较前减少,仍需输血支持后 Hb 60~70g/L,乳酸脱氢酶(LDH)1 611~2 046U/L,仍持续给予环孢素、司坦唑醇、EPO 治疗。

2018 年 2 月患者因突发意识丧失、偏瘫、失语于首都医科大学附属宣武医院急诊就诊,诊断为左额顶、颞叶脑梗死伴出血,大脑镰下疝,予脱水、降颅压治疗。磁共振静脉图(MRV):皮层静脉血栓形成,考虑静脉性脑梗死伴出血,予依诺肝素钠抗凝。2018 年 4 月 10 日患者出现剧烈头痛、癫痫发作,头面部和肢体抖动持续约 10min,伴意识丧失 2min,2d 后再次出现右上肢抽动伴肌力减退。入院予以降颅压、抗癫痫、抗凝、输血和支持治疗。复查 MRV:左额叶出血性脑梗死伴水肿,上矢状窦血栓形成(图 4-1),右侧额叶及半卵圆中心点条状出血;血常规:白细胞计数 2.4×10⁹/L,中性粒细胞百分比 32%,淋巴细胞百分比 59%,Hb 88g/L,血小板计数 82×10⁹/L,网织红细胞 2.1%;肝肾功能:LDH 637U/L,总胆红素(TBil)26μmol/L,血清白蛋白(ALB)26g/L,丙氨酸转氨酶(ALT)、血肌酐(SCr)正常。PNH 克隆:红细胞 PNH 克隆 43.3%。

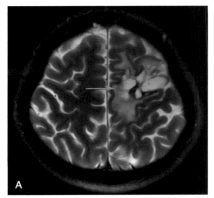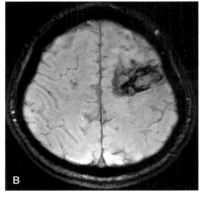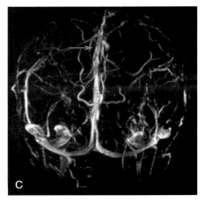

图 4-1　头部 MRV 和增强 MRI

A. 皮层静脉血栓形成,静脉性脑梗死伴出血;B. 左额叶出血性脑梗死伴水肿;C. 上矢状窦血栓形成。

自 2018 年 4 月患者开始使用依库珠单抗(eculizumab,Soliris)900mg,每周 1 次,连续使用 4 周,持续口服抗癫痫药治疗,头痛好转,未再发作颅内静脉窦血栓事件,溶血较前明显好转。因经济原因依库珠单抗 900mg,每 2 周一次至今,末次治疗时间 2021 年 4 月 15 日。2021 年 4 月头部 MRV:直窦、双侧横窦远侧段部分血流信号欠佳。近期复查血常规:白细胞计数 2.65×10⁹/L,中性粒细胞百分比 32%,淋巴细胞百分比 59%,Hb 113/L,血小板计数 92×10⁹/L,网织红细胞 2.0%。肝肾功能:LDH 212U/L,TBil、ALB、ALT、SCr 正常。如依库珠单抗延长至 16~17d 使用时,出现癫痫发作。因药物入境问题,还有 2 剂(疗程 1 个月),面临断药。一旦停药,可能出现溶血大发作、暴发性血栓事件、颅内血栓引起癫痫大发作的发生,甚至威胁生命。

【既往史】

2009 年确诊甲状腺乳头状癌 + 淋巴结转移,行甲状腺全切 + 淋巴结清扫,术后曾行 ¹³¹I 治疗,此后持续给予甲状腺素替代治疗。疫苗接种史:2020 年 12 月 8 日接种了 ACYW135 群脑膜炎球菌多糖疫苗和 23 价肺炎球菌疫苗。2021 年 1 月 25 日完成新冠灭活疫苗(科兴)第 2 针注射。

【个人史】

病前工作接触过甲醇、乙腈、苯类化学试剂。

【家族史】

独生女,母亲年逾 65 岁,父亲已过世。曾尝试在中华骨髓库进行配型,无 HLA 全合供者。

【入院查体】

生命体征平稳,神清,语利,颈软,睑结膜苍白,巩膜轻度黄染,胸骨无压痛,肝、脾肋下未及,肢体活动正常,下肢无水肿。

【入院诊断】

① PNH;②静脉性脑梗死(左侧额顶叶)伴出血后;③颅内静脉窦血栓形成(直窦、横窦、上矢状窦);④皮层静脉曲张;⑤症状性癫痫;⑥甲状腺癌根治术后。

主治医师总结病例特点和主要诊断,提出会诊目的

血液内科
杨辰

本例患者 PNH 诊断明确,表现为反复血管内溶血,多部位血栓病史,经积极治疗,病情仍逐渐进展,2018 年因出现致命性颅内血栓,导致脑梗死、癫痫大发作,使用补体抑制剂依库珠单抗挽回了生命,持续用药至今(国外购药)。目前患者因依库珠单抗在中国不可及,面临断药导致严重溶血或癫痫大发作的风险。我院近期将参加新型补体抑制剂 iptacopan 治疗初治 PNH 的全球 Ⅲ 期临床试验,本例患者不符合试验入组标准,迫切需要确定下一步治疗方案,提请各位专家讨论。会诊目的:本例患者不符合临床试验入组标准,且 iptacopan 药物尚未在国内外上市,而本例患者迫于治疗需求,拟申请拓展性同情用药。而同情用药在中国尚无先例可循,无执行层面细则可参考,紧急提请多学科讨论。

多学科会诊意见

血液内科
韩冰

PNH 是以血管内溶血、骨髓衰竭、反复血栓为主要表现的获得性干细胞克隆性异常疾病,作为一种慢性破坏性、威胁生命的疾病,被列为极罕见疾病(ultra rare)。因获得性造血干细胞基因突变引起,糖基磷脂酰肌醇(GPI)锚定蛋白缺失导致 PNH 克隆扩增;使得补体调节蛋白(如 CD55、CD59)缺失,补体途径介导的细胞裂解导致 PNH 红细胞易受到攻击而破裂形成反复血管内溶血。PNH 作为一类进展性疾

病,不受控制的补体激活是发病和死亡的主要原因,即使有最佳的支持治疗,5年死亡率35%。PNH的临床表现以慢性溶血导致灾难性的后果。正常红细胞有末端补体抑制因子组成的保护性外壳,而PNH患者因*PIGA*基因突变导致红细胞没有补体抑制因子的保护外壳,易激活补体,发生血管内溶血,进一步消耗一氧化氮,可以引起血栓、肾脏衰竭、肺动脉高压、腹痛、气促、吞咽困难、乏力、血红蛋白尿等一系列临床表现,显著影响患者的生存及生活质量。PNH患者中血栓发生率40%,其中脑静脉和静脉窦血栓是第二常见的血栓,致死率高。传统治疗不能改变疾病的进程,且多数PNH无法预防和控制血栓发生。异基因造血干细胞移植是唯一治愈疾病的方法,但风险较大、费用高,尤其在血栓表现突出的患者风险极高。本例患者使用的依库珠单抗是人源化的单克隆抗体,应用于临床后,逐渐被纳入国内外的PNH治疗指南,控制溶血和血栓事件。但补体抑制剂在中国不可及,且药物治疗费用高昂,需终身用药,一旦停药,可能导致暴发性溶血的发生。依库珠单抗2018年获国家药品监督管理局批准,但未在中国上市,患者近期因药物不可及面临停药,风险巨大。目前在研的新型补体抑制剂众多,iptacopan通过补体旁路途径抑制上游途径减少突破性溶血的发生,且为口服胶囊剂型,目前国外的临床数据显示无治疗相关严重不良事件,尚未在中国上市,特申请拓展性同情用药。

神经内科
黄颜

结合上述病史情况,患者于2018年出现皮层静脉血栓形成、静脉窦血栓形成,形成大脑镰下疝,曾出现昏迷、抽搐,当时病情极其危重,经积极治疗,目前仍遗留左额叶大片陈旧液化坏死,反复癫痫发作,需要口服两种抗癫痫药治疗,因德巴金引起血小板减少,目前主要靠左乙拉西坦控制,仍有右侧肢体癫痫发作。而且患者发病后反复头痛,除癫痫外还有颅内压升高,仍需警惕再发、新发静脉窦血栓形成引起脑梗死,从对症支持角度干预有限,后期如停用补体抑制剂,可能随时面临严重颅内血栓事件的发生。

药剂科
张波

药物可及性问题涉及以下两个方面:依库珠单抗可否继续应用,如更换为临床试验药物iptacopan,则面临同情用药问题。PNH在第一批罕见病目录中,目前国内对PNH的研究相对比较充分。目前依库珠单抗未在中国上市,且每年需要400万元人民币的花费。如使用iptacopan,可参照2017年底国家药监局发布的同情用药征求意见稿,在国际上已有成功的案例,已有每年500~1 000例申请成功的罕见病患者。作为探索性的工作,如在国内申请进行同情用药,需评估风险,包括患者因素、后续的治疗费用、治疗时限,因同情用药的患者不符合临床试验的入组条件,以此带来治疗当中面临的风险问题需充分评估,挑战巨大。

干细胞平台
冷冷

PNH经过依库珠单抗治疗后补体系统不会形成膜攻击复合物(MAC),从而减少溶血。PNH克隆优势与扩增化机制为*PIGA*突变细胞必须在自我更新的造血细胞中达到克隆优势（免疫介导）；良性体细胞二次突变赋予 PIGA 突变体干细胞增殖优势（良性肿瘤基因 *HMGA2*），目前有 150 种蛋白调节着这些能量代谢过程，研究 PNH 造血干细胞的克隆优势和扩增机制可为 PNH 治疗寻找新的方向。细胞来源方面为造血干细胞（自体、异体），后者包括非 PNH 造血干细胞进行扩增和移植，非 PNH 体细胞重编程 hiPSC- 分化或 PNH 体细胞重编程 hiPSC- 基因校正后分化。目前已通过造血干细胞治疗各种疾病，如实体肿瘤、白血病、淋巴瘤、心力衰竭、神经疾病、自身免疫病、免疫缺陷、代谢或遗传疾病。在保证安全性的同时，干细胞治疗仍难以保证充分的有效性，目前面临的挑战：①控制向治疗疾病所需的功能完善的特定细胞类型分化和发育的机制；②获得足够数量的所需细胞类型进行移植；③克服免疫排斥反应；④证明移植后的细胞在体内完成正常功能。患者临床表现的异质性提示，不同来源的体细胞突变值得进一步关注和进行未来的研究。

临床药理中心
白桦

目前国内的罕见病治疗存在困局，尤其是临床治疗药物可及性问题，现有治疗无法满足 PNH 患者的临床需求。依库珠单抗是全球批准上市治疗 PNH 的有效药物，国家药品监督管理局已批准可以在中国上市，但制药公司放弃在中国上市，导致国内患者无法获得这一有效的治疗药物，且该药每年的治疗费用在 400 万元，难以普及。目前急于探索其他的有效治疗手段，拓展性同情用药需满足：患者所患的是否是危及生命或严重影响生活质量的疾病；临床治疗是否处于没有有效治疗手段或目前有效治疗手段不可及的状态。本例患者满足以上条件，后续药物治疗面临严峻的可及性挑战，无其他获取药物的渠道。目前本例患者迫切需要继续治疗，通过医政部门的协助、罕见病平台如何探索并实现拓展性临床试验范畴的同情用药首次在国内落地，有一定政策上的突破；同时需要这种药物在国内开展过临床试验的药品，参照 iptacopan 既往临床试验用药的结果，应答率为 100%，在罕见患者群入组的有限病例中安全性好，从伦理层面权衡患者收益及风险后考虑患者收益大于治疗风险。我院正在进行这项小分子药物治疗 PNH 的国际多中心注册临床试验的伦理审批，在获得患者充分知情同意后，积极推进同情用药流程，希望为一部分中国 PNH 患者提供新的治疗思路。

医务处
潘慧

我院作为疑难罕见病中心，面对罕见病患者的救治，药物可及性面临极大的困难，iptacopan 尚未在国内外上市，属于临床试验用药，患者又迫切需要进一步治疗，类似的患者通常面临同情用药的问题。从医务处方面给予支持，由此产生的医疗风险、法律层面等一系列方面存在很大的探索性因素，需积极梳理已有的案例，借鉴经验，希望为治疗出现巨大困局的患者收集有限的经验，造福患者。对于罕见病支持鼓励多元的筹资机制，发挥罕见病平台优势，通过多学科整合讨论处理复杂的疑难情况，以改善患者的生存、预后和生活质量，同时应加强相应的风险防控机制把控，降低治疗风险。

| 科研处
黄辉 | 目前科研处审批临床试验用药时都面临超适应证用药,尤其对于罕见病患者疾病复杂严重迫切需要后续治疗时面临的各项问题,很多层面是相对空白的。科研处联合医务处、临床药理中心、法务联动探索国内先行先试的开拓性研究,一切为了患者。 |

多科学学科会诊意见总结

患者为罕见病 PNH 合并颅内静脉血栓,持续补体抑制剂治疗,因药物不可及,停药可能随时面临生命危险,且无有效的治疗手段,病情符合拓展性同情用药的条件,且有迫切转换用药的需求,协和团队依法依规完善程序,为患者的后续治疗保驾护航,探索全国首例同情用药的可行之路。

结局与转归

2021 年 6 月 14 日患者以拓展性同情用药的方式获得了 iptacopan,持续 200mg,每日 2 次用药至今,患者头痛明显缓解,血管内溶血控制良好,未出现治疗相关不良反应,回归正常的工作生活中。

| 专家点评 | 由于在中国没有经验或现有的方法可参照,患者治疗需求迫切,在极有限的时间内,通过北京协和医院临床专家、医院管理人员、罕见病联盟、药品制造商和国家药品监督管理局(NMPA)的共同努力,使得该患者及时接受了 iptacopan 治疗。作为全国首例罕见病开展拓展性同情用药的成功案例,经历了机制创新、路径创新,为今后其他罕见病患者面临类似困境时起到了示范作用,可以使更多类似的患者得到帮助,北京协和医院"一切为了患者"的责任担当,经过多方不懈努力"与时间赛跑"最终挽救了患者的生命,也成为了中国进行全球未批准新型药物同情用药的破冰之旅。 |

疾病相关文献回顾

阵发性睡眠性血红蛋白尿(paroxysmal nocturnal hemoglobinuria,PNH)的特征临床表现为反复血管内溶血、血栓事件、骨髓衰竭[1]。其中血栓发生率 40%,25% 的血栓事件为致命性,多发血栓事件占 20.5%,肝静脉血栓、肺栓塞、肠系膜静脉血栓和静脉中风与血栓相关死亡率显著相关。肝静脉血栓导致的巴德 - 基亚里(Budd-Chiari)综合征是 PNH 最常见(40.7%)的血栓并发症,脑静脉和静脉窦血栓是排第二位的常见血栓并发症,是死亡的主要原因。中国 PNH 疾病登记中的治疗现状中,除输血外,多数患者接受激素、环孢素、雄激素等治疗,治疗效果不佳且副作用突出,均无法预防血栓事件。依库珠单抗是第一个被批准用于溶血性 PNH 的 C5 抑制剂(2001 年研发、2007 年获美国食品药品监督管理局批准),与人 C5 补体蛋白特异性结合,阻止其裂解为 C5a 和 C5b,从而不能形成膜攻击复合物,极大地改变了 PNH 治疗的前景,显著改善了溶血、血栓事件发生和患者生活质量[1]。Iptacopan 是一种新发现的口服药物,可抑制丝氨酸蛋白酶因子 B(FB)的酶活性。由于该酶是补体活化的 C3 旁路途径中的起始分子,并且是 C3 和 C5 转化酶形成的一个组成部分,因此假设 iptacopan 除了管理血管内溶血外,还能有效控制血管外溶血[2]。迄今,关于 iptacopan 临床疗效的唯一可用数据来自 II 期临床试验,在至少 22 周的随访期间,总反应率为 100%,60% 的患者获得完全缓解,耐受性良好,无突破性溶血事件相关不良事件[3]。目前正在未使用过补体抑制剂的 PNH 患者中进行 iptacopan 的全球 III 期临床试验,本病例首次显示了 PNH 中转换 iptacopan 治疗的真实数据。来自正在进行的试验的更多数据将进一步证明从抗 C5 治疗直接转换为 iptacopan 单药治疗的结果或 iptacopan 作为一线治疗的有效性[4]。目前本例患者没有发生与 iptacopan 相关的不良事件[5],需要更长的随访时间来评估当前病例或临床试验中 iptacopan 的安全性。

(杨 辰 韩 冰)

参考文献

[1] RISITANO A M, MAROTTA S, RICCI P, et al. Anti-complement treatment for paroxysmal nocturnal hemo-globinuria: Time for proximal complement inhibition ? A position paper from the SAAWP of the EBMT [J]. Front Immunol, 2019, 10 (4): 1157.

[2] MAINOLFI N, EHARA T, KARKI R G, et al. Discovery of 4-((2S, 4S)-4-ethoxy-1-((5-methoxy-7-methyl-1H-indol-4-yl) methyl) piperidin-2-yl) benzoic acid (LNP023), a factor B inhibitor specifically designed to be applicable to treating a diverse array of comple-ment mediated diseases [J]. J Med Chem, 2020, 63 (11): 5697-5722.

[3] RISITANO A M, RÖTH A, SORET J, et al. Addition of iptacopan, an oral factor B inhibitor, to eculizumab in patients with paroxysmal nocturnal haemoglobinuria and active haemolysis: an open-label, single-arm, phase 2, proof-of-concept trial [J]. Lancet Haematol, 2021, 8 (5): e344-e354.

[4] MASTELLOS D C, REIS E S, YANCOPOULOU D, et al. Expanding complement therapeutics for the treat-ment of paroxysmal nocturnal hemoglobinuria [J]. Semin Hematol, 2018, 55 (3): 167-175.

[5] JANG J H, WONG L, KO B S, et al. Iptacopan mono-therapy in patients with paroxysmal nocturnal hemoglo-binuria: A 2-cohort open-label proof-of-concept study [J]. Blood Adv, 2022, 6 (15): 4450-4460.

05 两难的抉择

专家导读　52 岁男性,确诊阵发性睡眠性血红蛋白尿(PNH)18 年,反复血栓事件,血小板进行性减少,曾出现极为罕见的暴发性紫癜,危及生命,持续抗凝下,出现门静脉海绵样变、脾功能亢进、反复胃底静脉曲张破裂出血。在面对血栓和出血两难的困局时,协和罕见病 MDT 进行细致分析,探讨如何破局。

病例介绍

【患者】　男,52 岁。

【主诉】　尿色加深 24 年,反复便血 4 年。

【现病史】

1996 年患者劳累后发热(40℃)伴腰痛、酱油色尿,伴头晕、乏力,外院予激素短期治疗后症状缓解停药,此后间断劳累后出现茶色尿,伴乏力。2003 年劳累后出现右下肢疼痛、肿胀,超声见右下肢静脉血栓,转至我院门诊,诊断 PNH,予糖皮质激素、依诺肝素钠逐渐过渡至华法林治疗,症状好转,查 Hb 90g/L,白细胞计数、血小板计数轻度下降,具体不详。2008 年因上腹不适行超声示门静脉血栓,间断予华法林治疗。2015 年复查超声提示门静脉血栓加重,开始口服小剂量曲安西龙片并长期维持。2016 年 3 月上消化道出血后停华法林改为依诺肝素钠 4 000U,每日 1 次持续治疗,血小板计数(30~40)×10^9/L;监测 Hb 72~89g/L,白细胞计数(2.88~4.2)×10^9/L,TBil 40~50μmol/L,LDH 662~1 023U/L,否认反复输血、发热、黑便和腹胀。

2018 年 1 月患者出现发热,体温 39.4℃,伴咳白色黏液痰,次日出现头面部、右耳、背部及膝关节附近片状痛性皮疹,疼痛难忍,1~2d 内发展为边界清晰、紫黑色不规则片状皮疹(图 5-1),无水疱、渗液、糜烂,伴尿色加深,于我院急诊就诊,收入我科病房,查易栓系列：活化蛋白 C 抵抗（APC-R）2.7，抗凝血酶（AT）-Ⅲ 68%，蛋白 C（PC）44%，蛋白 S（PS）73%。凝血因子：FⅡ 77.1%，FⅦ 22.8%，FⅧ 162%，FⅨ 129%，FⅤ、FⅩ正常。HIT 抗体、抗磷脂抗体：阴性；粒细胞 CD55-/CD59-/FLAER 98%；骨髓穿刺：增生活跃，粒红比为 3.39∶1，粒细胞胞质颗粒粗大，可见大红细胞及嗜多色红细胞，全片巨核细胞 22 个，成熟障碍；遗传性血栓疾病 DNA 测序：PIGA：NM_002641：exon2：c.C229T：p.R77X VAF 86.32%。门脉 CTA：肝左、中、右静脉未见显影，闭塞可能性大，肝淤血表现；门静脉海绵样变，门脉主干及门脉右支中重度狭窄、管腔不规则、局部充盈缺损可能，考虑慢性血栓形成所致可能。胰周、肝门区、胃底及胃周、脾门多发侧支循环形成（图 5-2）。皮肤活检：表皮轻度角化过度，棘层萎缩变薄。真皮全层大部分血管内有纤维素样血栓形成，血管周围炎症浸润不明显，符合暴发性紫癜。予依诺肝素钠 6 000U，每12h 一次加强抗凝，血小板计数 50×10⁹/L，皮肤梗死得以控制，复查补体、凝血因子活性及抗凝蛋白均恢复，因经济原因无条件尝试依库珠单抗。未再出现新发皮疹，至 2018 年 7 月梗死处皮肤瘢痕化（图 5-3）。

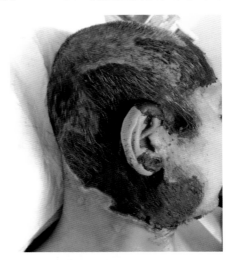

图 5-1　患者 2018 年 2 月头面部皮肤呈多发紫黑色不规则片状痛性皮损，边界清晰。

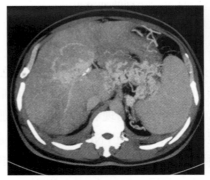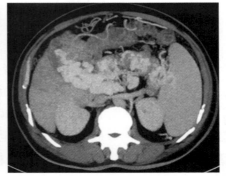

图 5-2　门脉血管重建 CT
门静脉海绵样变，门静脉高压继发侧支循环形成。

2018 年 3 月开始反复出现黑便，考虑上消化道出血，外院停用抗凝，保守治疗后好转。2018 年 5 月外院行经颈内静脉肝内门体分流术（TIPS），术后 3 月仍有 3 次便血，经 TIPS 术后分流道造影提示肝内支架狭窄。2020 年 3 月因门脉血栓加重，再次行 TIPS，术后长期使用依诺肝素钠抗凝 6 000U，每日 1 次；2020 年 8 月自觉腹胀、腹痛，肝大、脾大、门静脉高压，至今多次消化道出血，Hb 最低值 50g/L，间断泼尼松 20mg，每日 1 次，应用 2 周，反复住院输血、保守治疗，被迫抗凝减量，仍反复腹痛、便血，辗转多个医院，建议切脾。2021 年 4 月 15 日就诊于我院，复查 CTA 新见下腔静脉-门静脉系统支架植入后，下腔静脉-肝左支支架闭塞可能性大，下腔静脉-门静脉主干走行区支架内对比剂充盈可，新见脾静脉近中段管腔充盈略欠均，可疑血栓形成；门静脉海绵样变，胰周、肝门区、胃底及胃周、脾门多发侧支循环形成,肝门区侧支较前减少(图 5-4)。2021 年 4 月复查血常规:白细胞计数 3.66×10⁹/L,中性粒细胞百分比 46%,Hb 80g/L,血小板计数(38~47)×10⁹/L,网织红细胞 6.2%;肝肾功能:TBil 42.2μmol/L,直接胆红素(DBil)17.6μmol/L,LDH 517U/L,铁蛋白(Fer)5ng/ml;凝血 2:D- 二聚体(D-Dimer)0.71mg/L FEU;PNH 克隆:中性粒细胞 -FLEAR 65%;超声:门静脉增宽,肝大,脾大,4.5cm×14.7cm,肋下 3cm,下腔静脉 - 门静脉系统 2 个支架,下腔静脉 - 门静脉主干充盈好,血流通畅,下腔静脉 - 肝左支支架未见血流,考虑闭塞,门脉海绵样变,胰周、肝门区、胃底及胃周、脾门多发侧支循环形成。下肢深静脉超声未见异常。

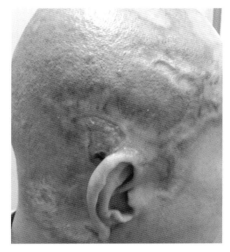

图 5-3 2018 年 7 月头面部皮肤
与 2018 年 2 月相比皮损好转,瘢痕改变,耳垂缺失。

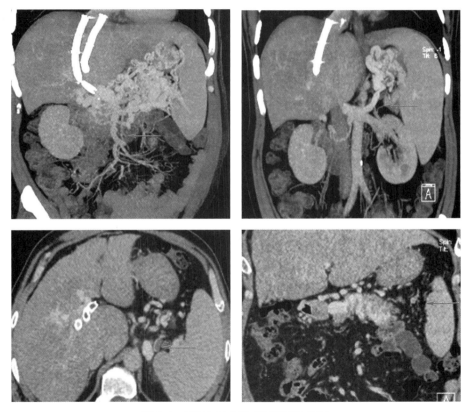

图 5-4 2021 年 4 月 15 日腹盆 CTA

【个人史/家族史】

无特殊。

【入院查体】

体温 36.2℃，脉搏 96 次/min，血压 121/65mmHg，血氧饱和度（SpO$_2$）99%，头皮及前额多发陈旧瘢痕，耳垂缺失（图 5-4），贫血貌，巩膜黄染，心肺听诊未见明显异常，腹软，无压痛，肠鸣音正常，肝肋下及边，脾肋下 3cm 可触及，无叩击痛，下肢不肿。

【入院诊断】

①阵发性睡眠性血红蛋白尿；②门静脉重度狭窄继发海绵样变；③门静脉高压症；④经颈内静脉肝内门体分流术（TIPS）后；⑤胃底静脉曲张，上消化道出血；⑥暴发性紫癜；⑦下肢深静脉血栓史。

主治医师总结病例特点和主要诊断，提出会诊目的

血液内科
杨辰

中年男性，反复进展性病程，以血管内溶血、多部位、复发性血栓事件为主要表现。因门静脉血栓控制不佳形成门静脉海绵样变、脾功能亢进、区域性门静脉高压，导致血小板减少、反复上消化道出血，被迫减少抗凝血药剂量，2018 年再次出现极罕见的暴发性紫癜，危及生命，持续足量抗凝后好转，此后反复出现上消化道出血，停用抗凝血药，两次行 TIPS 门静脉减压，但因抗凝不充分，导致肝内支架血栓，门静脉高压持续加重，胃底静脉出血反复，出血和血栓的治疗存在矛盾，严重影响患者的生存和生活质量。会诊目的：提请多学科会诊探讨下一步治疗方案，是否可行选择性脾动脉栓塞、脾切除、门体分流或断流手术、内镜下硬化剂栓塞等处理，以缓解胃底静脉曲张导致消化道出血。

多学科会诊意见

血液内科
韩冰

PNH 是由 *PIGA* 基因突变引起的获得性造血干细胞克隆性异常的罕见疾病，呈慢性破坏性病程，不受控制的补体激活是患者发病和死亡的主要原因，即使有最佳的支持治疗，5 年死亡率仍为 35%。PNH 患者中血栓发生率为 40%，严重影响患者生存。肝静脉血栓导致的巴德-基亚里（Budd-Chiari）综合征（曾称：布-加综合征）是 PNH 最常见（40.7%）的血栓并发症，是患者死亡的主要原因。本中心 PNH 队列中，50.0% 患者发生腹腔内血栓，其次是深静脉血栓、颅内静脉血栓和肺栓塞；进一步探索血栓形成的临床及基因危险因素，经 logistic 回归分析，rs495828 低频碱基基因型及 PNH 克隆＞50%，是影响 PNH 患者血栓形成的危险因素。本例患者为高危基因型，表现为多部位复发性血栓的特点。中国 PNH 疾病登记中的治疗现状中，除输血外，2/3 的患者正接受糖皮质激素治疗，其他治疗包括环孢素、促红细胞生成素、雄激素等。但这些传统治疗不能改变疾病的进程，且无法预防和控制血栓发生。异基因造血干细胞移植是唯一治愈疾病的方法，但风险较大，费用高，尤其在血栓表现突出的患者风险极高，移植后的移植物抗宿主病会明显影响患者的生

活质量。本例患者临床表现迁延,符合 PNH 常见表现,发生过两处静脉血栓,同时门静脉血栓在抗凝过程中仍然加重,本次发作时 PNH 克隆达 98%,提示患者存在抗凝不充分、血栓高风险。从长远角度,此患者反复多发血栓,影响生活质量,应长期坚持甚至需终身抗凝。补体抑制剂依库珠单抗(eculizumab)是人源化的单克隆抗体,与人 C5 补体蛋白特异性结合,阻止其裂解为 C5a 和 C5b,从而不能形成膜攻击复合物。应用于临床后,逐渐被纳入国外的 PNH 治疗指南。但补体抑制剂在中国不可及,且药物治疗花费高昂。在 PNH 合并巴德 - 基亚里综合征的患者,曾有个案报道成功进行肝移植或选择性脾动脉栓塞改善临床症状。我院队列中也有两例成功治疗的经验。患者 1,女,30 岁,经典 PNH,脾大,门静脉高压,食管 - 胃底静脉曲张,消化道出血,全血减少,无法抗凝,常规治疗无效,于外院行脾切除术后,血象恢复,症状改善,维持 5 年,再次出现门静脉高压,目前抗凝中。患者 2,男,53 岁,PNH,脾大,门脉血栓,抗凝无效,门静脉高压,全血减少,消化道出血,于外院行脾切除术后,在我院规律抗凝,目前已 8 年,情况稳定。本例患者是否可借鉴这些治疗思路探索下一步治疗,提请讨论。

皮肤科
王涛

本例患者皮肤表现极为罕见,暴发性紫癜以突然发生的大面积触痛性瘀斑,皮肤出血坏死为主要表现。皮肤活检诊断明确,患者头部瘢痕显著,局部瘙痒、干燥、不出汗,说明患者纤维素血栓导致血管栓塞累及真皮深层,影响了汗腺等多种皮肤附属器。其他可导致血栓的因素应鉴别,如 DIC、抗凝蛋白缺乏、抗磷脂综合征、V 因子 *Leiden* 突变、浅表性血栓性静脉炎。

消化内科
李景南

患者 2 次于外院进行内镜检查,均提示胃底静脉曲张,呈结节样及瘤样改变。2020 年 8 月 26 日北京大学人民医院胃镜:距门齿 38cm 可见 3 条线状静脉曲张,F1LiCbRc(−),胃底可见结节样及瘤样静脉曲张,十二指肠球部溃疡(S2 期)。2021 年 3 月 16 日衡水市人民医院胃镜:未见食管静脉曲张,胃底、胃体上段可见多发瘤样扩张的曲张静脉密集分布,红色征(−)。结合患者出血的表现,考虑消化道出血原因为胃底静脉曲张破裂出血,进食粗糙食物容易诱发,患者已经极其注意。胃静脉曲张多采用 Sarin 分类法,可分为食管 - 胃底静脉曲张(GOV)和孤立胃静脉曲张(IGV)。其中 GOV 可细分为 2 种类型,GOV1 为由食管静脉延续而来的胃曲张静脉沿胃小弯延伸 2~5cm,此型最常见;GOV2 为曲张静脉经过食管胃交界处延伸至胃底。IGV 可细分为 2 种类型,IGV1 为曲张静脉位于胃底,IGV2 为曲张静脉位于胃的其他位置。该患者属于 GOV2 或 IGV1。GOV1 选择内镜下曲张静脉套扎术或硬化剂注射治疗,GOV2 或 IGV1 选择内镜下组织黏合剂治疗为主。肝病研究协会(AASLD)2016 版指南推荐:胃静脉曲张的二级预防,TIPS 或球囊阻断逆行静脉血管栓塞术(BRTO)为一线治疗,组织胶为二线治疗;欧洲肝病学会 Baveno VI 2015 指南推荐组织胶为一线治疗,TIPS 为二线。但均缺乏高质量循证医学证据。

内镜下组织黏合剂治疗：组织胶与血管壁直接黏附，聚合产生热量及降解产物损伤内皮细胞，形成血栓。适应证：胃静脉曲张；急诊可用于所有消化道静脉曲张出血，在食管静脉曲张宜小剂量使用。根据曲张静脉容积，选择注射剂量。组织黏合剂为 α- 氰基丙烯酸正丁酯或异丁酯。疗程：一般注射 1 次，最好一次将曲张静脉闭塞，在曲张静脉栓堵效果不满意时可重复治疗，1~3 个月复查胃镜，可重复治疗直至胃静脉闭塞。由曲张静脉内注射，采用三明治夹心法。但结合患者 2 次 TIPS 术后、易栓症，胃底静脉明显曲张呈瘤样改变，反复消化道出血，考虑内镜下治疗风险高且获益有限，可能导致异位栓塞，诱发或加重静脉曲张、腹水、自发性腹膜炎、门静脉血栓，而胃底静脉丰富，压力低，TIPS 降低门脉压力对缓解胃静脉池曲张效果差，分支多，TIPS 顺行栓塞难以将血管栓塞完全，肠系膜静脉血栓形成可能导致肠缺血坏死，门静脉高压性胃病，建议外科评估脾切除术或血管切除可行性。

血管外科
郑月宏

患者为门静脉海绵样变，先后经历 2 次 TIPS 治疗，易栓症患者再次进行 TIPS 的远期效果有待商榷，恐难获益，现为解决胃底静脉曲张导致消化道出血，下一步治疗棘手。从血管外科角度可以进行 3 次脾脏血管栓塞治疗导致脾脏体积缩小确实能一定程度降低门脉压力，但这一操作也是双刃剑，有可能导致脾静脉血栓事件发生，未来可能需要考虑进行断流手术或联合基外科进行断流 + 分流术来解决问题，风险进一步增加。

基本外科
刘洪沨

从外科角度处理易栓状态下门静脉高压难度很大，根源为门静脉血栓导致门静脉高压、海绵样变以及后续一系列临床表现，本例为混合型门静脉高压，为肝前性、完全肝外性门静脉高压，TIPS 术后肝内门脉分支也被栓塞。本例门脉海绵样变为继发性改变，而非先天性。门脉主干到肠系膜上静脉之间完全均为海绵样变，没有可操作的血管，外科处理很困难。如门脉海绵样变患者单纯进行切脾 + 断流，术后 5 年再出血率为 30%~80%，效果不佳。如为解决这一困局，建议首选介入或血管外科腔内处理血栓，消化科套扎解决短期出血问题，后续考虑脾切除缓解局部高压降压的有效率仅约 33%。本例患者脾脏增大不显著，脾功能亢进仅达中度，目前外科单纯因重度脾功能亢进切脾的指征为血小板计数 $<20 \times 10^9/L$，本例患者尚未达到，而且易栓状态下如切脾后可能导致血栓及感染风险进一步增加。本例患者已有胃肾脏分流存在，如再切除脾脏，破坏天然分流，可能进一步增加局部压力，综合上述因素，脾脏切除仍需谨慎评估。对于外科进行血管分流的可能性，目前没有理想的血管进行肠系膜上静脉-门静脉左支分流术（REX 分流），无法将肠系膜上静脉与肝内分支通过血管旁路移植连通。本例患者通过其他的门-体、肠-腔、脾-肾脏、冠-腔分流恐怕无法操作，我科和血管外科曾联合进行一例罕见的曲张静脉-体循环大静脉进行分流，但本例患者易栓状态可能导致吻合口血管再次血栓导致手术失败。

介入科
杨宁

本例患者诊断明确,目前问题是血栓并发症、需要门脉减压改善消化道出血,从介入科角度需要重新进行血管造影评估 TIPS 术后血流情况,考虑门脉局部支架功能不良或狭窄导致患者侧支循环非常丰富,可通过再次支架降低门脉压力,但长支架费用高昂。本例患者存在胃肾脏分流,还可尝试通过 BRTO 技术进行分流,经股静脉穿刺,从肾脏静脉进入通过球囊阻断、逆行注入明胶海绵等封闭胃底静脉,阻断胃肾脏静脉分流道,比内镜下组织胶栓塞和套扎胃底静脉曲张血管的止血效果更优。患者除了黑便以外,曾排鲜血便,仍需警惕异位静脉曲张,BRTO 术后可能导致异位曲张加重,仅适用于孤立性胃底静脉曲张。在易栓状态下的介入下治疗仍需警惕操作诱发血栓加重的风险,且本例患者肝淤血明显,肝流出道仍需重新评估,警惕巴德 - 基亚里综合征、肝衰竭发生。

临床药理中心
白桦

目前国内的罕见病治疗存在困局,现有治疗无法满足 PNH 患者的临床需求,依库珠单抗是全球批准上市治疗 PNH 的有效药物。NMPA 已批准可以在中国上市,但药厂放弃了在国内上市,导致国内患者无法获得这一有效的治疗药物,且该药每年的治疗费用在 400 万元,难于普及。目前急于探索其他的有效治疗手段,目前我院正在进行一项小分子药物治疗 PNH 的国际多中心注册临床试验的伦理审批,为一部分 PNH 患者提供新的治疗思路。

多学科会诊意见总结

目前 PNH 合并血栓需持续抗凝,但因门静脉系统血栓导致反复上消化道出血,建议由基本外科和血管外科讨论手术方案缓解门静脉高压,为后续坚持抗凝创造条件以改善预后,在多学科会诊保驾下,探索手术的可行性,加强围术期管理,为患者争取治疗机会,改善预后。

结局与转归

会诊后基本外科和血管外科经联合讨论建议先进行分次选择性脾栓塞,向患者及家属详细交代手术方案,患者及家属因经济原因及顾虑手术风险表示暂缓进行。2021 年 12 月初电话随访,患者仍有间断黑便,短期停用抗凝血药,溶血及血小板减少同前。

专家点评

本例患者 PNH 诊断明确,复发性血栓栓塞为致命的合并症,而抗凝、控制溶血是 PNH 伴发血栓的治疗关键,但患者因血栓继发的门静脉高压导致脾功能亢进、血小板减少、反复胃底静脉出血,间断停用抗凝血药,血栓持续进展,治疗棘手。本例通过多学科整合讨论,发挥罕见病平台优势,处理复杂的疑难情况以改善患者的生存、预后和生活质量。

疾病相关文献回顾

PNH 是一种获得性克隆性造血干细胞异常导致的罕见性骨髓衰竭性疾病,常见临床表现为血管内溶血、高风险易栓和骨髓衰竭。我院 PNH 队列研究显示,中国患者的血栓发生率高于以往的报道[1-2]。目前认为,PNH 的克隆大小是决定血栓形成或亚临床易栓状态的最重要危险因素[1,3]。据报道,PNH 克隆每增加 10%,血栓风险增加 1.64 倍;如果 PNH 克隆大于 50%,10 年内血栓事件发生率高达 44%,而 PNH 克隆<50%,10 年内血栓事件发生率仅为 5.8%。我们在中国患者中证实了 PNH 克隆的大小与血栓发生率存在正相关关系[4-6]。除了血小板活化(但寿命正常)促凝,溶血还导致大量游离血红蛋白释放及一氧化氮损耗、激活内源性和外源性凝血途径、持续损伤内皮细胞、促进炎症细胞激活,进一步增加 PNH 易栓的风险[3]。依库珠单抗(eculizumab)是针对 PNH 溶血及血栓最有效的治疗方法,可降低血栓发生率,并有预防后续血栓形成的作用[7-8],但目前国内无法获得该药物,其他补体抑制剂尚在临床试验阶段,患者不符合入组条件。这种罕见病复杂的临床情况难于在指南中找到答案,需借助多学科讨论拟定恰当的治疗策略。本例患者的治疗困局在于反复血栓导致门静脉高压、脾功能亢进、胃底静脉曲张出血。破局的关键在于降低门脉压力,创造条件进行充分的抗凝,才有希望改善生存,本例患者仍需密切随访监测,加强沟通,充分告知目前面临的窘境及不良预后,如有条件,尽早进行脾脏分次栓塞。

(杨 辰 韩 冰)

参考文献

[1] 杜亚丽,龙章彪,谢海雁,等.阵发性睡眠性血红蛋白尿症患者血栓易发因素的初步研究 [J].中华血液学杂志,2016,37 (4):318-323.

[2] 葛美丽,李星鑫,邵英起,等.70 例成人阵发性睡眠性血红蛋白尿症临床分析 [J].中国实验血液学杂志,2015,23 (3):774-778.

[3] SCHREZENMEIER H, MUUS P, SOCIÉ G, et al. Baseline characteristics and disease burden in patients in the International Paroxysmal Nocturnal Hemoglobinuria Registry [J]. Haematologica, 2014, 99 (5): 922-929.

[4] 邹农,韩冰,蔡昊,等.76 例阵发性睡眠性血红蛋白尿症患者临床特点分析 [J].中华血液学杂志,2012,33 (6):471-474.

[5] PEACOCK-YOUNG B, MACRAE F L, NEWTON D J, et al. The prothrombotic state in paroxysmal nocturnal hemoglobinuria: A multifaceted source [J]. Haematologica, 2018, 103 (1): 9-17.

[6] 杨辰,龙章彪,张炎,等.阵发性睡眠性血红蛋白尿症合并暴发性紫癜一例报告附文献复习 [J].中华血液学杂志,2018,39 (11):921-926.

[7] HILL A, KELLY R J, HILLMEN P. Thrombosis in paroxysmal nocturnal hemoglobinuria [J]. Blood, 2013, 121 (25): 4985-4996.

[8] 中华医学会血液学分会红细胞疾病 (贫血) 学组.阵发性睡眠性血红蛋白尿症诊断与治疗中国专家共识 [J].中华血液学杂志,2013,34 (3):276-279.

06 "意外"的肺结节

专家导读　56 岁中年男性,平素无自觉症状,偶然行胸部 CT,发现肺部多发结节,进一步检查发现贫血、血小板减少、淋巴结肿大和炎症指标明显升高。背后到底藏着何种病因?对于临床表现隐匿,暂时没有明显症状的患者,是否需要积极治疗干预?协和罕见病 MDT 从临床出发,从细节着手,一起查清"肺结节"背后的真相。

病例介绍

【患者】　男,56 岁。

【主诉】　发现肺部结节 9 个月余。

【现病史】

2021 年 1 月患者因取左锁骨骨折钢板,于外院行胸部 CT(新型冠状病毒感染疫情期间住院要求)时发现肺部多发结节(图 6-1),病初无盗汗,否认发热、咳嗽、乏力,未明确诊断。2021 年 3 月患者再次就诊于外院,血常规示贫血[血红蛋白 94g/L,平均红细胞体积(MCV)77.10fl,网织红细胞 1.75%],血小板减少(血小板计数 83×10^9/L),ALB 27.5g/L,白细胞介素(IL)-6 21.54pg/ml,IgG1 17.2g/L,IgG2 6.68g/L,IgG3 0.51g/L,IgG4 1.93g/L,尿常规、心肌酶谱、补体、抗核抗体(ANA)谱、ANCA 全套、病原学、肿瘤标志物均阴性。胸部高分辨率 CT 示双肺多发结节及片状影,建议"抗炎后复查"。经抗感染治疗后,完善 PET/CT 示双肺多发软组织结节影,FDG 代谢增高;胸骨柄骨质密度异常,FDG 代谢增高,考虑转移癌。为明确病变性质,经 CT 引导下肺穿刺活检病理:胶原纤维大量增生,伴多量淋巴细胞、浆细胞浸润,IgG4 相关疾病待除外。肺穿刺病理切片送至复旦大学附属肿瘤医院会诊:纤维组织增生伴玻璃样变,淋巴细胞及大量浆细胞浸润,免疫组化 IgG4 少数阳性。外院考虑 IgG4-相关疾病(IgG4-RD),后规律随诊,观察肺结节变化。2021 年 7 月 25 日复查 CT 示双肺多发结节较前增大。骨髓穿刺未见明确提示。2021 年 8 月 24 日就诊于我院门诊,血常规:白细胞计数 4.95×10⁹/L,血红蛋白 107g/L,MCV 75.3fl,血小板计数 71×10⁹/L;血生化:ALB 31g/L,IgG 32.73g/L↑,IgA 6.60g/L↑,IgM 3.67g/L↑,IgG1 20.6g/L,IgG2 9.4g/L,IgG3 1.44g/L,IgG4 3.72g/L↑,C 反应蛋白(CRP)40.22mg/L↑,红细胞沉降率(ESR)111mm/h↑,IL-6 14.2pg/ml↑;血/尿免疫固定电泳阴性;尿常规、ANCA、ANA17 项(−);人疱疹病毒 8 型(HHV-8)/EB 病毒(EBV)/巨细胞病毒(CMV)-DNA 阴性;输血 8 项阴性。我院病理会诊:大量胶原纤维沉积,多量较成熟浆细胞浸润,需除外浆细胞性卡斯尔曼病(Castleman disease)。CT:双肺弥漫性多发结节、斑片影(图 6-2);两肺门及纵隔、双腋下、腹膜后、系膜区、肝门多发淋巴结、肝大、脾大(图 6-3)。因怀疑特发性多中心型卡斯尔曼病,为行罕见病 MDT 会诊来诊。患者起病以来,食欲、精神、睡眠可,体重稳定。

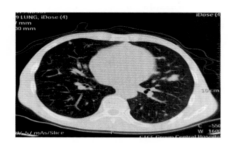

图 6-1　外院胸部 CT 提示肺部结节

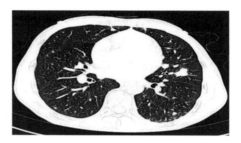

图 6-2　北京协和医院胸部 CT 提示肺部结节

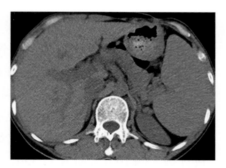

图 6-3　北京协和医院腹部 CT 提示肝脾大

【既往史】

2020 年 11 月因摔伤、左侧锁骨骨折行钢板固定术,2021 年 1 月取出。30 余年前因左侧膈下脓肿行引流术,术中输血一次,具体不详。发现左前臂脂肪瘤 20 年余,未处理。2019 年发现双侧甲状腺结节、前列腺炎。否认食物、药物过敏史。

【个人史/婚育史/家族史】

吸烟 20 年余,已戒烟 5 年;饮酒 20 年余,已戒酒 1 年。余无特殊。

【入院查体】

生命体征平稳,右侧颈部、双侧腋下、滑车上、腹股沟可触及多发肿大淋巴结,大者直径约 1cm,质软,无压痛,活动度可。全身皮肤多发血管瘤样皮疹约 0.1cm。胸部听诊双肺呼吸音清。肝肋下、剑下 1 指,质软,无触痛;脾肋下 2 指,质软,无触痛。

【入院诊断】

①特发性多中心型卡斯尔曼病可能;②左侧锁骨骨折术后;③左侧膈下脓肿引流术后;④甲状腺结节;⑤前列腺炎。

【诊治经过】

门诊接诊患者后,考虑特发性多中心型卡斯尔曼病可能性大,但该病的诊断往往需要依靠完整淋巴结活检,单纯依赖肺穿刺病理诊断该病需要格外慎重,尤其需要重视与 IgG4 相关疾病的鉴别,故提请罕见病 MDT 会诊讨论。

主治医师总结病例特点和主要诊断,提出会诊目的

血液内科
张路

56 岁男性,病程隐匿,临床表现为肺部结节、贫血、淋巴结肿大、肝大、脾大和高炎症状态,肺穿刺病理提示卡斯尔曼病的可能。虽然临床上非常符合特发性多中心型卡斯尔曼病(iMCD),但该病的诊断往往需要依靠完整淋巴结活检,单纯依赖肺穿刺病理诊断该病需要格外慎重。就本患者而言,外周血 IgG4 水平明显升高,外院病理曾提示 IgG4-RD 可能,而 IgG4-RD 也是需要与 iMCD 重点鉴别的疾病之一,故提请 MDT 讨论。会诊目的:协助明确诊断,患者是否可诊断为 iMCD?若确为 iMCD,患者目前暂无症状,偶然发现该病,是否有积极治疗干预的指征?

多学科会诊意见

放射科
张伟宏

患者肺部 CT 可见肺结节多沿小叶间隔分布和胸膜下分布,同时存在叶间裂增厚以及小叶中心磨玻璃影,此种多发肺结节分布可能与淋巴道有关,潜在的疾病包括结节病、肺尘埃沉着病(尘肺)/硅沉着病(矽肺)、实体瘤淋巴道转移、淋巴增殖性疾病(包括反应性淋巴增生性疾病、卡斯尔曼病、淋巴瘤、移植后淋巴增殖性疾病等)。腹部 CT 可见肝大、脾大,脾周静脉迂曲扩张。综上,卡斯尔曼病可以有类似的影像学表现。不仅如此,作为本例患者的重要鉴别诊断的 IgG 相关疾病(IgG4-RD),虽然肺部也可以有本例患者肺部 CT 的影像学表现,但其 CT 影像缺乏其他 IgG4 相关疾病常见的脏器受累表现(如胰腺、腹膜后纤维化),为不支持之处。

核医学科 霍力	患者外院 PET/CT 可见骨髓增生活跃,肺部结节呈轻、中度代谢增高,单从 PET 表现来看,与我院既往多中心型卡斯尔曼病患者的 PET 表现很接近,而不太像 IgG4-RD 相关的 PET 表现(SUV 会更高,且会有其他影像学表现,不会仅仅表现在肺)。
病理科 卢朝辉	专门再次借患者外院肺穿刺病理切片,仔细阅片后发现弥漫分布的玻璃样变的胶原纤维,刚果红染色阴性,此外可见成片分布的炎症细胞,有浆细胞聚集的现象,可见淋巴滤泡,存在生发中心萎缩,周边浆细胞弥漫增生(存在大量浆细胞和少量淋巴细胞),CD38 弥漫阳性,IgG4/IgG 阳性细胞比例很低(仅 1%~2%),病理符合卡斯尔曼病表现。从目前病理表现看,IgG4-RD 可能性很小。如果有条件,可以再取完整淋巴结送检病理。
皮肤科 王涛	患者查体提示多发毛细血管瘤,这是特发性多中心型卡斯尔曼病(iMCD)和 POEMS 综合征患者的典型皮疹,可以完善病理,加做血管内皮生长因子(VEGF)染色。
风湿免疫科 张文	根据 IgG4-RD 的诊断标准,对照该患者临床表现(脾大 / 血小板减少在 IgG4-RD 中罕见)、影像学特征(除肺结节外无其他 IgG4-RD 典型表现)、血清学检查结果(IgG1 升高突出)和病理表现(未见典型 IgG4-RD 病理表现),考虑暂不支持 IgG4-RD 诊断。考虑 iMCD 应该是本例患者更合理的诊断:既往也有类似患者,转至血液科接受针对 iMCD 治疗后,转归良好。
呼吸与危重症 **医学科** 施举红	介绍了一例有类似肺部表现的 iMCD 患者以及肺部情况的转归(随着疾病进展,肺部病变逐渐加重),提出本例患者肺部结节符合 iMCD 的肺部表现。患者虽然目前呼吸系统症状不突出,但炎症反应突出,且有贫血,及早干预也许能延缓肺部病变的进展速度。
血液内科 李剑	综合 MDT 讨论结果,考虑患者 iMCD 诊断明确,存在肺部受累。皮肤改变可以进一步完善活检,活检结果可以为 iMCD 提供佐证,但即使没有活检结果,也不影响当前 iMCD 的诊断。患者炎症反应突出,有贫血和肺部受累,具有治疗指征,早期干预原发病很可能能够延缓肺部病变的进展速度。可以先于血液科病房住院期间,试用 TCP(沙利度胺 - 环磷酰胺 - 泼尼松)方案,观察用药后疗效。

多学科会诊意见总结

经过协和罕见病 MDT 讨论,圆满地解决了本例患者提交讨论时需要解决的问题。第一,考虑患者 iMCD 诊断明确,不支持 IgG4-RD 的诊断;第二,虽然患者目前暂无症状,但存在贫血、肺部受累、炎症反应突出,根据既往患者的情况,建议早期针对 iMCD 进行积极干预,尝试改善患者的贫血、高炎症状态,并延缓肺部病变的进展速度。

结局与转归

完成 MDT 讨论后,患者被确诊为 iMCD(非特指型,非重型)。MDT 讨论完成后,患者当日即完善皮肤病变活检,病理符合血管瘤的典型表现。2021 年 10 月 19 日入我院血液科病房住院,并开始第一程 TCP 方案化疗,目前正在规律随诊中。

专家点评

该患者为中年男性,隐匿起病,平素无自觉症状,偶然行胸部 CT,意外发现肺部多发结节,进一步检查发现贫血、血小板减少、淋巴结肿大和炎症指标明显升高。根据临床表现和病理检查结果,经 MDT 讨论后,排除了 IgG4-RD,并最终确诊为特发性多中心型卡斯尔曼病。这是一种罕见的淋巴增殖性疾病,患者可有多发淋巴结肿大、高炎症状态和重要脏器损伤(包括但不限于肺脏)。对于存在多发淋巴结肿大,且病理改变符合卡斯尔曼病的病例,首先需要排除其他潜在可能引起类似病理改变的疾病,例如 IgG4-RD、系统性红斑狼疮、EB 病毒感染、淋巴瘤、POEMS 综合征等。就本例而言,最需要鉴别的是 IgG4-RD。不过经多学科细致讨论,结合患者临床表现和病理特点,最终排除了包括 IgG4-RD 在内的其他潜在可能引起病理"Castleman-样改变"的疾病,结合 HHV-8 DNA 阴性结果,确诊患者为特发性多中心型卡斯尔曼病。诊断后,还需根据患者是否存在血小板减少、重度水肿、发热、骨髓纤维化、肝大、脾大等临床表现,进一步区分为"iMCD-TAFRO"亚型或"iMCD-非特指"亚型。本患者不符合"iMCD-TAFRO"亚型的诊断标准,故最终诊断为"iMCD-非特指"亚型。确诊后,根据患者是否符合"重型 iMCD"的标准(详见后文"疾病相关文献回顾"),进一步将患者分为"非重型"和"重型"。本患者符合"非重型"iMCD 的标准。根据《中国 Castleman 病诊断与治疗专家共识(2021 年版)》,"非重型"iMCD 患者,可以采用以沙利度胺为基础的 TCP(沙利度胺 - 环磷酰胺 - 泼尼松)方案治疗。本患者在确诊后接受了 TCP 方案化疗,随访时间尚短,截至 2022 年 10 月,暂无治疗后随访结果。

疾病相关文献回顾

卡斯尔曼病是一种临床异质性较强的、罕见的血液系统淋巴增殖性疾病。临床上分为单中心型（unicentric CD，UCD）和多中心型（multicentric CD，MCD）。前者累及单个淋巴结区域,可手术治愈;后者可累及多个淋巴结区域,多有全身症状。根据是否感染 HHV-8,MCD 又可进一步分为 HHV-8 阳性的 MCD 以及 HHV-8 阴性的 MCD,后者又称特发性 MCD(idiopathic MCD,iMCD)[1]。iMCD 症状重,预后差,5 年死亡率高达 23%~49%[2-4],是目前临床治疗中的挑战。2017 年,国际上首次就该病的诊断达成了共识[5];2018 年,又首次就该病的治疗形成了共识[6]。2021 年,中国卡斯尔曼病协作组首次发表了《中国 Castleman 病诊断与治疗专家共识(2021 年版)》[7]。根据该共识,对于存在多个淋巴结区域受累,HHV-8 阴性,且除外了其他可能导致淋巴结 Castleman 样改变的患者,若符合如下 2 条主要标准、至少 2 条次要标准(其中至少 1 条实验室标准),且不满足任一排除标准,则诊断为特发性多中心型卡斯尔曼病(iMCD)。

● 主要标准:①淋巴结病理符合卡斯尔曼病;②肿大淋巴结(短轴 ≥ 1cm)≥ 2 个淋巴结区域。

● 次要标准:分为实验室标准和临床标准。实验室标准:① C 反应蛋白>10mg/L 或红细胞沉降率>20mm/h(女性)或 15mm/h(男性);②贫血(Hb<100g/L);③血小板减少(<100×10⁹/L)或增多(>350×10⁹/L);④血清白蛋白<35g/L;⑤估算的肾脏小球滤过率(eGFR)<60ml/(min·1.73m²)或蛋白尿(尿总蛋白>150mg/24h 或 100mg/L);⑥血清 IgG>17g/L。临床标准:①全身症状:盗汗、发热(>38℃)、体重下降(≥10%)或乏力(影响工具性日常活动);②肝大和/或脾大;③水肿或浆膜腔积液;④皮肤樱桃血管瘤或紫罗兰样丘疹;⑤淋巴细胞性间质性肺炎。

对于确诊为 iMCD 的患者,还应进一步分为 iMCD-非特指型和 iMCD-TAFRO 亚型。诊断 iMCD-TAFRO 亚型需要符合以下所有主要标准和 ≥ 1 个"次要标准"。

● 主要标准(3 条):① ≥ 3/5 个 TAFRO 相关症状(5 个症状:血小板减少、重度水肿、发热、骨髓纤维化、肝大、脾大);②无明显的外周血免疫球蛋白升高;③淋巴结肿大不明显。

● 次要标准(2 条):①骨髓中巨核细胞不少;②碱性磷酸酶(ALP)升高,但转氨酶升高不明显。

对于上述诊断为 iMCD-非特指型或 iMCD-TAFRO 型的 iMCD 患者,在治疗前,还需要借鉴 CDCN 的危险度分层体系[5-7],将患者分为"重型"和"非重型"(符合下述 5 条标准中的 2 条及以上则考虑为重型 iMCD,否则就为非重型 iMCD:① ECOG ≥ 2 分;② eGFR<30ml/(min·1.73m²);③重度水肿和/或腹水、胸腔积液、心包积液;④血红蛋白 ≤ 80g/L;⑤肺部受累或伴有气短的间质性肺炎)。从诊断标准和危险度分层来看,肺部受累都是 iMCD 重要的临床表现。对于非重型 iMCD 患者,由于目前国际共识推荐的 siltuximab[6]在中国尚未上市,沙利度胺-环磷酰胺-泼尼松(TCP 方案)[8]对中国患者是一个有效且被国内共识推荐[7]的治疗选择。

(张 路 李 剑)

参考文献

[1] 贾鸣男,张路,李剑.特发性多中心型 Castleman 病的诊疗进展 [J]. 中国肿瘤临床,2019,46(11):541-545.

[2] ZHANG X, RAO H, XU X, et al. Clinical characteristics and outcomes of Castleman disease: A multicenter study of 185 Chinese patients [J]. Cancer Sci, 2018, 109 (1): 199-206.

[3] MELIKYAN A L, EGOROVA E K, KOVRIGINA A M, et al. Clinical and morphological features of different types of Castleman's disease [J]. Ter Arkh, 2015, 87 (7): 64-71.

[4] SEO S, YOO C, YOON D H, et al. Clinical features and outcomes in patients with human immunodeficiency virus-negative, multicentric Castleman's disease: A single medical center experience [J]. Blood Res, 2014,

49 (4): 253-258.

［5］ FAJGENBAUM D C, ULDRICK T S, BAGG A, et al. International, evidence-based consensus diagnostic criteria for HHV-8-negative/idiopathic multicentric Castleman disease [J]. Blood, 2017, 129 (12): 1646-1657.

［6］ VAN RHEE F, VOORHEES P, DISPENZIERI A, et al. International, evidence-based consensus treatment guidelines for idiopathic multicentric Castleman disease [J]. Blood, 2018, 132 (20): 2115-2124.

［7］ 中华医学会血液学分会淋巴细胞疾病学组，中国抗癌协会血液肿瘤专业委员会，中国 Castleman 病协作组．中国 Castleman 病诊断与治疗专家共识 (2021 年版)[J]. 中华血液学杂志，2021, 42 (7): 529-534.

［8］ ZHANG L, ZHAO A L, DUAN M H, et al. Phase 2 study using oral thalidomide-cyclophosphamide-prednisone for idiopathic multicentric Castleman disease [J]. Blood, 2019, 133 (16): 1720-1728.

07 咯血的噩梦

专家导读　42岁女性,反复咯血,辅助检查提示肺内多发囊性病变伴囊壁结节,曾有干燥综合征病史,是感染? 血管炎? 还是另有答案? 后续的治疗又该如何选择? 协和罕见病 MDT 群策群力,为患者寻找真相。

病例介绍

【患者】　女,52岁。

【主诉】　反复咯血 2 年余。

【现病史】

　　患者 2018 年 11 月上呼吸道感染后出现咳嗽,痰中带血丝,否认发热、脓痰、胸闷、憋气等。于当地医院行血常规检查示白细胞计数轻度减低,肝肾功能、凝血功能基本正常;ESR 27mm/h;ANA 1∶100,抗 SSA(++),抗 Ro52(+++);ANCA 阴性。肺部 CT 提示双肺多发囊状空气透亮影,右肺中叶囊内见条片状密度增高影,边界尚清,肺门、纵隔未见肿大淋巴结,胸腔内无积液(图 7-1)。肺功能:轻度阻塞性通气功能障碍,第一秒用力呼气容积占用力肺活量的百分比(FEV$_1$/FVC)58.03%,支气管镜检查未见异常。2018 年 12 月 11 日行胸腔镜下右肺中叶 + 右上肺肺大疱切除术。病理:右上肺肺大疱,右中肺肺大疱组织及肉芽肿性炎,抗酸染色阴性。其后患者症状缓解。2019 年 6 月因前期诊治发现肺大疱、抗体等进一步于浙江大学附属第一医院就诊。白细胞计数偏低及抗 SSA 等抗体结果基本同前。唾液腺显像提示双侧腮腺、双侧颌下腺显影欠清,功能严重损害。诊断为干燥综合征,给予羟氯喹 0.2g,每日 2 次口服治疗。2019 年 10 月 7 日上呼吸道感染后再次咯血,以血块为主。浙江大学附属第一医院复查 CT 示双肺多发含气囊腔,左上肺一枚厚壁囊腔伴小结节,右肺术区周围肺内少许炎症可能。

支气管镜检查示左上支气管可见新鲜血迹。肺泡灌洗液及毛刷病原检查阴性，二代测序（NGS）阴性。血半乳甘露聚糖试验（GM 试验）0.4μg/L，灌洗液 GM 试验 0.44μg/L。考虑肺曲霉菌病，淋巴管平滑肌瘤病（LAM）不除外。给予对症治疗，其后仍有间断痰中带血，遂于 2020 年 4 月至复旦大学附属中山医院。IgG 25.71g/L，IgG4 正常，血清蛋白电泳（SPEP）及血免疫固定电泳（IFE）阴性。ANA 颗粒型 1∶1 000，抗 SSA 阳性，抗 SSB 弱阳性。胸部增强 CT 提示双肺多发大小不等类圆形薄壁透亮影，左上肺部分囊壁见结节，LAM 可能（图 7-2 左）。支气管镜见气管、支气管管腔通畅，黏膜光滑，右上叶前段阴影处行经支气管肺活检术并刷检。快速现场评价见纤毛细胞及淋巴细胞。支气管镜病理提示支气管固有膜内较多炎症细胞浸润，间质疏松水肿，未见肉芽肿结构，刚果红染色阳性，符合慢性炎症伴淀粉样变。诊断为干燥综合征合并肺间质病变，给予泼尼松 30mg，每日 1 次口服 1 个月，其后减为 20mg，每日 1 次，同时联合霉酚酸酯 0.5g，每日 1 次 + 羟氯喹 0.2g，每日 1 次，其后未再咯血。2020 年 7 月取当地医院手术病理至中山医院会诊，回报右肺镜下病变区肺组织大片坏死，间质明显出血，伴较多淋巴细胞及浆细胞浸润，病变区见大小不等的血管壁，管壁炎症细胞浸润伴肉芽肿形成，管壁周围间隙水肿，部分管壁明显增厚，胶原纤维组织增生，刚果红染色阴性，考虑血管炎。加用环磷酰胺 0.6g，每 3 周一次，泼尼松逐步减为 2.5mg，每日 1 次，停用霉酚酸酯。环磷酰胺开药当日再次咯血块，持续 1 周左右缓解。其后用药期间间断痰中带血丝，环磷酰胺累计 2.4g。2020 年 10 月 12 日咯血再次加重，肺部 CT 示结节有增大的趋势（图 7-2 右），考虑环磷酰胺效果不佳，故停用，服用伏立康唑 4 个月，期间间断痰中带血，监测影像学基本稳定。2021 年 2 月 4 日患者无诱因出现大咯血，伴胸部撕裂样疼痛。浙江大学医学院附属第一医院支气管动脉造影见两侧支气管动脉明显增粗、迂曲，动脉期见肺动脉显示，考虑支气管动脉-肺动脉瘘形成，给予栓塞后咯血缓解。其后患者停用伏立康唑，每日仍有痰中带血。2021 年 3 月至解放军总医院第八医学中心就诊，肺 CT 提示右上叶近斜裂区域巨大乏血供包块，病灶边缘及内可见分隔及钙化影，考虑慢性血肿或包裹性积液伴机化；双肺各有一类似乏血供且欠规则的结节，考虑肉芽肿病变可能。PET/CT 提示双肺多发薄壁囊肿，多发结节影伴摄取增高。复查支气管镜见右肺中叶管腔闭塞，外压性改变，灌洗液 NGS 阴性。行右肺病灶穿刺，病理提示慢性炎，肺泡上皮增生，肺泡腔内为吞噬含铁血黄素的组织细胞，间质纤维组织增生，灶状淋巴细胞聚集。现患者为进一步诊治至我院门诊。2009 年开始出现口眼干，牙齿片状脱落，腮腺肿大。发病以来精神、食欲、睡眠尚可，大小便无特殊，体重稳定。

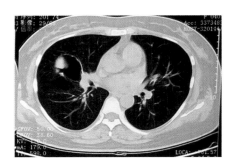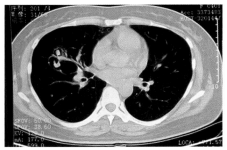

图 7-1　2018 年 11 月病初肺部 CT

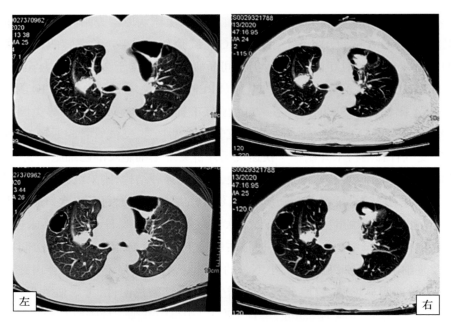

图 7-2　激素及免疫抑制剂治疗前后肺部 CT

左侧：治疗前；右侧：治疗后。

【既往史】

甲状腺结节，左乳结节，无药物过敏史。

【个人史 / 家族史】

无特殊。

【入院查体】

生命体征平稳，SpO_2 98%，双肺呼吸音粗，未及干、湿啰音。

【入院诊断】

①肺部囊性病变伴结节病因待查，局灶性淀粉样变？血管炎？②干燥综合征；③甲状腺结节；④左乳结节。

【诊治经过】

门诊完善 cTnI、NT-proBNP、24h 尿蛋白阴性。超敏 C 反应蛋白（hsCRP）阴性，ESR 23mm/h。ANA S1∶160，抗 SSA（+++），抗 Ro52（+++）。狼疮抗凝物（LA）、抗心磷脂抗体（ACL）、ANCA 阴性。血清蛋白电泳（SPEP）、血 / 尿免疫固定电泳（IFE）阴性，血清游离轻链（sFLC）-κ 16.9mg/L，sFLC-λ 32.0mg/L↑，比值正常。外院手术病理会诊：右上肺、中肺肺组织内大片红染无结构物，伴空洞形成，部分血管壁见红染无结构物沉积，伴多核巨细胞反应，周边肺组织见较多浆细胞及淋巴细胞浸润，刚果红染色阴性，倾向于肺轻链沉积病（LCDD）。

主治医师总结病例特点和主要诊断,提出会诊目的

血液科
李剑

患者为中年女性,慢性病程,间断加重,临床主要表现为咯血。影像学特征为多发囊性病变伴囊壁结节,病原学筛查阴性,肺部病理多家医院不一致,包括肉芽肿性炎、慢性炎症继发淀粉样变、LCDD 等。激素及免疫抑制剂治疗期间曾有症状改善。同期明确诊断干燥综合征。结合患者临床表现及辅助检查结果,暂无原发血液系统疾病提示,故提请罕见病多科会诊,协助明确诊断并制定后续治疗方案。

多学科会诊意见

放射科
张伟宏

患者影像学的主要特征为多发囊性病变伴囊壁结节,囊壁有血管穿行,结节局部有钙化。鉴别诊断方面,LAM 主要表现为多发囊性病变,结节少见。在结节性硬化症继发的 LAM 中可存在肺内结节,但患者缺乏系统受累证据。朗格汉斯细胞组织细胞增生症(LCH)囊性病变形态更为多样,以上肺为主。淋巴细胞间质性肺炎(LIP)可见于干燥综合征,结节多为单发,均与患者不符。淀粉样变和 LCDD 均可继发于干燥综合征,且肺部都可表现为囊性病变伴囊壁结节,鉴别较为困难,但淀粉样变的钙化更突出,而该患者仅有轻度钙化。总结来说,患者影像学特征符合 LCDD 表现,但淀粉样变不能除外。

核医学科
霍力

患者 PET/CT 的病灶摄取轻度增高,SUV_{max} 2.3。血管炎因为肉芽肿内巨噬细胞 FDG 摄取高,故代谢活性一般较高,与患者不符。而淀粉样变及 LCDD 摄取均较低,难以通过 FDG PET/CT 明确鉴别,需进一步结合临床及病理。

病理科
冯瑞娥

患者的部分肺部组织在显微镜下缺乏细胞,呈现红染一致的表现,容易被误认为坏死。事实上,红染物质呈现云雾状排列结构,血管壁亦有红染物质沉积伴管壁增厚,血管腔狭窄,红染物质周围多核巨细胞浸润。这种类型的红染物质首先需考虑淀粉样变,但患者刚果红染色阴性。若沉积物同样为免疫球蛋白轻链,但蛋白不呈 β 折叠结构,则也在病理上表现为红染物质,但刚果红染色阴性,而这就是 LCDD。该患者含有囊腔的肺部组织中,血管壁同样有红染物质沉积伴多核巨细胞反应,血管扩张,结构异常,可继发出血。在细胞成分较多的肺组织中,主要为淋巴细胞及浆细胞浸润。总结而言,上述病理表现支持 LCDD。

呼吸与危重症医学科
施举红

综合患者临床表现、影像学及病理解读,肺部疾病考虑为轻链沉积所致,继而需要明确沉积背后的病因。患者干燥综合征明确,我院呼吸科曾诊断过干燥综合征继发 LCDD 的患者,文献亦有相关报道。患者目前仍有咳嗽、咯血、活动后气短等主

诉,影像学表现呈进展趋势,肺内存在淋巴细胞及浆细胞浸润,提示疾病仍处于活动状态,因此需要针对 LCDD 的病因,也就是干燥综合征进行治疗。患者既往接受激素、免疫抑制剂治疗期间症状有改善,但药物减量速度相对过快,因此症状再次加重。治疗的主要目标为阻止肺部病变进展,但已经沉积了轻链的病变可能难以逆转。治疗前需评估肺功能,若有条件,可复查支气管镜并行细胞分类。若淋巴细胞升高,可能预示激素及免疫抑制剂治疗有效。

风湿免疫科
冷晓梅

患者口、眼干,牙齿片状脱落,唾液腺肿大,结合辅助检查,干燥综合征诊断较为明确。当此类患者出现肺部囊性病变时,首先需考虑 LIP。但该患者囊性病变合并囊壁结节,病理支持 LCDD。干燥综合征从本质而言为 B 细胞、浆细胞活跃的疾病,可解释轻链的来源。患者回顾既往各类治疗,激素及免疫抑制剂使用期间症状控制最佳,进一步支持我们的判断。结合患者白细胞计数仍偏低,IgG 升高,ESR增快,病理提示淋巴细胞及浆细胞浸润,考虑疾病活动,建议使用足量激素联合环磷酰胺治疗,治疗目标为控制炎症,阻止轻链进一步沉积。

多学科会诊意见总结

患者的诊断考虑为干燥综合征继发 LCDD,建议完善肺功能、肺部 CT 等评估后启用足量激素联合环磷酰胺治疗,减量需规律,疗程需充足。

结局与转归

患者 2021 年 6 月 11 日开始加用泼尼松 50mg,每日 1 次,7 月 14 日开始加用环磷酰胺 100mg,隔日一次,药物规律减量。10 月 20 日随诊时泼尼松 20mg,每日 1 次,环磷酰胺 100mg,每周 2 次。患者诉每 2~10 天咯血一次,痰中带少量血。复查 CT 示右上肺实变结节影较前明显缩小。

专家点评

患者为中年女性,既往干燥综合征诊断明确。反复咯血 2 年余。影像学表现为多发囊性病变伴囊壁结节。病理提示肺组织、血管壁广泛红染物质沉积伴多核巨细胞反应、淋巴细胞及浆细胞浸润,刚果红染色阴性,支持 LCDD。LCDD 病因方面考虑干燥综合征,因长期炎症状态,故继发肺内轻链沉积。因患者仍有反复咯血,影像学表现呈缓慢进展趋势,肺内淋巴细胞、浆细胞浸润,故疾病仍处于活动状态。经针对原发病进行足量激素及免疫抑制剂治疗后,患者症状及影像学有好转趋势,进一步证实了我们对病情的判断。

疾病相关文献回顾

轻链沉积病（light chain deposition disease，LCDD）在1976年首次被报道，这是一种由单克隆免疫球蛋白轻链在组织沉积，导致器官功能障碍的多系统疾病[1]。不同于淀粉样变，LCDD中沉积的轻链不形成β折叠结构，因而无法结合刚果红。肾脏、肝及心脏是相对多见的受累器官，尤其是肾脏，近20%的LCDD患者最终进展为终末期肾病[2]。LCDD的肺部受累十分少见，因而十分容易被误诊或漏诊。

肺LCDD患者可没有明显的临床症状，亦可表现为呼吸困难、咯血、胸闷等。单一肺部受累的患者血和尿的单克隆免疫球蛋白筛查往往为阴性。其经典的影像学表现为双肺多发囊性病变伴多发结节，囊壁可有血管穿行，而结节可存在钙化[3]。

既往报道显示，肺LCDD与干燥综合征关系密切，部分肺LCDD患者既往有干燥综合征病史，亦有患者在LCDD诊断后数年发展为干燥综合征[3-5]。在肺LCDD合并干燥综合征的患者中，针对干燥综合征的免疫抑制治疗可改善部分肺部病变[3]。当然，也有患者的肺部持续进展，最终需要进行移植治疗。截至目前，关于肺LCDD合并干燥综合征的报道少之又少，因而更好的治疗策略还有待未来对此类疾病更深入的认识。

（沈恺妮　李　剑）

参考文献

[1] RANDALL R E, WILLIAMSON JR W C, MULLINAX F, et al. Manifestations of systemic light chain deposition [J]. Am J Med, 1976, 60 (2): 293-299.

[2] NASR S H, VALERI A M, CORNELL L D, et al. Renal monoclonal immunoglobulin deposition disease: A report of 64 patients from a single institution [J]. Clin J Am Soc Nephrol, 2012, 7 (2): 231-239.

[3] ARROSSI A V, MERZIANU M, FARVER C, et al. Nodular pulmonary light chain deposition disease: An entity associated with Sjogren syndrome or marginal zone lymphoma [J]. J Clin Pathol, 2016, 69 (6): 490-496.

[4] WEI P, TAO R J, LIU Y H, et al. Pulmonary light chain deposition disease: A case series and literature review [J]. Ann Transl Med, 2020, 8 (9): 588.

[5] BAQIE M, MOUA T, WHITE D, et al. Pulmonary nodular and cystic light chain deposition disease: A retrospective review of 10 cases [J]. Respir Med, 2020, 164: 105896.

08 "环环相扣"，罕见的罕见病

专家导读　39 岁男性，病程 1 年余，以腹胀起病，后发现贫血、蛋白尿、腹腔内占位、心肌病变、心包积液。如何早期识别患者，及时诊断？如何在治疗的同时综合管理患者多系统受累，提高患者的生活质量？罕见病 MDT 将从临床、病理、影像学等多方面挑战这道难题，为患者后续的治疗指明方向。

病例介绍

【患者】　男，39 岁。

【主诉】　腹胀 18 个月。

【现病史】

患者 2019 年 8 月起持续性腹胀，进食后明显，并逐渐加重。2019 年 9 月负重上楼明显乏力，跑步时一过性黑矇。于外院进一步检查发现贫血，Hb 92g/L，为小细胞性贫血，SCr 59μmol/L，ALB 32g/L，尿蛋白(+++)，尿隐血(-)，24h 尿蛋白 2g(白蛋白尿)，胃镜提示急性胃黏膜病变，予以奥美拉唑等"护胃"治疗，症状仍持续加重。辗转多家医院发现血 IgG 26.1g/L↑，IgA 4.96g/L↑，但血清蛋白电泳、血尿 IFE、游离轻链均未见 M 蛋白证据。胸腹部 CT 提示肠系膜根部及腹腔内多发肿大淋巴结、脾大；穿刺病理：浆细胞增生伴淀粉样变性。外院 PET/CT(图 8-1)：肠系膜见一类圆形团块软组织影，内见散在斑点状钙化影，边缘清晰、光滑，大小约 6.61cm×5.61cm×7.40cm，SUV 6.74。超声心动图(UCG)：左室后壁厚 11.7mm，少量心包积液，cTnI 0.065μg/L↑，NT-proBNP 10 287pg/ml↑。外院诊断为原发性系统性淀粉样变性，予以 BCD 方案(硼替佐米-环磷酰胺-地塞米松)治疗 2 个疗程，患者腹部不适明显改善，可恢复日常生活、跑步，血红蛋白回升，NT-proBNP 下降，心包积液仍存在。2021 年 2 月就诊于北京协和医院门诊，考虑

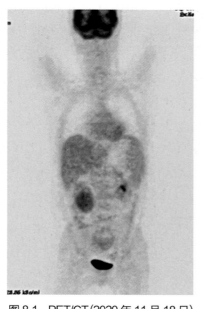

图 8-1　PET/CT(2020 年 11 月 18 日)

原发性轻链型淀粉样变证据不足（无 M 蛋白证据），疑诊卡斯尔曼病（Castleman disease）。

【既往史】

自述 2013 年起即有轻度贫血，不影响生活，未在意。2017 年体检：Hb 99g/L，ALB 36g/L；2018 年体检：Hb 97g/L，ALB 34g/L，球蛋白 45.9g/L。

【个人史 / 婚育史 / 家族史】

无特殊。

【入院查体】

生命体征平稳，浅表淋巴结未及肿大，颈静脉无怒张，肝、脾肋下未及，双下肢不肿。

【入院诊断】

①单中心型卡斯尔曼病可能；②浸润性心肌病 / 心包积液原因未明。

【诊治经过】

门诊完善辅助检查。血常规：血红蛋白 123g/L；肝肾功能：ALB 32g/L，SCr 59μmol/L；尿常规：蛋白（+++），隐血（-），24h 尿蛋白 2g；炎症指标：IL-6 11.6pg/ml↑，hsCRP 69.63mg/L↑，ESR 39mm/h↑；心肌酶：BNP 916pg/ml，NT-proBNP 10 280pg/ml。心电图：心房扑动，ST-T 改变，肢体导联低电压。UCG（2021 年 2 月 4 日）：浸润性心肌病，心室肥厚（室间隔 12mm，左室后壁 12mm，右室壁 7mm），左室射血分数（LVEF）54%，少至中量心包积液。心脏 MRI（2021 年 2 月 5 日）：非缺血性心肌病，左心房及右心房比例增大，双心室不大，左室及室间隔增厚，心包积液，LVEF 正常低限，右心室室壁运动未见明显异常；黑血 T2 未见明显异常；延迟强化序列（图 8-2）室间隔、左室壁多发延迟强化，心肌中层为著，右心房、右心室壁可疑延迟强化，伪影不除外；定量 mapping 序列 T1 mapping 各节段均 >1 500ms，T2 mapping 各节段均 >42ms。^{18}F-FDG-PET（2021 年 2 月）：肠系膜软组织密度影，其内见斑点状钙化，3.7cm×4.6cm×5.4cm，SPD 19.98cm^2。^{11}C-PIB PET（2021 年 2 月）：双侧心室壁心肌未见明显放射性摄取增高，心包大量积液（图 8-3）。腹部肿物穿刺组织病理（北京协和医院会诊）：淋巴样组织，可见滤泡结构，滤泡间有大量克隆性成熟浆细胞，并见块状粉染淀粉样物沉积，病变需除外浆细胞型卡斯尔曼病，合并淀粉样变性。北京协和医院免疫组化结果：CD20（滤泡区 +），CD3（滤泡间 +），CD38（+），CD138（+），Ki-67（index 5%），Kappa（散在 +），Lambda（散在 +），IgG（个别 +），IgG4（个别 +）。

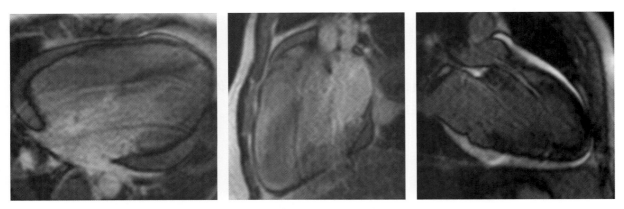

图 8-2 心脏磁共振(2021 年 2 月 5 日)延迟强化序列

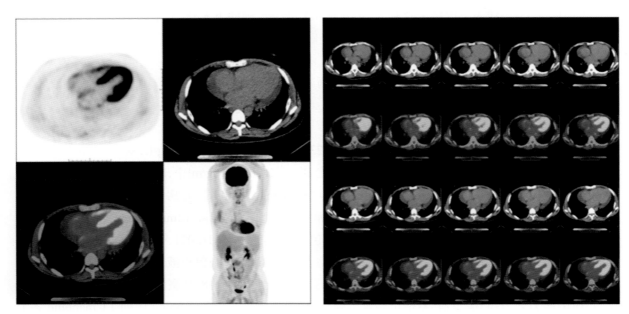

图 8-3 ¹¹C-PIB PET(2021 年 2 月)

主治医师总结病例特点和主要诊断,提出会诊目的

血液内科
张路

39 岁男性,病程 1 年余。临床表现为腹胀、乏力,辅助检查发现贫血、蛋白尿、腹腔内占位、心肌病变、心包积液。外院曾诊断为原发性系统性淀粉样变性,缺铁性贫血,并予以 BCD 方案化疗后,患者腹胀、贫血改善,但仍有大量心包积液,腹腔肿物穿刺病理提示浆细胞型卡斯尔曼病可能。因患者无 M 蛋白证据,北京协和医院门诊考虑原发性轻链型淀粉样变证据不足,单中心型卡斯尔曼病高度可疑(且外院所使用的针对原发性轻链型淀粉样变的 BCD 方案,对卡斯尔曼病也会有一定疗效),目前心肌病变的原因不明。查阅相关病例报道文献并结合北京协和医院既往病例,提示部分单中心型卡斯尔曼病可并发淀粉样蛋白 A(AA)型心肌淀粉样变。会

诊目的:结合临床讨论明确诊断及指导后续诊疗计划。是否需要完善心肌活检?
是否针对腹部肿物进行外科手术?

多学科会诊意见

放射科
王怡宁

患者胸、腹、盆腔增强 CT 表现为肠系膜区类圆形团块软组织影,平扫时内见散在斑点状钙化影,增强后中度不均匀强化,边缘清晰光滑,可符合卡斯尔曼病表现。可见脾大,脾内见小片状低密度影,增强后强化不明显,考虑脾梗死可能性大。心脏 MRI 检查考虑心肌病变可能,但以片状为主,并不符合典型轻链(AL)型淀粉样变的内膜下环形强化。定量 mapping 序列患者 T1、T2 mapping 各阶段均升高超过正常上限,提示弥漫性心肌病变,且可除外法布里病(T1 值降低)。文献中 AA 型淀粉样变心肌病变不典型,可表现为室间隔、心室壁的中层为主的强化或斑片状强化。患者室间隔、左室壁多发延迟强化,以心肌中层为著;右心房、右心室壁可疑延迟强化,仍提示淀粉样变可能性(例如 AA 型淀粉样变)。

核医学科
霍力

与 2 月前的外院 PET/CT 相比,我院 ^{18}F-FDG PET/CT 提示患者腹腔病灶摄取与上次持平(较低),体积缩小 50%,提示疾病在治疗中有所缓解,但同时心脏摄取明显升高。患者体内其他部位没有更多病灶的提示,结合病理结果,考虑患者符合单中心型卡斯尔曼病。心脏病变方面,本例患者存在显著的心肌弥漫性摄取增高,明确提示患者心肌病变,但仅根据 ^{18}F-FDG PET/CT 无法明确其原因。^{11}C-PIB PET/CT 心脏未见 AL 型淀粉样变典型征象,全身亦未见 AL 型淀粉样变受累征象。但对 AA 型淀粉样变性目前尚未发现表现优异的示踪剂,本患者亦存在 AA 型淀粉样变性的可能性。

病理科
卢朝辉

患者活检组织取材良好,病理可见淋巴组织,存在滤泡结构,滤泡间区有大量成熟浆细胞,结合 κ 及 λ 免疫组化结果提示为多克隆浆细胞。浆细胞中间有小团块状红染淀粉样物沉积,部分区域提示钙化可能。病理印象为浆细胞型卡斯尔曼病合并淀粉样物沉积。单中心型卡斯尔曼病中浆细胞型较为少见,其中部分可能为多中心型卡斯尔曼病的早期阶段。

基本外科
郭俊超

我院已完成卡斯尔曼病外科手术治疗 80 余例,术后恢复良好;单中心卡斯尔曼病手术治疗仍是目前的一线疗法,患者术后可长期存活。对于术前以并发症为显著症状就诊的患者,切除卡斯尔曼病原发病灶后,可明显缓解诸多并发症状。针对本例患者,在术前症状控制及手术评估可切除的前提下,可行肠系膜卡斯尔曼病病灶切除,缓解患者贫血及腹部不适等症状。

心内科
田庄

本患者的临床表现像淀粉样变。超声心动图提示射血分数基本正常,心腔不大,双房稍大,室壁厚,结合 NT-proBNP 升高,考虑患者存在较为严重的舒张功能障碍,是典型的浸润性心肌病的表现。超声提示心包积液,为诊断心肌淀粉样变的支持性证据,成因包括严重的舒张功能受限、浸润性病变累及心包。心肌肥厚的情况下需鉴别法布里病、肥厚型心肌病,本患者有几个不支持点:心肌 MRI T1 mapping 不支持法布里病;心电图电压在正常范围内,不支持肥厚型心肌病,更支持浸润型心肌病。心肌 MRI 方面,转甲状腺素蛋白(ATTR)型淀粉样变多见心肌内沉积,AL型多为心内膜下沉积,AA 型累及心肌的影像学经验较少,但考虑亦可能发生心肌内广泛的沉积。综合考虑本患者影像学表现较为支持心肌淀粉样变。仅有的不支持点:患者目前心脏症状与心肌酶指标不匹配。治疗方面,患者目前的心功能可以耐受手术,可以考虑行外科手术解除患者卡斯尔曼病病灶负荷。心肌淀粉样变方面,针对水肿、喘憋等症状,可应用利尿剂解决水钠潴留,需注意不能使用血管紧张素转换酶抑制剂、血管紧张素受体拮抗剂、β 受体拮抗剂、地高辛等药物。预后方面,淀粉样变的心肌受累的消除是非常缓慢的,患者远期心脏事件发生的可能性较高,但 AA 型不常见,对本患者的长期随访至关重要。

血液内科
张路

首先,卡斯尔曼病原本就是罕见疾病;其次,虽然单中心型卡斯尔曼病中浆细胞型较为少见,但浆细胞型单中心型卡斯尔曼病更易出现 AA 型淀粉样变;最后,AA型淀粉样变多累及肾脏,累及心脏较少,故出现单中心型卡斯尔曼病合并 AA 型淀粉样变累及心肌非常少见。但就本患者而言,结合其临床表现及已有检查结果,恰恰需要警惕单中心型卡斯尔曼病合并 AA 型淀粉样变并累及心脏这一罕见病的罕见表现。既往我院曾有单中心型卡斯尔曼病合并 AA 型心肌淀粉样变经病理确诊的 1 例患者,经手术切除卡斯尔曼病病灶后心功能恢复良好。

肾内科
陈丽萌

患者尿常规蛋白(+++),隐血(−),24h 尿蛋白 2g,白蛋白轻度降低,肾功能正常,考虑目前肾脏受累较轻。对本例患者而言,可依据肾脏穿刺活检病理结果明确淀粉样变性。淀粉样变的肾脏受累在光镜及电镜下有特异性病理表现,可见淀粉样物质沉积,并可通过质谱明确沉积物性质,作为确诊依据。治疗方面,若能找到产生淀粉样蛋白 A 的病灶并通过手术切除,患者可获得临床改善。

多学科会诊意见总结

本患者在单中心型卡斯尔曼病基础上是否合并心肌淀粉样变的疑问已基本解决。回顾诊疗过程,本患者小细胞低色素性贫血,并不缺铁,综合考虑其他针对贫血的检查结果,考虑慢性病性贫血,结合患者的高炎症状态、IgG 水平升高,需鉴别高炎症状态的病因,包括慢性感染、自身免疫病、血液科特发性炎症性疾病(如卡斯尔曼病,依据特征性淋巴结改变诊断)。最终经过病理检查和影像学结果,确诊为单中心型卡斯尔曼病。虽然单中心型卡斯尔曼病往往全身症状较轻,但我们在实际临床工作中也发现了一组同时合并高炎症状态和全身症状的单中心型卡斯尔曼病患者。除了高炎症状态外,患者还存在心肌病变和肾脏受累,经过今日 MDT 讨论后高度怀疑存在 AA 型淀粉样变。淀粉样变存在多种类型,不同类型的处理方式截然不同。对于本患者而言,无 M 蛋白证据,且影像学表现不支持 AL 型淀粉样变的心脏受累表现,不考虑 AL 型淀粉样变,高度怀疑存在 AA 型淀粉样变。对于单中心型卡斯尔曼病合并 AA 型淀粉样变,首先推荐切除单中心型卡斯尔曼病病灶,部分患者的 AA 型淀粉样变相关症状(例如肾脏、心脏表现)可以得到改善。就本患者而言,可先请基本外科切除腹腔占位,取病理组织完善质谱检测,明确淀粉样物质类型,手术切除后病灶后,密切随访心脏和肾脏病变情况。

结局与转归

患者 2021 年 4 月 15 日于我院基本外科行腹腔肿物切除术,术中完整切除 6cm×5cm 左右类圆形肿物,另摘除数枚可及之淋巴结。术后病理:肿大的淋巴结组织,可见小血管壁增厚、块状粉染物质沉积,滤泡间多量成熟浆细胞浸润;免疫组化结果:CD3(滤泡间 +),CD20(滤泡区 +),CD38(+),CD21(FDC+),CD138(散在 +),Ki-67(滤泡间 10%),CD34(血管 +),CD31(血管 +),Kappa(散在 +),Lambda(散在 +);特染:刚果红(+),高锰酸钾刚果红(+),醇化刚果红(+)。符合混合型卡斯尔曼病伴淀粉样变性。肿物送检质谱分析:符合 AA 型淀粉样变。最终确诊为单中心型卡斯尔曼病合并 AA 型淀粉样变。术后 2 个月随诊,一般情况尚可(400m 慢跑一圈)。复查血常规、肝肾功能恢复正常;尿常规:蛋白(+++);炎症指标(CRP、ESR)正常;心电图恢复窦性心律;心肌酶:cTNI 0.082μg/L,NT-proBNP 4 800pg/ml。

专家点评　患者为中年男性,呈慢性进展性病程,临床表现为腹胀、乏力,进一步检查发现贫血、蛋白尿、心肌病变、心包积液、腹腔内肿物。经 MDT 讨论,患者无 M 蛋白证据,影像学也不支持 AL 型淀粉样变的心脏受累表现,因而否定了 AL 型淀粉样变的诊断,并最终确诊为单中心型卡斯尔曼病,并发淀粉样变(AA 型,心脏、肾脏受累可能)。后续经手术病理及质谱分析得到证实。单中心型卡斯尔曼病是一种罕见的淋巴增殖性疾病,患者表现为单个淋巴结肿大,一般无其他伴随症状。少部分患者可有高炎症状态,在我院接诊的 116 例单中心型卡斯尔曼病患者中约占 16%,而其中仅有一例合并心脏 AA 型淀粉样变(本例为第 2 例)。对于这一罕见病的罕见表现,仍需要后续的随访与研究以加深我们的理解。

疾病相关文献回顾

卡斯尔曼病(Castleman disease,CD)又称巨大淋巴结病或血管滤泡性淋巴结增生症,是一种较为少见的淋巴增生性疾病。1956年由 Benjamin Castleman 首次报道。临床上根据肿大淋巴结分布和器官受累的情况不同,可将 CD 分为单中心型(unicentric CD, UCD)和多中心型(multicentric CD,MCD)。UCD 累及单个淋巴结或单个淋巴结区域,往往仅表现为淋巴结肿大,而无全身症状。常见于纵隔(29%)、颈部(23%)、腹部(21%)和腹膜后(17%)[1]。有部分 UCD 患者因肿物压迫血管、气道、神经或输尿管而出现相应的压迫症状,也有部分患者表现出与 MCD 患者类似的高炎症状态,包括发热、盗汗、乏力、体重下降等全身症状,以及贫血、低白蛋白、高球蛋白、炎症指标升高等实验室检查异常[2]。UCD 预后好,一般不影响患者生存,但会增加副肿瘤性天疱疮、闭塞性细支气管炎、AA 型淀粉样变、滤泡树突细胞肉瘤、淋巴瘤的发病风险。

CD 需要病理检查以明确诊断,推荐使用完整淋巴结,而非细针穿刺标本进行病理诊断。该病在病理上可以大致分为透明血管型(hyaline vascular,HV)、

浆细胞型(plasmacytic,PC)和混合型。HV 型在 UCD 中最为常见,表现为淋巴滤泡增生,生发中心萎缩或退化,血管增生伴透明样变,套区呈典型的"洋葱皮样"外观。PC 型在 UCD 中占10%~20%,镜下可见生发中心增生,滤泡间区有成片的浆细胞。混合型兼具以上两型的特征。PC 型及混合型 CD 患者更容易合并 MCD 样高炎症状态,偶尔可合并淀粉样蛋白 A(amyloid A,AA)型淀粉样变。

治疗方面,外科手术完整切除病灶是 UCD 患者的首选治疗方案[1]。绝大多数 UCD 患者在病灶完整切除后可达到治愈。对于合并高炎症状态、副肿瘤性天疱疮、AA 型淀粉样变的患者,手术完整去除 CD 病灶还能够改善相应的症状[3]。但手术对伴有闭塞性细支气管炎 UCD 患者的肺部病变无效,这些患者可能需要肺移植。手术切除困难的病例,如患者无其他症状,可选择观察等待;若存在压迫症状或高炎症状态,可考虑结合化疗、放疗等方案进行综合治疗[2]。

（张妙颜 张 路）

参考文献

[1] VAN RHEE F, OKSENHENDLER E, SRKALOVIC G, et al. International evidence-based consensus diagnostic and treatment guidelines for unicentric Castleman disease [J]. Blood Adv, 2020, 4 (23): 6039-6050.

[2] 中华医学会血液学分会淋巴细胞疾病学组,中国抗癌协会血液肿瘤专业委员会,中国 Castleman 病协作组. 中国 Castleman 病诊断与治疗专家共识 (2021 年版)[J]. 中华血液学杂志, 2021, 42 (7): 529-534.

[3] ZHANG M Y, JIA M N, CHEN J, et al. UCD with MCD-like inflammatory state: surgical excision is highly effective [J]. Blood Adv, 2021, 5 (1): 122-128.

09 顽固而反复的肺部感染

专家导读　18 岁青少年女性,自幼反复咳嗽、咳痰,间断发热,每年需多次使用抗生素治疗。胸部 CT 提示弥漫性支气管扩张,血曲霉特异性抗体及总 IgE 升高。变应性支气管肺曲霉菌病(ABPA)的背后有没有其他疾病? 汗液氯离子浓度测定结果高于正常值,是否就能确诊为囊性纤维化? 中国囊性纤维化的治疗可否完全参考西方经验? 中国囊性纤维化患者有没有自己的特点? 患者的感染反复而顽固,后续的治疗到底又该如何决策? 北京协和医院罕见病 MDT 结合临床与科研,多角度剖析中国囊性纤维化患者的特点和治疗决策,开创出与囊性纤维化斗争的中国经验。

病例介绍

【患者】　女,18 岁。

【主诉】　反复咳嗽、咳痰、发热 13 年。

【现病史】

患者自 2007 年起出现发热、咳嗽、咳大量黄色黏液痰(每日 10~15 口)。于外院查炎症指标升高,胸部 CT 示双肺多发斑片影,肺功能提示阻塞性通气功能障碍,舒张试验(+),予抗感染治疗后症状缓解。此后症状反复发作,每年 5~6 次。2008 年于外院住院,胸部 CT 示双肺多发实变,可见支气管扩张;支气管镜:气道内大量分泌物;吸取物病原:铜绿假单胞菌、曲霉菌等。予头孢唑肟抗感染后症状再次好转。但出院后仍间断发热、咳嗽、咳大量黄色黏液痰,多次痰培养铜绿假单胞菌(+)。患者 2011 年 12 月于我院住院,查肺功能:一秒率(FEV$_1$/FVC)83.79%,第一秒量占预计值百分数(FEV$_1$%pred)66.3%,小气道功能减退,舒张试验(−);血嗜酸性粒细胞(EOS)计数升高,总免疫球蛋白 E(T-IgE)>5 000kU/L,曲霉菌特异性 IgE 25.9kUA/L、总免疫球蛋白 G(IgG)>200mgA/L,

1,3-β-D 葡聚糖试验(G 试验)488.7pg/ml,半乳甘露聚糖试验(GM 试验)(−);胸部 CT:双肺上叶为主的中心性支气管扩张,可见痰栓(图 9-1)。查汗液氯离子测定实验:结果误差大,结果不能判断。耳鼻喉科会诊:全组鼻旁窦炎。考虑 ABPA,囊性纤维化(CF)不除外,予泼尼松 15mg,每日一次,伊曲康唑0.1g,每日一次口服后,好转出院。出院后泼尼松 15mg/d,4 周后逐渐减量至 10mg/d 与 5mg/d 交替,同时继续伊曲康唑口服,加用阿奇霉素 0.25g,隔日一次口服及异丙托溴铵雾化、细菌溶解产物口服治疗。患者咳痰减少至每日 1~2 口,急性加重事件减少至每年 2~3 次,痰培养仍反复提示铜绿假单胞菌阳性。

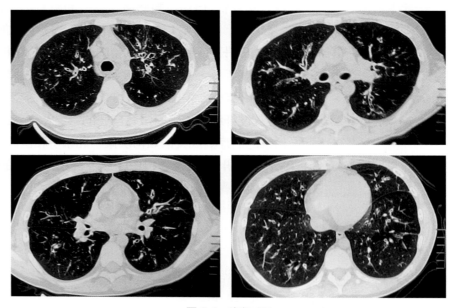

图 9-1　胸部 CT

CT 提示双肺弥漫中心性支气管扩张,以左上叶为著,下肺可见气体分布不均。

【既往史】

2006 年诊断为鼻窦炎。

【个人史】

无吸烟、饮酒史;足月儿,因臀围大行剖宫产术,否认新生儿窒息、肺炎史,出生体重 4.1kg;2 个月会抬头,3 个月会翻身,6 个月会坐,8 个月会爬,1 岁会走路、说话,智力发育同同龄儿童。母亲 G6P2,否认妊娠期糖尿病、高血压、子痫等病史。

【家族史】

父母非近亲结婚,一姐因反复肺部感染 11 岁夭折。

【入院查体】

体温 36.5℃,脉搏 88 次 /min,血压 120/78mmHg。静息状态下吸空气 SpO₂ 99%,双肺呼吸音偏低,未闻及明显干、湿啰音,心律齐,腹软,无压痛,双下肢不肿。

【随访经过】

2013 年,汗液氯离子测定技术更新后,患者再次于我院检测:左侧前臂 154mmol/L,右侧前臂 164mmol/L,结果阳性。同时行 *CFTR* 基因检测:Allele 1:c. 1679+2T>C−,Allele 2:c. 2658-1G>C−,提示存在 2 个 *CFTR* 致病变异。确诊为囊性纤维化。

【入院诊断】

①囊性纤维化;②变应性支气管肺曲霉病;③肺部感染(铜绿假单胞菌);④慢性鼻窦炎。

【诊治经过】

第一次住院期间曾完善支气管黏膜纤毛电镜、血清免疫学指标筛查,均无阳性提示,调整治疗:激素 15mg/d×5 个月→12.5mg,每日 1 次 ×3 个月→10mg,每日 1 次 ×4 个月,后根据门诊随访 IgE 水平调整为 5~15mg/d(图 9-2);雾化吸入 5% 浓盐水,间断雾化吸入妥布霉素或庆大霉素;加强物理治疗(体位引流,但患者难坚持使用肺笛);加用胰酶肠溶胶囊(得每通)150mg,每日 3 次口服,复合维生素(包括维生素 A/D);每年秋季细菌溶解产物 7mg 每日 1 次口服,每个月服用 10d,每年连续服用 3 个月;病情加重时,间断加用伊曲康唑控制 ABPA 复发。此后患者咳痰仍咳 1~2 口黄色黏液痰,每年加重 1~2 次,门诊复查 T-IgE 600~2 400kU/L 波动。患者的历次检测指标与实验室检查结果汇总见表 9-1 和图 9-2。2020 年起,患者咳痰再次间断加重,近 1 年出现 5 次需抗生素治疗的感染事件,最近一次发热出现于 2020 年 10 月,平时每日 5~6 口黄色稀痰。痰病原学:铜绿假单胞菌、烟曲霉。因病情控制不佳,申请 MDT 会诊。

表 9-1 患者历次指标和实验室检查结果汇总

指标	2012 年 4 月	2013 年 5 月	2015 年 7 月	2016 年 7 月	2017 年 1 月	2019 年 1 月	2019 年 7 月	2020 年 8 月	2021 年 2 月
身高 /cm	147	151	165	167	167	169	169	170	170
体重 /kg	35	36	45.5	47	50	51	50	50	49.5
EOS/(× 10⁹·L⁻¹)	0.08	0.2	0.29	0.42		0.1	0.46	0.09	0.33
T-IgE/(kU·L⁻¹)	2 977	579	1 749	1 601	2 270	757	2 385	729	2 030
M3/(kUA·L⁻¹)	29.2	15.3		16.8	20.7	15.4	16.9	13.6	20.4
FEV₁/L	1.95	1.98	2.37	2.36	2.5	2.48	2.27	2.83	2.47
FVC/L	2.45	2.6	2.97	3.07	3.35	3.2	3.14	3.42	3.45
泼尼松 /(mg·d⁻¹)	15	12.5				5	15	10	12.5
伊曲康唑 (是否使用)	是	是	否	否	不详	不详	不详	是	否

注:EOS. 外周血嗜酸性细胞计数;M3.烟曲霉特异性 IgE;T-IgE. 总免疫球蛋白 E。

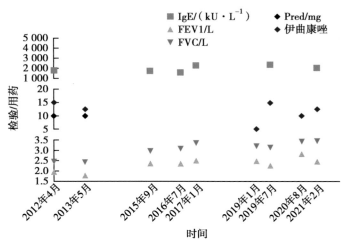

图 9-2 2012—2022 年治疗及随访指标变化

主治医师总结病例特点和主要诊断,提出会诊目的

呼吸与危重症
医学科
田欣伦

青少年女性,幼年起病,病情迁延反复,临床表现为"反复发热、咳大量黄色痰";实验室检查示血嗜酸性粒细胞计数升高,抗曲霉特异性抗体升高,G 试验阳性,肺功能示阻塞性通气功能障碍;影像学提示:双肺多发中心性支气管扩张,可见多发痰栓。结合患者临床表现及辅助检查结果,考虑患者 ABPA 诊断明确,但患者自幼开始反复肺部感染,咳大量黄色痰,多次痰培养铜绿假单胞菌阳性,虽然最初的汗液测定没能得出 CF 的诊断,但是经过改良汗氯离子测定方法后,重复汗液测定,获得阳性结果,同时基因测序获得 *CFTR* 的致病变异,故本例患者可以确诊为 CF 合并ABPA。治疗方面,在以激素为主,伊曲康唑为辅的 ABPA 的基础方案上,增加了针对 CF 的痰液廓清以及控制铜绿假单胞菌慢性定植和感染的治疗,包括大环内酯以及雾化抗生素,流感疫苗和肺炎球菌疫苗的注射等治疗,患者病情一度稳定,且获得良好的生长发育曲线。但患者仍在近期出现了反复感染频次加重,且伴随近期肺功能下降及囊性纤维化的一系列合并症,特申请 MDT 评估和处理,比如康复治疗的方案,CF-ABPA 的治疗,营养支持方案,胰腺内外分泌功能的评估和监测,以及生育问题。最后须制定一个后期多学科的随访方案。会诊目的:评估患者反复肺部感染的原因,指导治疗方案调整以控制感染。指导囊性纤维化的综合评估和处理方案。

多学科会诊意见

放射科
刘炜

影像学以支气管扩张表现为主,可见支气管充气征、双轨征、指套征,提示支气管内痰液黏稠阻塞的情况。

感染内科
范洪伟

建议除了已经注射的流感疫苗和肺炎球菌疫苗之外,增加注射流感嗜血杆菌疫苗。此后患者疾病控制难点在于铜绿假单胞菌,可继续阿奇霉素治疗针对生物膜形成,继续庆大霉素雾化。针对铜绿假单胞菌生物膜的治疗,银离子、DNAase 效果显著,但仍处于实验阶段,尚未用于临床。真菌方面,可考虑伊曲康唑更换为伏立康唑,辅以两性霉素 B 雾化。

变态反应科
支玉香

患者 IgE 水平高,目前控制仍不佳,尝试应用奥马珠单抗,有研究显示奥马珠单抗用于 CF-ABPA 患者可有效地减少激素的使用量,从而降低激素带来的免疫抑制以及后续感染的风险。奥马珠单抗剂量建议每 2 周给予 300~600mg。

消化内科
李景南

建议行胰腺 CT 或 MRI,必要时超声内镜或磁共振胰胆管造影(MRCP)评估胰腺形态,患者目前虽无脂肪泻,但脂肪泻发生时胰腺外分泌功能常常已经损失 70%。支持目前胰酶补充方案。

临床营养科
李融融

予以安素补充营养,目标体重指数(BMI)> $18.5kg/m^2$。胰腺外分泌功能不全的对症支持方面,建议低脂饮食及每餐胰脂肪酶 500~2 500U/kg,同时予以血糖管理。

遗传咨询
刘雅萍

患者 *CFTR* 基因检测(Sanger 测序):Allele 1 :c. 1679+2T>C;Allele 2 :c. 2658-1G>C,属于 CFTR Class Ⅰ变异,表现为蛋白合成障碍。潜在治疗靶点为通读治疗(read-through therapy)、转录增效药物(potentiators)、无义介导的 mRNA 降解途径抑制剂(NMD inhibitors)。

泌尿外科
李宏军

患者囊性纤维化 CFTR 变异,建议婚后评估输卵管蠕动,开展生育咨询。

干细胞平台
冷泠

CFTR 变异可分为 5 种类型,患者属于 Class Ⅰ,表现为蛋白合成障碍。可据此寻找治疗靶点。

中医科
宣磊

可尝试桃金娘油支持治疗。

多学科会诊意见总结

针对反复肺部感染的治疗方面,控制难点在于铜绿假单胞菌感染。可考虑继续阿奇霉素治疗,减少铜绿生物膜形成,辅以庆大霉素雾化,建议患者注射流感嗜血杆菌疫苗。肺部真菌感染方面,可考虑伏立康唑治疗,辅以两性霉素 B 雾化。同时,使用奥马珠单抗有助于减少激素用量,有助于降低感染风险。可尝试桃金娘油支持治疗。合并症方面,消化评估可完善胰腺 CT/MRI,继续胰酶补充;营养和生长方面,建议低脂饮食,补充安素,目标 BMI>18.5kg/m²,建议评估患者骨代谢指标,加强血糖管理,警惕胰腺功能减退导致的糖尿病;生育方面,建议婚后评估输卵管功能,可以开展生育咨询。后续治疗靶点方面,结合患者的基因突变,考虑其属于 CFTR Class Ⅰ变异,表现为蛋白合成障碍,潜在治疗靶点为通读治疗、转录增效药物、无义介导的 mRNA 降解途径抑制剂。

结局与转归

患者继续门诊随诊,按照 MDT 专家的建议,评估了胰腺 MRI,胰腺方面仅有轻微受累,继续补充胰酶,加强营养制剂的补充。注射了流感嗜血杆菌疫苗,加强排痰训练,遵从康复治疗的指导。患者半年内没有发热,仅有一次因痰量增加服用抗生素。半年后门诊复查肺功能,FEV₁ 自 2.47L 提高至 2.74L,IgE 自 2 030kU/L 降至 1 518kU/L,因此未尝试使用 IgE 单克隆抗体。目前患者仍在规律随诊中。

专家点评　这是一例罕见的囊性纤维化患者,最初被诊断为 ABPA,但是临床中发现了与多数 ABPA 不相符合的反复感染和气道结构更为广泛的破坏,出现了较为明显的支气管扩张。虽然最初临床怀疑为囊性纤维化,但是遗憾的是最初的汗液测定没能获得明确诊断。临床医生不满足于 ABPA 的诊断,不断改良汗液测定方法,重复汗液测定,并结合基因测序的结果,获得了囊性纤维化的诊断。医生们结合国外的诊治指南,给患者提供了囊性纤维化的较为规范的治疗,包括感染的预防策略(气道廓清、疫苗的注射)、抗炎(小剂量大环内酯)、ABPA 的控制(抗真菌和皮质激素)以及补充胰酶等,患者在青春期发育过程成功获得了稳定的肺功能提升和生长发育。但是患者感染反复而顽固存在,且在治疗过程中肺功能出现下降,因此多学科 MDT 的支持和综合治疗,进一步改善了患者的症状和肺功能维护,开启了多学科参与的个体化囊性纤维化治疗。

疾病相关文献回顾

囊性纤维化(cystic fibrosis,CF)是一种常染色体隐性遗传病,由 CF 跨膜电导调节蛋白(CF transmembrane conductance regulator,CFTR)变异引起,

CFTR 是上皮细胞表面表达的一种阴离子通道。氯离子通道功能障碍导致气道表面液体减少、黏液纤毛清除延迟和细菌杀灭缺陷等病理生理变化,导致感染、

黏液阻塞、炎症和支气管扩张[1]。其临床表现为慢性肺部感染，导致支气管扩张和终末期肺部疾病。胰腺、胃肠道、皮肤和男性生殖道的表现也很突出。

CFTR 变异在西方人中较为常见，然而在亚洲人中很少有报道。对于中国人仅不足 200 例 CF 患者被报道，但根据基因携带概率推测，中国 CF 患者的实际数量可能超过 2 万[2]。

中国的 CF 患者临床表现和遗传变异等方面与西方存在差异。临床方面以呼吸系统最常见，而不是胰腺或胃肠道[3]。遗传变异方面，西方 CF 患者最常见的突变 p. F508del（占 80% 以上），但在中国人群中只观察到 1 例。相反，在中国人 CF 中发现的最常见的突变是 c. 2909G>A，p. G970D；c. 1766+5G>T 和 c. 3068T>G，p. I1023R[4]，这些突变在任何高加索人 CF 病例中都未见报道。为了对中国 CF 患者进行更精准、快速的诊断，一方面需要加强临床医生对中国囊性纤维化患者的临床特征认识；另一方面，也迫切需要开发一种针对中国人的 CFTR 变异筛查方法。

治疗方面，中国 CF 的治疗尚欠规范，患者普遍存在物理治疗和康复训练不足，甚至基本的营养支持也不充分。CF 患者累及多个器官，需要多学科协同治疗。通过多学科的早期干预和适当的治疗，中国 CF 患者的预期寿命应该会大大延长。在国外，越来越多的 CF 患者受益于 CFTR 矫正剂（如 Lumacaftor，VX-809）、增强剂（如 Ivacaftor，VX-770）和联合治疗，改善了肺功能和生活质量。中国人中最常见的 *CFTR* 突变 p. G970D（c. 2909G>A）尚无特异治疗，但已被预测为一种门控变异，这使得我国 CF 患者的基因治疗也成为可能。此外，Ruan 等[5]的工作证明了基因编辑治疗在 CF 上应用的可行性。随着中国国家罕见病登记系统（www.nrdrs.org.cn）的建立和多学科合作，中国 CF 患者的未来将更加光明。

（张腾越　田欣伦）

参考文献

［1］ ROWE S M, MILLER S, SORSCHER E J. Cystic fibrosis [J]. New Engl J Med, 2005, 352 (19): 1992-2001.

［2］ GUO X, LIU K, LIU Y, et al. Clinical and genetic characteristics of cystic fibrosis in CHINESE patients: A systemic review of reported cases [J]. Orphanet J Rare Dis, 2018, 13 (1): 224-234.

［3］ TIAN X, LIU Y, YANG J, et al. p. G970D is the most frequent CFTR mutation in Chinese patients with cystic fibrosis [J]. Hum Genome Var, 2016, 3: 15063.

［4］ SHEN Y, LIU J, ZHONG L, et al. Clinical phenotypes and genotypic spectrum of cystic fibrosis in Chinese children [J]. J Pediatr, 2016, 171: 269-276.

［5］ RUAN J, HIRAI H, YANG D, et al. Efficient gene editing at major CFTR mutation loci [J]. Mol Ther Nucleic Acids, 2019, 16: 73-81.

10 "腹泻人生"的偶然与必然

专家导读　36 岁青年男性,青少年起病,反复腹泻,严重时水样泻。早期症状发作与环境改变、情绪与饮食相关,后期水样泻加重,开始出现低血容量性休克与电解质紊乱。辅助检查提示炎症指标仅轻度升高,抗杯状细胞抗体阳性,乳糜泻抗体及相关基因阴性,影像学提示小肠黏膜弥漫病变,病理提示小肠绒毛短缩,淋巴细胞、浆细胞浸润,去麦胶饮食疗效不明确,激素治疗明显有效,但减量后复发。消化内科围绕乳糜泻、肠道淋巴瘤、自身免疫性肠病等多种少见病、罕见病展开翔实而全面的诊断与鉴别诊断工作,最终通过梳理病史找到诊断突破口,最终确立诊断。但消化专科对于该病例治疗经验欠缺,在协和罕见病 MDT 的指导下,各专科群策群力为患者制定了有效且相对经济的治疗方案,改善了患者的预后。

病例介绍

【患者】　男,36 岁。

【主诉】　反复腹泻 24 年,加重 1 年余。

【现病史】

患者 1996 年出现间断劳累后腹泻,黄色稀便 1~3 次 /d,未予重视。2001 年离家外出打工并减少面食摄入后腹泻减少,返乡后易出现腹泻。2007 年起腹泻发作时以水样便为主,多有劳累或情绪方面诱因,发作时伴有乏力、手足麻木,出现体重下降(具体不详)。2010 年改善情绪后腹泻发作减少,体重增加 15kg(至 65kg)。2011 年起因精神压力较大,患者腹泻发作较前频繁,水样便 2~3 次 /d,腹泻时曾伴有意识丧失、尿失禁发作,经补液、补钾等治疗后好转。腹泻发作间期为稀糊便,1~2 次 /d。2019 年 5 月患者劳累后腹泻加重,水样便 3~4 次 /d,总量达 1 700ml/d,于外院就诊,提示合并急性肾功能不全、代谢性酸中毒、电解质紊乱。胃镜示慢性非萎缩性胃炎;胶囊内镜示小肠黏膜萎缩,小肠绒毛萎缩、消失。病理:小肠黏膜绒毛短缩,固有膜、上皮内淋巴细胞及浆细胞增多,可见杯状细胞及潘氏细胞。考虑诊断乳糜泻可能,行粪菌移植后腹泻无改善。予以氢化可的松 100mg,每 8h 一次 ×2d→泼尼松 30mg,每日 1 次,沙利度胺 25mg,每晚一次,患者排黄色成形便 1 次 /d。出院后患者自行停用沙利度胺,泼尼松 1 个月后减量,每周减 5mg。2019 年 10 月泼尼松减至 5mg,每日 1 次时腹泻再发,外院查 CRP 9.24mg/L,ESR 36mm/h;乳糜泻抗体(−);胃镜示慢性浅表性胃炎、十二指肠绒毛短缩;结肠镜未见明显异常;病理:(十二指肠降部、回肠末端)小肠绒毛短缩,部分平坦,固有膜淋巴细胞、浆细胞浸润,上皮内淋巴细胞增多,可见杯状细胞及潘氏细胞。给予去麦胶饮食,口服消化酶胶囊、益生菌,恢复至每日 1 次糊状便。2020 年 8 月患者无诱因再度出现腹泻,水样便 10 余次 /d,总量 1 000~2 600ml/d,伴头晕、乏力,外院查肝肾功能异常,炎症指标升高,病原学及免疫学指标筛查基本(−),乳糜泻基因筛查(*HLA-DQ2*、*HLA-DQ8*)阴性。2020 年 9 月 14 日就诊我院急诊,血压 62/43mmHg,心律 117 次 /min;肝肾功能:K^+ 3.0mmol/L,Na^+ 134mmol/L,ALT 220U/L,Cr 147μmol/L。予以积极对症支持后收入消化内科病房。

【既往史】

2001—2017 年每年呼吸道感染 3~4 次,2019 年外院诊断"支气管扩张""抑郁状态";内镜下结肠息肉切除术。否认高血压、糖尿病病史;否认肝炎、结核病病史;青霉素过敏,表现为皮疹。

【个人史】

生于安徽阜阳,长期在浙江宁波某服装厂打工。否认疫区、疫水接触史,否认特殊化学品及放射性物质接触史,否认吸烟、饮酒史。

【家族史】

父母、一兄一姐身体健康,女儿 11 岁,每日 1 次糊状便,儿子 5 岁,大便正常。

【入院查体】

体温 37℃,脉搏 108 次 /min,呼吸 20 次 /min,血压 66/45mmHg,SpO_2 98%,BMI 14.7kg/m²,神清,自主体位,眼窝凹陷,全身皮肤干燥,肢端冷,无花斑,心肺无异常,腹软,无压痛、反跳痛,肠鸣音活跃(5 次 /min),肝、脾肋下未及。肛诊(−)。

【入院诊断】

①低血容量性休克,急性肾损伤,肝功能异常;②慢性腹泻原因待查;③抑郁状态;④支气管扩张症。

【诊治经过】

入院后完善相关检查:①淋巴细胞计数下降,免疫球蛋白水平基本正常。血常规:白细胞计数 $2.89×10^9$/L,血红蛋白 109g/L,淋巴细胞计数 $0.49×10^9$/L,血小板计数 $133×10^9$/L。TB 细胞亚群:

B#7/μl，NK#42/μl，T#442/μl，T4#178/μl，T8#260/μl，28T8%49.5%，LY#491/μl。IgG 6.10g/L，IgM 0.51g/L，IgA 1.28g/L。②肝、肾功能异常及电解质紊乱。K^+ 2.9mmol/L，ALB 25g/L，TBil 41.0μmol/L，DBil 34.9μmol/L，谷氨酰转肽酶（GGT）178U/L，ALP 187U/L，天冬氨酸转氨酶（AST）272U/L，血清胆汁酸（TBA）103.0μmol/L，ALT 579U/L，Cr 66μmol/L。凝血酶原时间（PT）19.4s。③ 24h 尿蛋白正常，肾小管功能异常。尿转铁蛋白（U-TRF）3.5mg/L，尿 β_2-微球蛋白（U-β_2MG）26.5mg/L，尿 α_1-微球蛋白（U-α_1MG）98.9mg/L。④代谢、内分泌、免疫及病原学相关筛查基本正常。促胃液素 100pg/ml。

入院后完善影像学检查：①生长抑素受体显像：未见异常。骨密度：腰椎骨量减少，双侧股骨颈骨质疏松。② PET：小肠 ^{68}Ga-pentixafor 摄取弥漫轻度增高，肠系膜上多发摄取轻度增高淋巴结，建议进一步检查除外淋巴瘤可能。③胸部 CT 平扫：右肺中叶支气管扩张伴感染可能；左肺下叶局部支气管扩张（图 10-1）。④头部 MRI：双侧额顶白质散在点片状 T2 高信号，非特异性改变（图 10-2）。

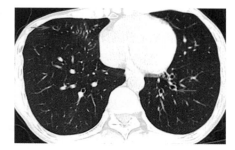

图 10-1　胸部 CT 平扫
右肺中叶支气管扩张伴感染可能；
左肺下叶局部支气管扩张。

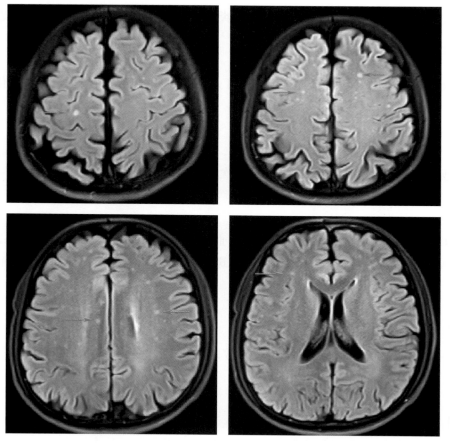

图 10-2　头部 MRI 检查
双侧额顶白质散在点片状 T2 高信号，非特异性改变。

入院后完善内镜及组织活检。①胃镜：慢性浅表性胃炎，十二指肠绒毛短缩（图10-3）。病理：（十二指肠降部）小肠绒毛短缩，部分平坦，固有膜淋巴细胞、浆细胞浸润，上皮内淋巴细胞增多，可见杯状细胞及潘氏细胞。（胃）黏膜未见诊断学异常（图10-4）。②结肠镜：末段回肠黏膜绒毛短缩，结肠黏膜未见明显异常，显微镜下结肠炎不除外（图10-5）。病理：小肠绒毛短缩，上皮内淋巴细胞增多，结肠轻度活动性炎及上皮损伤，形态不除外慢性细菌过生长、药物损伤或其他肠道损伤等（图10-6）。

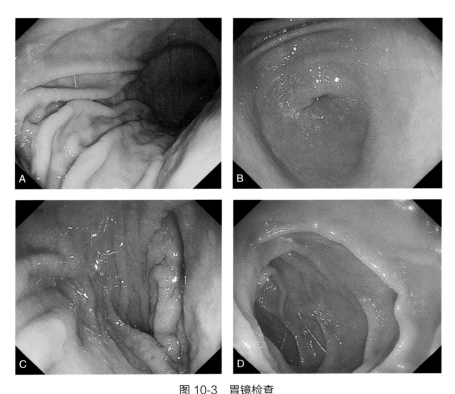

图 10-3　胃镜检查

A. 胃体；B. 胃窦；C. 十二指肠球部；D. 十二指肠降部。胃镜示慢性浅表性胃炎，十二指肠绒毛短缩。

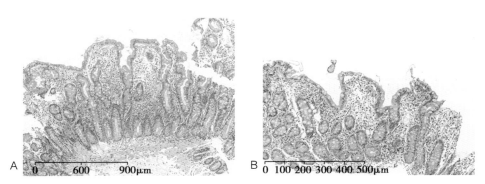

图 10-4　胃镜黏膜活检病理

A. 低倍视野，×40；B. 高倍视野，×100，HE 染色。十二指肠降部黏膜活检病理示小肠绒毛短缩，部分平坦，固有膜淋巴、浆细胞浸润，上皮内淋巴细胞增多，可见杯状细胞及潘氏细胞。

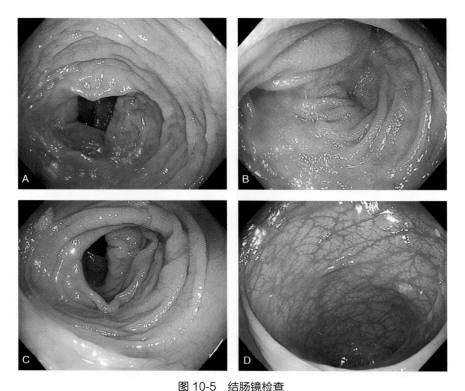

图 10-5　结肠镜检查

A、B. 末段回肠；C. 结肠；D. 直肠。结肠镜示末段回肠黏膜绒毛短缩,结肠黏膜未见明显异常,
显微镜下结肠炎不除外。

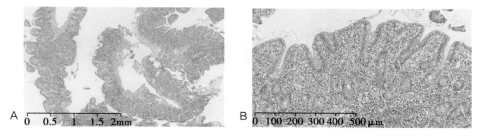

图 10-6　结肠镜黏膜活检病理

A. 低倍视野,×40；B. 高倍视野,×100,HE 染色。末段回肠、结肠多点活检病理示小肠绒毛短缩,上皮内
淋巴细胞增多；结肠轻度活动性炎及上皮损伤,形态不除外慢性细菌过生长、药物损伤或其他肠道损伤等。

患者入院后予以积极扩容、升压治疗,纠正电解质紊乱,调整肠道菌群。完善禁食试验,腹泻仅部分好转。积极调整肠内营养并加强支持治疗,排便次数减少至 2~4 次 /d,总量 500~1 200ml(图 10-7)。

2020 年 10 月 15 日消化内科专业组查房,考虑患者淋巴细胞性小肠结肠炎可能性大,肠道淋巴瘤不除外,同时患者青少年起病,女儿青少年期出现类似腹泻症状,需警惕遗传相关性疾病,建议完善全外显子组测序。10 月 19 日起加用甲泼尼龙 40mg,静脉注射,每日 1 次,10 月 26 日起序贯泼尼松 45mg,每日 1 次,继续以安素等肠内营养为主,辅以少渣半流食,同时予益生菌调节肠道菌群、蒙脱石散止泻、复方消化酶助消化,并积极补充钾、钙、维生素 D 等。患者排便 2~3 次 /d,总量 300~800ml,粪便含水量明显减少。病情好转后出院。

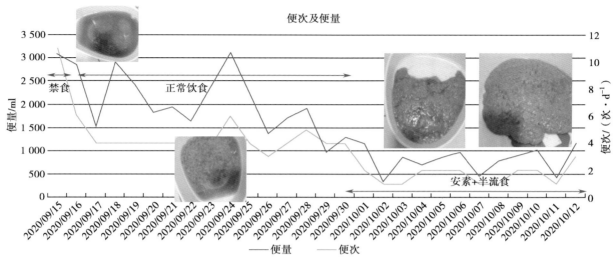

图 10-7　饮食管理与患者便次、便量变化表

【门诊随访】

患者全外显子组测序结果回报(图 10-8):*CTLA-4* 基因外显子区域杂合突变 c. 410C>T,CTLA-4 单倍体剂量不足相关自身免疫病诊断明确。其女儿携带类似突变,儿子并不携带该突变。该疾病治疗首选 CTLA-4-Ig 融合蛋白(阿巴西普),与患者协商,患者因经济原因考虑暂时继续糖皮质激素治疗。足量口服泼尼松 1 个月后开始减量,每 2 周减 5mg,至 35mg,每日 1 次时每 2 周减 2.5mg,患者排黄色成形便,1 次 /d,体重共增加 5kg。复查内镜下表现及黏膜活检病理均明显好转(图 10-9~图 10-12)。

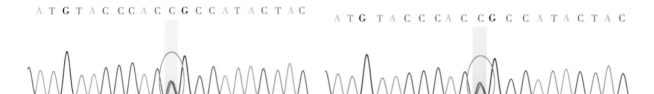

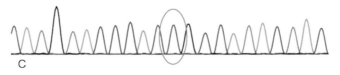

图 10-8　患者本人及子女全外显子组测序结果

A. 患者本人 *CTLA-4* 基因外显子区域杂合突变 c. 410C>T;

B. 患者女儿 *CTLA-4* 基因外显子区域杂合突变 c. 410C>T;C. 患者儿子不携带此突变。

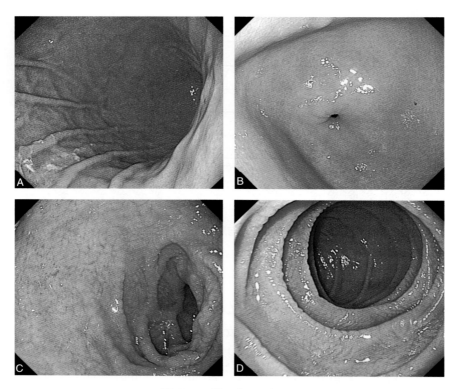

图 10-9 第一次胃镜复查
A. 胃体;B. 胃窦;C. 十二指肠球部;D. 十二指肠降部。胃镜示慢性浅表性胃炎,十二指肠
绒毛短缩,较前明显好转。

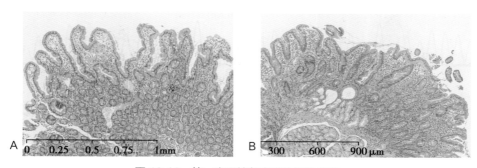

图 10-10 第一次胃镜复查黏膜活检病理
A. 低倍视野, × 40 ;B. 高倍视野, × 100,HE 染色。十二指肠球部活检病理示绒毛部分短缩,较前好转,
部分区域固有膜淋巴、浆细胞浸润,上皮内淋巴细胞增多,可见杯状细胞及潘氏细胞。

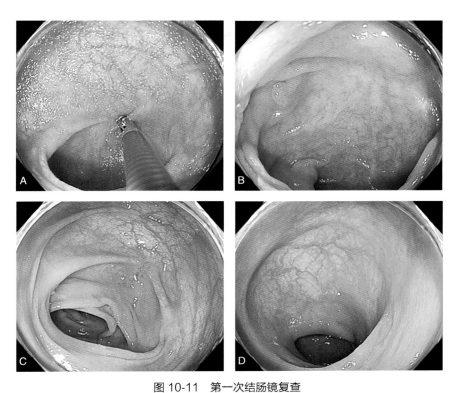

图 10-11　第一次结肠镜复查
A、B. 末段回肠；C. 结肠；D. 直肠。结肠镜示末段回肠黏膜绒毛较前好转，结肠黏膜未见明显异常。

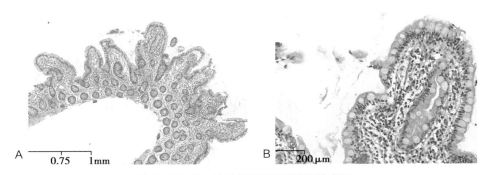

图 10-12　第一次结肠镜复查黏膜活检病理
A. 低倍视野，×40；B. 高倍视野，×100，HE 染色。末段回肠、结肠多点活检病理示小肠部分绒毛短缩，
较前好转，小肠、结肠部分上皮内淋巴细胞增多，固有膜淋巴细胞、浆细胞增多，较前好转。

2021 年 3 月泼尼松减量至 17.5mg，每日 1 次时出现水样泻，1 000ml/d。2021 年 5 月泼尼松减至 10mg，每日 1 次时腹泻加重，水样泻 2~3 次 /d，1 500ml/d，伴尿少，予调整为全安素饮食（400g/d），泼尼松加量至 20mg，每日 1 次，后排糊状便 2~3 次 /d，800~900ml/d，无发热、腹痛。

门诊与患者反复沟通、协商后续治疗方案，患者充分理解病情及各项治疗方案选择风险利弊，表达了应用 CTLA-4-Ig 融合蛋白（阿巴西普）治疗的意愿。此例患者为消化内科诊断首例 CTLA-4 单倍体剂量不足相关自身免疫病，治疗经验相对欠缺，提请罕见病 MDT 指导患者后续治疗。

【目前诊断】

①CTLA-4 单倍体剂量不足相关自身免疫病,胃肠道受累,重度营养不良,骨质疏松,支气管扩张;②肾小管间质病;③抑郁状态。

主治医师总结病例特点和主要诊断,提出会诊目的

消化内科
郑威扬

患者为青年男性,慢性病程,临床表现为慢性腹泻,以水样泻为主,发作时可伴有低血容量性休克及严重电解质紊乱,影像学、内镜及病理提示小肠黏膜弥漫性病变,黏膜上皮淋巴细胞、浆细胞浸润。全外显子测序提示 *CTLA-4* 基因外显子区域杂合突变 c.410C>T,此突变为有文献报道的致病性突变,CTLA-4 单倍体剂量不足相关自身免疫病诊断明确。患者目前的主要问题是治疗问题,患者有应用 CTLA-4-Ig 融合蛋白(阿巴西普)治疗的意愿,但文献报道的治疗方案五花八门,包括 10mg/kg,每个月 1 次;20mg/kg,每个月 1 次;20mg/kg,2 周 1 次,再加量至 30mg/kg,每个月 1 次等。此外,国内目前仅有皮下注射剂型,获批适应证为类风湿关节炎,而文献报道的治疗方案多采用静脉注射剂型。故患者用药存在超适应证用药风险,且治疗剂型与文献报道并不匹配,难以预估其疗效。同时,患者经济条件有限,难以负担过于昂贵的治疗方案。会诊目的:①希望综合患者病情、经济条件及药物疗效等情况,为患者制定当下最优的治疗方案,包括药物治疗与营养支持策略。②患者远期随访及血液系统肿瘤发生风险评估。③患者女儿携带类似突变,且有一定临床症状,需评估其干预时机。

多学科会诊意见

放射科
刘炜

患者胃肠道方面的主要影像资料来自外院,包括小肠气钡双重造影与腹盆增强 CT。患者小肠气钡双重造影成像质量较好,提示空回肠黏膜增粗,肠腔走行正常。回盲瓣未见明显异常。腹盆增强 CT 提示空回肠肠壁弥漫略增厚,其内可见积气、积液,肠系膜多发小淋巴结。结合影像学检查结果,患者肠道病变不符合炎性肠病(IBD)、血管炎等免疫性疾病,不符合典型肠道淋巴瘤改变特征。入院后进一步评估了其他系统受累情况,胸腹 CT 提示右肺中叶及左肺下叶支气管扩张;双侧甲状腺未见明显异常,肝脾不大,纵隔及腹膜后未见明显肿大淋巴结。头部 MRI 提示双侧额顶白质散在点片状 T2 高信号,虽然文献报道 CTLA-4 单倍体剂量不足相关自身免疫病患者可有颅内白质病变,但结合本例患者年龄,颅内病变程度较轻,与其年龄匹配,并非 CTLA-4 单倍体剂量不足患者特异性改变。

超声科
朱庆莉

患者肠道超声提示肠壁弥漫性轻度增厚,但肠壁结构分层清晰,空肠绒毛短,空回肠皱襞结构减少。此外,患者结肠肠蠕动减慢,结肠肠壁未见明显异常。

核医学科
霍力

患者 ^{68}Ga-pentixafor PET/CT 显像提示 2~3 组小肠肠道弥漫性摄取,SUV 值中等程度增高。肠系膜上淋巴结摄取轻、中度增高。传统的 ^{18}FDG PET/CT 显像在肠道淋巴瘤诊断方面存在一定不足,容易受腹泻、二甲双胍及生理性摄取等多种因素影响。^{68}Ga-pentixafor 是靶向 CXCR4 受体[G 蛋白偶联受体(GPCR)]的特异性显像剂,能无创性检测出病灶内 CXCR4 表达的水平。在胃肠道淋巴瘤的显像中较 ^{18}FDG PET/CT 具有更好的敏感性和特异性。也可用于惰性淋巴瘤诊断、疗效评估和随访。但需要注意的是:炎症病灶中,由于(CD68$^+$)巨噬细胞富集,^{68}Ga-pentixafor 可能呈现"假阳性"结果。故本例患者仅有 ^{68}Ga-pentixafor PET/CT 显像阳性,不能作为小肠淋巴瘤的明确诊断依据。

病理科
周炜洵

患者 2020 年 10 月胃肠镜黏膜活检病理包括十二指肠、末段回肠和结肠。其中十二指肠可见绒毛短缩,灶片状淋巴细胞增多浸润。末段回肠黏膜病变较十二指肠更重,绒毛短缩更为明显,固有膜淋巴细胞、浆细胞浸润更为显著。结肠组织亦可见淋巴细胞增多浸润,部分上皮内淋巴细胞增多,但隐窝结构基本完好,未见明显黏膜损伤表现。免疫组化提示浸润的淋巴细胞以 CD8$^+$T 细胞为主,细胞形态较为成熟,为非特异性改变,诊断淋巴瘤依据不足。患者肠黏膜病变与乳糜泻有一定的相似之处,但是乳糜泻往往近段小肠病变重,而远段病变轻,本例末段回肠黏膜病变更重,为不支持点。患者有明显浆细胞、潘氏细胞与杯状细胞,诊断普通变异性免疫缺陷病(CVID)或自身免疫性肠病(AIE)均证据不足。淋巴细胞性结肠炎可有类似表现,但往往结肠病变重,而小肠病变轻,为不支持点。2021 年 4 月,患者激素治疗后复查胃肠镜黏膜活检,可见十二指肠、末段回肠绒毛部分恢复,肠上皮内仍可见淋巴细胞浸润,表明激素治疗部分有效。

遗传咨询
刘雅萍

患者 *CTLA-4* 基因外显子区域杂合突变 c. 410C>T(胞嘧啶>胸腺嘧啶),导致氨基酸改变 p. P137L(脯氨酸>亮氨酸)。该突变是文献曾有相关报道的 CTLA-4 单倍体剂量不足相关自身免疫病的有意义致病突变,为疾病诊断起到了决定性作用。患者父母并不携带该突变,考虑患者为新生突变,且将这一突变遗传给了患者女儿。患者女儿从 11 岁开始出现了相应的胃肠道症状,应注意密切随访,未来进入育龄期后,应注意遗传咨询。

风湿免疫科
张文

正常机体的免疫活化和免疫调节处于平衡状态,第 1 信号 + 第 2 信号是 T 细胞活化、免疫反应启动所必须的两大要素。CTLA-4 竞争性结合 CD80/86,阻断第 2 信号,从而抑制 T 细胞激活。故 CTLA-4 单倍体剂量不足患者易出现 T 细胞过度激活,从而导致多系统受累。阿巴西普是 CTLA-4-Ig 融合蛋白,由 CTLA-4 细胞外结构域和修饰后的人 IgG1 Fc 区组成,为机体提供外源性 CTLA-4 信号,竞争性与 CD80/86 结合,从而阻断 T 细胞活化所需的第二信号。目前文献报道的对 CTLA-4

单倍体剂量不足相关自身免疫病患者的治疗多采用阿巴西普的静脉输注制剂,皮下注射剂型对于该疾病疗效如何缺乏文献评价。但从疾病病理生理机制与阿巴西普的药理学原理推断,皮下注射剂型对于本病应当有一定作用。建议可尝试125mg,每周1次皮下注射,必要时可联用其他免疫抑制剂,定期评估治疗效果。

风湿免疫科
沈敏

CTLA-4单倍体剂量不足相关自身免疫病,历史上曾经作为自身免疫性淋巴细胞增生综合征(ALPS)V型,2014年才作为单独疾病被人们所认识。因此在疾病鉴别诊断方面,需重点与ALPS相鉴别。ALPS患者多表现为 *CD95/Fas* 基因突变,可有肝大、脾大及淋巴细胞增生,累及多个系统。T细胞亚群提示CD4CD8双阴性T细胞增多,而CTLA-4单倍体剂量不足表现为T细胞过度激活,CD4CD8双阴性T细胞计数基本正常。建议患者可进一步完善T细胞亚群相关评估。治疗方面,目前的文献报道,考虑阿巴西普为首选治疗,其他治疗途径可以考虑CTLA-4的下游通路,如mTOR受体通路,文献报道西罗莫司治疗有效率可以达到60%以上。本人有一定的本病诊治经验,曾于2020年诊治1例CTLA-4单倍体剂量不足相关自身免疫病患者,该患者并无胃肠道受累,以肺受累为突出表现,表现为淋巴细胞性间质性肺炎,同时合并中枢神经系统受累与血液系统受累[伊文思(EVANS)综合征],予阿巴西普125mg皮下注射,每周1次,患者症状明显缓解。值得注意的是,*CTLA-4* 相关基因突变的外显率并非100%,该患者父亲亦携带相关突变,并无临床症状。

儿科
马明圣

我院儿科曾诊治1例CTLA-4单倍体剂量不足相关自身免疫病的6岁患儿,合并淋巴结肿大、肝大、脾大、血小板减少及肺部受累,尝试西罗莫司治疗未达缓解,后应用阿巴西普治疗后缓解。文献中也曾有应用阿巴西普治疗胃肠道受累的儿科患者的成功案例,故对于该患者而言,阿巴西普可能为首选治疗。文献报道表明,CTLA-4单倍体剂量不足相关的基因突变外显率为67.6%~71.2%,而患者女儿目前临床症状不明显,可以门诊评估其基线状态,包括T细胞亚群、免疫球蛋白水平,CD4CD8双阴性细胞计数等,门诊密切随访评估。

药剂科
屈静晗

阿巴西普于2005年由美国食品药品管理局(FDA)批准上市,目前适应证:成人中重度活动性类风湿关节炎、2岁及以上中重度活动性多关节型幼年特发性关节炎、成人活动性银屑病关节炎。2020年NMPA批准上市的适应证主要为类风湿关节炎。但目前国内仅有皮下注射剂型,缺少静脉输注剂型。用于CTLA-4单倍体剂量不足相关自身免疫病治疗,为超说明书用药,注意参照院内超说明书用药的备案流程在药剂科、医务处进行备案。采用临时申购方式按照办公自动化(OA)流程进行采购,并送至病房用药。阿巴西普的主要副作用包括感染风险与过敏风险。此外,慢性阻塞性肺疾病(COPD)患者应谨慎使用。皮下注射剂型为预充式,注意2~8℃保存。使用前先常温放置30min,不得以任何方式加快复温过程。

临床营养科
陈伟

从患者整体病程看,去麦胶饮食虽然不能完全避免病情发作,但是在病程中可减轻症状。故对于本例患者而言,腹泻严重时,除加强原发病治疗外,必要时可尝试全肠外营养支持,从而使胃肠道得到充分休息。如患者可部分耐受肠内营养,也应鼓励患者增加肠内营养摄入,减少其他食物变应原的暴露。最后还应注意根据患者的自身情况进行个体化营养支持策略,尤其应该关注,患者在病程中由于长期腹泻和使用糖皮质激素,合并了重度骨质疏松与肾小管间质病,应在后续的营养支持策略中加以关注。

血液内科
张炎

CTLA-4 单倍体剂量不足相关自身免疫病,作为一类免疫缺陷病,需警惕远期肿瘤风险。但是从现有文献来看,仅有数例远期出现霍奇金淋巴瘤的报道。当然,由于该病相对罕见,受累系统多,许多中心对该病认识不足,现有的统计资料可能存在一定的偏倚,故仍需警惕远期淋巴造血疾病风险。门诊应注意密切随访,定期完善淋巴结、肝、脾的影像学评估。

消化内科
李景南

本例患者目前 CTLA-4 单倍体剂量不足相关自身免疫病诊断明确,经过多学科讨论,各科均分享了相关的诊治经验,为本例患者的后续治疗提供了重要参考。后续将尝试与患者充分沟通,首选阿巴西普治疗,根据患者的治疗效果、个人意愿以及经济承受能力,选择后续治疗方案,以及是否合用其他免疫抑制剂。注意加强营养支持。患者女儿目前暂无须进行药物干预,需完善基线评估,于儿科门诊密切随诊。

多学科会诊意见总结

诊断方面,患者目前 CTLA-4 单倍体剂量不足相关自身免疫病诊断基本明确,可完善 CD4CD8 双阴性 T 细胞计数,进一步与自身免疫性淋巴细胞增生综合征相鉴别。治疗方面,患者目前首选阿巴西普 125mg,皮下注射,每周 1 次治疗,必要时可联用其他免疫抑制剂。如因经济原因无法承受该方案,可尝试西罗莫司治疗。随访方面,患者目前胃肠道淋巴瘤诊断依据不足。但仍需警惕远期淋巴造血疾病风险。门诊应注意密切随访,定期完善淋巴结、肝、脾的影像学评估。患者女儿目前临床症状不明显,暂不需要干预,可以门诊评估其基线状态,密切随访。

结局与转归

患者复查 T、B 淋巴细胞亚群,提示 CD4 CD8 双阴性 T 细胞计数正常。2021 年 8 月 10 日开始行阿巴西普 125mg 皮下注射每周 1 次治疗,无明显不适。排便 1 次 /d,糊状便 / 成形便。泼尼松减量至 7.5mg,每日 1 次时复查胃肠镜,内镜下表现及病理表现较 1 年前明显好转(图 10-13~ 图 10-16)。
2021 年 12 月泼尼松减停至今,患者无明显不适。

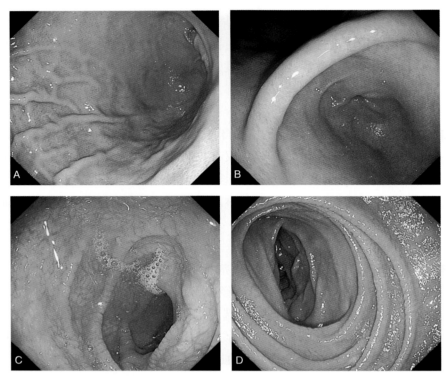

图 10-13　第二次胃镜复查

A. 胃体;B. 胃窦;C. 十二指肠球部;D. 十二指肠降部。胃镜示慢性浅表性胃炎,
十二指肠绒毛稍短缩,与前次检查类似。

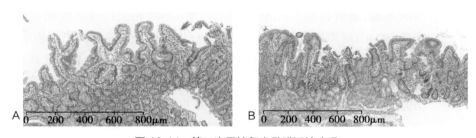

图 10-14　第二次胃镜复查黏膜活检病理

A. 低倍视野,×40;B. 高倍视野,×100,HE 染色。十二指肠球部黏膜活检病理示
绒毛部分略粗短,较前好转,未见明显上皮内淋巴细胞增多。

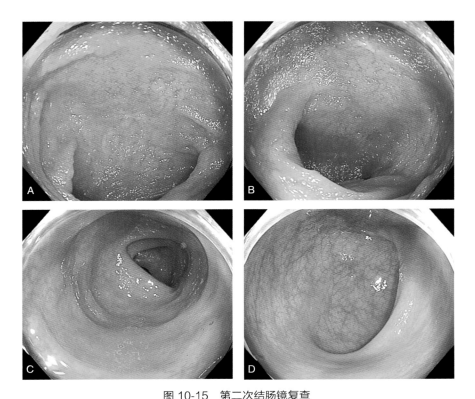

图 10-15　第二次结肠镜复查

A、B. 末段回肠；C. 结肠；D. 直肠。结肠镜示末段回肠黏膜绒毛较前好转，结肠黏膜未见明显异常。

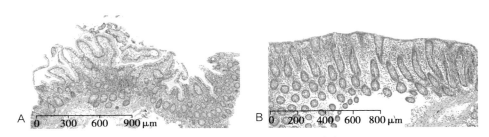

图 10-16　第二次结肠镜复查黏膜活检病理

A. 低倍视野，×40；B. 高倍视野，×100，HE 染色。末段回肠、结肠黏膜多点活检病理示
末段回肠黏膜未见明显诊断性异常，结肠黏膜固有膜淋巴细胞、浆细胞轻度增多，较前好转。

专家点评　患者为青年男性，慢性病程，青少年起病，临床表现为反复水样泻，病程漫长，干扰因素较多。早期表现出一定的功能性疾病特点，情绪、劳累、饮食等因素均可诱发，后期表现为器质性疾病特点，消瘦、低血容量性休克、电解质紊乱。腹泻的性质表现为混合性，存在分泌性与渗透性腹泻的特点。通过影像学及内镜检查，进一步定位病变，提示小肠黏膜弥漫性病变，通过梳理外院已有检查并进一步完善我院相关检查，围绕乳糜泻、显微镜下结肠炎、神经内分泌肿瘤、胃肠道淋巴瘤、自身免疫性肠炎展开鉴别诊断,并逐一除外。患者病程中去麦胶饮食曾取得一定疗效,但病理科根据患者病变末段回肠较重,而十二指肠相对较轻,以及十二指肠黏膜淋巴细胞浸润并非以绒毛顶端部位为主两大特点质疑了乳糜泻的诊断,为临床进一步开阔了思路。通过反复询问病史,发现患者女儿在青少年时期也出现间断腹泻的症状,提示遗传性疾病的可能性,通过全外显子组测序探知致病突变,从而明确诊断。CTLA-4 单倍体剂量不足相关自身免疫病作为一种罕见疾病,其治疗首选 CTLA-4-Ig 融合蛋白(阿巴西普),但面临治疗经验欠缺、文献报道治疗剂量不一致、国内现有剂型与文献报道不匹配以及超适应证用药等风险。罕见病 MDT 集全院各科室之智,群策群力,从治疗效果、患者病情严重程度、经济情况等多方面因素综合考虑,选择皮下注射剂型阿巴西普进行治疗,并最终取得了良好效果。远期将在门诊进一步随访患者,评估其血液系统肿瘤远期风险,同时由儿科医师随访患者携带致病突变的女儿,评估其症状及临床干预时机。

疾病相关文献回顾

CTLA-4 单倍体剂量不足相关自身免疫病(CTLA-4 haploinsufficiency with autoimmune infiltration disease, CHAI)是一种罕见的免疫系统遗传性疾病[1],通常表现为染色体显性遗传,其基因突变外显率为 67.6%~71.2%。其发病机制主要与细胞毒 T 淋巴细胞相关抗原 4(cytotoxic T lymphocyte-associated antigen-4, CTLA-4)相关。CTLA-4 是一种白细胞分化抗原,是 T 细胞上的一种跨膜受体,与 CD28 共同享有 B7 分子配体,而 CTLA-4 与 B7 分子结合后诱导 T 细胞无反应性,参与免疫反应的负调节。当 CTLA-4 表达不足时,免疫调节功能受损,导致 T 细胞过度活化,从而出现多器官 T 细胞浸润,其中以消化系统与血液系统受累最为突出。故大多数患者表现为腹泻或肠病,同时可合并淋巴结、肝大、脾大,伴血小板减少症、溶血性贫血等[2-3]。此外,肺间质病、脑白质病变、银屑病、关节炎、甲状腺炎也不少见。部分患者同时可表现为免疫功能缺陷,表现为低球蛋白血症,反复出现机会性感染,相关病例可合并肺孢子菌肺炎、卡波西肉瘤、少突胶质细胞瘤及胃癌等[4-6]。

作为一种罕见病,CTLA-4 单倍剂量不足相关自身免疫病直至 2014 年方才作为一种单独的疾病被认识[1]。目前治疗经验多来自个案报道。2021 年有文献首次总结了该疾病较大样本的治疗方案及预后[7]。共纳入 173 例携带 CTLA-4 有义突变患者,其中 123 例存在临床症状。18 例血液系统受累较重的患者(存在血三系减低,重要脏器 T 细胞浸润),接受了造血干细胞移植(haematopoietic stem cell transplant, HSCT),其中 5 例因移植后排异、急性呼吸衰竭或多脏器功能衰竭等原因死亡,其他 13 例患者均获治愈,后续无需药物维持治疗[8-9]。74 例以消化系统受累为主的患者,其临床表现亦存在一定差异,其中 21 例表现自身免疫性肠炎,16 例则表现为炎症性肠病,其中包括 3 例克罗恩病,另有 14 例表现为慢性萎缩性胃炎。其中 33 例接受糖皮质激素治疗,应答率 86%;9 例接受阿巴西普治疗,应答率 100%,其中 2 例在维持治疗过程中复发[10-11];9 例接受硫唑嘌呤治疗,应答率 44%;8 例接受抗 TNF-α 单抗治疗,应答率 56%;9 例接受西罗莫司治疗,应答率 78%;2 例接受维得利珠单抗治疗,应答率 100%。从发病机制而言,阿巴西普最符合病理生理机制及免疫学原理,而西罗莫司、抗 TNF-α

单抗、维得利珠单抗等药物则从调控下游分子或靶器官等方面起到相应的治疗作用。应综合患者自身病情、经济情况及相应药物获得的便利性综合考虑，为患者提供合适的治疗方案。

（郑威扬　李景南）

参考文献

［1］ KUEHN H S, OUYANG W, LO B, et al. Immune dysregulation in human subjects with heterozygous germline mutations in CTLA4 [J]. Science, 2014, 345 (6204): 1623-1627.

［2］ BUCHBINDER D, SEPPANEN M, RAO V K, et al. Clinical challenges: Identification of patients with novel primary immunodeficiency syndromes [J]. J Pediatr Hematol Oncol, 2018, 40 (5): e319-e322.

［3］ KUCUK Z Y, CHARBONNIER L M, MCMASTERS R L, et al. CTLA-4 haploinsufficiency in a patient with an autoimmune lymphoproliferative disorder [J]. J Allergy Clin Immunol, 2017, 140 (3): 862-864.

［4］ SCHINDLER M K, PITTALUGA S, ENOSE-AKAHATA Y, et al. Haploinsufficiency of immune checkpoint receptor CTLA4 induces a distinct neuroinflammatory disorder [J]. J Clin Invest, 2020, 130 (10): 5551-5561.

［5］ YAP J Y, GLOSS B, BATTEN M, et al. Everolimus-induced remission of classic Kaposi's sarcoma secondary to cryptic splicing mediated CTLA4 haploinsufficiency [J]. J Clin Immunol, 2020, 40 (5): 774-779.

［6］ HAYAKAWA S, OKADA S, TSUMURA M, et al. A patient with CTLA-4 haploinsufficiency presenting gastric cancer [J]. J Clin Immunol, 2016, 36 (1): 28-32.

［7］ JAMEE M, HOSSEINZADEH S, SHARIFINEJAD N, et al. Comprehensive comparison between 222 CTLA-4 haploinsufficiency and 212 LRBA deficiency patients: A systematic review [J]. Clin Exp Immunol, 2021, 205 (1): 28-43.

［8］ LOUGARIS V, MALAGOLA M, BARONIO M, et al. Successful hematopoietic stem cell transplantation for complete CTLA-4 haploinsufficiency due to a de novo monoallelic 2q33. 2-2q33. 3 deletion [J]. Clin Immunol, 2020, 220: 108589.

［9］ MAKADIA P, SRINATH A, MADAN-KHETARPAL S, et al. Aplastic anemia and cytotoxic T lymphocyte antigen-4 haploinsufficiency treated with bone marrow transplantation [J]. J Allergy Clin Immunol Pract, 2017, 5 (5): 1445-1447.

［10］ VAN LEEUWEN E M, CUADRADO E, GERRITS A M, et al. Treatment of intracerebral lesions with abatacept in a CTLA4-haploinsufficient patient [J]. J Clin Immunol, 2018, 38 (4): 464-467.

［11］ LANZ A L, RIESTER M, PETERS P, et al. Abatacept for treatment-refractory pediatric CTLA4-haploinsufficiency [J]. Clin Immunol, 2021, 229: 108779.

11 有遗传背景的回肠溃疡

专家导读　中年女性，反复腹泻，明显消瘦，合并下肢抽搐，辅助检查提示小肠多发溃疡和脑白质异常。是一元论，还是二元论？其背后又有什么奥秘？后续的治疗又该如何决策？北京协和医院罕见病 MDT 从临床出发，基于临床症状和体征，为罕见病患者开启重生之门。

病例介绍

【患者】　女，42 岁。

【主诉】　腹泻、体重下降 10 年，双小腿抽搐 4 年。

【现病史】

2008 年左右患者无明显诱因出现腹泻，以黄色稀水样便为主，3~4 次 /d，每次 200~300ml，与进食无关。无发热，无腹痛、黏液脓血和里急后重等。自服止泻药对症后腹泻可有明显好转，未就诊。3 年前（2016 年 5 月），患者自觉体重下降明显（半年内体重下降 8kg，从 45kg 降至 37kg），排便基本 2~3 次 /d，以黄褐色糊状便为主。曾就诊于当地医院，血常规提示小细胞低色素性贫血 [Hb 80g/L，MCV 65.5fl，平均红细胞血红蛋白浓度（MCHC）286g/L，平均红细胞血红蛋白含量（MCH）18.7pg，考虑缺血性贫血可能，予口服补铁、补充益生菌等治疗，贫血有所好转（Hb 91g/L），但体重并无增长。2018 年 1 月，患者无明显诱因出现上腹隐痛，NRS 评分 4 分，持续数十分钟后可自行好转，无恶心、呕吐，无胃灼热、反酸等，每日排便 1 次，成形墨绿色便，体重继续呈下降趋势。于当地医院复查血常规仍为小细胞低色素性贫血（Hb 80g/L），大便隐血试验阳性，未见大量红、白细胞。小肠 CT 成像提示多处小肠壁增厚，强化明显；结肠镜提示回肠末端溃疡，病理为黏膜慢性活动性炎。考虑克罗恩病可能，予以沙利度胺 50mg，每晚一次 + 美沙拉嗪 1g，每日 4 次治疗肠道原发病，同时加强补铁、补充多种维生素等治疗，治疗 11 个月后，体重下降未有改善,仍间断有上腹痛。考虑效果欠佳,患者未继续服用。患者病程中(2015 年起)偶发双小腿抽搐,肌肉疼痛明显,夜间多见,2~3 次 / 晚,NRS 评分 5~6 分,每次持续 6~7min,活动后能有好转。2016 年起小腿抽搐明显加重,每晚均有发作,性质同前,自述贫血纠正后会有所缓解,但改善不明显。多次查电解质均无异常。患者自病以来,有牙齿变黑伴片状脱落(猖獗龋),有口干、脱发,无眼干,无反复口腔、外阴溃疡、雷诺现象等,体重下降 12kg。2019 年 8 月就诊于我院。

【既往史】

平素身体状况一般,无其他慢性疾病史。

【个人史及婚育史】

常年务农,无吸烟、酗酒史。生育一子,身体健康。

【家族史】

父母近亲结婚。

【入院查体】

体温 36.8℃,脉搏 79 次 /min,呼吸 18 次 /min,血压 102/77mmHg。身高 159cm,体重 33kg,BMI 13.1kg/m²。体型消瘦,神志清楚,贫血貌,睑结膜苍白,口唇略苍白,口腔黏膜无溃疡、白斑,右下牙齿缺失,左下第一磨牙缺失,余牙齿残缺不全。心肺基本正常,腹软,无压痛、反跳痛、肌紧张,未及腹部包块,肝、脾肋下未及,肠鸣音 6 次 /min,肛诊未见异常;双下肢无水肿,四肢关节活动自如,双侧巴宾斯基征阴性。

【入院诊断】

小肠溃疡原因待查,轻度贫血,双下肢抽搐原因待查。

【诊治经过】

入院后完善检查:白细胞计数 6.8×10^9/L,Hb 93g/L,MCV 93.9fl,MCH 29.7pg,MCHC 316g/L,血小板计数 306×10^9/L。粪便常规未见红细胞和白细胞,粪便隐血试验(+)。尿常规阴性。炎症指标:ESR 14mm/h,hsCRP 5.5mg/L。血 ALB 41g/L,肝功能、肾功能和凝血功能基本正常。血清铁 25μg/dl,铁蛋白 56ng/ml,叶酸、维生素 B_{12} 均正常,微量元素(铜、锌、钙、镁、铅)均在正常范围;血 IgA、IgG、IgM、C3、C4 均阴性,ANA、抗 ENA 均阴性;常见肠道感染血清学和病原学均阴性(CMV、EBV,粪寄生虫、细菌和真菌等);血清蛋白电泳、免疫固定电泳均阴性。复查肠道 CT:全组小肠肠壁稍增厚(图 11-1);经肛小肠镜:进

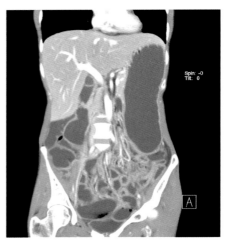

图 11-1 腹盆增强 CT+ 小肠成像图像
提示全组小肠肠壁稍增厚。

镜至距回盲瓣约 60cm 第 6 组小肠,患者极度消瘦,套管进入阻力较大,未继续进镜。所见回肠散在多发浅小溃疡,其中 1 处呈线形,周边黏膜轻度充血、水肿(图 11-2);头颅 MRI 提示脑桥、双侧丘脑、双侧基底核及双侧大脑半球深部脑白质对称性多发斑片、大片状异常信号;炎性病变可能(图 11-3)。治疗方面以加强肠内营养支持、蔗糖铁静脉补铁、加巴喷丁镇痛等,患者下肢抽搐症状有一定程度的改善。自身免疫性脑炎抗体谱、神经副肿瘤抗体谱均阴性,MMSE、MoCA 智力筛查显示智力正常;乳酸运动试验:静息乳酸 2.5mmol/L,运动后即刻乳酸 6.2mmol/L,运动后休息 10min 后乳酸 6.3mmol/L。考虑患者静息下乳酸水平已有升高,运动后即刻、运动后休息 10min 乳酸水平均高于正常值 2 倍,高度支持线粒体肌病。进一步基因检查:胸腺嘧啶核苷酸磷酸化酶(thymidine phosphorylase,*TYMP*)基因存在 c647-1G>A,c. 597T>G 双位点纯合子突变,根据美国医学遗传学与基因组学学会(ACMG)指南,这两个突变均为致病突变(pathogenic)(图 11-4)。对其父母进行基因验证发现,此两位点均为杂合突变(图 11-5),诊断患者线粒体神经胃肠脑肌病明确。

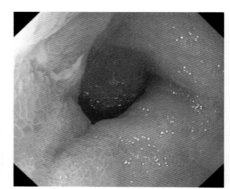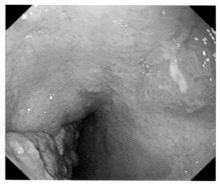

图 11-2　经肛小肠镜检查
所见回肠散在多发浅小溃疡,周边黏膜轻度充血、水肿。

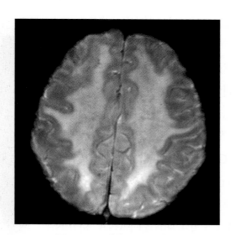

图 11-3　头颅 MRI 检查
提示脑桥、双侧丘脑、双侧基底核及双侧大脑半球
深部脑白质对称性多发斑片、大片状异常信号。

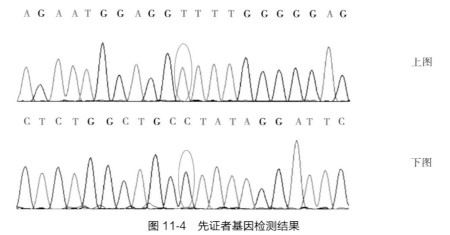

图 11-4　先证者基因检测结果

上图 . chr22 :50965713 存在 c. 647-1G>A；下图 . chr22 :50966066 存在 c. 597T>G 双纯合突变。

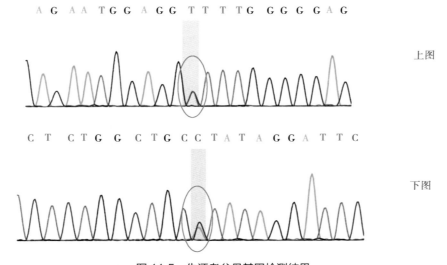

图 11-5　先证者父母基因检测结果

上图 . chr22 :50965713 存在 c. 647-1G>A；下图 . chr22 :50966066 存在 c. 597T>G 均有杂合突变。

主治医师总结病例特点和主要诊断,提出会诊目的

消化内科
杨红

中年女性,慢性病程,病程前期症状较轻,以水样泻为首发表现,对症治疗即可明显改善。近 3 年病情逐渐加重,主要表现为体重持续下降,可伴有糊状便、粪便颜色改变和腹痛等,粪便隐血试验阳性,长期小细胞低色素性贫血。影像学和内镜学提示小肠多发溃疡,病理无特异之处。曾按照克罗恩病予以非一线方案(美沙拉嗪 + 沙利度胺)治疗近 1 年,虽然无药物相关副作用,但临床上也无改善迹象。夜间下肢抽搐提示有神经系统异常,影像学提示脑白质病变,高度怀疑线粒体肌病,结合

临床特点和基因结果,诊断线粒体神经胃肠脑肌病。该疾病临床罕见,涉及多个系统,会诊希望为患者提供一个全面的诊疗计划,以期改善长期预后。

多学科会诊意见

放射科
刘炜

腹盆增强 CT + 小肠重建提示胃肠腔弥漫扩张,小肠肠壁弥漫均匀增厚,考虑为动力性肠梗阻。头部增强 MRI+SWI 提示双侧对称弥漫性深部白质病变,无异常强化,考虑遗传代谢性疾病或中毒性脑病。根据患者个人史和影像学检查,患者无毒物接触史,且胼胝体未累及,中毒性脑病暂不支持。综上所述,结合肠部和神经病变的临床表现和相关影像学,考虑线粒体神经胃肠道肌病可能性大。据报道,白质脑病的范围和分布与年龄、表型或疾病严重程度没有明显联系,似乎与 *TYMP* 突变、酶活性或嘧啶水平无关,它可以解释该患者白质脑病病变明显,但是神经系统症状不突出的原因。

核医学科
雷力

患者外院 PET/CT 检查结果示胃肠道病变无特殊意义。对于正常人,若服用二甲双胍、腹泻等,小肠病变 FDG PET/CT 可出现生理性摄取。若这种节段性摄取增高,倾向为生理性;若弥漫性病变摄取增高,倾向于病理性改变,良恶性均有可能。脑显像对于线粒体肌病的诊断是十分重要的。如果患者神经系统、消化系统、运动系统均受累,脑显像提示皮层代谢弥漫性减低,则建议完善线粒体脑肌病检查。文献报道,无论患者是否出现中枢神经系统症状,均表现为全脑 FDG 代谢减低,其中代谢减低的脑区差异大,最常位于枕叶、颞叶。线粒体脑肌病不典型表现为癫痫发作期时线粒体肌病受累脑区可代谢增高。建议患者在经济条件允许的情况下,在我院完善脑 PET 检查。

病理科
周炜洵

我院回肠病理学检查未见明显异常。既往病例文献报道可有参考价值,线粒体肌病肠道受累病理可出现假性肠梗阻、阿弗他溃疡、纤维组织增生和平滑肌萎缩、空泡变性等,与克罗恩病类似。外院 2019 年病理切片报道有溃疡,我院切片未见溃疡,可能由于患者病情反复所导致,提示患者仍有许多待探索的问题。

神经科
魏妍平

早期识别线粒体病是至关重要的。该病可多器官受累,但主要受累器官不同,该患者以胃肠道症状为主。若出现非血管分布的脑卒中样损伤,反复出现进行性加重的双侧基底核脑干病变,有运动系统症状,且没有动脉粥样化等危险因素的中青年患者,则高度提示线粒体病。除此之外,多种类型癫痫发作在同一患者出现,或者癫痫并发如共济失调等多方面神经症状,眼、耳、心脏、肾脏等对能量需求旺盛的器官组织有病变,建议对线粒体疾病进行进一步鉴别诊断。线粒体病患者 MRI 可表现为双侧基底核病变和 / 或脑干病变。本例患者属于白质营养不良型,小脑萎缩,典型 MRS 表现具有乳酸峰。线粒体神经胃肠道疾病起病隐匿,慢性病程,可出现缓慢眼睑下垂、无症状性周围神经病变、听力问题。该患者听力不好,其他症状不明显,可以考虑做相关基因检测,并排除容易累及多系统的其他疾病。综上所述,对于该病神经系统方面诊断线索有以下几点:患者易疲劳,肌无力重于肌萎缩,爆发力比耐力好;肌电图神经源与肌源性损伤共存;神经系统反复发作性或进行性多部位病变,尤其是癫痫、卒中样发作、共济失调等;常伴发进行性加重的神经系统外症状。

超声医学科
朱庆莉
消化道超声显示弥漫性小肠受累,肠壁有轻到中度增厚,局限在黏膜和黏膜下层。还可见肠系膜脂肪极少,有少量腹水,结合消瘦病史,考虑患者脂肪代谢紊乱致营养不良。

风湿免疫科
张文
患者长期腹泻,有营养不良,导致唾液质量差。查体可见牙齿脱落、变黑、部分牙齿仅残留牙根。口腔湿润,唾液量中等,说话时有分泌物,考虑干燥综合征引起的猖獗龋可能性低,建议请口腔科进一步鉴别龋齿种类。目前暂无专科治疗相关建议。

临床营养科
李融融
线粒体神经胃肠脑肌病是一种线粒体功能障碍疾病,临床上辅酶 Q10 成人常规使用 100mg,每日 3 次,其他维生素 / 营养素成分补充证据不足。患者反复腹泻 10 余年,消瘦 3 年,从营养科的角度,支持对症治疗、改善营养状况是关键。首先建议探讨腹泻的机制,如果是动力性肠梗阻,可以考虑反复应用肠内营养同时控制好输注速度。同时要考虑是否存在小肠细菌过度生长(SIBO)的问题。建议患者有条件做甲烷氢呼气试验,进一步排除 SIBO 的问题。同时可以考虑服用利福昔明等改善腹泻的药物进行对症治疗。病理报告可见患者肠黏膜消化功能差,可考虑肠内营养制剂以短肽类为主。如果仅靠患者改变饮食模式,延长小肠运转时间,难以改善患者腹泻症状。文献中也曾提到可选用管饲,甚至造瘘的方式进行营养支持治疗,同时也会给治疗带来风险和复杂性。综上所述,建议考虑肠内营养和间断肠外营养(1~2 次 / 周)进行支持治疗。肠外营养应综合考虑输入场所和制剂选择的问题。对农村患者,社区医院可能不支持商品化制剂加用特殊处方(如多种微量元素注射液、注射用水溶性维生素)等进行肠外营养个体化调控。营养问题同样也可以导致消化道溃疡。我院内科大查房有一病例消化道溃疡,诊断考虑烟酸缺乏症,出现腹泻、痴呆、皮疹等症状。由于肠道消化率、吸收率都很低,对此类患者首选营养支持途径为肠外营养。

药剂科
刘鑫
MDS-1 是一种发生在核染色体上的基因突变,最终导致线粒体 DNA 缺失的常染色体隐性遗传疾病。线粒体有产生能量、抗氧化、抗凋亡、自噬方面等作用。该患者为 *TYMP* 基因突变导致胸腺嘧啶核苷酸磷酸化酶(TP)活性消失,使底物脱氧胸腺嘧啶核苷(dThd)、脱氧尿嘧啶核苷(dUrd)在血浆及组织中沉积。而由于线粒体DNA合成高度依赖于TP,则 *TYMP* 基因突变直接导致线粒体DNA缺失和呼吸链复合物功能缺失,最终造成线粒体功能障碍。辅酶Q10是一种天然脂溶性物质,在体内呼吸链中质子移位及电子传递中起重要作用。目前临床上辅酶Q10主要用于辅助治疗心血管疾病、肝病及癌症。一些文献报道了辅酶Q10对年龄相关性和紫外线导致的DNA缺失有一定的积极作用。关于MDS-1,有报道称可选用线粒体病的鸡尾酒疗法进行治疗,但也有研究称鸡尾酒疗法似乎对线粒体病无临床获益。本次MDT患者BMI低且营养不良,从食物来源上获取辅酶Q10有一定障碍,而且由于线粒体功能障碍,我科目前认为辅酶Q10用于治疗MDS-1有待进一步探讨。

肾内科
陈丽萌

文献提到可使用血液透析或腹膜透析,以清除循环中dThd及减少肾脏重吸收。MDS-1本身是线粒体功能障碍带来的三羧酸循环障碍,机体通过糖酵解来代偿,由此产生了以乳酸为代表的一些代谢废物。血液透析或腹膜透析可以快速清除周期性突发性升高的代谢废物,仅对改善临床症状有帮助,但并不治疗病因。建议在神经内科指导下,进一步对影响线粒体功能障碍的小分子物质进行研究。线粒体疾病通常影响全身能量代谢丰富器官系统,如肌肉、肾脏。对于肾脏,往往是小管间质受累,在线粒体疾病中应注意是否出现急性肾损伤、IgA肾病、局灶性节段性肾小球硬化等肾脏相关性疾病。

遗传咨询
赵森

患者父母是近亲结婚,考虑是导致 *TYMP* 基因的纯合突变的直接原因。患者为 *TYMP* 基因双纯合突变,其一为剪切突变,另一个为终止突变。根据深度学习模拟方法,考虑患者为终止突变导致疾病。关于该病有了很多进展,如血液净化治疗、肝移植、基于基因疗法的自体造血干细胞移植。目前患者生存期望恰好位于治疗关键区,建议进行患者及其家系的遗传咨询。

内分泌科
朱惠娟

女性患者消瘦应密切关注内分泌激素,最常见、最早影响为性激素。患者40岁左右绝经,考虑严重消瘦影响性腺功能。建议评价患者的钙磷代谢及骨转换指标,必要时给予对症治疗。患者目前血糖无波动,但有耳聋,建议完善线粒体糖尿病的相关检查。

儿科
邱正庆

线粒体鸡尾酒疗法实际上临床获益较少,但在儿科中对患者家长可能有心理上的临床获益。饮食方面,线粒体病推荐生酮饮食。

神经科
魏妍平

对于线粒体病个体化治疗来讲,特异性治疗有酶替代和基因治疗,对症支持治疗为血液透析、药物营养治疗等。关于线粒体病的鸡尾酒疗法,我们推荐10mg/(kg·d),

维生素 B_1、B_2 总量 30mg，每日 2 次，维生素 C 100~500mg，每日 3 次，维生素 E 剂量不好控制和调整。若患者未出现腹泻症状，可考虑使用左卡尼汀。该患者考虑加用磷酸肌酸，对患者或有一定的临床获益。

多学科会诊意见总结

患者目前仍需长期随诊，加强营养支持治疗，以期进一步改善患者症状，同时也建议患者继续完善病理检测血管标志物和功能标志物，必要时继续多学科会诊，确定后续治疗方案。

结局与转归

患者根据会诊意见，坚持鸡尾酒疗法补充相关维生素等，并于当地医院间断予以肠外营养支持，体重增加 2kg，余无特别变化。

专家点评　　回顾北京协和医院 2012 年至今拟诊的线粒体神经胃肠型脑肌病（MNGIE），共有 6 例，其中有基因诊断的 3 例，这是我科近 10 年来明确诊断的第 3 例 MNGIE。与前 2 例患者出现进行性胃肠功能衰竭不同，此例患者病情进展相对缓慢，神经系统症状亦不突出，但却是最快诊断的病例。反思本例患者的诊疗过程，一方面得利于既往类似疾病经验积累和多学科的集思广益，更重要的是依靠循序渐进的临床思维，从多系统病变特点着手，发现诊疗的突破口。

疾病相关文献回顾

线粒体神经胃肠型脑肌病（mitochondrial neuro-gastrointestinal encephalomyopathy，MNGIE）为一种罕见的常染色体隐性遗传病，呈渐进性退行性多系统受累，核基因 TYMP 突变为致病基因[1]。TYMP 基因突变可导致胸腺嘧啶核苷酸磷酸化酶（thymidine phosphorylase，TP）活性基本消失，使底物脱氧胸腺嘧啶核苷（dThd）、脱氧尿嘧啶核苷（dUrd）在血浆及组织中沉积，导致核苷和核苷酸库不平衡及线粒体内脱氧核糖核苷三磷酸（dNTP）的平衡池失衡，从而引起线粒体 DNA 继发性减少和 / 或多重缺失。该病发病年龄、症状出现顺序以及疾病进展速度均有很大差异性，多数患者二三十岁起病。临床上主要表现为进行性严重胃肠功能障碍、恶病质、眼肌瘫痪、眼睑下垂、对称性外周神经病变及无症状性脑白质病变[2-3]。胃肠动力障碍与假性梗阻可能由内脏线粒体肌病引起，常见症状包括早饱、恶心、吞咽困难、胃食管反流、餐后呕吐、发作性腹痛、腹部膨隆和腹泻。神经病变以脱髓鞘为主，但也常同时发生轴突受累。症状包括感觉异常、疼痛和远端无力。诊断上，可完善血清乳酸、TP 活性、dThd、dUrd 含量、*TYMP* 基因突变检测[4]。该病长期预后不良，两项分别纳入 35 例和 102 例患者的研究显示，平均死亡年龄分别为 35 岁和 38 岁（范围为 15~58 岁）。治疗上目前暂无特效疗法，有研究认为补充辅酶 Q10 可能改善患者线粒体功能缺陷，从而缓解症状[5]。但由于该疾病发病率和患病率极低，尚无临床规范应用指导和队列研究结果。

（柏小寅　杨 红）

参考文献

[1] NEMATI R, MEHDIZADEH S, SALIMIPOUR H, et al. Neurological manifestations related to Crohn's disease: A boon for the workforce [J]. Gastroenterol Rep (Oxf), 2019, 7 (4): 291-297.

[2] POPOV Y, SALOMON-ESCOTO K. Gastrointestinal and hepatic disease in Sjogren syndrome [J]. Rheum Dis Clin North Am, 2018, 44 (1): 143-151.

[3] SINGH A. Cryptogenic multifocal ulcerating stenosing enteropathy (CMUSE) and/or chronic non-specific multiple ulcers of the small intestine (CNSU) and non-granulomatous ulcerating jejunoileitis (NGUJI)[J]. Curr Gastroenterol Rep, 2019, 21 (10): 53.

[4] SOLÍS-GARCÍA DEL POZO J, DE CABO C, SOLERA J. Treatment of Satoyoshi syndrome: a systematic review [J]. Orphanet J Rare Dis, 2019, 14 (1): 146.

[5] SCHOFIELD J B, HABOUBI N. Histopathological mimics of inflammatory bowel disease [J]. Inflamm Bowel Dis, 2020, 26 (7): 994-1009.

12 隐藏在常见病表象下的罕见病

专家导读　22 岁青年男性,5 个月内胰腺炎发作 5 次。找不到胰腺炎的常见病因,包括酒精中毒、胆结石和脂质紊乱等。治疗中患者情况越来越差,发现转氨酶异常升高、低血糖和肌无力。这背后隐藏着怎样的问题? 他的生活能否回归正常?

病例介绍

【患者】　男,22 岁。

【主诉】　反复腹痛 2 年。

【现病史】

患者 2021 年 1 月初进食烧烤后突发上腹部持续胀痛,NRS 评分 8~9 分,无放射痛,弯腰抱膝体位可稍缓解,伴腹胀、排便及排气停止、恶心、呕吐胃内容物,无发热、皮肤及巩膜黄染、呕血、便血、尿量减少。外院查血淀粉酶(AMY)334.30U/L;腹部超声:胆囊周边液性暗区,胰腺体积增大;腹部 CT:胰腺炎并周围大量渗出影;诊断急性胰腺炎,予禁食水、止痛、通便治疗后症状未见明显缓解。2021 年 1 月 10 日查血生化:AMY 700.40U/L,ALT 33.6U/L,AST 78.3U/L,GGT 12.4U/L,TBIL 5.7μmol/L;予禁食水、生长抑素、抗感染、肠外营养支持后好转。2021 年 1 月 13 日查血生化:AMY 206U/L;ALB 32.5g/L,LDH 2 306U/L,ALT 130U/L,AST 626.5U/L,GGT 20.2U/L,TBIL 12.0μmol/L,CK 5 367.8U/L,甘油三酯(TG)1.12mmol/L,胆固醇(CHOL)3.38mmol/L。腹部超声:胰腺略大伴回声减低,盆腔少量积液,未见胆管扩张;1 月 15 日复查血生化:ALT 618.6U/L,AST 2 084.4U/L,AMY 206.0U/L。腹部 CT:胰腺形态饱满,实质密度均匀,胰周脂肪间隙清晰,胰管未见扩张;脂肪肝。出院后于当地医院予复方甘草酸苷静脉保肝治疗,规律监测血生化(1 月 28 日 → 2 月 5 日):ALT 119 → 38U/L,AST 48 →

29U/L,LDH 1 268 → 526U/L。后患者腹痛反复发作 4 次,具体诱因、症状、实验室检查、治疗及疗效见图 12-1。

	2021-04	2021-05	2021-06	2021-08
诱因	进食少量牛肉	饱食	劳累	无诱因
症状	腹胀、排便排气停止2~3d 无腹痛	上腹胀痛向背部放射 排便排气停止约7d 6月上旬出现大便溏稀	大致同前次 禁食水3~4d后反复发作低血糖,表现为心悸、出冷汗,多为夜间出现	大致同前次
血生化	血AMY 810U/L ALT 37U/L, AST 43U/L GGT、TBIL 正常范围	未见报告 ALT 253U/L, AST 167U/L LDH 1 192U/L	AMY 250.1U/L, LIP 810U/L ALT 458.8U/L, AST 531.6U/L LDH 6 415U/L CKMB 74.71ng/ml, cTnI 0.056ng/ml, Myo 460.34ng/ml	AMY 64U/L ALT 58.7U/L, AST 35.6U/L LDH 357U/L
内分泌			Glu 2.76mmol/L 胰岛素0.95mU/L↓, C肽0.17ng/ml↓ 血清皮质醇(8am) 37.13μg/dl, (4pm) 17.91μg/dl 24h尿皮质醇732 μg/24h TSH 0.157μIU/ml↓, T3 0. 36ng/ml↓, T4 3.40 μg/dl↓, FT3 1.25pg/ml↓, FT4 0.87ng/dl↓	
胰腺外分泌		便苏丹Ⅲ染色(+) 粪便弹力蛋白酶:106.84μg/g	铜蓝蛋白0.13g/L↓ 生长激素、性激素6项(−)	
影像学	腹部CT:胰腺饱满,密度减低,胰周见液性渗出 MRCP:胆囊体积不大,胆囊、胆总管未见结石影	腹盆增强CT:胰腺大小形态正常,密度均匀,胰头周围脂肪间隙稍模糊,脂肪肝	腹部超声:肝脏回声略增粗,胰头部回声不均 肌电图:双下肢部分神经源性损害 垂体增强MRI:未见异常 肝穿病理:中度代谢相关性脂肪性肝病,糖原累积症不除外;我院会诊:肝细胞中度脂肪变性,倾向单克隆性肝细胞肿瘤;中南大学病理会诊:符合代谢相关性脂肪性肝病,未见肿瘤性病变	腹部CT:胰腺形态饱满,胰周脂肪间隙浑浊,脂肪肝
治疗		胃肠减压、抑酸、抗感染、灌肠、补液、保肝		

图 12-1　患者 2021 年病情变化及诊治情况

2021 年 8 月就诊于我院,全外显子分析提示 *SPINK1* 基因变异,突变位点有 c. 194+2T>C(杂合,母源)、c. 1-215G>A(杂合,母源),*ETFDH* 基因变异,突变位点为 c. 169T>C(纯合);代谢缺陷筛查回报:血中多种脂酰肉碱增高和比例失衡伴 Ser、Arg/Orn、Met/Leu 增高,CO、His 降低;尿中双羧酸、已酰甘氨酸和辛二酰甘氨酸略高,提示可疑中链或复合型脂肪酸氧化异常继发肉碱缺乏症。

【个人史】

化工厂工人,工作时接触硫酸、碳酸氢钠等化学制剂,2021 年 1 月发病后未再工作。

【家族史】

外祖父母为表兄妹,3 位姐姐行外周血基因位点验证,三姐存在 c. 194+2T>C 杂合突变(图 12-2),但无相关临床症状。

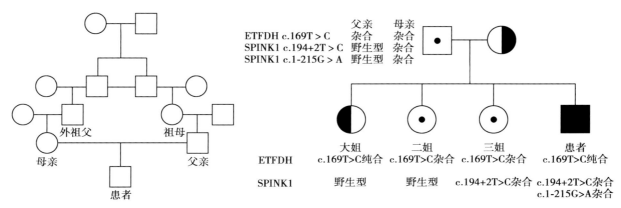

图 12-2 家系及基因检测结果

【入院查体】

脉搏 75 次 /min，呼吸 20 次 /min，血压 120/78mmHg，SpO$_2$ 99%，BMI18.17kg/m^2，体型消瘦，浅表淋巴结未触及，心脏、肺、腹部查体无异常，神经系统查体无异常。

【入院诊断】

复发性急性胰腺炎，胰腺外分泌功能不全，脂肪肝，肝功能异常史，反复发作低血糖原因待查。

【诊治经过】

患者入院后完善检查，血常规、尿沉渣 + 尿常规、便常规 + 隐血（−）；肝肾功能：ALB 43g/L，AST 13U/L，ALT 13U/L，LD 135U/L；血氨 38μmol/L；胰酶（−）；便苏丹Ⅲ染色（−）；血脂：高密度脂蛋白胆固醇（HDL-C）0.82mmol/L；肿瘤标志物（−）；肌酶谱（−）；炎症因子（−）；免疫球蛋白、补体、总 IgE、血 IgG4 正常范围；ANCA、ANA、自免肝抗体谱（−）；输血八项、血 EB/CMV-DNA、EB/CMV-IgM、HAV/HEV-IgM、细小 B19-IgM（−）；T-SPOT. TB：0+28FC/10S6MC。铁 4 项 + 叶酸（血清）+ 维生素 B$_{12}$：维生素 B$_{12}$ 124pg/ml；内因子抗体；（−）。腹部超声：脂肪肝，胰腺实质回声稍粗糙；超声心动图未见明显异常；腹盆增强 CT：胰头较前减小，边界清楚，脂肪肝较前好转；PET/CT：未见明显异常；心肌灌注 MRI、头常规 MRI、双腿 MRI：未见明显异常。肌电图：未见异常。患者于外院曾反复发生低血糖，入院后予监测血糖谱：空腹 4.2~4.3mmol/L，餐后 6.6~9.1mmol/L，睡前血糖 6.3~9.1mmol/L；空腹：C-P 0.50ng/ml，胰岛素（INS）2.4μIU/ml，葡萄糖（Glu）4.3mmol/L；糖化血红蛋白（HbA1c）4.2%；性激素：孕酮（P）0.92ng/ml，催乳素（PRL）26.3ng/ml，雌二醇（E2，Ⅱ）44pg/ml；血 F（8AM）、促肾上腺皮质激素（ACTH）、生长激素（GH）、甲状腺功能、铜蓝蛋白均（−）；T-25OHD 25.5ng/ml；维生素 A、E 正常范围内，维生素 B$_2$ 8.17ng/ml（1.00~19.00ng/ml）。治疗：胰腺炎方面，患者入院后腹部症状稳定，继续予胰酶肠溶胶囊 6 粒，每日 3 次口服补充胰酶，11 月 23 日起开始进虾、鱼肉等优质蛋白及低脂肉制品，无特殊不适，体重逐步增长至 52.5kg；多种酰基酶辅酶 A 脱氢酶缺乏症方面，继续予维生素 B$_2$ 100mg，每日 3 次口服治疗，下肢肌力较前恢复，扎马步时间 15s → 92s；肝脏弹力超声：肝脏结构大致正常，肝脏硬度正常范围，未见肝脏纤维化或脂肪肝。腹部超声：胰腺回声稍增粗，副脾可能，未见脂肪肝。其他营养支持方面,继续予甲钴胺 0.5mg,每日 3 次口服,维生素 C 0.1g,每日 3 次口服,复合维生素 B 1 片,每日 3 次口服,碳酸钙 500mg,每日 3 次口服补钙,骨化三醇(盖三淳)0.25μg,每日 1 次口服。12 月 4 日外送血维生素:维生素 B_2 29.31ng/ml,25-羟基维生素 D(D_2+D_3)12.41ng/ml,维生素 B_9 2.35ng/ml。

主治医师总结病例特点和主要诊断,提出会诊目的

消化内科
赖雅敏

22 岁青年男性,5 个月内胰腺炎发作 5 次。已除外酒精中毒、胆结石和脂质代谢紊乱等胰腺炎的常见病因。患者合并重度脂肪肝,发作期间肝酶异常短暂升高,严重低血糖和肌无力,和普通肝病表现不同。通过全外显子测序,发现患者同时存在 *SPINK1* 基因突变和 *ETFDH* 突变,分别与慢性胰腺炎和多酰基辅酶 a 脱氢酶缺乏症(MADD)密切相关。会诊目的:讨论是否能够确诊遗传性胰腺炎合并 MADD;为患者制定个体化治疗策略。

多学科会诊意见

病理科
李媛

外院肝脏穿刺病理学检查示肝脏正常结构存在,汇管区、肝小叶结构尚清。汇管区周围可见肝细胞高度肿胀,伴弥漫性脂肪变性(大泡、小泡混合型,面积约 60%),肝窦萎缩,可见点灶状坏死,部分肝细胞内可见糖原沉积;部分汇管区轻度炎症细胞浸润(以淋巴细胞为主),未见明确界板性肝炎及纤维化;NASH-CRN 评分为 3 分,考虑符合非酒精性脂肪性肝病。特殊染色:PAS(部分 +),D-PAS(-),除外 α1 抗胰蛋白酶缺乏症。Masson 染色未见纤维化;(外院)普鲁士蓝(-),除外遗传性血色病,刚果红(-)。免疫组化:CK7(小胆管 +),HBcAg(-),HBsAg(-)。病变符合单纯性肝脂肪变性(中度),结合病史,考虑为代谢相关性脂肪性肝病(MAFLD),请结合临床实验室检查及基因检测结果。

放射科
王怡宁

患者 2021 年 6 月 16 日腹部增强 CT,胰头周围脂肪间隙模糊,考虑胰腺炎改变可能;肝脏密度低于脾,提示脂肪肝。2021 年 10 月 20 日腹部增强 CT,胰头较前减小,边界清楚,原胰头周围脂肪间隙稍模糊,此次不明显;肝脏密度升高,脂肪肝较前好转。胰腺方面,胰腺大小轻度肿大,沟回基本正常,主要特征表现为脂肪水肿,无出血、坏死、钙化、腹水或胰周包膜。胰管正常,强化略低,影像学符合急性单纯性胰腺炎。肌肉方面,大、小腿 MRI 无异常信号、心脏结构、功能无异常,延迟强化没有异常强化,心功能正常。常规影像学检查方面,胸部 CT 见左上肺钙化结节影,甲状腺左叶低密度影。头常规 MR 未见明显异常。

遗传咨询
方平

基因检验第一次只回报了 *SPINK1* 基因突变,赖雅敏医师索要了完整的基因检查结果,才发现 *ETFDH* 基因突变。*SPINK1* 突变可能与胰腺炎相关,但其遗传方式为常染色体显性遗传但不全外显。在赖医生的推荐下,患者的家人也接受了基因筛查。患者仅 22 岁,胰腺炎反复发作,考虑遗传相关可能性大。然而基因突变并不是遗传性胰腺炎诊断的充分条件,换言之,基因突变不是支持遗传性胰腺炎诊断的决定证据,遗传性胰腺炎患者也未必能发现基因突变。*SPINK1* 基因在东亚人群中相对常见,在慢性胰腺炎人群中占比更高。*SPINK1* 基因突变可以视作低外显率的单基因遗传病,亦可视为复杂疾病的风险因素。此外,患者携带 *ETFDH* 纯合突变。*ETFDH* 位于线粒体内,负责呼吸电子链的传递,影响多种氨基酸和脂肪的代谢。*ETFDH* 突变所致的疾病成为戊二酸血症ⅡC型 / 多种酰基辅酶 A 脱氢酶缺乏症(MADD),患者的生化检测结果符合 MADD 表现。患者的父母双方均为此突变携带者,但没有发病;患者 3 位同胞姐姐中,长姐也携带了此纯合突变。建议追踪长姐的临床表现和生化检查结果,以最终确认该突变致病的证据。然而遗传疾病也具有临床异质性,相同突变的临床表现也可能不同。最后,考虑该患者目前有两个诊断,分别同两个单基因突变相关。

核医学科
霍力

患者行 FDG PET/CT 以除外肿瘤性病变。未见胰腺弥漫性摄取增高,形态正常,无急性胰腺炎表现。未见肿瘤等恶性疾病相关证据,暂不考虑。可见颈部肌肉对称性摄取增高,肌肉生理性摄取可能性大;但结合患者病程中出现抬头困难,建议复查颈部 MRI。

儿科
马明圣

MADD 临床上可以分为 3 型,其中Ⅰ型和Ⅱ型于新生儿期发病,Ⅰ型多伴有先天畸形。新生儿 MADD 多以脑病起病,预后差。Ⅲ型为迟发性,临床表现相对较轻,但有时也可以赖氏综合征、横纹肌溶解等严重的状况起病;多数情况下核黄素治疗效果好。考虑到一个人同时患有两种单基因遗传病可能性相对小。如果用一元论解释,MADD 患者也可能出现胰腺炎。MADD 或可解释患者的全貌,同时多数急性胰腺炎患者出现血糖升高,但该患者发作时多次出现血糖降低,不符合 *SPINK1* 相关胰腺炎。

儿科
邱正庆

胰腺炎方面,东亚地区人群中,慢性胰腺炎患者中有 80% 携带 *SPINK1* 基因突变。*SPINK1* 杂合动物实验证明,在细胞水平,*SPINK1* 单基因杂合突变可以导致慢性胰腺炎,但也观察到没有发病的动物,可能是外显不全所致。东亚人群中,*SPINK1* 突变可以看作是慢性胰腺炎的高危因素。MADD 方面,*ETFDH* 基因突变明确与 MADD 相关,导致部分氨基酸和脂肪酸代谢障碍,使得异常脂肪酸在肝脏和肌肉沉积,出现脂肪肝和肌病。复习文献中 MADD 患者出现急性胰腺炎的病例,只检索到 2 篇,且与本患者情况不符合。考虑 MADD 诊断明确,不能除外胰腺炎与

SPINK1 基因突变相关。如果后续大量维生素 B₂ 治疗有效，饮食恢复而胰腺炎不反复发作，则更倾向于 MADD 一元论。虽然入院后没有胰腺炎发作，但是患者饮食没有恢复正常，仅食用少量鱼虾，可进一步观察随诊以明确。

内分泌科
朱惠娟

患者病程中反复出现低血糖。其原因考虑如下。①摄入不足：急性胰腺炎治疗期间禁食、禁水，可能因为供应不足，导致低血糖。但因供应不足血糖降低时，机体会启动糖异生，生成酮体，但是该患者尿酮体阴性。②内、外源胰岛素增高或升糖激素不足：检测血糖及血糖相关激素，血糖降低时升糖激素升高，胰岛素等降糖激素降低，未见明显异常。③代谢因素：人体多余的热量以甘油三酯的形式储存在脂肪。当机体处于应激状态时，甘油三酯解离，产生脂肪酸。而 *ETFDH* 基因突变可能导致脂肪酸代谢障碍，进而引发低血糖发作。其他方面，患者维生素 D 低，完善骨代谢评价。

超声医学科
吕珂

12 月 5 日行腹部超声检查，此时病情已经好转。未见脂肪肝征象。弹性成像和肝肾的密度对比显示没有脂肪肝。提示肝脏脂肪堆积只是细胞内的堆积，没有导致肝细胞纤维化等表现，可随诊检测。胰腺虽未见明显钙化，但是体积略偏小，厚度偏薄，无慢性胰腺炎表现。

肝脏外科
杜顺达

肝脏瞬时弹性成像技术是通过超声剪切波测量肝脏的硬度。结果可能受到很多因素影响，但是在相同的条件下，可以反映炎症和纤维化改变情况。患者于 11 月 10 日和 12 月 6 日先后两次行肝脏弹力超声，提示未见纤维化改变，脂肪肝情况有好转。

神经科
刘明生

患者携带 *ETFDH* 基因纯合突变，但该突变没有功能验证，其临床意义仍未确定。患者病程中有肌肉损害，表现为发作时肌肉无力，四肢不能克服重力抬起，抬头困难。肌酶升高，肝酶的升高也可能与肌肉受损相关。但是无力症状可以迅速恢复，核黄素治疗敏感，符合 MADD 临床表现。MADD 肌肉受累常误诊为肌炎，因其快速起病，肌电图变化符合肌源性损伤，而激素治疗也有一定的效果。可以通过尿有机酸分析、基因检测等检验加以鉴别。

临床营养科
陈伟

ETFDH 基因突变导致脂肪代谢和氨基酸代谢受到影响。代谢的表型可能存在较大变异。结合血脂酰肉碱谱，该患者短链、中链和长链脂肪酸都受到影响。但分析血氨基酸谱，氨基酸代谢未见明显异常。营养方面：①坚持核黄素 100~400mg/d 治疗。可以考虑补充辅酶 Q、甘氨酸，但临床证据等级不高。②坚持低脂优质蛋白饮食。限制脂肪摄入，远期监测代谢反馈，滴定脂肪耐受量，同时注意脂溶性维生素的评价与补充。建议优质蛋白饮食 0.8~1.0g/kg。③充足摄入糖类，必要时可考虑

食用生玉米淀粉,以维持血糖平稳。远期随诊方面,建议定期复查,监测乏力症状改善(6 分钟步行试验)、肝功能、肝脏超声、BG 谱、脂酰肉碱谱 & 血氨基酸谱,游离脂肪酸,评估营养状况及代谢耐受程度。

心理医学科
洪霞

必要时考虑应用资源取向治疗。心理的基本需求需要"资源"来满足,患者的状态越差,我们越要帮助他发掘资源。资源包括个人内部资源,如技巧、目标;外部资源,如工作、爱好;人际资源,如伴侣和朋友。资源取向干预的基本方法:①认可事件对于这个人的重大影响,探讨其应对方法和策略;②通过心理社会资源清单、资源工作时间框架、例外问题、想象性资源激活和奇迹问题等方法,帮助患者激活心理资源。

中医科
宣磊

患者舌胖大,淡红,苔薄白,根部微腻偏黄,脉细滑。中医辨证属于脾胃气虚、湿热阻滞气机,运化不足。患者有条件可以中医科门诊随诊辅助中药治疗。鉴于患者家住外省市,可加用口服枫蓼肠胃康 1 袋,每日 2 次;香砂养胃丸水丸 9g,每日 2 次。建议服 8 周,方便时复诊。

多学科会诊意见总结

该患者临床表现为胰腺炎反复发作,伴禁食、禁水后肝酶升高。其全外显子测序发现同时存在 *SPINK1* 基因突变和 *ETFDH* 突变,分别与慢性胰腺炎和多种酰基辅酶 a 脱氢酶缺乏症(MADD)密切相关。考虑该患者临床符合遗传性慢性胰腺炎合并多种酰基辅酶 a 脱氢酶缺乏症。建议予大剂量维生素 B_2,低脂优质蛋白饮食。

结局与转归

患者继续口服维生素 B_2 100mg,每日 3 次,坚持低脂优质蛋白饮食,此后未再发作胰腺炎。出院时可连续做 30 余个仰卧起坐,扎马步时间 90 余秒,较前明显改善。出院随访 3 个月情况良好。随诊半年未再出现症状发作,体重增加 4kg,基本恢复正常生活。

专家点评

该患者在胰腺炎发作后接受禁食、禁水的常规治疗。胰腺炎的打击加上禁食导致其肝脏负荷加重,因此出现失代偿现象。临床表现为颈部和腿部肌肉无力,肝酶升高和严重低血糖(2.76mmol/L)。发作缓解后,实验室指标恢复正常,但双侧下肢无力持续存在。经过数周的大剂量维生素 B_2 补充后,他的腿部力量显著增强,肝脏脂肪变性迅速逆转。这是文献未曾报道胰腺炎合并 MADD 的成人病例。

疾病相关文献回顾

流行病学研究显示,慢性胰腺炎的患病率逐年攀升[1-2]。然而,其病因尚不明确。约80%的慢性胰腺炎患者为特发性[3],而约44%的特发性胰腺炎患者携带与关节蛋白酶抑制剂相关的突变[4]。这些具有特殊基因背景的患者可能表现不典型的临床过程。因此,特发性慢性胰腺炎患者的非典型临床表现可以称为廓清瘴雾,明确病因的关键。

非典型胰腺炎与先天性代谢异常具有相关性[5]。然而,遗传代谢紊乱数量众多,表现形式多种多样,且相对罕见,往往给诊断带来巨大的困难。随着测序技术的快速发展,基因测序已经走进临床诊室或可成为协助慢性胰腺炎诊疗的利器。

丝氨酸肽酶抑制剂 Kazal Ⅰ型(serine peptidase inhibitor Kazal type 1,SPINK1)是一种胰蛋白酶抑制剂,可阻止储存在胰腺中的酶原自行活化。在 44.9% 的中国特发性慢性胰腺炎患者中发现 194+2T>c 突变[4],其中 80% 为杂合突变。该患者携带 SPINK1 c. 194+2T>C 和 c.–215G>A 两个突变。其中,c. 194+2T>c 与慢性胰腺炎风险增加显著相关(OR=25.73),尤其是在东亚人群中(OR=73.16)[6]。而 c. 1-215G>A,据报道通常与 c. 194+2T>c 突变[7]共同导致 SPINK1 蛋白的异常剪接,导致胰腺炎风险增加[8]。

多种酰基辅酶 A 脱氢酶缺乏症(multiple acyl-coA dehydrogenase deficiency,MADD)是一种罕见的常染色体隐性遗传脂肪酸氧化障碍。最常见的病因是 ETFDH 基因突变[9]。ETFDH 基因编码位于线粒体内膜的电子转移黄素蛋白脱氢酶。其在脂肪酸的 β-氧化和氨基酸分解代谢中至关重要。晚发性 MADD 患者的临床表现复杂,最常见的是代谢性酸中毒、肌无力和间歇性低血糖。

(刘长宜　宋知行　赖雅敏)

参考文献

[1] SINGH V K, YADAV D, GARG P K. Diagnosis and management of chronic pancreatitis: A review [J]. JAMA, 2019, 322 (24): 2422-2434.

[2] YADAV D, TIMMONS L, BENSON J T, et al. Incidence, prevalence, and survival of chronic pancreatitis: A population-based study [J]. Am J Gastroenterol, 2011, 106 (12): 2192-2199.

[3] HAO L, WANG L S, LIU Y, et al. The different course of alcoholic and idiopathic chronic pancreatitis: A long-term study of 2, 037 patients [J]. PLoS One, 2018, 13 (6): e0198365.

[4] SUN C, LIAO Z, JIANG L, et al. The contribution of the SPINK1 c. 194+2T>C mutation to the clinical course of idiopathic chronic pancreatitis in Chinese patients [J]. Dig Liver Dis, 2013, 45 (1): 38-42.

[5] HWANG W J, LIM H H, KIM Y M, et al. Pancreatic involvement in patients with inborn errors of metabolism [J]. Orphanet J Rare Dis, 2021, 16 (1): 37.

[6] TANG X Y, ZOU W B, YU F F, et al. Meta-analysis of the impact of the SPINK1 c. 194+2T>C variant in chronic pancreatitis [J]. Dig Liver Dis, 2020, 52 (2): 143-148.

[7] KALININ V N, KAIFI J T, SCHWARZENBACH H, et al. Association of rare SPINK1 gene mutation with another base substitution in chronic pancreatitis patients [J]. World Journal of Gastroenterology, 2006, 12 (33): 5352-5356.

[8] KUME K, MASAMUNE A, MIZUTAMARI H, et al. Mutations in the serine protease inhibitor Kazal Type 1 (SPINK1) gene in Japanese patients with pancreatitis [J]. Pancreatology, 2005, 5 (4-5): 354-360.

[9] GRUNERT S C. Clinical and genetical heterogeneity of late-onset multiple acyl-coenzyme A dehydrogenase deficiency [J]. Orphanet J Rare Dis, 2014, 9: 117.

13 "长不大"的烦恼

专家导读　6 岁学龄前男童,自幼身高增长明显落后于同龄儿,曾查胰岛素样生长因子(IGF1)水平明显降低,应用重组人生长激素(rhGH)治疗有效。近 1 年发现血小板计数减低,应用免疫球蛋白及糖皮质激素治疗后有改善。患者的原发疾病是什么? 生长缓慢与血小板降低能否用一元论解释? 后续将如何治疗? 协和罕见病 MDT 从临床出发,为患者后续治疗提供方案。

病例介绍

【患者】　男,6 岁 7 月龄。

【主诉】　身高增长缓慢 6 年余,发现血小板减低 21 个月。

【现病史】

患儿为第一胎第一产,母孕期平顺。患儿足月(39 周 +3d)头位顺产,无产伤及窒息,阿普加评分(Apgar 评分)10 分。出生身长 50cm,体重 3 050g,皮肤、巩膜黄染。出生当日出现阵发性下肢抖动,遇冷后反复出现,伴哭声尖锐。完善检查(未见报告):血常规正常;生化:Ca^{2+} 2.15mmol/L,ALB 39g/L,TBil 235.5μmol/L↑,DBil 9.2μmol/L;头颅 CT 示蛛网膜下腔出血可能;胸部 X 线片示肺部感染。予阿莫西林 / 克拉维酸、苯巴比妥、己糖神经节苷脂、酚磺乙胺、氨甲苯酸、高压氧等治疗,复查头颅 CT 未见异常(未见报告),下肢抖动持续至 4 月龄后未再出现。

患儿 1 月龄起出现身长和体重增长缓慢(图 13-1),智力发育正常。2014 年 11 月至 2016 年 5 月(2 月龄至 1 岁 6 月龄)间外院查血生化:Ca 1.48mmol/L↓,AST 64U/L↑,ALB 38.2g/L;甲状腺功能正常;血铅正常;染色体核型:46,XY;垂体 MRI(2016 年 5 月,1 岁 6 月龄):"未见异常";予以补钙及鱼肝油治疗,后监测血钙正常,身高和体重增长无明显加速。

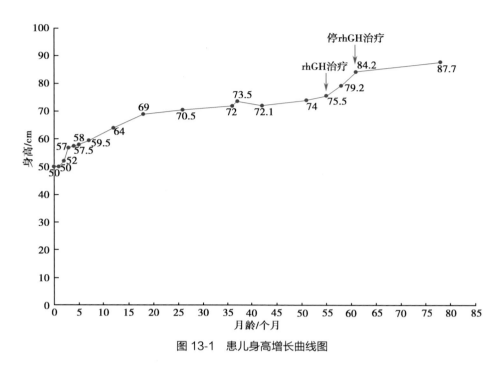

图 13-1　患儿身高增长曲线图

2017 年 11 月（3 岁 2 月龄）至 2019 年 3 月（4 岁 6 月龄）于我院内分泌科查：血常规，白细胞计数 8.21×10^9/L，血红蛋白 105g/L↓，血小板计数 247×10^9/L；铁 4 项：血清铁 24μg/dl↓，铁蛋白 7ng/ml↓，总铁蛋白结合力 454μg/dl↑；肝肾功能，血脂：ALT 49U/L，AST 115U/L↑，ALP 168U/L，TBil 4.6μmol/L，DBil 1.1μmol/L，LDH 380U/L↑，Ca^{2+} 2.35mmol/L，P 1.50mmol/L，Cr 31μmol/L，TC 3.58mmol/L，低密度脂蛋白胆固醇（LDL-C）2.07mmol/L，高密度脂蛋白胆固醇（HDL-C）0.98mmol/L，TG 1.65mmol/L；空腹血糖 2.1-2.7mmol/L↓，INS<0.5μIU/ml↓，HbA1c 4.7%；IGF1×2 次均<25.0ng/ml↓；（8AM）ACTH 44.1pg/ml，血皮质醇 31.46μg/dl↑；甲状腺功能：促甲状腺素（TSH）8.082μIU/ml↑，FT_4 1.432ng/dl，FT_3 3.77pg/ml；血氨、乳酸、肌酸激酶及铜蓝蛋白均正常；粪便苏丹Ⅲ染色（-）；骨龄相当于 2 岁（实际年龄 4 岁）；甲状腺、腹部、超声心动图、垂体常规 MRI：未见明显异常。予左甲状腺素 12.5μg，每日 1 次替代，复查甲状腺功能正常后行 IGF1 生成试验：予 rhGH 1U，每日 1 次×2 周余，分别于用药 1 周及 2 周时复查 IGF1 仍<25.0ng/ml。因抽血困难拒查 GH 激发实验。予 rhGH 治疗（1.0U，每晚一次：总疗程 4 个月 20d，期间身高增长 8.7cm）（图 13-1）、IGF1 可升至 49ng/ml。予多糖铁复合物 9mg，每日 2 次补铁治疗 1 个月，监测 Hb 120g/L 左右。

患儿 2019 年 7 月（4 岁 10 月龄）起发现血小板进行性降低，伴散在皮肤出血点，无发热，2019 年 10 月血小板计数降至 10×10^9/L，我院筛查血小板相关抗体、抗核抗体 3 项、抗磷脂抗体谱 6 项、血涂片正常，予免疫球蛋白 10g，地塞米松 4mg 静脉滴注治疗后复查血小板计数正常（201×10^9/L），随后又逐渐降低，（16~67）$\times 10^9$/L。2019 年 12 月 19 日外院骨髓涂片：骨髓增生活跃，G/E 2.36，粒红系增生活跃，血小板散在分布，全片巨核细胞>200 个，分类 25 个，其中原始巨核细胞 2 个、幼稚巨核细胞 6 个、成熟无血小板形成巨核细胞 17 个。因血小板降低，自 2019 年 10 月起停用 rhGH，停用后近 1 年半身高仅增长 3.5cm（计算生长速度约 2.3cm/ 年）。

2021年4月8日再次就诊于我院内分泌科,复查血常规:白细胞计数 10.32×10^9/L,淋巴细胞百分比40.3%,血红蛋白131g/L,血小板计数 34×10^9/L↓;便常规、苏丹Ⅲ染色、尿常规、凝血功能正常;血生化:ALT 18U/L,AST 46U/L,ALB 43g/L,TBil 11.4μmol/L,LDH 337U/L↑,UA 384μmol/L,Cr 36μmol/L;Ca^{2+} 2.21mmol/L,P 1.38mmol/L,ALP 141U/L,K^+ 4.3mmol/L,Na^+ 138mmol/L,Glu 2.8mmol/L↓;TC 4.46mmol/L,TG 0.46mmol/L,LDL-C 3.03mmol/L,HDL-C 1.29mmol/L;铁4项:Fe 123μg/dl,TIBC 309μg/dl,Fer 33ng/ml,TS 39.8%;维生素 B_{12}+叶酸(SFA):维生素 B_{12} 583pg/ml,SFA18.2ng/ml;AMY 27U/L,血清脂肪酶(LIP)87U/L;GH<0.05ng/ml,IGF1<25.0ng/ml;甲状腺功能:TSH 5.933μIU/ml,T_4 13.50μg/dl,T_3 1.00ng/ml,FT_4 1.69ng/dl,FT_3 3.19pg/ml;抗甲状腺过氧化物酶抗体(A-TPO)<9.000IU/ml,抗甲状腺球蛋白抗体(A-Tg)13IU/ml。总IgE 1 495kU/L↑。

患儿平素精神、体力可,夜间睡眠不佳,易惊醒,每晚可熟睡5~6h,夜间间断大汗,食欲一般,无鼻出血等出血倾向。小便无特殊,排大便3~4次/d,均为成形软便。近1年体重增加1kg左右。

【既往史】

2016年12月(2岁1月龄)外院超声示双侧隐睾,行睾丸下降手术。反复皮肤湿疹史,曾查变应原提示大豆、鸡蛋高度敏感,牛肉、牛奶、大米、小麦中度敏感。

【家族史】

父亲身高163cm,母亲身高150cm,13岁月经初潮,非近亲婚配。祖父身高166cm,祖母身高155cm,外祖父身高170cm,外祖母身高147cm。否认家族中有类似疾病史,否认家族性精神病、肿瘤、遗传性疾病史。

【入院查体】

身高87.5cm(位于同年龄男童-6.9SD),体重11kg(位于同年龄男童-4.6SD),BMI 14.37kg/m²,上部量44.5cm,下部量43cm,头围50cm;发育迟缓,身高曲线见图13-1。营养一般,体型瘦弱,皮肤散在淡红斑和瘀斑,前额突出,眼裂宽,双乳对称Ⅰ期,心脏、肺、腹部查体无特殊;四肢活动正常,肌力Ⅴ级,脊柱无畸形。阴毛Ⅰ期,双侧睾丸1ml。

【入院诊断】

①矮身材原因待查;②血小板减少原因待查;③反复湿疹;④亚临床甲状腺功能减退症;⑤缺铁性贫血史;⑥蛛网膜下腔出血史;⑦双侧隐睾,睾丸下降术后。

主治医师总结病例特点和主要诊断,提出会诊目的

内分泌科
王林杰 患儿为学龄前男童,慢性病程。临床主要有两方面问题:①矮身材。患儿自出生后身高及体重增长明显落后于同龄儿,筛查基础GH、IGF1和空腹血糖均明显降低,骨龄落后,应用rhGH治疗后IGF1升至可测范围,生长速度增加,停药后生长速度

再次下降。②血小板减少症。患儿在 rhGH 治疗 2 个月后出现血小板减少，筛查血小板相关抗体、抗核抗体 3 项、抗磷脂抗体谱 6 项、血涂片（-），骨髓涂片提示血小板计数成熟障碍，应用免疫球蛋白及糖皮质激素治疗有效。结合患儿病情，考虑如下可能诊断：①生长激素缺乏症。患儿 GH、IGF1 水平显著降低，rhGH 治疗有效，考虑生长激素缺乏症可能，应完善 GH 兴奋试验明确。②拉龙（Laron）综合征，又称原发性生长激素不敏感综合征（GHI），经典型为 GH 受体的纯合或复合杂合突变所导致。临床表现轻重不一，常见临床表现：婴幼儿生长发育迟缓、身材矮小以及一系列代谢紊乱的临床综合征；典型面部特征为前额突出、鼻梁塌陷、面部骨骼发育不良、小下颌的"娃娃脸"面容。多伴有 GH 水平升高，IGF1、IGFBP-3 水平降低。患儿全外显子测序示生长激素受体基因可疑突变，需警惕此病可能。但突变致病性未明，患儿基础 GH 不高，rhGH 治疗效果较好，为不支持点。③ Shwachman-Diamond 综合征（SDS），罕见的常染色体隐性遗传病，主要由 Shwachman-Bodian-Diamond 综合征（SBDS）基因突变引起，可有矮身材、血小板减少等表现，但多器官受累常见，可有胰腺外分泌功能不全、骨骼发育不良、免疫力下降和认知功能等表现，与此患儿不符，且全外显子测序未见 SBDS 基因异常。④微缺失微重复综合征，如血小板减少 - 桡骨缺失综合征、21q22.11q22.12 微缺失综合征等，均可表现为矮身材和血小板减少，但还可有先天性心脏病、肾脏发育异常、骨骼畸形、行为异常等和免疫缺陷其他系统表现，与此患儿不符。此外，患儿血小板减少原因不明，目前考虑自身免疫性血小板减少可能性大，但尚不明确血小板减少是否与 rhGH 应用相关，是否能用一元论同时解释矮身材或血小板减少，是否还存在其他潜在病因。会诊目的：希望各科室协助明确矮身材和血小板减少的病因诊断，并指导下一步治疗方案。

多学科会诊意见

放射科
冯逢

患儿 2019 年生长激素治疗前我院垂体 MRI 示垂体高度 2.7mm，未见明确形态和结构异常，未见占位性病变。回顾我院 4 岁左右儿童的垂体 MRI（包括矮小患儿和正常身高儿童），垂体大小差异性较大。因垂体发育不良导致生长激素缺乏患儿的典型 MRI 表现：腺垂体小，部分患者可有垂体柄中断表现，与此患儿影像不符。而若仅为生长激素合成异常，而非结构异常，较难通过垂体 MRI 提供有效的诊断信息。此外，骨龄片提示骨龄明显落后于实际年龄，与生长激素缺乏特征相符。

遗传咨询
刘雅萍

患儿生长激素受体基因结果仅示 SNP 及意义未明的突变，需结合临床明确能否解释患儿病情全貌。建议针对生长激素受体基因的内含子、上游、下游保守的非编码区域进一步检测，也可完善染色体微缺失和微重复的筛查。

儿科
马明圣

患儿起病早,显著影响生长发育,考虑先天性疾病可能性大。若尝试用一元论解释患儿矮身材、血小板减少、隐睾和湿疹等表现,可考虑以下两种疾病:①雅各布斯综合征(Jacobsen syndrome),11 号染色体长臂部分缺失所致,临床可见矮身材、IGF1缺乏、血小板减少和泌尿生殖系统畸形(隐睾、尿道下裂),但此病相关血小板减少多继发于造血功能障碍,与本例患儿骨髓涂片所示血小板成熟障碍不符。此外,患者还常有特殊颅面特征,如眶距增宽、睑裂下斜、上睑下垂、眉毛稀疏、宽鼻梁伴短鼻、高腭穹,还可见先天性心脏病、智力障碍等表现,与此患儿不符。②杜博维兹综合征(Dubowitz syndrome),因 14 号和 17 号染色体缺失所致,可有矮身材、湿疹,但患者面部特征极具特征性,且肿瘤风险显著增高,与此患儿也不符。患儿自身免疫性血小板减少可能性大,结合反复湿疹、过敏等表现,考虑患儿具有较强的自身免疫病特征,可能存在针对生长激素或生长激素受体的抗体,进而导致生长激素不敏感,但目前尚无确诊方法。患儿血小板减少与生长激素应用相关可能性小,可在充分解释病情和告知用药风险的情况下,再次予生长激素治疗,随访过程中严密监测血小板变化。

儿科
肖娟

患儿出生早期即出现明显的生长发育异常,应考虑先天性疾病。SDS 为遗传性骨髓衰竭疾病,患者多于 1 岁即出现血液系统异常表现,骨髓涂片可见巨核细胞显著减少,均与此患儿不符,不支持 SDS。若用一元论解释患儿矮身材、血小板减少和湿疹表现,需考虑威斯科特 - 奥尔德里奇综合征(Wiskott-Aldrich sydrome,WAS)。WAS 为 X 连锁隐性遗传病,临床典型三联征为血小板减少、湿疹和免疫缺陷,矮身材亦可见,临床异质性较强,轻症者可仅表现为血小板减少。但患儿无明显免疫缺陷,血小板体积正常为不支持点,可完善 WAS 基因筛查。患儿自身免疫性血小板减少可能性大,考虑与遗传性疾病继发免疫缺陷相关。目前尚无 rhGH 治疗后血小板减少的病例报道,并且此患儿停用 rhGH 后血小板水平未恢复正常,考虑其血小板减少与 rhGH 应用的相关可能性小。患儿目前无活动性出血表现,血小板水平长期稳定于 $(30\sim70) \times 10^9/L$,新发危及生命的大出血的可能性小。并且,患儿目前矮身材表现突出,可以考虑重启 rhGH 治疗,治疗过程中严密监测血小板变化,若再次出现血小板进行性下降,可考虑免疫球蛋白(IVIG)、血小板生成素(TPO)和 TPO 受体激动剂等治疗。

儿科
邱正庆

先天性骨软骨发育异常疾病也可出现矮小、血液系统异常表现,但患儿未见明确骨骼畸形,脊柱和骨盆影像学未发现明显骨骼异常,全外显子测序未见与先天性骨软骨异常疾病相关基因突变,为不支持点。患儿既往对 rhGH 治疗反应好,治疗期间身高增长速度超过预期,此次若重启 rhGH 治疗,建议可适当减量。

血液内科
段明辉

患儿血小板减少为自身免疫性,与 rhGH 无明确相关性。患儿缺铁性贫血和血小板减少为继发或合并表现,暂无足够证据支持为原发病表征。

变态反应科
支玉香

患儿反复湿疹,我院多次总 IgE 水平升高,支持过敏。但是,患儿外院变应原筛查示对大豆、鸡蛋、牛肉、牛奶、大米和小麦均过敏,与患儿平素进食米饭、小麦等无不良反应不符,考虑为 IgG 相关变应原筛查,而非特异性 IgE 结果,因 IgG 相关筛查无法区分生理性和病理性物质,建议完善我院特异性 IgE 筛查。患儿皮肤干燥,仍可见皮肤湿疹,处理方面,注意润肤保湿,减少洗澡频次,必要时可予氢化可的松软膏外用。

神经科
关鸿志

患儿智力、体力好,神经系统查体未见明显异常,暂无中枢神经系统受累证据。

临床营养科
陈伟

患儿饮食量较少,目前每日摄入能量仅 600~700kcal,蛋白不规律,15~25g/d。营养摄入不足是继发生长激素不敏感的重要因素,充足的能量、蛋白质和微营养素摄入是满足生长发育代谢要求的必要条件,应鼓励患儿增加饮食、加强营养。但患儿对大豆、鸡蛋、牛肉等多种动植物蛋白过敏,增加饮食蛋白摄入难度较大。但若外院筛查结果非病理性,建议完善我院特异性 IgE 筛查明确致敏原,根据结果适当增加饮食中蛋白摄入。同时,可考虑在日常饮食基础上额外增加氨基酸型 / 短肽型 / 深度水解蛋白肠内营养制剂,以补充所需蛋白摄入量。

康复医学科
刘颖

患儿运动发育无明显迟缓。查体:四肢肌力、肌张力、关节活动度双侧基本对称,无明显异常。步态无明显异常。运动协调性检查、平衡功能检查无明显异常。单足跳跃,左下肢略差于对侧。康复科目前暂无特殊处理。考虑到运动有助于身高的增长,已向家属建议帮助孩子进行规律性的运动锻炼,包括每周 3~5 次有氧运动,以户外运动为主,运动方式包括慢跑、游泳、骑车及球类运动等。运动中注意运动防护及观察患儿反应,避免跌倒等不良事件发生,如有不适,应暂停运动,必要时康复科咨询或随诊。

多学科会诊意见总结

患儿先天性疾病可能性大,可针对生长激素受体基因的内含子和非编码区域进一步检测,也可完善染色体微缺失和微重复、*WASp* 基因突变筛查协助明确诊断。一元论难以同时解释矮身材和血小板减少,血小板减少为自身免疫可能性大,不除外与先天性疾病继发免疫缺陷相关,与 rhGH 治疗无明确相关性。患儿目前矮身材表现突出,血小板水平稳定,可考虑重启 rhGH 治疗,剂量可较既往适当减少,治疗过程中严密监测血小板计数变化。增加营养摄入,尤其是蛋白类物质摄入,也是保证患儿生长发育充分的必要条件,完善我院特异性 IgE 筛查明确食物中变应原,根据结果在增加饮食蛋白摄入的基础上,可额外增加氨基酸 / 短肽类物质摄入。

结局与转归

向患儿父母反复交待病情,告知罕见病多学科会诊意见,患儿父母表示充分理解,再次启用 rhGH 治疗,结合患儿体重以及既往治疗反应,予以 rhGH 1U 睡前皮下注射(连用 2d 后停用 1d)。进一步解读全外显子测序结果,完善低深度全基因组测序及特异性 IgE 筛查均未见明显异常。嘱家属注意加强患儿营养、适当运动,严密监测身高和体重变化,定期复查血小板,规律内分泌科、儿科、变态反应科和营养科门诊随诊。

2021 年 11 月底电话随访患儿母亲,患儿后续继续应用上述剂量 rhGH 治疗,7 个月身高增加至 97cm(共增长 9.5cm,计算年生长速度 16.3cm),体重 14kg,较前增加 3kg,监测血小板计数稳定于 $(60\sim70) \times 10^9$/L。

专家点评　患儿临床主要表现为生长落后及血小板减少。在矮身材方面,结合患者应用 rhGH 治疗后生长速度明显改善,考虑可以诊断生长激素缺乏症。病因上,虽考虑先天性疾病可能性大,但已完善全外显子测序及低深度的全基因组测序,尚未能够明确具体的病因,后续需密切随诊观察有无其他系统异常可能。在血小板减少方面,目前考虑自身免疫性可能性大,在重启 rhGH 治疗后监测血小板水平稳定,进一步说明血小板减少与应用 rhGH 无明确相关性。

疾病相关文献回顾

儿童及青少年的身高增长受遗传、宫内发育情况、营养状态、急慢性疾病状态、生活环境、心理状态、生长激素、甲状腺激素等多种因素影响。矮身材是指在相似生活环境下,儿童身高低于同种族、同年龄、同性别儿童平均身高 2 个标准差(standard deviation, SD)或低于第 3 百分位数(−1.88SD)者[1]。矮身材可以是正常生长的变异型,也可由多种疾病导致。病理性矮身材常见病因:①内分泌疾病,如生长激素缺乏症、甲状腺功能减退症、库欣综合征、性早熟;②全

身系统性疾病,如营养不良、胃肠道疾病(特别是克罗恩病、麦胶性肠病)、免疫性疾病、肺部疾病(囊性纤维化、反复肺部感染、严重哮喘等)、肿瘤等;③伴有矮身材的遗传综合征,如特纳综合征(Turner syndrome)、努南综合征(Noonan syndrome)、拉塞尔 - 西尔弗综合征(Russell-Silver syndrome)、3M 综合征等;④骨骼病变,如佝偻病、软骨发育不全、骨骺发育不良、成骨不全。

当出现如下情况时,提示需行进一步检查:①身

高明显低于正常儿童平均身高 –2SD 以上；②骨龄低于实际年龄 2 岁以上；③身高增长速率在第 25 百分位（按骨龄计）以下，即 2 岁以下婴幼儿 <7cm/ 年；4.5 岁至青春期前 <5cm/ 年；青春期 <6cm/ 年；④有其他内分泌功能异常临床表现或畸形综合征表现者；⑤其他原因需进行垂体功能评估者[1]。对于矮身材患者，需进行相关病因分析，具体流程可参见文献[2]。

针对矮身材的治疗，主要取决于患者的病因，如精神心理性或系统性疾病导致的矮身材，在相关因素或疾病纠正后，其身高增长率可得以恢复，部分患者还可出现追赶性生长。对于生长激素缺乏症患者，或存在以下情况者[3]：①普拉德 - 威利综合征（Prader Willi syndrome）；②努南综合征；③特纳综合征；④小于胎龄儿出生后持续矮小；⑤短肠综合征；⑥慢性肾功能不全；⑦特发性矮小；⑧ *SHOX* 基因但不伴生长激素缺乏症的患儿，可考虑应用 rhGH 治疗，通常剂量为 0.1~0.2U/（kg·d），但在应用前需除外糖代谢异常、恶性肿瘤患者及预期高发风险者等禁忌证，且在治疗过程中需严密监测患者生长速度、甲状腺功能、血糖等变化，警惕药物相关副作用。

（王林杰　朱惠娟）

参考文献

[1]　中华医学会儿科学分会内分泌遗传代谢学组 . 矮身材儿童诊治指南 [J]. 中华儿科杂志 , 2008, 46 (6): 428-430.

[2]　ALLEN D B, CUTTLER L. Clinical practice: Short stature in childhood: Challenges and choices [J]. N Engl J Med, 2013, 368 (13): 1220-1228.

[3]　RANKE M B, WIT J M. Growth hormone-past, present and future [J]. Nat Rev Endocrinol, 2018, 14 (5): 285-300.

14 青少年高血压 - 双侧肾上腺占位 - 胰腺多发占位 - 视网膜病变

专家导读　24 岁男性，11 岁发现高血压，尿儿茶酚胺升高，双侧肾上腺占位，手术后症状缓解，术后 13 年右肾上腺病灶复发，同时发现胰腺多发占位、伴肝脏及腹腔淋巴结多发转移、双眼视网膜血管病变。导致患者多系统受累的病因是什么？右侧肾上腺和胰腺多发占位，伴肝脏和淋巴结多发转移，后续的治疗方案该如何选择？北京协和医院罕见病 MDT 从临床特征切入，结合基因检测结果明确病因诊断，共同为患者制定个体化的治疗策略。

病例介绍

【患者】　男，24 岁。

【主诉】　间断头痛、血压升高 13 年，发现胰腺占位 1 个月。

【现病史】

患者 2008 年（11 岁）起无诱因出现头部胀痛、视物模糊，就诊于外院，测血压 210/160mmHg，查 24h 尿香草基扁桃酸（VMA）36.4mg（高于正常范围上限约 3 倍）。腹部增强 CT：左肾上腺区类圆形软组织肿物，4.3cm×3.7cm×3.9cm，右肾上腺前部腔静脉后软组织肿物，2.6cm×1.6cm×1.5cm。诊断双侧肾上腺占位，嗜铬细胞瘤可能。术前予酚苄明 15mg，每 8h 一次；硝苯地平 10mg，每 8h 一次；美托洛尔 12.5mg，每 12h 一次，共 4 周，血压、心率控制满意。2008 年 2 月 27 日于外院行双侧肾上腺占位切除术。术中见左肾上腺肿物约 5cm×4cm×3cm，完整切除；右肾上腺结节状肿物，最大者分别为 2.5cm×2cm×2cm、1.5cm×1.5cm×1cm，基本完全切除。术后病理：双侧肾上腺嗜铬细胞瘤，Ki-67 1%。术后症状缓解，复查 24h 尿 VMA 稍高于正常范围上限，腹部增强 CT 未见肿瘤残余,监测血压(105~114)/(70~75)mmHg。出院后未再服用抗高血压药,监测血压 120/80mmHg 左右,术后 2 年未再复查。2017 年起患者再发头痛,性质同前,发作频率逐渐增加,未监测血压,否认心悸、大汗、腹痛。2021 年 3 月因腰椎间盘突出症行 CT 检查发现胰腺尾部不规则软组织肿物,否认低血糖发作,否认反酸、胃灼热、腹泻。查腹部增强 CT 示胰尾、胰头多个结节影,动脉期病灶不均匀强化,腹膜后多发肿大淋巴结,明显强化,考虑胰腺神经内分泌肿瘤可能性大,右侧肾上腺区结节明显强化,动脉期肝左叶 S4 段明显强化高密度影。2021 年 4 月就诊于我院门诊,考虑嗜铬细胞瘤复发,胰腺神经内分泌肿瘤,VHL 病(von Hippel-Lindau disease)可能。为进一步明确诊治收入我科。

【既往史】

腰椎间盘突出症。

【个人史】

无特殊,未婚。

【家族史】

外公患高血压,74 岁时因脑梗死去世;外婆患高血压,68 岁因脑梗死去世;母亲 30 岁诊断高血压,最高血压 160/100mmHg,2 年前曾体检查腹部超声未见异常;父亲体健;一弟 20 岁,曾体检测血压正常;大姨患高血压、脑梗死;五姨患高血压(图 14-1)。

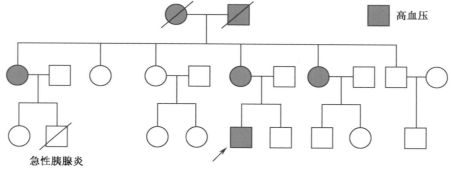

图 14-1　患者家系图

【入院查体】

身高 182.5cm,体重 89kg,BMI 26.7kg/m^2,卧位血压 130/79mmHg,心率 99 次 /min,立位血压 119/73mmHg,心率 139 次 /min,肢端温暖,腹部见横行手术瘢痕,长约 20cm,心脏、肺、腹部查体无特殊,双下肢无水肿。

【入院诊断】

① VHL 病可能;②双侧嗜铬细胞瘤切除术后,右侧嗜铬细胞瘤复发可能;③胰腺多发占位,胰腺神经内分泌肿瘤可能;④腰椎间盘突出症(L$_5$/S$_1$)。

【诊疗经过】

入院后完善检查,血常规:白细胞计数 5.25×10^9/L,中性粒细胞百分比 56.9%,血红蛋白 178g/L,血细胞比容(HCT)50.0%,血小板计数 263×10^9/L。尿常规+沉渣、肝肾功能、电解质、血脂均正常;UA 446μmol/L。肿瘤标志物 NSE 18.8ng/ml(≤16.3ng/ml),甲胎蛋白(AFP)、癌胚抗原(CEA)、CA19-9、CA72-4、CA242、ProGRP、Cyfra21-1 均在正常范围。嗜铬细胞瘤:3-甲氧基去甲肾上腺素(NMN)2.80nmol/L(<0.9),3-甲氧基肾上腺素(MN)0.01nmol/L(<0.5)。24h 尿儿茶酚胺 NE 383.4μg(<76.9μg),DA 612.7μg(<459.9μg),E 0.6μg(<11.0μg)。立位 PRA 2.05ng/(ml·h),AT-Ⅱ 85.58pg/ml,醛固酮(ALD)19.25ng/dl,血浆醛固酮与肾素活性比(ARR)9.4。24h 动态血压监测示全天平均血压 132/85mmHg,昼夜节律减弱。腹部增强 CT 示右侧肾上腺区高强化结节(1.9cm×1.7cm),嗜铬细胞瘤复发可能。生长抑素受体显像示右肾上腺区结节未见生长抑素受体表达。肾上腺髓质全身显像(MIBG)未见明显异常。病理科会诊:(双肾上腺肿物)形态倾向于嗜铬细胞瘤,诊断需结合免疫组化。胰腺神经内分泌肿瘤方面,糖化血清白蛋白(GA%)11.9%,HbA1c 5.2%,胰高血糖素、胃泌素均在正常范围,5h 口服葡萄糖耐量试验(OGTT)提示反应性低血糖。生长抑素受体显像示胰头及胰尾部生长抑素受体异常高表达灶。胰腺增强灌注 CT 示胰腺多发富血供占位伴点状钙化(胰头钩突多发结节,较大者 2.5cm×1.6cm,胰尾占位 6.6cm×6.0cm),肝脏多发动脉期稍高强化结节,腹膜后下腔静脉旁、左侧肾静脉周围多发富血供结节(图 14-2)。胰腺增强 MRI 示胰腺多发结节样异常强化病变,肝脏多发异常信号病变(大者位于右叶约 3.2cm×2.4cm)。考虑患者胰腺多发占位为无功能胰腺神经内分泌肿瘤可能,伴肝脏转移、腹膜后淋巴结转移(图 14-3)。

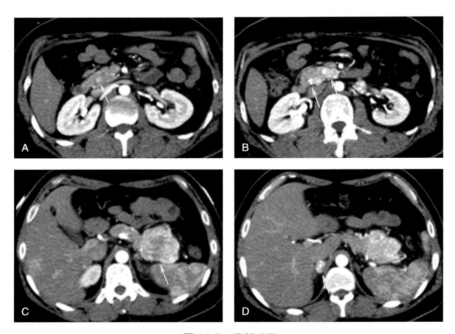

图 14-2 腹部 CT

胰腺多发富血供占位。A 和 B.胰头钩突多发结节;C.胰尾肿物;
D.右侧肾上腺区高强化结节;黄色箭头提示病灶部位。

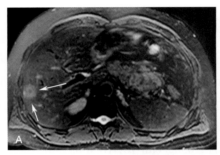
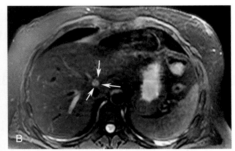
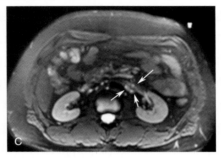

图 14-3　腹部 MRI

A 和 B. 肝脏多发异常信号病变；C. 腹膜后多发肿大淋巴结；白色箭头提示病灶部位。

　　VHL 病其他组分筛查 OCTA 示右眼视盘下方视网膜血管母细胞瘤。头及脊椎常规 MRI 示 T_2~T_6、T_7~T_8 椎间盘略膨出，L_5~S_1 椎间盘脱出可能。阴囊超声未见明显异常。纯音测听 + 声导抗未见明显异常。NGS 示 NM_000551.3（*VHL*）:c. 482G>A（p. Arg161Glu），可能致病突变。结合患者具有嗜铬细胞瘤、胰腺神经内分泌肿瘤和视网膜血管母细胞瘤及基因检测结果，考虑 VHL 病诊断明确。高血压并发症评估尿 ACR、心肌酶正常。大动脉超声和超声心动图未见明显异常。治疗：入院后予酚苄明 5mg，每 12h 一次起始，逐渐加量至 10mg，每 8h 一次维持，嘱患者多饮水，适当高钠饮食，每日入量 3 500~4 000ml，监测卧位血压（130~132）/（85~92）mmHg，心率 105~107 次 /min，立位血压（123~130）/（87~94）mmHg，心率 100~110 次 /min。因患者属罕见疾病，嗜铬细胞瘤术后复发，合并胰腺多发神经内分泌肿瘤伴多发远处转移，行有创操作风险高，后续治疗棘手、需多科协作，提请全院罕见病 MDT 会诊，共同制定后续治疗方案。

主治医师总结病例特点和主要诊断，提出会诊目的

内分泌科
段炼

患者为青年男性，11 岁起病，慢性病程，呈现多系统受累。①嗜铬细胞瘤（PHEO）：病初以头痛、血压升高起病，24h 尿儿茶酚胺升高、发现双侧肾上腺占位，予酚苄明准备后行双侧肾上腺占位切除，术后病理符合 PHEO、术后症状缓解。有高血压家族史。术后 13 年再次发现右肾上腺占位，查血、尿儿茶酚胺升高，考虑 PHEO 复发，给予酚苄明治疗，监测血压稳定。②胰腺占位：近期偶然发现胰腺多发占位、伴肝脏及腹腔淋巴结多发转移，生长抑素受体显像示胰头、胰尾生长抑素受体高表达病灶。考虑胰腺多发神经内分泌肿瘤（pNET），伴肝脏及淋巴结多发转移可能。

③眼底:此次筛查发现右视网膜血管母细胞瘤。综上,患者有上述多系统肿瘤,结合我院 NGS 示 NM_000551.3(*VHL*)c. 482G>A(p. Arg161Glu)基因突变,考虑 VHL 病诊断明确。会诊目的:本例患者 VHL 病诊断明确,目前双侧 PHEO 切除术后右侧复发、无功能多发 pNET 伴肝脏转移及腹膜后淋巴结转移、右视网膜血管母细胞瘤。后续治疗难点主要围绕各系统肿瘤的处理,包括①pNET 的处理:患者胰腺多发病灶且已有远处转移,若直接行手术治疗,患者获益、手术风险及术后长期生活质量会如何? 是否可以先行活检获取组织行病理学检查后给予全身治疗,再行手术切除? 如考虑第二种方案可行,活检部位(肝脏或胰腺)、全身治疗的药物方案及后续手术时机和方式该如何选择? ②右侧 PHEO 复发的处理:是选择手术切除,还是药物控制? 如果暂时不行手术切除,PHEO 对下一步病灶穿刺活检和胰腺手术是否有影响? ③视网膜血管母细胞瘤的具体处理方案。④指导后续监测与随访。

多学科会诊意见

内分泌科
童安莉

患者 VHL 病诊断明确,致病基因突变位点为 *VHL* 基因的 p. Arg161Glu 突变,为热点突变,与转移性 pNET 的发生相关。总结我院既往嗜铬细胞瘤患者中携带相同突变位点的患者共 6 例(不包括本例患者)、4 个家系,最早发病年龄为 10 岁,其中 6 例有双侧 PHEO,均给予手术切除,术后 1/6 例患者出现复发,其中 2/6 例有 PHEO 远处转移(1 例肝转移、1 例骨转移),其中 3/6 例合并 pNET。本例患者处理难点在于后续治疗方案的选择:①右肾上腺嗜铬细胞瘤复发,胰腺 CT 提示左侧肾门占位及下腔静脉内侧占位,为副神经节瘤好发部位,因此上述两个部位占位究竟为淋巴结转移或 PHEO 多发占位,还有待商榷。另外,PHEO 最常转移部位为肝、肺、骨及淋巴结,也有少部分患者可为单发肝脏转移,因此患者肝脏多发病灶究竟是 pNET,还是 PHEO 转移灶,还需进一步讨论。但结合患者为 PHEO 术后、胰腺病灶多发且体积大,目前倾向于肝脏病灶为 pNET 来源,最终需依赖病理明确。对于单纯 PHEO 复发后的治疗,首选手术,但本例患者特殊之处在于右侧复发病灶较小、目前血压可控,同时合并 pNET,因此对其是否行手术,还需结合 pNET 的治疗方式和远期预后综合考虑。②转移性 pNET 的治疗,目前对于 VHL 病转移性 pNET 治疗效果和预后的相关研究较少,治疗选择多参考散发性 pNET,包括手术及综合治疗。手术方面,对合并肝转移的 G_1/G_2 期无功能 pNET,视患者的肝转移灶特点制定手术方案,争取根治性手术;而对转移性的 G_3 期 pNET 及 pNEC,手术获益有限,若出现严重的肿瘤相关并发症(如出血、消化道梗阻、胆道梗阻)且保守治疗无效,可行姑息性手术。综合治疗包括①生物治疗:生长抑素类似物(somatostatin analogue,SSA)。②化疗:对于肿瘤分级较高、肿瘤负荷较大或疾病进展较快的转移性患者,优先推荐。对于 G_1/G_2 期 pNET,推荐使用替莫唑胺单药或联合方案治疗,优先推荐卡培他滨联合替莫唑胺(capecitabine and temozolomide,CAPTEM)方案;亦可尝试以链脲霉素为基础的联合化疗方案。对于 G_3 期 pNET,可尝试以替莫唑胺为基础的联合化疗方案。pNEC 患者,可选择以铂类为基础的联合化疗方案,如顺铂联合依托泊苷(EP)/ 表柔比星和环磷酰胺(EC)方案。③靶向治疗:依维莫司、舒尼替尼和索凡替尼。④肽受体介导的放射性核素治疗(Peptide radioreceptor therapy,PRRT):用于中、低级别的患者。⑤针对肝脏转移灶的局部治疗:包括经动脉栓塞治疗和消融治疗。综合上述讨论,若考虑同时兼顾 PHEO 及 pNET 的综合治疗,可能有效的治疗方案包括① SSA:对于 G_1/G_2 期 pNET 治疗有效,但对于 PHEO 的疗效并不确切,暂不作为首选。② PRRT:肝脏及肾上腺病灶均无生长抑素受体高表达,后续仍需根据 ^{68}Ga-DOTATATE-PET/CT 结果确定是否可采用。③化疗:包括替莫唑胺、EP 方案,根据我院治疗经验,替莫唑胺对部分 PHEO 治疗有效,而 EP 方案对于 PHEO 疗效不佳。④靶向治疗:包括依维莫司、舒尼替尼和索凡替尼,但根据既往个案报道,依维莫司对 PHEO 效果不佳,可考虑尝试舒尼替尼或索凡替尼。虽然有较多治疗选择,但以上治疗方法均未在 VHL 病转移性 pNET 患者中进行过研究,因此尚无最佳选择的证据,需结合多学科讨论意见及患者意愿选择治疗方案。综上,本例患者 VHL 病诊断明确,胰腺多发病灶伴远处转移,若直接手术治疗,难以达到 R0 切除、手术创伤较大,因此可考虑先行穿刺明确胰腺病灶病理,若病理符合 G_1 或 G_2 期,可试用全身治疗,待肿瘤缩小后再行手术;若为 G_3 期或 pNEC,则建议直接进行化疗。

放射科
朱亮
VHL 病患者的影像学评估检查目的包括两方面:一是明确受累脏器,二是评价瘤负荷,为后续的治疗和随访提供参考。本例患者近期在我院完善胰腺灌注 CT、胰腺增强 MRI 和肝区动态 MRI,结果如下。①胰腺灌注 CT:平扫可见胰腺及腹膜后多发病灶伴斑点状钙化,增强动脉期可见全胰多发结节状高强化灶,胰头及胰颈实质内见密集多发小病灶,较小者仅有数毫米;胰腺钩突和胰尾处病灶较大,最大者位于胰尾、已突破胰腺形成高强化肿块,上述富血供病灶符合 pNET 影像学特点。肝脏动脉期多发结节状高强化灶,较大病灶内可见肝动脉分支供血,提示血供丰富。结合既往手术病史,右肾上腺区病变考虑嗜铬细胞瘤复发可能性大。②胰腺灌注 MRI:前述 CT 可见的肝内富血供结节在 MRI 的 T2 加权像上均表现为稍高信号影,较大者位于肝右叶包膜下,信号相对混杂,与胰尾病灶影像特征类似,而不同于肾上腺区 T2 加权像高信号影,因此考虑肝内病灶与胰腺病灶关系更为密切,推测为 pNET 肝转移可能性更大。③肝区动态 MRI:肝脏内 3 个病灶均表现为富血供特征,动脉期强化达峰。

核医学科
霍力

患者在我院行生长抑素受体显像及 MIBG 检查,结果显示:①生长抑素受体显像可见胰头和胰体尾区生长抑素受体高表达,符合神经内分泌肿瘤特点;右侧肾上腺区、肝脏内、肾门处及腹主动脉旁结节均未见生长抑素受体表达,仅从生长抑素受体显像来看,肝内病灶是否为 pNET 转移来源尚存疑;但因 ^{99m}Tc 标记的核素显像分辨率较低,建议完善 ^{68}Ga-DOTATATE-PET/CT 评估肝脏转移灶与 pNET 的关系。② MIBG 是 PHEO 重要的定位检查,右肾上腺区结节未见摄取增高。但不能排除嗜铬细胞瘤可能,因为 MIBG 诊断 PHEO 的特异度接近 100%,而灵敏度约 80%,假阴性率达 13%~25%,除了与标记核素(^{131}I 或 ^{123}I)、设备分辨率及肿瘤体积有关外,还取决于肿瘤本身特性。导致 MIBG 假阴性的肿瘤特征包括双侧嗜铬细胞瘤、肾上腺外嗜铬细胞瘤(或称副神经节瘤)、嗜铬细胞瘤或副神经节瘤的转移病灶、*SDHx* 突变嗜铬细胞瘤(假阴性率>50%)及综合征相关嗜铬细胞瘤。约 60% 的 PHEO 病灶亦高表达 SSTR2 或 SSTR3,因此生长抑素受体显像可部分弥补 MIBG 显像的不足。本例患者右肾上腺区结节在生长抑素受体显像及 MIBG 显像上均无高摄取,亦可行 ^{68}Ga-DOTATATE-PET/CT 评估右侧肾上腺病灶性质。值得注意的是,核素显像并非特异性诊断,尚需结合临床证据。综上,本例患者胰腺多发病灶,结合生长抑素受体显像考虑 pNET 诊断较明确。但肝脏、腹膜后淋巴结病灶的性质尚不明确,建议完善 ^{68}Ga-DOTATATE-PET/CT 评估。右肾上腺病灶虽在 MIBG 上为阴性,结合临床特点,仍考虑 PHEO 复发可能性大。治疗方面,我科已在几例患者中尝试 PRRT 治疗,疗效尚可,后续若病情需要,亦可考虑。

病理科
吴焕文

①组织病理表现,VHL 病共同的组织病理学特点包括丰富的纤细血管网、胞质透亮,其原因与缺氧诱导因子(HIF)调控促血管生成的细胞因子表达有关。我院会诊患者外院手术病理切片示右侧肾上腺组织边缘见正常肾上腺皮质,其内可见 2 处明确肿瘤结节,结节间髓质可见增生;左侧肾上腺组织见单个大结节,其内可见退行性变的异型细胞。②基因检测方面,大部分 VHL 病呈常染色体显性遗传,约 20% VHL 病患者为 de novo 突变,在 65 岁及以上 VHL 病患者中,疾病外显率超过 90%。本例患者有高血压家族史,且基因突变丰度约 50%,支持患者的 *VHL* 基因突变为常染色体显性遗传。根据 ACMG 指南,该患者突变致病性预测为可能致病。最后,建议患者直系亲属行 *VHL* 基因胚系突变的二代测序以筛查是否为致病基因携带者。

泌尿外科
张玉石

患者双侧 PHEO 诊断明确,病初已行双侧肾上腺占位切除,但手术记录及病理均提示右侧肾上腺多发结节及髓质增生,目前考虑右侧 PHEO 复发。对于 PHEO 复发病灶,原则仍首选手术。但本例患者不建议目前手术治疗,其原因:①肿瘤体积较小(直径约 1.6cm),二次手术探查困难;②患者同时合并 pNET 伴多发远处转移,其对患者远期预后的影响较 PHEO 而言更大。对于合并 PHEO 患者,若行其他操作

113

或手术,可予酚苄明充分准备。综上,建议右侧肾上腺 PHEO 给予药物控制,定期随诊观察。

基本外科
刘乔飞

本例患者 pNET 病灶遍布全胰腺,诊断尚未明确之处在于:①肿瘤病理分期,其对手术时机和方式有重要的指导意义,若为胰腺神经内分泌癌并有肝脏转移,手术获益小。结合患者生长抑素受体显像阳性,目前倾向于 G_1/G_2 期,但仍建议穿刺明确 pNET 病理分期。②肝脏病灶在生长抑素受体显像与 pNET 不同,未见摄取增高,因此肝脏病灶究竟是 pNET 或是 PHEO 转移,尚需进一步明确。综上,建议进一步评估肝脏病灶的性质,若有条件,可取得胰腺病灶明确病理分期,若具备手术指征,我科可行手术治疗。

肝脏外科
桑新亭

患者 pNET 为全胰病变,若考虑直接手术,需行全胰切除。患者为青年男性,一般情况较好,若行全胰切除,将面临手术后生存质量下降、需终身采用胰岛素替代等治疗,且手术能否延长总生存时间、患者能否真正获益、患者及家属能否接受相关风险和不良预后,均需慎重考虑,建议先给予全身治疗后评估病情,再考虑是否手术。

消化内科
杨爱明

本例患者若需采用超声内镜获取病理组织,需考虑以下几点:①穿刺目的是为获取病灶组织明确病理分期,请肿瘤内科评估明确病理是否会改变后续诊疗方案的选择,若病理结果是为决定下一步诊疗方案,可考虑行超声内镜下穿刺。②穿刺部位选择,若淋巴结为 PHEO 转移,行淋巴结穿刺会刺激瘤体,可能导致高低血压交替、诱发嗜铬危象,建议穿刺前先完善 ^{68}Ga-DOTATATE-PET/CT 明确胰腺外转移病灶来源。若考虑淋巴结为 pNET 转移灶,超声内镜下可先穿刺淋巴结转移灶,再穿刺胰腺病灶。③穿刺标本量,由病理科决定所需标本量,我科再根据需求选择细针或粗针穿刺。

超声医学科
吕珂

评估胰腺及肝脏病灶超声引导下穿刺的可能性:①胰腺多发实性占位,胰体部病灶小且显示困难,难以经皮穿刺;胰尾病灶位置较深,血供丰富,内镜引导下穿刺更为安全。②肝脏右叶病灶紧邻肝被膜、血供丰富,不宜经皮穿刺;肝左叶病灶,前后径1.6cm,达到了超声引导下穿刺的最小径要求,可以实现穿刺,同意消化科意见,需充分评估穿刺的必要性。

肿瘤内科
李宁宁

同意内分泌科的意见,目前对于 VHL 病相关 pNET 合并转移的治疗经验有限且存在争议,仅有少数个案报道,多依据散发 pNET 治疗原则进行处理。结合患者临床表现和辅助检查,考虑无功能 pNET 合并肝脏及淋巴结转移可能。对于无功能 pNET 且不可完全切除病灶的患者,减瘤手术是否让患者获益仍存在争议;而对于多部位转移、生长速度快、组织级别高（G_3）的患者，建议以内科治疗为主。综合上述多科室讨论意见，本例患者有药物治疗指征，全身治疗的可能获益：①转化治疗，可能会提高后续手术切除率；②检验肿瘤生物学行为；③降低术后复发风险；④对 PHEO 可能亦有一定疗效。综上，对于后续诊疗方案建议：①根据肿瘤全身治疗的原则，尽量争取胰腺占位穿刺活检，明确病理诊断及分期。因患者同时合并PHEO，若顾虑可能的穿刺风险，在患者及家属充分知情及律师公证下，亦可在无明确病理诊断的情况下，根据临床特点按照 G_2 期尝试全身治疗。②全身药物治疗方案首选卡培他滨联合替莫唑胺，次选 TKI 治疗。③需向患者及家属充分交代全身治疗可能的不良反应和风险、疗效不确切、花费较高、转化治疗后不一定有手术机会等可能，在获取患者及家属充分知情下尝试全身治疗。

放射科
潘杰

①穿刺活检方面，对肝脏及胰腺病灶进行介入穿刺在技术上可以实现，但需由治疗科室充分评估是否有穿刺获取病理的必要性；本例患者行介入穿刺属高风险操作，应在患者及家属充分知情并能接受相关风险的情况下，再考虑介入下穿刺获取病理。②治疗方面，介入可作为局部治疗的辅助方案，若临床科室评估介入治疗可使患者获益，可考虑择期对肝脏病灶进行消融治疗。

麻醉科
申乐

本例患者为 PHEO 患者带瘤做非 PHEO 手术，根据我院既往 MEN2 患者带 PHEO 做甲状腺髓样癌手术的回顾，术中发生高低血压交替可能性较小，但在麻醉诱导及苏醒阶段，患者必然会经历循环剧烈波动，麻醉风险高。本例患者合并 PHEO 且血、尿儿茶酚胺水平高，若患者暂时不处理 PHEO 的情况下行任何有创操作或手术，其麻醉、动静脉穿刺、术后恢复等均存在极高风险。因此从麻醉管理角度分析，仍建议先处理 PHEO 病灶后再考虑后续有创操作或手术治疗。

眼科
吴婵

①诊断方面，患者不仅有右眼视网膜血管母细胞瘤，眼底荧光造影可见左眼视网膜周边毛细血管瘤，为早期的视网膜血管母细胞瘤病灶，因此本例患者为双眼视网膜毛细血管瘤（RCH）、右眼近视神经盘毛细血管瘤（JCH）。②治疗方面，右眼 JCH 因病灶靠近视神经盘，治疗困难、预后较差。患者目前视力尚可，可暂继续观察，若出现视力下降，后续可尝试光动力疗法或联合抗 VEGF 治疗，但疗效可能有限。左眼周边部 RCH 建议择期行激光治疗。

心内科
朱文玲

嗜铬细胞瘤患者拟行有创操作，建议静息状态下心率控制目标<90 次 /min，收缩压<160mmHg。本例患者血压已达标，但心率仍较快，建议加用依伐布雷定控制心室率，且不会影响血压及心肌收缩力，药物剂量 5mg，每日 2 次口服。

多学科会诊意见总结

患者目前脑 VHL 病诊断明确,继续酚苄明治疗、加用依伐布雷定控制心室率,进一步完善 ^{68}Ga-DOTATATE-PET/CT 明确肝脏病变及淋巴结转移灶来源。后续诊疗方案选择、获益和相关风险需要与患者及家属充分沟通,倾向于先行全身治疗后,再评估是否有进一步手术或介入治疗的可能。若患者同意先采用全身治疗,因合并 PHEO 行病变穿刺风险高,需充分与患者及家属交代穿刺的必要性和相关风险,根据其意愿决定是否行穿刺获取组织病理诊断。

结局与转归

向患者及家属交代病情及罕见病 MDT 会诊意见,患者及家属对穿刺活检风险顾虑较大,同意先行 ^{68}Ga-DOTATATE-PET/CT 评估肝脏病变和淋巴结转移灶性质,要求不做穿刺活检、按照临床诊断尝试全身治疗后再评估手术时机和风险。

2021 年 6 月和 7 月在我院眼科行左眼周边视网膜毛细血管瘤激光治疗 2 次,11 月复查眼底提示瘤体已萎缩,双眼视力较稳定。

2021 年 6 月患者接受 ^{68}Ga-NODADG-LM3-PET/CT 检查,结果提示胰腺钩突和胰尾部多发生长抑素受体高表达病灶,SUV_{max} 48.7,肝内可见数个放射性摄取增高灶,SUV_{max} 28.9,考虑 pNET 伴发肝内多发转移。右肾上腺结节未见明显生长抑素受体表达。

患者明确有多发 pNET 合并肝转移,根据临床特征和 PET/CT 结果,按照 G_2 分期于 2021 年 7 月在肿瘤内科行全身治疗,具体方案:卡培他滨 1.5g,2 次 /d,d1~14;替莫唑胺 400mg,1 次 /d,d10~14,每 28d 一疗程。药物治疗过程较顺利,患者耐受可。2021 年 11 月复查胰腺增强 MRI 提示胰腺多发病灶大致同前,肝脏多发病灶,部分较前增大;右肾上腺病变和腹膜后肿大淋巴结大致同前。建议换用舒尼替尼或索凡替尼治疗。患者已自行停用伊伐布雷定,目前规律服用酚苄明 20~30mg/d,监测血压(130~140)/(90~100)mmHg,活动后心率 80~90 次 /min,否认头痛、心悸、多汗等不适,体重较稳定。

专家点评　本例患者青少年期起病,表现多系统受累,包括双侧肾上腺 PHEO 术后复发,近期发现多发 pNET 伴肝脏及淋巴结多发转移,筛查发现双侧视网膜血管母细胞瘤,结合基因突变检测结果,目前 VHL 病诊断明确。患者在第一次肾上腺手术后未长期规律复查,本次就诊时已有右肾上腺 PHEO 复发,同时合并多发 pNET 和远处转移,因此提醒临床医师对于起病年龄早的双侧 PHEO 患者,应重视遗传性疾病的病因筛查,若能早期诊断遗传性疾病,应依据病因和可能的受累器官定期给予功能和影像学评估,帮助患者早期发现受累器官并给予综合治疗,改善患者远期预后。本例患者治疗难点为后续治疗方案选择,如何在治疗多系统病变同时,尽可能延长患者生存期并改善其生活质量。目前对于 VHL 病相关转移性 pNET 治疗效果和预后的研究较少,应根据肿瘤大小,累及范围、生长速度和基因突变类型选择个体化治疗方案,同时还要兼顾患者和家属的治疗意愿。

疾病相关文献回顾

VHL 病是一种常染色体显性遗传综合征(OMIM 193300),新生儿发病率约为 1/36 000,表现为多器官肿瘤综合征,包括中枢神经系统血管母细胞瘤、视网膜血管母细胞瘤、肾癌或肾囊肿、胰腺肿瘤或囊肿、肾上腺嗜铬细胞瘤(pheochromocytoma,PHEO)、内耳淋巴囊肿瘤和生殖系统囊肿等病变[1]。

VHL 病的致病基因为 *VHL* 基因,定位于染色体 3p25-26,为抑癌基因,编码 pVHL,其主要作用为介导缺氧诱导因子(Hypoxia inducible factor,HIF)的降解来调控细胞因子转录。VHL 病临床表现多样,不同器官肿瘤的发病年龄及概率有不同。根据《2018 年中国 VHL 病诊治专家共识》,当疑似患者符合以下条件时可临床诊断 VHL 病:①有明确家族史,存在以上 7 种肿瘤之一即可诊断;②无家族史,患者出现至少两个血管母细胞瘤或者一个血管母细胞瘤加上上述 7 种肿瘤之一即可诊断;目前认为基因诊断是确诊 VHL 病的金标准[2]。

VHL 病相关的 PHEO 发生率为 10%~20%,平均发病年龄 30 岁(5~58 岁),多为双侧发生、呈多灶性特点且恶性率低,治疗与单发 PHEO 相同,首选手术切除,术前需充分药物准备,术后需监测血、尿儿茶酚胺,定期复查腹部影像学[3]。VHL 病相关的胰腺病变(囊肿和 NET)发生率为 25%~75%,pNET 发生风险为 10%~17%,平均发病年龄 37 岁,最早 16 岁发病。其中 8% 的 pNET 为恶性并发生转移,*VHL* 第 3 外显子基因突变与转移性 pNET 有关[4]。VHL 病相关 pNET 的手术指征为肿瘤>3cm 或肿瘤倍增时间<500d,而由于 *VHL* 基因 3 号外显子突变的 pNET 转移风险更高,可将手术指征放宽至 2cm。视网膜血管母细胞瘤在 VHL 病中发生率为 49%~62%,平均发病年龄 25 岁(1~67 岁),5%~8% 患者会因此出现严重视力下降甚至失明。治疗方式包括激光光凝、冷冻或抗血管生成药物治疗等,需每年进行眼科检查[5-7]。因 VHL 病有多器官受累特点且各器官肿瘤好发年龄不一,因此需要密切监测,其筛查方案及频率根据不同年龄阶段分层决定。

(段 炼 童安莉)

参考文献

[1] 北京医学会罕见病分会 . 中国 von Hippel-Lindau 病诊治专家共识 [J]. 中华医学杂志 , 2018, 98 (28): 2220-2224.

[2] CHITTIBOINA P, LONSER R R. Von Hippel-Lindau disease [J]. Handb Clin Neurol, 2015, 132: 139-156.

[3] VARSHNEY N, KEBEDE A A, OWUSU-DAPAAH H, et al. A review of von Hippel-Lindau syndrome [J]. J Kidney Cancer VHL, 2017, 4 (3): 20-29.

[4] MAHER E R, NEUMANN H P, RICHARD S. Von Hippel-Lindau disease: A clinical and scientific review [J]. Eur J Hum Genet, 2011, 19 (6): 617-623.

[5] FINDEIS-HOSEY J J, MCMAHON K Q, FINDEIS S K. Von Hippel-Lindau disease [J]. J Pediatr Genet, 2016, 5

(2): 116-123.

[6] GOSSAGE L, EISEN T, MAHER E R. VHL: The story of a tumour suppressor gene [J]. Nat Rev Cancer, 2015, 15 (1): 55-64.

[7] TIROSH A, SADOWSKI S M, LINEHAN W M, et al. Association of VHL genotype with pancreatic neuroendocrine tumor phenotype in patients with von Hippel-Lindau disease [J]. JAMA Oncol, 2018, 4 (1): 124-126.

15 "长不高"的女孩

专家导读   9 岁青少年女性,身高和 6 岁妹妹类似,伴有特殊面容和慢性淋巴细胞性甲状腺炎病史,是特纳综合征? 还是其他染色体异常? 该如何帮助这类患者改善生长速度? 后续治疗有何风险? 又该如何决策? 让我们一起去伪存真,寻找背后的秘密。

病例介绍

【患者】   女,9 岁 0 个月。

【主诉】   生长速度减慢 2 年余。

【现病史】

患者自 7 岁起生长速度明显减慢,身高逐步落后于同龄人(表 15-1)。2019 年 3 月 12 日于当地医院行外周血染色体核型分析:46,X,inv(X)(p22.3p11.4)。2020 年 10 月于当地医院体检查甲状腺功能,诊断为"甲状腺功能减退症(甲减)",甲状腺功能具体数值不详,无乏力、怕冷,规律使用左甲状腺素钠片 50μg,每日 1 次治疗至今。2021 年 3 月 22 日于当地医院进一步行外周血高通量测序:dup(7)(p22.3-p14.1),约 38.22Mb,del(X)(p22.33-p11.3),约 42.58Mb,其余检查结果不详,未予进一步处理。否认头痛、视力及视野改变;否认骨痛、腰痛、关节痛;否认口渴、多饮、多尿;否认心悸、胸痛;否认恶心、腹泻、反酸;否认尿频、尿急、血尿;否认甲巯咪唑、丙硫氧嘧啶、碘-131 等药物应用史。患者为求进一步诊治就诊于我院内分泌科门诊,来诊时未见乳房发育,无阴道分泌物,月经未来潮。平时学习成绩较差,于外院行韦氏智力量表:IQ 86 分;语文成绩尚可,交流顺畅,爱与人交往;数学能力较差,计算能力和逻辑思维较差。食欲可,运动量可,睡眠每日 8h,睡眠质量好,夜尿 0 次。排便 1 次/d,小便无特殊,体重无明显变化。平时不易生病。

表 15-1　近 5 年身高、体重记录表

日期	身高 /cm	体重 /kg	测量地点
2016 年 5 月	104.1（略高于 P50）	17.0	社区医院
2020 年 9 月	124.0（略低于 P10）	28.5	社区医院
2021 年 5 月 14 日	126.4（略低于 P10）	28.0	北京协和医院

注：近 8 个月身高增长 2.4cm，计算生长速度为 3.6cm/ 年。

【个人史】

患者为第四胎第二产，36^{+2} 剖宫产，出生体重 2.6kg，出生身长 52cm。出生时无窒息缺氧史。父亲 42 岁、母亲 40 岁时怀孕，母亲妊娠 28 周时曾于外院行脐血染色体核型分析：46，X，inv（X）（p11p22）。父母非近亲结婚，母亲不良妊娠史（1 流产、1 死胎），孕期无毒物、放射性物质接触史。人工喂养，无喂养困难。4 个月会抬头，6 个月出牙，15 个月会走路，目前大运动发育尚可。

【既往史】

1 岁时患水痘，后治愈好转。否认食物、药物过敏史，否认高热惊厥史、头颅外伤史、手术史、肝炎史，按时完成预防接种。

【家族史】

父亲身高 188cm，体健。母亲身高 168cm，体健。兄 18 岁，身高 185cm，体健。妹 6 岁 6 个月，身高 126cm，体健。计算患者遗传靶身高 171.5cm。

【入院查体】

身高 126.4cm（略低于 P10），体重 28.5kg（约中位数水平），BMI 17.81kg/m^2，指间距 126cm。面部多痣，高宽前额（±），眼距稍宽，内眦赘皮，耳位低，低宽鼻梁，腭弓不高，下颌稍后缩，后发际不低，颈蹼（±），颈部未见黑棘皮征。甲状腺Ⅰ度肿大，皮肤较干，脊柱无侧弯，双手提携角增大，左手通贯掌，双下肢不肿。双乳Ⅰ期，乳距 14cm，阴毛Ⅰ期。

【诊治经过】

血常规：白细胞计数 7.45×10^9/L，红细胞计数 4.9×10^{12}/L，血小板计数 249×10^9/L，Hb 145g/L；生化：ALT 11U/L，ALB 44g/L，Cr（E）50μmol/L，Urea 4.79mmol/L，K^+ 4.4mmol/L，Glu 4.2mmol/L，Ca^{2+} 2.35mmol/L，P 1.6mmol/L，TC 3.91mmol/L，TG 1.11mmol/L，HDL-C 1.41mmol/L，LDL-C 2.04mmol/L；内分泌：IGF 1 189ng/ml，F（8am）7.0μg/dl，ACTH 19.7pg/ml，PTH 21.4pg/ml，甲状腺功能：FT_3 4.33pg/ml，FT_4 1.86ng/dl，TSH 5.36μIU/ml↑，甲状腺球蛋白抗体（TgAb）>4 000IU/ml↑，抗甲状腺过氧化物酶抗体（TPOAb）>600IU/ml↑，促甲状腺素受体抗体（TRAb）3.78IU/L↑，性激素：FSH 8.63IU/L，LH 0.09IU/L，E2 19pg/ml，T<7ng/ml，PRL 4.96ng/ml；免疫：抗核抗体谱（17 项）：阴性；肿瘤：AFP 1.6ng/ml，CEA 1.4ng/ml，CA12-5 11.4U/ml，人绒毛膜促性腺激素（β-HCG）<0.1IU/L；头颅 MRI：垂体未见明显异常

(图 15-1)。甲状腺超声：甲状腺弥漫性病变，甲状腺右叶 5.3cm×1.7cm×1.7cm，左叶 5.0cm×1.8cm×1.7cm，峡部 0.5cm；甲状腺腺体回声减低、不均，内见片状低回声及条索样中高回声，CDFI 见腺体内血流信号丰富。超声心动图：左房增大，主动脉瓣增厚，冠状静脉窦扩张，卵圆孔未闭可能性大。子宫双附件超声：子宫、卵巢体积小。子宫 1.4cm×0.9cm×0.5cm，内膜似可见，宫颈长 1.2cm，肌层回声均匀。左侧卵巢 1.4cm×1.0cm，右侧卵巢 1.7cm×0.6cm，双附件区未见明确囊实性包块。盆腔未见明显游离液性暗区。骨龄：8~9 岁（图 15-2）。腹部超声与脊柱正侧位相未见明显异常。染色体：患者既往核型结果与测序结果不一致，于我院行血染色体荧光原位杂交（FISH）检查进一步明确病因，结果提示（图 15-3）：6，X，der（X）t（X；7）（p11.3 ；p14.1）。为明确患者染色体异常来源，完善患者父母 FISH 检查：父亲核型 46，XY，母亲核型 46，XX。观察患者 3 个月生长速度：2021 年 8 月 25 日（社区医院）身高 127.3cm，体重 28kg，近 3 个月身高增长 0.9cm，计算生长速度约 3.6cm/ 年。考虑为特纳综合征，7p 部分三体综合征。治疗：排除禁忌证后，于 2021 年 8 月 29 日启动重组人生长激素（rhGH）治疗，予 rhGH 4.5U，每晚一次，皮下注射。左甲状腺素钠片剂量调整为周一至周五 50μg，每日 1 次；周六、周日 75μg，每日 1 次。定期监测生长速度和甲状腺功能，每 3 个月随访评估治疗可能获益与潜在风险，根据患者情况调整药量。

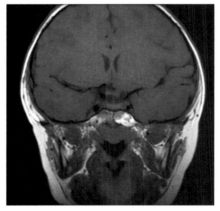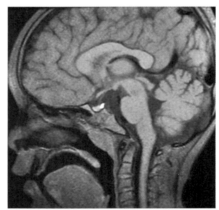

图 15-1　垂体 MRI 正侧位
提示垂体未见明显异常。

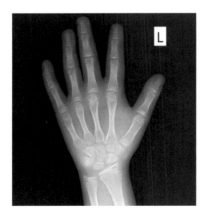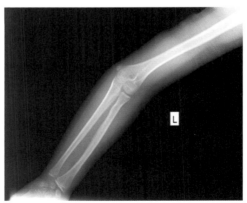

图 15-2　手、肘部骨龄测定
提示骨龄与实际年龄基本相符。

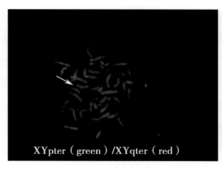 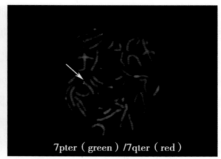

XYpter（green）/XYqter（red）　　　7pter（green）/7qter（red）

图 15-3　患者 FISH 结果

提示 7 号染色短臂与 X 染色体短臂不平衡易位。

【目前诊断】

特纳综合征,7p 部分三体综合征;慢性淋巴细胞性甲状腺炎,亚临床甲状腺功能减退;左房增大,主动脉瓣增厚,冠状静脉窦扩张,卵圆孔未闭可能性大。

主治医师总结病例特点和主要诊断,提出会诊目的

内分泌科
陈适

患者为青少年女性,近 2 年生长速度明显减慢,身高矮于遗传身高,同时伴有颅面异常、亚临床甲减和心脏结构异常。完善核型检查提示 7 号染色与 X 染色体不平衡易位,特纳综合征和 7p 部分三体诊断明确。患者目前主要诉求是:能否使用生长激素治疗改善生长速度? 生长激素治疗的适应证方面,患者 7p 三体,X 染色体长臂缺失,故 X 染色体上的 *SHOX* 基因单倍剂量不足,符合生长激素治疗适应证。生长激素治疗禁忌证方面,主要是现存肿瘤或恶性肿瘤倾向,本病例与特纳综合征患者最大的区别在于 7p 部分三体,详细检索 7p 部分三体综合征相关文献后,未发现本病例易患肿瘤的证据。充分知情同意后启动生长激素治疗,治疗后 2 个月身高增长 1.2cm,年生长速度约 7.2cm,较前明显改善。会诊目的:进一步明确诊断,制订全生命周期的诊疗计划,着重解决患者目前生长发育迟缓的问题,并讨论其学习能力较差与未来生育方面等问题。

多学科会诊意见

放射科
冯逢

患者近期于我院完善相关影像学检查,垂体 MRI 提示垂体大小与年龄基本相符,未见明显异常。骨龄 8~9 岁,与生理年龄基本相符;脊柱相和骨盆相未见明显异常。建议在后续随访中持续监测相关影像学检查。

超声医学科
张璟

患者近期于我院完善超声检查,甲状腺超声提示弥漫性病变,结合甲状腺自身抗体升高,符合慢性淋巴细胞性甲状腺炎。子宫双附件超声提示子宫、卵巢体积小,尚

未见卵泡发育,建议在后续诊治中定期监测子宫、卵巢发育进展与变化。特纳综合征患者常伴有血管方面异常,建议在随访中通过颈动脉血管超声监测血管情况。

产科遗传
郝娜

患者外院染色体核型与高通量测序结果不一致,于我院行 FISH,提示 46,X,der (X)t(X;7)(p11.3;p14.1),父母核型正常。

产科遗传
蒋宇林

患者分子诊断明确,属广义特纳综合征,患者临床表现与特纳综合征表型基本相符。

妇科内分泌
田秦杰

患者符合特纳综合征的特点。结合患者病情及家属诉求:生育方面,结合目前子宫双附件超声与性激素水平,提示目前患者卵巢功能基本正常,但未来发生卵巢早衰的风险较大,建议后续随访中定期监测子宫、双附件超声与性激素水平。若患者有生育需求,可考虑在卵巢早衰前将卵巢组织冻存,有生育需求时移植回体内。若卵巢功能下降,子宫发育较好,可考虑接受赠卵行辅助生殖技术。少部分染色体异常患者可自行生育,但产生异常胚胎可能性仍较大。生长发育方面,特纳综合征患者在未接受治疗时平均身高 142cm,若患者有生长缓慢,可考虑 rhGH 治疗。安全性方面,建议验证异常染色体是否包括 *SRY* 基因,进一步排除性腺母细胞瘤的风险。

儿科
邱正庆

患者生长发育速度缓慢,可考虑使用 rhGH 治疗改善身高。若有生育需求,在条件允许的情况下可考虑卵巢组织冷冻等方式,但后续生育可能需要完善胚胎植入前的筛查等。

心内科
张丽华

患者近期于我院行超声心动图提示,存在冠状静脉窦扩张、卵圆孔未闭,考虑为先天性心脏病,建议随访观察;左心房大、主动脉瓣增厚,若无血流动力学改变,以随访观察为主,暂无须干预。rhGH 治疗对患者目前的心脏异常影响不大。

皮肤科
王涛

患者色素痣较多,建议加强患者及家属的健康教育,嘱患者及家属注意观察色素痣变化情况。若色素痣较大,合并白癜风风险增大。若患者出现指甲变薄,注意避免嵌甲。

临床营养科
李融融

患者今后患糖尿病等内分泌代谢疾病风险较大,建议在随访中加强教育,改善生活习惯,保证优质营养摄入。

心理医学科
洪霞

患者智商,IQ 86 在正常范围内,但存在学习能力较差和轻度注意力集中障碍,若患者后续出现较严重的学习能力障碍或注意力缺陷,可考虑药物干预。

骨科 吴志宏	患者存在轻度双肩不等高,建议后续随访中密切监测脊柱生长发育情况,必要时可以通过护具矫正。
骨科 吴南	患者目前存在轻度脊柱侧弯,在患者生长速度较快时可能会进一步加重,建议密切随访。建议患者在 rhGH 治疗中密切监测肿瘤风险。
基础医学 研究所 陈阳	可考虑完善基因组学检查,进一步明确基因型与临床表型的关系。

多学科会诊意见总结

患者特纳综合征诊断明确,同时合并 7p 三体综合征。生长迟缓方面,可考虑 rhGH 治疗,治疗期间持续监测治疗效果与安全性,可考虑完善相关检查排除 *SRY* 基因。随访过程中应监测子宫、卵巢变化及性激素水平,如有生育需求,在条件允许的情况下可考虑卵巢组织冷冻等技术,妇科内分泌随诊。随访过程中监测甲状腺功能和脊柱情况,定期复查心脏超声、肾脏超声和颈动脉超声等。注意营养均衡,加强患者教育。若后续出现较严重的学习能力障碍或注意力缺陷,心理医学科随诊,必要时可考虑干预治疗。

结局与转归

启动治疗后 3 个月复诊,患者无明显不适,复查肝功能、肾功能、血脂四项、糖代谢指标、肿瘤标志物等均在正常范围内,复查骨龄与实际年龄基本相等。监测生长速度:2021 年 11 月 28 日身高 130.3cm,体重 29kg,治疗后 3 个月身高增长 3.0cm,计算生长速度约 12.0cm/ 年,较前明显改善。监测甲状腺功能:FT_3 4.30pg/ml,FT_4 1.43ng/dl,TSH 4.158μIU/ml,甲状腺功能基本正常。

专家点评　患者为青少年女性,9 岁 0 个月。患者自 7 岁起生长速度明显减慢,生长速度为 3~4cm/ 年。患者有面部多痣、内眦赘皮、低耳位、肘外翻等体征,有慢性淋巴细胞性甲状腺炎病史。进一步完善染色体检查提示核型为 46,X,der(X)t(X;7)(p11.3;p14.1),即常染色体与 X 染色体短臂不平衡易位导致 Xp 上大片段单倍剂量不足。至此,患者特纳综合征、7p 部分三体综合征诊断明确。X 染色体短臂上存在 *SHOX* 等基因,单倍剂量不足将引起患者身材矮小,下一步应考虑是否行 rhGH 治疗。系统复习文献评估本病例肿瘤风险,发现该患者常染色体异常部分(7p22.3-p14.1)有已明确功能的基因 68 个,涉及表型 94 种,逐一核对排除表达量增高会增加肿瘤风险的基因。排除禁忌证后,予 rhGH 4.5U 每晚一次,皮下注射,左甲状腺素钠片 50μg,每日 1 次,d1~5,75μg,每日 1 次,d6~7,每周 1 次。用药 3 个月后身高增长 3.0cm,计算年生长速度约 12.0cm/ 年,甲状腺功能基本正常,无明显不良反应。后续治疗中定期监测生长速度及甲状腺功能,及时调整药量。

疾病相关文献回顾

特纳综合征(Turner syndrome,TS)是由于 X 染色体数目或结构异常引起的一种疾病,在活产女婴中发病率为 1/2 500~1/2 000,是最常见的性染色体疾病和儿童内分泌遗传代谢疾病之一[1-2]。特纳综合征患者主要临床表现为身材矮小、性腺发育异常及其他多系统表现,包括先天性心血管疾病、泌尿系畸形及功能异常、自身免疫系统疾病及不同程度的脑发育异常与非语言性认知功能障碍等[3]。大部分的特纳综合征患者有身材矮小的表现,未经治疗的特纳综合征患者成年终身高一般在 150cm 以下[4]。患者常有小下颌、高腭弓、盾状胸、肘外翻、膝外翻、颈蹼、后发际线低、脊柱异常等躯体畸形[3]。目前认为,rhGH 治疗可改善特纳综合征患者的成年终身高[3],接受 rhGH 治疗的患者身高可改善 5~15cm[5],其疗效与诊断年龄、起始治疗年龄、是否坚持治疗等因素有关。

7p 部分三体综合征(partial trisomy 7p syndrome)是由于 7 号染色体短臂部分重复导致的疾病,可同时合并其他染色体异常,是一种罕见的染色体疾病[6]。7 号染色体短臂上存在 *TWIST*、*MEOX2*、*GLI3* 等基因,7p 部分三体综合征患者的临床表现多样,可能与 7p 重复的片段不同有关[7]。7p 部分三体综合征患者常见的临床表现包括生长发育迟缓、颅面畸形和其他多系统表现,包括心血管结构异常、骨关节系统畸形、肌张力减退、掌纹异常等。常见的颅面畸形包括小头畸形、宽前囟门、高宽前额、宽眼距、低位耳、高腭弓、腭裂等[6-8]。目前尚无此类患者治疗情况的文献报道。

(周智博　陈 适)

参考文献

[1] 中华医学会内分泌学分会性腺学组 . 特纳综合征诊治专家共识 [J]. 中华内分泌代谢杂志 , 2018, 34 (3): 181-186.

[2] BERNARD V, DONADILLE B, LE POULENNEC T, et al. Management of endocrine disease: Transition of care for young adult patients with Turner syndrome [J]. Eur J Endocrinol, 2019, 180 (1): R1-R7.

[3] GRAVHOLT C H, ANDERSEN N H, CONWAY G S, et al. International Turner Syndrome Consensus Group. Clinical practice guidelines for the care of girls and women with Turner syndrome: Proceedings from the 2016 Cincinnati International Turner Syndrome Meeting [J]. Eur J Endocrinol, 2017, 177 (3): G1-G70.

[4] RANKE M B, PFLÜGER H, ROSENDAHL W, et al. Turner syndrome: Spontaneous growth in 150 cases and review of the literature [J]. Eur J Pediatr, 1983, 141 (2): 81-88.

[5] VAN PAREREN Y K, DE MUINCK KEIZER-SCHRAMA S M, STIJNEN T, et al. Final height in girls with turner syndrome after long-term growth hormone treatment in three dosages and low dose estrogens [J]. J Clin Endocrinol Metab, 2003, 88 (3): 1119-1125.

[6] PAPADOPOULOU E, SIFAKIS S, SARRI C, et al. A report of pure 7p duplication syndrome and review of the literature [J]. Am J Med Genet A, 2006, 140 (24): 2802-2806.

[7] MÉGARBANÉ A, LE LORC'H M, ELGHEZAL H, et al. Pure partial 7p trisomy including the TWIST, HOXA, and GLI3 genes [J]. J Med Genet, 2001, 38 (3): 178-182.

[8] REISH O, BERRY S A, DEWALD G, et al. Duplication of 7p: further delineation of the phenotype and restriction of the critical region to the distal part of the short arm [J]. Am J Med Genet, 1996, 61 (1): 21-25.

16 引起全身多发肿瘤的 "幕后黑手"

专家导读　72 岁的老年女性,近 20 年先后诊断了胃泌素瘤、垂体瘤、甲状旁腺腺瘤,每一种肿瘤分泌不同的激素,引起了临床各种各样的症状,甚至严重的并发症,患者先后接受了手术、药物等治疗,患者与多种肿瘤抗争多年,病情进展,近期又发现了乳腺占位性病变。患者患有多个内分泌肿瘤背后到底潜藏着什么样的病因? 后续的治疗又该如何决策? 协和罕见病 MDT 从临床出发,追溯病源,多学科探讨,为患者寻找生机。

病例介绍

【患者】　女,72 岁。

【主诉】　反复呕吐 20 余年,加重 3 个月。

【现病史】

患者于 1998 年起无诱因反复出现恶心、呕吐,呕吐物为胃内容物,伴反酸、胸骨后烧灼样痛,无腹胀、脂肪泻、无黑便、呕血等症状,外院胃镜提示胃溃疡、反流性食管炎,予保守治疗。2010 年 5 月行腹部 CT 发现胰腺占位,进一步评估发现甲状旁腺占位、血钙升高、泌尿系结石及垂体占位。胰腺占位方面:2010 年 11 月行胰腺 MR,胰腺头颈部多发血供实性占位,肿瘤可能性大。2010 年 12 月行胰腺占位摘除术,术中见胰颈下方类圆形肿物,5cm × 4cm,予完整切除肿物。术后我院病理会诊:胰腺神经内分泌肿瘤（G_2）,Ki-67 约 3%（未做 GAS 染色）。术后患者恶心、呕吐、反酸明显减轻。2011 年 3 月起再次出现恶心、非喷射性呕吐,呕吐物为咖啡样物质,每 2~3 个月发作 1 次。2012 年 2 月查血促胃液素 48.4pg/ml,胰高血糖素（–）。行生长抑素受体（图 16-1）显像:十二指肠降部右侧、胰头右上方及下方多发生长抑素受体高表达病灶,考虑胰腺多发神经内分泌肿瘤。此后多次复查胰腺影像学示胰头周围多发占位,缓慢增大(图 16-2):3.0cm×5.0cm(2012 年 6 月)→5.0cm×3.2cm(2013 年 3 月)→4.2cm×3.7cm(2014 年 10 月)→6.6cm×4.0cm(2015 年)→8.0cm×5.7cm(2017 年 8 月)→9.2cm×6.6cm(2019 年 11 月)。此后长期口服兰索拉唑、铝碳酸镁咀嚼片、吗丁啉,仍间断恶心、呕吐。2015 年起监测发现促胃液素水平逐渐升高:134.3pg/ml(2015 年 11 月)→3 205pg/ml(2018 年 1 月)→6 205pg/ml(2019 年 11 月)。2018 年 1 月起上述症状明显加重,2019 年 11 月予醋酸奥曲肽微球 20mg,肌内注射,每月一次 ×7 个月,治疗期间复查血促胃液素缓慢下降:4 093pg/ml(2020 年 1 月)→983pg/ml(2020 年 6 月)。2020 年 7 月患者腹痛较前加重,间断出现呕血、黑便,生长抑素受体显像:胰头颈部多发生长抑素受体表达异常增高灶,神经内分泌肿瘤可能性大,伴周围淋巴结转移;纵隔、肠系膜根部、腹膜后多发转移淋巴结;心室壁表面生长抑素受体高表达结节,心包转移可能。超声心动图:左房增大、主动脉瓣退行性变、轻度主动脉瓣关闭不全、左室松弛功能减低。胃镜:食管裂孔疝,十二指肠球后溃疡出血(Forrest Ⅰb)。予多枚钛夹夹闭止血及禁食水、静脉质子泵抑制剂(PPI)静脉抑酸、间断输血及补铁治疗,复查血红蛋白升至 79g/L,复查胃镜示球后前壁溃疡愈合后挛缩,局部狭窄明显。患者口服艾司奥美拉唑镁肠溶片、铝碳酸镁咀嚼片,仍有恶心、反酸、食量下降,因消化道症状重,自行停用奥曲肽。2020 年 11 月复查评估:促胃液素 16 303pg/ml。上消化道造影:十二指肠球部以远充盈缺损,占位可能;腹盆 CT 平扫:胰腺头颈部多发占位,最大者位于胰颈上缘(89mm×65mm);病变局部与十二指肠降段紧邻、分界欠清。患者及家属拒绝进一步手术治疗。2020 年 11 月 23 日行空肠营养管置入术,逐步过渡饮食,消化道症状明显改善。继续予醋酸奥曲肽微球 20mg,每月一次治疗,2020 年 12 月 4 日复查血促胃液素 1 757pg/ml。甲状旁腺方面:2012 年 1 月起患者多次查血钙 2.8~2.9mmol/L(2.10~2.60mmol/L),PTH 222.8pg/ml(6~80pg/ml),否认腰痛、四肢麻木、抽搐、软瘫、骨痛。完善颈部 CT 提示"甲状旁腺腺瘤"。完善泌尿系 CT:右侧肾盂、肾盏扩张积水,右侧下部肾盏、右肾盂及输尿管上端多发结石。骨密度:L_1~L_4 T 值 −3.8。2012 年 1 月 13 日于外院行甲状旁腺腺瘤切除术(2/4 个甲状旁腺),术后病理符合甲状旁腺腺瘤。术后 1 周测血钙 1.31mmol/L,血 PTH 2.75pg/ml,规律口服碳酸钙 D3 600mg,每日 2 次,骨化三醇 0.5μg/0.25μg,每日 2 次,间断静脉补钙治疗。监测血 Ca^{2+} 1.9~2.2mmol/L,P 1.3~1.60mmol/L。垂体方面:2010 年 12 月患者于外院行鞍区 MRI 提示垂体大腺瘤,否认泌乳、溢乳、头痛、视物模糊、视野改变,否认脸变圆红、皮肤紫纹及瘀斑等。2012 年垂体 MRI:可见垂体占位病变(图 16-3A、B)。2012 年 3 月于我院完善垂体前叶功能:性激素:LH 19.3mIU/ml,FSH 27.1mIU/ml,E2 0.8pg/ml,PRL 1 154ng/ml。甲状腺功能:FT_3 2.95pg/ml,FT_4 1.39ng/dl,TSH 1.69μIU/ml。GH 3.5ng/ml,IGF1 183ng/ml。葡萄糖-生长激素抑制试验:GH 谷值 0.64ng/ml。ACTH 9pg/ml,血 F 19.25μg/dl,24hUFC 59.5μg。考虑垂体大腺瘤为泌乳素瘤,完善溴隐亭敏感试验 PRL 抑制率为 87%,遂于 2012 年 2 月 29 日起予溴隐亭口服 1.25mg,每日 3 次,逐渐将溴隐亭加量至 2.5mg,每日 2 次,监测 PRL 明显下降:1 357ng/ml(2012 年 2 月)→16.4ng/ml(2020 年 11 月)。2020 年 11 月复查垂体 MRI(图 16-3C、D):垂体右翼菲薄,左翼强化欠均匀。2020 年 11 月起将溴隐亭减量至 2.5mg/1.25mg,每日 2 次。肾上腺方面:患者 2012 年我院腹部 CT 提示左肾上腺增粗,完善 24h 尿儿茶酚胺正常,患者无发作性高血压、头痛、心悸、大汗等表现,多次复查腹部影像学示肾上腺病灶较前无明显变化。行基因检测提示 *MEN1*(NM_000244.3):c.1636G>A(p.Ala546Thr)。

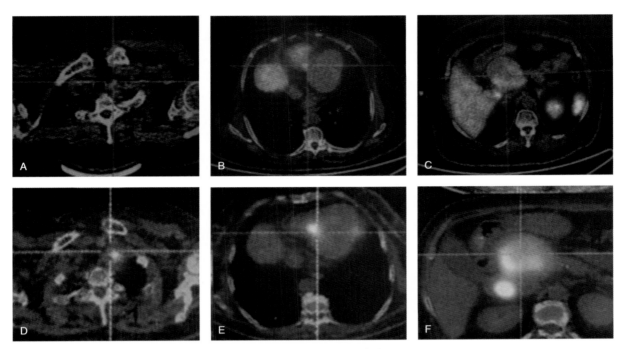

图 16-1　生长抑素受体显像结果

A、B、C. 2018 年，胰腺头区见软组织密度肿块放射性摄取不均匀增高，胰腺周围、腹膜后腹主动脉旁、左锁骨下、后纵隔多发大小不等放射性摄取稍高淋巴结；D、E、F. 2020 年，胰头颈部神经内分泌肿瘤（中心坏死）伴胰周、肠系膜根部、腹膜后、纵隔及左颈根部淋巴结转移可能性大。心包内多发生长抑素受体高表达灶，考虑神经内分泌肿瘤转移可能。

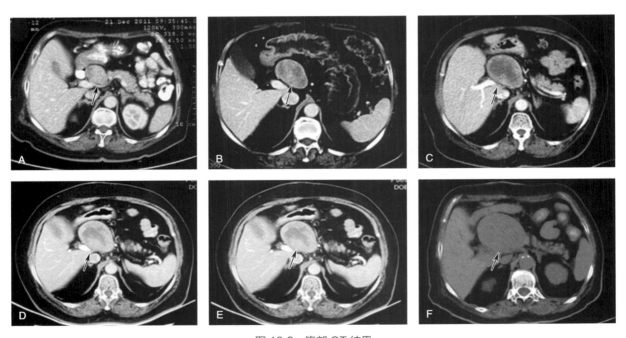

图 16-2　腹部 CT 结果

A. 2012 年；B. 2013 年；C. 2014 年；D. 2015 年；E. 2017 年；F. 2019 年。如箭头所示，胰头肿物逐年逐渐增大。

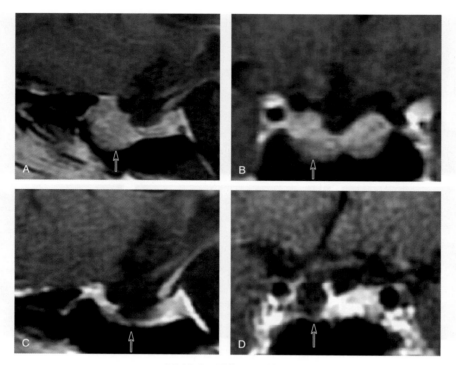

图 16-3　垂体 MRI 结果

A、B. 2012 年垂体 MRI,箭头所示为垂体占位病变;C、D. 2020 年垂体 MRI,
箭头所示可见垂体右翼菲薄,左翼强化欠均匀。

患者近期精神、睡眠欠佳,每日通过空肠营养管入肠内营养乳剂 1 500ml,间断加餐半流食,偶有反酸、胃灼热,通过空肠营养管引流少量胃肠液后症状可好转。夜尿 0~2 次 / 夜,排便 1 次 /1~2d,为黄色成形软便,体重无明显变化。

【既往史】

高血压、2 型糖尿病、一过性粒细胞减少;2020 年 9 月超声发现左乳 2 点实性结节(0.6cm × 0.5cm × 0.7cm),BI-RADS 4c;双乳钼靶正斜位:左乳头外侧结节,恶性不除外,尚未手术治疗;2020 年 9 月于我院住院期间予输血治疗。

【个人史】

育有两女,体健。已绝经,末次月经 50 岁。

【家族史】

父亲因胰腺癌(无病理诊断)过世,两妹有乳腺癌病史,两女儿均行 MEN1 基因检测未见突变。

【入院查体】

血压 173/78mmHg,心率 63 次 /min,SpO$_2$ 97%,神志清楚,精神差,轻度贫血貌,无触发泌乳,心肺查体无特殊,腹软,肠鸣音弱,剑突下轻压痛,无反跳痛,无肾区叩击痛,双下肢不肿,双侧足背动脉搏动好。

【入院诊断】

①多发性内分泌腺瘤病 1 型;②胃肠胰腺神经内分泌肿瘤(G2,Ⅳ期),胃泌素瘤,腹膜后及肠系膜根部多发淋巴结转移,纵隔淋巴结转移不除外,左心室侧壁转移不除外,十二指肠球后溃疡(H2),消化道出血,球后狭窄,空肠营养管置入术后,11 程醋酸奥曲肽微球治疗后;③垂体泌乳素大腺瘤;④原发性甲状旁腺功能亢进,双侧甲状旁腺瘤切除术后,继发性甲状旁腺功能减退,低钙血症,泌尿系结石;⑤左乳腺结节(BI-RADS 4c);⑥高血压(3 级,极高危);⑦2 型糖尿病。

【诊治经过】

入院后完善相关检查。血常规:白细胞计数 5.26×10^9/L,中性粒细胞计数 3.95×10^9/L,淋巴细胞计数 0.94×10^9/L,血红蛋白 97g/L,MCV 81.5fl,血小板计数 251×10^9/L;尿常规 + 沉渣:白细胞计数 500Cells/μl,亚硝酸盐(NIT)、酮体(KET)、潜血(BLD)阴性,尿蛋白(PRO)TRACE;肝肾功能:K^+ 4.1mmol/L,ALB 38g/L,Cr(E)81μmol/L,Glu 8.0mmol/L,Ca^{2+} 1.81mmol/L,P 2.04mmol/L;hsCRP 26.58mg/L;NT-proBNP 1 977pg/ml,心肌酶正常。MEN1 相关评估及治疗:胃泌素瘤方面,入院后复查促胃液素 1 710pg/ml,完善腹部 CT 平扫(图 16-4):肝门、胰头十二指肠区占位(90mm × 73mm),密度欠均,内见多发钙化灶,病变局部与十二指肠降段、胰腺分界欠清;胰头周围多发肿大淋巴结;腹膜后及肠系膜根部多发肿大淋巴结;肝门区肝总管、肝内胆管略扩张;胆囊多发结石;左侧肾上腺稍饱满。因患者有严重十二指肠球后狭窄,入院前空肠营养管堵塞。2020 年 12 月 31 日行电子十二指肠镜检查,镜下可见十二指肠球后狭窄,长 1~2cm,远端肠腔形态正常;在导丝引导下置入 9cm 十二指肠金属支架(Cook)。术后 3d 内患者出现反复恶心、呕吐,呕吐少量胃内容物或白色黏液,后逐渐好转,逐渐过渡至半流食 + 肠内营养乳剂 1 500ml,每日 1 次。甲状旁腺方面:入院后查 cCa^{2+} 1.85mmol/L,予静脉补钙,可经口进食后予碳酸钙 D3 600mg/1 200mg,每日 2 次→1 200mg,每日 2 次、骨化三醇 0.5μg/0/25μg,每日 2 次→0.5μg,每日 2 次治疗,监测血钙波动在 cCa^{2+} 1.9~2.21mmol/L。泌乳素瘤方面:入院后查 PRL 21.1ng/ml,继续溴隐亭片 2.5mg/1.25mg,每日 2 次口服治疗。其他:深静脉血栓方面:2021 年 1 月 1 日完善床旁超声:左侧肱静脉、左侧小腿肌间静脉血栓形成可能,血管外科会诊考虑:原则上建议抗凝治疗,但患者有消化道溃疡、大出血史及短期消化道有创操作史,抗凝存在再发消化道大出血风险;建议暂积极补液、适当活动下肢、抬高患肢。2021 年 1 月 15 日复查双上肢深浅静脉超声未见明确血栓,双下肢小腿肌间静脉血栓形成可能。贫血方面:2021 年 1 月 8 日起血常规示血红蛋白有所下降,血红蛋白 103g/L(1 月 5 日)→93g/L(1 月 8 日)→79g/L(1 月 14 日)。完善网织红细胞百分比 1.72%,网织红细胞计数 63.90×10^9/L;外周血涂片:红细胞大小不等,部分形态不规则;铁 4 项:Fer 49ng/ml,Fe 29μg/dl,TIBC 251μg/dl;维生素 B_{12} 598pg/ml,SFA 14.1ng/ml。完善便常规示隐血(+),后复查便隐血(-)× 2 次,尿常规隐血(-),考虑为缺铁性贫血及营养缺乏相关,予加强营养及多糖铁复合物 150mg,每日 1 次、维生素 C 0.1g,每日 3 次口服补铁治疗。乳腺占位方面:入院后复查乳腺超声:左乳 2 点实性结节(0.6cm × 0.5cm × 0.7cm),BI-RADS 4c;余双乳多发实性结节,

BI-RADS 3；左腋下淋巴结肿大。目前未予特殊治疗。经治疗后，患者精神好，目前每日经口进食肠内营养乳剂 1 500ml 及蛋羹、面片汤等食物，无腹痛、腹胀、恶心等不适，每日 1 次排便，为黄色成形软便，否认黑便、便中带血等，小便大致正常，夜尿 2~3 次。查体：血压 137/69mmHg，心率 61 次 /min，SpO_2 97%~98%，双肺呼吸音清，腹部查体阴性，四肢无水肿，双侧足背动脉搏动可。

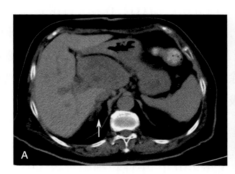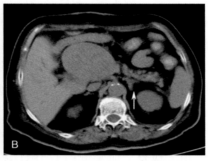

图 16-4　2020 年腹部 CT 结果

A.(箭头所示)可见右侧肾上腺形态基本正常；B.(箭头所示)可见左侧肾上腺增粗。

主治医师总结病例特点和主要诊断，提出会诊目的

内分泌科

赵宇星

患者为老年女性，慢性病程，近期呈进行性加重，有多个内分泌腺体受累。垂体方面：PRL 显著升高，垂体 MRI 可见垂体大腺瘤，其他垂体前叶功能正常，溴隐亭治疗有效，考虑泌乳素瘤诊断明确。甲状旁腺方面：甲状旁腺素、血钙明显升高，颈部 CT 可见甲状旁腺占位，有骨质疏松、泌尿系结石，病理支持甲状旁腺腺瘤，考虑原发性甲状旁腺功能亢进症诊断明确。胰腺方面：患者有反酸、胃灼热、消化道溃疡、出血及梗阻表现，多次测促胃液素>1 000pg/ml，CT 及 MRI 可见胰头周围多发占位，奥曲肽显像阳性，伴多发淋巴结转移，心脏转移，病理支持胰腺神经内分泌肿瘤 G2 期，故胃肠胰神经内分泌肿瘤诊断明确。肾上腺增粗方面，CT 提示左侧肾上腺增粗，皮质醇、硫酸脱氢表雄酮、24h 尿儿茶酚胺正常，考虑无功能性改变。合并症方面，患者有高血压、2 型糖尿病、左乳实性结节（BI-RADS 4C）及左侧腋窝淋巴结肿大。家族史方面，患者父亲有胰腺肿瘤病史，两个妹妹有乳腺癌。综上，诊断考虑患者诊断多发性内分泌腺瘤病 1 型，胃肠胰腺神经内分泌肿瘤、垂体泌乳素大腺瘤、原发性甲状旁腺功能亢进、左乳结节。

多发性内分泌腺瘤病 1 型（MEN1）是一种常染色体显性遗传病，对于本例患者，虽然 *MEN1* 基因未检出致病性突变，但存在 3 个 MEN1 主要的内分泌肿瘤，故MEN1 临床诊断明确。经过溴隐亭治疗，泌乳素水平长期控制在正常范围，垂体瘤明显缩小，治疗有效；甲状旁腺功能亢进经手术治疗后已完全缓解，目前为术后甲状旁腺功能减退症，规律补充钙及活性维生素 D 治疗。胃泌素瘤方面，手术后出现病情进展，有消化道出血、梗阻、多发淋巴结转移、心脏转移，间断应用生长抑素

治疗,但病情仍有进展,下一步治疗较为棘手。此外,近期患者发现左侧乳腺占位,伴腋窝淋巴结肿大,不除外恶性病变可能。综上所述,该患者病情复杂,后续治疗棘手。本次会诊目的:①指导患者胃肠胰腺神经内分泌肿瘤后续治疗。②十二指肠梗阻已行支架置入,目前消化道症状有明显缓解,请指导后续再次出现梗阻应如何处理。③患者乳腺结节考虑乳腺癌可能,请指导乳腺结节方面的治疗方案选择。④指导患者的营养支持及其他并发症治疗。

多学科会诊意见

放射科
刘炜

①胰腺占位方面:2020 年 8 月腹部增强 CT 所见,胰腺体、尾部基本正常,病变位于胰腺头、颈上方,钩突、肠系膜根部也可见多发结节,十二指肠球后被胰头占位包绕,腔内不规则。冠状位上,病变与胰头分界不清,呈分叶状,包绕十二指肠,胆总管走行基本正常,无肝内、外胆管扩张。上消化道造影可见明显的胃表现潴留,胃腔可见胃内容物,十二指肠球部形态正常,球后有黏膜破坏、对比剂充盈缺损,提示十二指肠球后受累。对比 2017 年至 2020 年的腹部 CT,可见胰腺占位逐渐增大,最大径由 7.7cm 增长至 9.2cm。胰腺占位对十二指肠的侵犯也呈现进展性。2017 年和 2019 年病变紧邻十二指肠,但没有造成梗阻,2020 年病变则对十二指肠造成明显侵犯。②转移灶方面:上气管左旁、气管隆突、食管后方、肠系膜根部、腹膜后可见强化性质相似的病变,考虑为淋巴结转移;左心室游离壁可见直径 11mm 的强化结节,结合病史,考虑转移;但奥曲肽显像所示右心房结节在 CT 上未见,考虑普通增强 CT 在靠近膈面受心脏伪影干扰大,完善心肌 MRI 可能有助于鉴别。但患者已放置十二指肠支架,可能无法行 MRI,可借助核医学检查和超声心动图判断。③肾上腺方面:右肾上腺可见结节样增粗,左肾上腺弥漫性轻度增粗。④垂体方面:2012 年垂体病变主要位于鞍区前部,垂体左翼强化不均,应用溴隐亭治疗后,2013 年可见鞍区病变明显变小,2020 年病变进一步缩小,但是垂体左翼强化不均,提示仍有肿瘤病灶残余。

心内科
郭潇潇

患者超声心动图的常规指标方面,左、右心室收缩功能正常,左室舒张功能减低(Ⅰ级),左心房增大,主动脉瓣退行性变,轻度主动脉关闭不全。我们进一步寻找了核医学检查提示的心包转移病灶,共找到两处。一处位于右室游离壁近心尖部心包侧,2.1cm×1.6cm,低回声,无明显血供;另一处位于左室侧壁近心尖部心包侧,1.6cm×1.4cm,低回声。两处占位均与室壁关系密切,难以判断是位于脏层心包还是室壁内。患者如有机会做心脏 MRI,可进一步明确占位性质。

核医学科
霍力

①总结历次生长抑素受体显像的表现:2012 年的生长抑素受体显像可见胰头区有 3 处摄取增高灶,考虑神经内分泌肿瘤。2012—2017 年,随时间推移,胰头区病灶

逐渐增大、增多,但胸部、颈部无转移表现。2020 年生长抑素受体显像则提示纵隔靠近心包和左颈部有摄取增高灶,考虑转移。2021 年心包转移灶增多,但尚无骨和肝脏转移。心包转移的出现意味着神经内分泌肿瘤从淋巴结转移进展为血行转移。②生长抑素受体显像联合 FDG PET/CT 的意义:对于神经内分泌肿瘤患者,建议同时完善生长抑素受体显像和 FDG PET/CT。生长抑素受体显像反映的是生长抑素受体的表达情况,FDG PET/CT 反映的是肿瘤的增殖情况。对于神经内分泌肿瘤,生长抑素受体显像阳性提示生长抑素类似物治疗有效,而 FDG PET/CT 阳性提示应加用化疗。有临床研究发现,胰腺神经内分泌肿瘤患者中,FDG PET/CT 阴性组的总生存期为 10 年,FDG PET/CT 阳性组的 OS 为 4 年;在多种神经内分泌肿瘤患者中,FDG PET/CT 阴性组的 OS 为 7 年,FDG PET/CT 阳性组的 OS 为 4 年[1]。③新型生长抑素受体显像剂的研究进展:生长抑素受体显像诊断不同类型胃肠胰神经内分泌肿瘤的敏感性存在差异。生长抑素受体显像在胰高血糖素瘤中的阳性率为 100%,在 VIP 瘤中为 88%,在胃泌素瘤中为 72%,在无功能神经内分泌肿瘤中为 82%,在胰岛素瘤中则很低,仅为 20%~60%。而 GLP-1 受体显像可弥补生长抑素受体显像在诊断胰岛素瘤方面的不足。我们也在研发新型生长抑素受体显像剂,提高神经内分泌肿瘤的诊断效能。神经内分泌肿瘤可表达有活性的生长抑素受体和无活性的生长抑素受体。生长抑素受体激动剂只能显示有活性的生长抑素受体,具体包括 SPECT 显像中的 ^{99m}Tc-HTOC,PET 显像中的 ^{68}Ga-DOTA-TATE、^{68}Ga-DOTA-TOC、^{68}Ga-DOTA-NOC。而生长抑素受体拮抗剂可显示无活性的生长抑素受体,具体包括 ^{68}Ga-LM3、^{68}Ga-DOTA-JR11。我科数据提示 ^{68}Ga-DOTA-JR11 对肝、脾、胰、腺、垂体等器官的本底摄取低,对肝脏转移灶有更高的检出率,对骨转移灶的检出率低于 DOTA-TATE,对原发灶、淋巴结转移灶检出率与 DOTA-TATE 相当[2-3]。④核医学诊治神经内分泌肿瘤一体化方法:基于 SSTR 显像的胃肠胰神经内分泌肿瘤核医学诊疗一体化方案,即多肽受体介导的放射性核素治疗(PRRT),是目前研究进展最快的方向。国外有病例报道,^{177}Lu-DOTA-TATE 治疗胃肠胰神经内分泌的疗效很好,可明显缩小肿瘤体积,延长患者生存期。同时 PRRT 的不良反应轻、少,包括骨髓抑制、肾损害、肝损害[4]。在 2019 版 NCCN 神经内分泌肿瘤的诊疗指南中,PRRT 已被纳入中肠、肺、胸腺神经内分泌肿瘤的标准治疗方案中。本例患者已存在神经内分泌肿瘤全身转移,PRRT 是可以选择的有效治疗方法,但遗憾的是 PRRT 目前在我国尚无法常规开展。

消化内科
李景南

该患者病程 10 余年,以消化道症状为首发表现。MEN1 消化系统受累方面临床考虑为胃泌素瘤。胃泌素瘤中 MEN1 相关者占 20%~30%,主要临床表现为消化性溃疡、腹泻,PPI 治疗后溃疡好转。MEN1 患者的胃泌素瘤常为多发肿瘤,该患者生长抑素受体显像示除胰腺头颈部外,十二指肠降部也有高摄取病灶,因此十二指肠狭窄不除外胃泌素瘤肿瘤侵犯可能。治疗方面:十二指肠狭窄处放置金属支架后目前消化道梗阻症状好转,但随着肿瘤继续发展,狭窄很可能再发,下一步处理较困难。胰腺肿瘤的治疗方面主要以生长抑素为主,也可以考虑核医学科 PRRT 治疗,此外请肿瘤科、基本外科评估化疗及手术治疗指征及可行性。

心外科
刘剑州

患者发现有心尖部占位,考虑为系统性疾病转移至心脏,目前无心包填塞或梗阻等表现,可暂不切除,主要需考虑原发病治疗。从技术层面上考虑,病灶的切除或活检对心脏功能影响较小,可以实现。

临床营养科
李融融

①营养途径方面:患者入院后置入十二指肠支架,目前考虑支架通畅,可正常食用瑞代及半流食等。但因为疾病不断进展,后续有发生支架移位、再梗阻等可能,故需进行原发病治疗,如手术切除胰头部占位等。此外,需考虑其他肠内营养途径以供营养摄入,后期可考虑经皮内镜下胃造瘘或空肠造瘘,亦可选择介入下置入空肠营养管。②营养制剂方面:目前予肠内营养乳剂及半流食治疗,但考虑后续支架再梗阻可能性大,有手术治疗原发病等可能需求,需保证营养制剂的使用。其中瑞代为糖尿患者专用制剂,但膳食纤维含量高,90% 以上为不可溶纤维,本患者后续仍为高胃酸分泌状态,合并溃疡及出血可能。若出现对瑞代耐受差的情况,可首选无渣型制剂,如升糖指数不高的瑞素、安素等。

肿瘤内科
李宁宁

患者 MEN1、胰腺神经内分泌肿瘤(G_2,$T_4N_{1b}M_{1b}$,Ⅳ 期)诊断明确。近年肿瘤直径逐渐增大并出现局部压迫症状,2018 年出现远处转移。生长抑素治疗后生化控制有效,但临床症状改善不明显,可能与用药不规律及肿瘤体积增大出现消化道梗阻有关。胰腺神经内分泌肿瘤现有的治疗选择有以下四种。①生长抑素类似物(SSA):包括奥曲肽、兰瑞肽,以控制症状为主,客观缓解率(ORR)在 10% 以下,无进展生存期(PFS)中位数为 14.3 个月[5-6]。②抗血管增殖靶向药物:mTOR 抑制剂依维莫司(everolimus)治疗进展期胰腺神经内分泌肿瘤的 ORR 为 9%,PFS 中位数为 11 个月[7];此外,最新公布的索凡替尼(surufatinib)的临床试验证据显示其在进展期胰腺神经内分泌肿瘤治疗中的客观缓解率(ORR)为 19.2%,PFS 中位数为 10.9 个月[8]。③化疗:以链脲霉素为基础的化疗方案在国外常用,多项回顾性研究显示 ORR 为 21.8%~69%,但目前国内尚无该药物。国内可及的化疗方案是替莫唑胺 ± 卡培他滨,ORR 为 54%~70%,PFS 可达 22.7 个月。④PRRT:目前尚未上市,仅在临床试验中可使用,ORR 为 19%。选择治疗方案时的原则:对于进展慢并且肿瘤负荷低的情况,可选用 SSA;如果 SSA 治疗失败、肿瘤进展速度快、肿瘤高表达 Ki-67、高级别神经内分泌肿瘤(G_3 期),可考虑选择靶向治疗、化疗或 PRRT 治疗。该患者胰腺肿瘤每年增长速度稳定,但出现远处转移、消化道梗阻,目前肿瘤负荷较大;此外,患者出血风险高,故使用抗血管的小分子药物治疗存在顾虑。家属对于药物不良反应的顾虑也较大。由于药物治疗胰腺内分泌肿瘤的 ORR 和缩瘤效果均有限,目前治疗仍以控制症状为目标。综上,推荐:①依维莫司联合 SSA 治疗;②继续 SSA 单药,奥曲肽加量至 40~60mg;或更换为剂量调整更方便的兰瑞肽;③替莫唑胺联合卡培他滨化疗:虽然缩瘤效果较好,但考虑到不良反应大、患者及家属对于化疗顾虑较大,不作为优先推荐。

神经外科
马文斌

患者垂体泌乳素腺瘤诊断明确,目前溴隐亭治疗中,血泌乳素正常,复查垂体 MRI 提示腺瘤明显缩小,考虑治疗效果好,可以继续上述药物治疗。

乳腺外科
周易冬

乳腺超声见患者左乳结节形态不规则、边界不清,可见腋窝淋巴结肿大,结节有恶性可能性。患者存在乳腺癌高危因素:①家族史,两妹妹有乳腺癌病史;②MEN1 是乳腺癌发病的高危因素,一项荷兰的队列研究显示 MEN1 患者发生乳腺癌的相对风险是非 MEN1 患者的 2.83 倍,并且平均发病年龄从 60~65 岁提前至 48 岁[9];③高泌乳素血症可增加 ER 受体阳性乳腺癌患病风险,垂体泌乳素腺瘤也增加乳腺癌患病风险[10]。综合以上,该患者乳腺癌可能性大、待病理证实。患者目前一般情况较差,pNET 已进展为Ⅳ期,如行乳腺结节手术对改善患者生活质量或延长寿命意义不大,并且患者及家属对手术顾虑较大,暂不推荐手术;但可行乳腺结节穿刺明确结节性质及病理分型:如为 Luminal 型可内分泌治疗,如为 *HER2* 富集亚型可予靶向治疗,副作用相对可控。此外,虽然乳腺转移癌罕见,但该患者胰腺神经内分泌肿瘤存在心包、纵隔淋巴结、锁骨下淋巴结等多处转移灶,不能除外转移至乳腺可能。

泌尿外科
董德鑫

肾上腺增粗方面,部分 MEN1 患者可合并肾上腺增粗,本患者临床无发作性高血压、头痛、心悸、大汗等表现,2012 年腹部 CT 示左侧肾上腺增粗,内分泌相关检验无阳性提示,复查腹部影像学提示左侧肾上腺增粗,较前无明显变化。可继续观察。

基本外科
徐强

患者胰腺肿瘤体积较大,有消化道梗阻表现,肿瘤未侵袭门静脉,但肝总动脉全程受肿瘤压迫、边界尚清。如果患者出现消化道出血或者梗阻,可手术治疗;但原发病方面,有肝外转移的神经内分泌肿瘤行手术切除原发灶对于生存获益不大,建议内科治疗为主;如果拟行手术切除胃泌素瘤,由于 MEN1 相关胃泌素瘤容易复发,建议行全胰切除。

遗传咨询
赵森

患者 2012 年 *MEN1* 基因检测提示存在 c.1621A>G 纯合变异,但检索文献后认为该位点并非致病性突变,并且在中国人群中 G 更常见(占 94.2%)。MEN 的致病疾病基因除 *MEN1* 外还有 *RET*、*CDKN1B*,其中 *CDKN1B* 突变导致 MEN4 临床表现与 MEN1 类似。因此建议患者及家系进行 *RET*、*CDKN1B* 基因测序,或者进行全外显子测序。

临床遗传学实验室
凌超

如未发现 *MEN1* 基因编码区致病性突变,可进一步进行基因缺失、重复片段分析,以及基因甲基化分析。

多学科会诊意见总结

综合讨论结果如下。①胃泌素瘤方面:与患者及家属充分沟通后,患者及家属手术意愿不积极。建议其继续生长抑素类似物治疗,兰瑞肽与奥曲肽效果类似,但剂量调整可更为个体化。可换为兰瑞肽。如后续监测促胃液素水平控制不佳,可加用替莫唑胺或依维莫司等治疗。此外,患者家属可咨询境外医疗机构能否实施 PRRT。②营养方面:建议加强肠内营养制剂的补充;后续如发现金属支架狭窄、十二指肠梗阻再发,尽早放置空肠营养管,以尽量保证患者可继续肠内营养。③乳腺结节方面:可考虑超声引导下穿刺活检,根据病理制定下一步治疗方案。④泌乳素瘤方面:继续目前溴隐亭治疗,监测 PRL 水平,定期复查垂体前叶功能及垂体 MRI。⑤肾上腺增粗方面:监测血压,继续观察。⑥下肢静脉血栓方面:患者近期行消化道操作治疗,抗凝治疗出血风险高,且目前可下地活动,建议暂不予抗凝,监测下肢腿围、超声、指氧及 D- 二聚体变化。

结局与转归

诊断方面:为患者完善全外显子测序,但未发现 *RET*、*CDKN1B* 等基因突变。治疗方面:①胰腺神经内分泌肿瘤方面,患者家属拒绝手术、化疗等创伤大、副作用明显的治疗。故 SSA 调整为兰瑞肽治疗 3 个疗程,但监测促胃液素水平较前无进一步下降,近 2 程用药后出现明显恶性、呕吐、腹痛。近 1 个月暂缓兰瑞肽治疗,待患者一般情况改善后,建议患者尝试加用替莫唑胺治疗,并建议患者家属可咨询 PRRT 治疗。②泌乳素瘤:继续溴隐亭治疗,病情稳定。③乳腺占位:患者及家属商议后暂不愿行结节穿刺活检等有创检查,继续超声复查监测结节变化。

专家点评

本例患者为老年女性,慢性病程,以反复呕吐起病,近期呈进行性加重,评估有多个内分泌腺体受累,包括垂体泌乳素大腺瘤、原发性甲状旁腺亢进症(甲旁亢)、胰腺神经内分泌肿瘤伴多发转移、肾上腺增粗等,近期复查乳腺占位性病变。结合临床特点符合 MEN1 临床诊断,目前未发现 *MEN1* 基因的致病突变。该患者泌乳素瘤及甲旁亢均已得到有效治疗,但胰腺神经内分泌肿瘤近期持续进展,并引起了消化道梗阻、出血等严重并发症。患者年龄大，一般情况弱，合并症及并发症多，后续治疗需联合多方面进行考虑。原发病治疗方面的选择除可有效地控制病情外，还需考虑患者可以耐受的治疗方案。此外，营养支持、合并症、并发症的管理也直接决定患者预后。患者病情复杂，处理棘手，多科室的协作可以为患者提供更规范化、个体化、系统化的诊疗方案。

疾病相关文献回顾

多发性内分泌腺瘤病 1 型（multiple endocrine neoplasia type 1，MEN1）是一种常染色体显性遗传病，患病率约为 2/10 万。MEN1 的诊断包括 2 个或以上的内分泌腺肿瘤，包括甲状旁腺腺瘤 / 增生、垂体瘤和胃肠胰神经内分泌肿瘤等。上述肿瘤可为良性或恶性，外显率较高，有家族聚集倾向，但也有散发性病例。MEN1 的致病基因 MEN1 位于染色体 11q13，为抑癌基因，在发生失活性突变后，其编码 menin 蛋白会发生功能障碍或失活，进而使细胞生长失控，导致肿瘤的发生。MEN1 的诊断标准有 3 条：如果患者临床表现有 2 个或以上 MEN1 相关肿瘤，可以诊断 MEN1；或临床表现有 1 个 MEN1 相关肿瘤，同时有 MEN1 一级亲属家族史，可以诊断 MEN1；或患者 MEN1 基因存在致病性突变，无论有无 MEN1 相关肿瘤，都可以诊断 MEN1 [11]。

MEN1 可出现多种内分泌肿瘤，外显率不一，其中原发性甲状旁腺功能亢进最高，可达 95%，其次为胃泌素瘤（40%）、垂体泌乳素瘤（25%）、胰腺无功能瘤（20%）、胰岛素瘤（10%）等 [12]。MEN1 患者发生甲状旁腺功能亢进症常由多个腺体病变引起，早期多为甲状旁腺增生，后可发展为腺瘤，相比散发性甲状旁腺功能亢进症，MEN1 的甲旁亢患者临床表现相对较隐匿，高钙血症、高甲状旁腺素、高碱性磷酸酶和低磷血症的程度较轻，骨骼改变发生较少，泌尿系结石发生比例较散发性甲旁亢低。但高钙血症可促进促胃液素分泌，加重胃泌素瘤患者的消化道症状 [13]。

MEN1 患者出现垂体瘤，以泌乳素瘤最为常见，无功能瘤及生长激素瘤次之。大腺瘤多见，侵袭性更强，可以是多发垂体瘤，部分肿瘤可分泌 2 种或 2 种以上腺垂体激素。相比非 MEN1 患者，MEN1 患者的垂体瘤对治疗反应欠佳，术后容易复发，激素水平控制率低 [14]。

胃肠胰神经内分泌肿瘤根据其分泌细胞及分泌激素的区别又可分为无功能瘤、胃泌素瘤、胰岛素瘤、胰高血糖素瘤、VIP 瘤等。其中在 MEN1 中最常见的胃肠胰神经内分泌肿瘤为胃泌素瘤，其次为无功能瘤、胰岛素瘤。临床表现根据其肿瘤分泌激素的差别而具有特异性，此外原发肿瘤的占位效应、肿瘤转移表现也可引起相关的临床症状，其特异性生化标志物如促胃液素、胰高血糖素等，在实验室检查中可为诊断提供较大帮助。相比散发胃泌素瘤，MEN1 患者的胃泌素瘤体积相对小，常为多发，好发于十二指肠，较少出现淋巴结及远处转移 [15]。影响预后的主要因素包括空腹的促胃液素水平、肿瘤的大小及是否发生肝转移 [16]。位于胰腺内的非转移性胃泌素瘤的理想治疗方法是手术切除，但因病灶小且常为多发，好发于十二指肠，也使病灶定位困难。此外，手术治愈率低，复发率高，使 MEN1 的胃泌素瘤外科治疗存在争议。无法行手术治疗、肿瘤负荷重、疾病明显进展者，需考虑非手术治疗：①药物治疗，包括生长抑素类似物（奥曲肽、兰瑞肽、帕瑞特）、化疗药物（链脲霉素、5- 氟尿嘧啶、表柔比星、替莫唑胺等）、靶向治疗药物（舒尼替尼、依维莫司）等。可有效改善功能性肿瘤引起的临床症状,减轻肿瘤负荷。②局部治疗,如射频、激光、冷冻、栓塞等治疗可明显减轻肝转移灶的肿瘤负荷,减少激素分泌,改善患者生活质量。③放射性核素治疗,如肽受体介导的靶向放射核素治疗。④质子泵抑制剂

和 H_2 受体阻断剂可有效缓解胃泌素瘤引起的反酸、胃灼热、反复发作的消化性溃疡[1,15-16]。

(赵宇星　朱惠娟)

参考文献

[1] ZHANG J, LIU Q, SINGH A et al. Prognostic value of ^{18}F-FDG PET/CT in a large cohort of patients with advanced metastatic neuroendocrine neoplasms treated with peptide receptor radionuclide therapy [J]. J Nucl Med, 2020, 61 (11): 1560-1569.

[2] ZHU W, CHENG Y, WANG X, et al. Head-to-head comparison of ^{68}Ga-DOTA-JR11 and ^{68}Ga-DOTATATE PET/CT in patients with metastatic, well-differentiated neuroendocrine tumors: a prospective study [J]. J Nucl Med, 2020, 61 (6): 897-903.

[3] BODEI L, AMBROSINI V, HERRMANN K, et al. Current concepts in ^{68}Ga-DOTATATE imaging of neuroendocrine neoplasms: Interpretation, biodistribution, dosimetry, and molecular strategies [J]. J Nucl Med, 2017, 58 (11): 1718-1726.

[4] KWEKKEBOOM D J, DE HERDER W W, KAM B L, et al. Treatment with the radiolabeled somatostatin analog [177 Lu-DOTA 0, Tyr3] octreotate: Toxicity, efficacy, and survival [J]. J Clin Oncol, 2008, 26 (13): 2124-2130.

[5] CAPLIN M E, PAVEL M, ĆWIKŁA J B, et al. Lanreotide in metastatic enteropancreatic neuroendocrine tumors [J]. N Engl J Med, 2014, 371 (3): 224-233.

[6] RINKE A, MÜLLER H H, SCHADE-BRITTINGER C, et al. Placebo-controlled, double-blind, prospective, randomized study on the effect of octreotide LAR in the control of tumor growth in patients with metastatic neuroendocrine midgut tumors: A report from the PROMID Study Group [J]. J Clin Oncol, 2009, 27 (28): 4656-4663.

[7] YAO J C, SHAH M H, ITO T, et al. Everolimus for advanced pancreatic neuroendocrine tumors [J]. N Engl J Med, 2011, 364 (6): 514-523.

[8] XU J, SHEN L, BAI C, et al. Surufatinib in advanced pancreatic neuroendocrine tumours (SANET-p): A randomised, double-blind, placebo-controlled, phase 3 study [J]. Lancet Oncol, 2020, 21 (11): 1489-1499.

[9] DREIJERINK K M, GOUDET P, BURGESS J R, et al. Breast-cancer predisposition in multiple endocrine neoplasia type 1 [J]. N Engl J Med, 2014, 371 (6): 583-584.

[10] PEKIC S, SOLDATOVIC I, MILJIC D, et al. Familial cancer clustering in patients with prolactinoma [J]. Horm Cancer, 2019, 10 (1): 45-50.

[11] THAKKER R V, NEWEY P J, WALLS G V, et al. Clinical practice guidelines for multiple endocrine neoplasia type 1 (MEN1)[J]. J Clin Endocrinol Metab, 2012, 97 (9): 2990-3011.

[12] SHLOMO MELMED, RICHARD J A, ALLISON B G, et al. Williams textbook of Endocrinology [M]. 12th ed. Philadelphia: Saunders, 2011: 1605-1632.

[13] AL-SALAMEH A, CADIOT G, CALENDER A, et al. Clinical aspects of multiple endocrine neoplasia type 1 [J]. Nat Rev Endocrinol, 2021, 17 (4): 207-224.

[14] ROGOZIŃSKI D, GILIS-JANUSZEWSKA A, SKALNIAK A, et al. A. Pituitary tumours in MEN1 syndrome-the new insight into the diagnosis and treatment [J]. Endokrynol Pol, 2019, 70 (5): 445-452.

[15] EPELBOYM I, MAZEH H. Zollinger-Ellison syndrome: Classical considerations and current controversies [J]. Oncologist, 2014, 19 (1): 44-50.

[16] VAN BEEK D J, NELL S, PIETERMAN C, et al. Prognostic factors and survival in MEN1 patients with gastrinomas: Results from the DutchMEN study group (DMSG)[J]. J Surg Oncol, 2019, 120 (6): 966-975.

17 当 IgG4 相关疾病遇上外源性胰岛素自身免疫综合征

专家导读　　中老年男性患者出现双侧颌下腺肿大、肺内结节,血清 IgG4 升高,结合病理颌下腺及肺部结节的病理,均指向 IgG4 相关疾病。然而该患者同时存在难以控制的糖尿病伴低血糖反复发作,糖尿病相关自身抗体阳性,结合患者既往长时间外源性应用胰岛素用药史,考虑存在外源性胰岛素自身免疫综合征(EIAS)。两种免疫性疾病是否相关? 治疗 IgG4-RD,传统的一线糖皮质激素治疗存在相对禁忌,如何选择下一步的治疗方案? 协和罕见病 MDT 就 IgG4-RD 这样一个医学界新认识的罕见系统性疾病进行了多学科讨论。并与内分泌科联合,对合并的罕见外源性胰岛素自身免疫综合征进行分析,共同为患者制定优化的治疗方案。

病例介绍

【患者】　男,57 岁。

【主诉】　下颌肿物 3 年余,消瘦 9 个月。

【现病史】

患者 2017 年 7 月发现左侧下颌下区肿物,直径约 2cm,质硬,边界清,无压痛,伴口干、眼干,伴多饮、多尿,夜尿增多,遂就诊于当地医院。颌下腺超声提示双侧颌下腺实质弥漫性病变。2017 年 10 月就诊于我院门诊 ANCA(−);IgG4 11 500mg/L;胸、腹、盆腔 CT 平扫:右肺下叶胸膜下钙化灶,右肺下叶胸膜下少许索条影,两肺门及纵隔多发淋巴结影,部分饱满。行左侧颌下腺切取活检术,病理:(左侧颌下腺)结合形态、病史及免疫组化结果,符合 IgG4 相关性慢性颌下腺炎,IgG4(+),IgG(+),

IgG4/IgG 约为 70%。诊断 IgG4 相关疾病,给予复方倍他米松注射液 1ml 肌注,艾拉莫德 25mg,每日 2 次治疗,左侧颌下腺肿物较前略有缩小。此后定期随诊,规律服用艾拉莫德 25mg,每日 2 次。2019 年 3 月尝试加用甲氨蝶呤 10mg,每周 1 次,因恶心、呕吐,2019 年 6 月停用。2019 年 9 月及 2019 年 12 月左颌下腺肿物较前增大,右侧颌下腺也可触及肿物,复查补体下降 C3 0.752g/L → 0.665g/L,C4 0.142g/L → 0.108g/L,IgG4 5.270g/L → 6.060mg/L。2020 年 7 月患者体重下降明显,半年内体重下降 15kg。胸部 CT:右肺下叶胸膜下可见一结节,约 1.7cm × 1.3cm,周围可见晕征;纵隔淋巴结肿大,约 2.7cm × 1.1cm,其余大致正常。无发热、咳嗽、咳痰、气短,应用头孢他啶 2g,每 12h 一次,静脉注射 ×9d 后于中国医学科学院肿瘤医院复查胸部 CT:结节周围淡片模糊影较前明显减少。2020 年 8 月 14 日于中国医学科学院肿瘤医院行 CT 引导下肺穿刺活检,病理:肺组织呈慢性炎症,细胞学未见肿瘤细胞。我院病理会诊:(肺穿刺)穿刺肺组织显慢性炎,间质见较多淋巴细胞质细胞浸润,部分肺泡腔见机化,结合病史及免疫组化病变符合 IgG4 相关性疾病。免疫组化:CD38(部分 +),IgG4(>50 个 /HPF),IgG4/IgG>40%。2020 年 8 月 26 日我院门诊复诊,查涎腺超声:左侧颌下腺大小约 4.0cm × 1.7cm,右侧颌下腺大小约 4.0cm × 1.4cm,双侧颌下腺腺体回声不均,内见多发小片状低回声,腺体内未见明显异常血流信号。双侧颌下腺周围及颈部 Ⅱ 区均可见多个低回声淋巴结,皮髓质分界清。予左氧氟沙星 0.5g,每日 1 次口服治疗 11d。2020 年 12 月 21 日我院复查 IgG4 9.300g/L;腹盆增强 CT+ 胰腺薄扫:右肺下叶结节已消失,腹主动脉下段管壁略增厚;胰腺薄层 CT 未见明显异常。现为进一步诊治入院。

患者 2002 年诊断糖尿病,规律胰岛素治疗,2020 年 2 月起血糖难以控制,内分泌科查 1 型糖尿病相关自身抗体谱:胰岛素自身抗体(IAA)(+)>400RU/ml,抗酪氨酸磷酸酶抗体(IA2)(+)11.36IU/ml。胰岛功能评估:空腹血糖 8.9mmol/L,同步 INS 34.5μIU/ml,同步 C 肽 1.05ng/ml,餐后 2h 血糖 18.1mmol/L,同步 INS 49.3μIU/ml,同步 C 肽 2.59ng/ml。考虑外源性胰岛素自身免疫综合征(EIAS)可能。曾反复调整降血糖药效果不佳,包括二甲双胍、阿卡波糖、达格列净、格列齐特缓释片、二甲双胍维格列汀、利拉鲁肽注射液、甘精胰岛素注射液、门冬胰岛素等;曾有间断低血糖,血糖最低 3.8mmol/L。2020 年 11 月以来调整为予三餐前门冬胰岛素 26U、20U 和 20U,睡前德谷胰岛素 34U 降糖,空腹血糖 7~9mmol/L,餐后 2h 血糖 14~22mmol/L。起病以来,患者否认发热、皮疹、关节痛、口腔外阴溃疡、雷诺现象,精神、睡眠、食欲可,每日排 1 次黄色成形软便,尿量可,有少许泡沫,否认血尿,每晚起夜 3~4 次,自 2020 年 7 月至今体重稳定。

【既往史】

2007 年诊断过敏性鼻炎,2017 年诊断支气管哮喘,长期应用布地奈德福莫特罗吸入。2003 年诊断高血压,血压最高 150/100mmHg,规律口服厄贝沙坦 75mg,每日 1 次。2020 年 8 月当地行胃肠镜发现胃息肉、肠息肉,行息肉摘除术。

【个人史】

吸烟 10 余年,20 支 /d,已戒 2 年,饮酒 20 余年,每周 300g 白酒,已戒酒 10 个月。

【家族史】

无特殊。

【入院查体】

脉搏 80 次 /min，血压 152/83mmHg，SpO$_2$ 98%，体重 66kg，BMI 22.1kg/m^2，双侧颌下腺肿大，左侧约 3cm×2cm、右侧 3cm×1.5cm，质韧，边界清楚，无压痛，颈部可及多发质软小淋巴结，心肺腹查体无特殊。

【入院诊断】

①IgG4 相关疾病，慢性颌下腺炎，腹主动脉炎？肺结节？②糖尿病，外源性胰岛素自身免疫综合征（EIAS）？③高血压（2 级，很高危）；④前列腺钙化。

【诊治经过】

血常规、肝肾功能、胰腺功能、尿常规＋沉渣、粪便常规＋隐血：无异常；输血 8 项、HBV-DNA（–）；肿瘤标志物正常；T-IgE 292.0KU/L；IgG 亚类测定（4 项）：IgG3 153mg/L，IgG4 11 100mg/L；TB 细胞亚群：B 细胞 83 个 /μl，CD4$^+$T 细胞 619 个 /μl，CD4$^+$T 细胞 576 个 /μl；ANCA、SACE、血清蛋白电泳、血清免疫固定电泳（–）；T-SPOT.TB 44＋ 48FC/10^{6}MC；CMV-DNA、EBV-DNA（–）；T-25OHD 22.0ng/ml，24hUCa 8.49mmol；甲状腺功能：TSH 4.569μIU/ml，余正常；免疫指标：C3 0.650g/L↓，C4 0.101g/L；Ig 正常，ANA17 项：ANA（＋）S1∶80，余（–），甲状腺及颈部淋巴结超声：甲状腺多发囊实性结节，良性倾向；泌尿系超声：前列腺增大，3.9cm×5.8cm×4.5cm，伴钙化；PET/CT：双侧下颌腺及舌下腺肿大，代谢稍高，炎性可能，符合 IgG4 相关疾病表现，双侧腮腺代谢稍高，生理性摄取可能，前列腺代谢增高，不除外 IgG4 相关疾病累及，请结合临床。左上颌窦、右侧口咽部炎性病变，右肺下叶及左肺上叶舌段陈旧性索条影；双肺门及纵隔炎性淋巴结。胆囊底部代谢增高影，炎性病变或生理性摄取可能，相当于胃幽门区高密度影，考虑息肉切除后改变，十二指肠球部生理性摄取或炎性可能，腹主动脉旁良性淋巴结。部分胸腰椎骨质增生。超声心动图：心脏结构与功能未见明显异常；糖尿病及并发症评估：HbA1c 9.9%；24h UP 0.10g/24h；ACR 2mg/g Cr；胰岛功能评估：Glu（空腹）11.6mmol/L，Glu（2h）19.9mmol/L，C 肽（空腹）1.36ng/ml，C 肽（2h）2.29ng/ml；双下肢动脉超声：双下肢动脉内中膜增厚伴斑块形成；锁骨下动脉超声：右侧锁骨下动脉粥样硬化伴斑块形成；颈动脉、动脉超声：双侧颈动脉管壁均匀增厚伴右侧斑块形成，左侧椎动脉阻力增高；眼科会诊：泪腺及眼底未见明显异常。诊治方面：患者 IgG4-RD 诊断明确，除外禁忌后 2021 年 1 月 5 日予利妥昔单抗 600mg 静脉输液治疗，停用艾拉莫德，异烟肼 0.3g，每日 1 次预防性抗结核。糖尿病方面，入院后继续德谷胰岛素 34U q.n.，三餐前门冬胰岛素 26U、20U 和 26U 降糖，患者血糖控制不佳，空腹血糖（FBG）7.3~9.7mmol/L，三餐后血糖 17~19mmol/L，内分泌科会诊后建议将门冬胰岛素改为谷赖胰岛素，患者血糖仍控制欠佳。

主治医师总结病例特点和主要诊断,提出会诊目的

风湿免疫科
彭琳一

中年男性,慢性病程,临床上主要表现为颌下腺肿大,病理支持 IgG4 相关颌下腺炎;肺部结节(2020 年 7 月),病理支持 IgG4-RD,抗感染治疗后消失实验室检查:IgG4 显著升高;补体 C3 下降。过敏性鼻炎、哮喘病史,总 IgE 升高。考虑诊断 IgG4 相关疾病(IgG4-RD)明确,应用艾拉莫德治疗曾有效,2019 年 12 月以来病情呈加重趋势。另一方面,该患者糖尿病病史 18 年(2002 年),应用外源胰岛素治疗 12 年。2020 年 2 月以来应用胰岛素及多种口服降血糖药,血糖控制不佳,早餐后为著,消瘦明显,并合并低血糖发作。外周血胰岛素自身抗体、抗酪氨酸磷酸酶抗体阳性,内分泌科会诊考虑外源性胰岛素自身免疫综合征(EIAS)。请眼科、口腔外科、泌尿外科协助该患者有无 IgG4 相关疾病的相关脏器受累。针对该患者病程中出现的肺部结节,是否为 IgG4-RD 肺部受累,请呼吸科及病理科给予分析和鉴别。此外该患者突出的另一特点为存在罕见的外源性胰岛素自身免疫综合征(EIAS),该疾病是否与 IgG4-RD 相关? 治疗上,由于该患者血糖难以控制,存在糖皮质激素应用的相对禁忌,故考虑利妥昔单抗治疗,也请内分泌科、营养科会诊指导该患者下一步降糖和营养支持方案。会诊目的:明确 IgG4-RD 的脏器受累,IgG4-RD 与 EIAS 的相关性以及制定该患者下一步的治疗方案。

多学科会诊意见

放射科
张伟宏

患者自 2017 年 2 月起于我院共行 3 次 CT 检查,可发现右下肺近膈肌处有小叶间隔增厚,且病变是逐渐进展的,虽然正常人也可有胸膜下小叶间隔增厚,但是 IgG4 和其他自身免疫病也常见胸膜下小叶间隔增厚,有时可表现为网格影,还可表现为远端小气道增厚、支气管壁增厚等。患者的纵隔窗显示患者纵隔和肺门淋巴结大,此为 IgG4-RD 的主要特点,但该患者的肿大淋巴结界限不清,局部有融合表现。此外,患者 2020 年 7 月发现右下肺实性结节,周围有一些磨玻璃样改变,结节后有粗大的条索或毛刺和血管浸润。依据经验,该病变首先考虑为感染性病变,但患者抗感染治疗后结节没有完全消失,活检后再次抗感染治疗后消失。回顾我院既往 IgG4-RD 病例,发现 IgG4-RD 可有类似结节表现,因 IgG4-RD 的结节有较多的纤维成分,可对周围的结构形成牵拉效应,故可出现粗大毛刺,有钢丝球样改变,既往病例出现肺内结节或肺内实变者,也可出现晕征。因此影像学上患者肺内结节可为 IgG4-RD 肺内病变的表现,但仍需与感染、肿瘤鉴别。患者腹部 CT 中胰腺、肾未见异常,腹膜后主动脉有钙化,主动脉壁周围稍增厚,主动脉周围界限不清,可能存在腹主动脉周围炎。此外患者头颅 MRI 未见垂体受累及硬脑膜硬化等表现。

核医学科
霍力

患者 PET/CT 可见双侧颌下腺及周围淋巴结摄取稍增高,前列腺代谢弥漫对称性不均匀增高,SUV_{max} 2.3~3.6。对于 IgG4-RD 的诊断,PET/CT 在一次检出所有受累脏器方面有独特优势,但同时,除外肿瘤性病变也是给此类患者进行 PET/CT 检查的主要目的。尤其需注意的是,IgG4-RD 患者在应用激素后再行 PET/CT 检查,结果很可能会是假阴性,因 FDG PET/CT 的原理为 FDG 可反映病变中心部分炎症细胞的代谢,而激素应用后炎症可能已被激素平复。新的示踪方法 ^{68}Ga-FAPI 可能会对检出这些炎症已不太活跃的病变有所帮助,其原理是显示病变周围成纤维细胞的代谢,在纤维形成的整个过程中,包括炎症期和创口修复期,均可以为阳性表现。可 ^{68}Ga-FAPI-PET/CT 检查进一步明确全身系统受累情况。

超声医学科
吕珂

患者甲状腺实质回声均匀,内有小结节,血流信号分布相对正常,倾向于良性结节,甲状腺未见受累。颈部 Ⅲ 区和 Ⅳ 区淋巴皮质、髓质分界清楚,为正常淋巴结。患者右侧腮腺回声偏低,内可见小片状低回声,血流信号较丰富,提示腮腺受累。颌下腺也有类似表现,且血流丰富,周边的淋巴结皮质增厚、回声减低,髓质偏薄,形态相对饱满,但血流信号分布正常。颈动脉超声可见颈动脉壁三层结构清晰,无动脉炎表现,局部增厚考虑为动脉粥样硬化。患者的胰腺体积、回声均正常,无腊肠样改变,胆管壁未见明显增厚。肾脏皮质、髓质结构略微模糊,皮质回声增强,提示弥漫性病变,但是否为原发病受累目前尚不明确。超声对腹主动脉的分辨率稍差,但未见明显动脉炎表现。

病理科
姜英

患者 2017 年颌下腺活检病理可见颌下腺腺泡结构已基本破坏,纤维组织及淋巴组织增生,可见淋巴滤泡形成,内有生发中心,高倍镜下增生的纤维组织形成席纹状排列,腺泡组织间可见炎症细胞明显增多,主要为淋巴细胞和浆细胞浸润。对于此类改变,需注意除外黏膜相关组织淋巴瘤。从免疫组化上看,患者 CD20 染色可见阳性细胞排列有极性,主要为生发中心阳性,周围组织散在阳性,提示炎症性改变,CD3 染色可见 T 细胞散在分布,Ki-67 为 5%,增生低下,也提示为炎症性改变。而 MALT 淋巴瘤表现为弥漫一致分布,可见异型细胞向正常上皮浸润。浆细胞标志 CD38 和 CD138 可见明显阳性,其中 IgG 和 IgG4 也有大片阳性,且 IgG4/IgG 比例高达 70%,故患者诊断明确,肺组织穿刺活检病理表现也较典型,符合 IgG4-RD。

内分泌科
朱惠娟

患者糖尿病起病远早于 IgG4-RD,且有糖尿病家族史,起病时体型肥胖,早期口服降血糖药可控制,无酮症倾向,同时合并高血压、高血脂等代谢相关疾病,诊断 2 型糖尿病明确,目前无 1 型糖尿病或成人晚发自身免疫性糖尿病(LADA)的证据。IgG4-RD 合并糖尿病在文献中报道较少,合并糖尿病的原因中,部分是由于胰腺损伤导致胰岛功能下降,还有一部分是由于治疗 IgG4-RD 时应用糖皮质激素导致血糖升高。胰岛素自身免疫综合征(IAS)可分为内源性和外源性,均是由于胰岛素抗体的产生,继而与胰岛素结合导致胰岛素无法发挥作用,而胰岛素抗体不定时和胰岛素解离,故临床上可观察到高低血糖交替,尤其是内源性 EIAS。外源性 IAS 是在使用胰岛素时,产生了胰岛素抗体,引发上述作用,但外源性 IAS 导致低血糖相对少见。因 IAA 本身为 IgG,其中 1/4 为 IgG4,故不除外 IgG4 水平的明显升高会干扰 IAA 测定,但考虑目前 IAA 测定为化学发光法,灵敏度和特异性均较高,故干扰的可能性相对小。患者应用利妥昔单抗后血糖较前好转,考虑 IAA 升高可能与 IgG4-RD 相关,随后主要是观察患者应用利妥昔单抗后的血糖变化。

呼吸与危重症
医学科
彭敏

患者 IgG4-RD 诊断明确,但右下肺结节的性质不明,从影像学上看,患者的结节形态不具有特异性,感染、肿瘤均可有类似表现,虽然肺穿刺活检病理支持 IgG4-RD,但患者短期经抗感染治疗后,肺结节消失,其病程较短,不符合 IgG4-RD 慢性发展的表现,故临床上还是首先考虑肺结节为感染所致。该患者 IgG4-RD 诊断很明确,有典型靶器官受累,且肺结节穿刺病理中 IgG4 比例很高,故 IgG4-RD 肺受累仍不能除外,可进一步观察、随访。

口腔科
王木

患者超声提示腮腺和颌下腺弥漫性病变,病理符合 IgG4-RD 相关的慢性颌下腺炎。IgG4-RD 的颌下腺病变晚期时可出现钙化,伴大量淀粉样物质沉积。临床鉴别诊断方面,首先要与干燥综合征相鉴别,其次是 MALT 淋巴瘤及正处于发展阶段的浆细胞病,病理是辅助鉴别的可靠手段。对于干燥综合征,可通过唇腺活检来辅助诊断,而对于 IgG4-RD,不推荐行唇腺活检进行诊断,因既往文献回顾提示 IgG4-RD 唇腺活检的阳性率仅为 17%。

泌尿外科
董德鑫

IgG4-RD 在我科有两种主要表现,肾脏病变及腹膜后纤维化,前列腺受累相对少见。肾脏病变通常表现为肿块,容易误诊为肾肿瘤,腹膜后纤维化常导致肾脏积水。IgG4 前列腺受累表现为弥漫性增大,严重时可挤压尿道,导致排尿困难,超声表现为前列腺弥漫性增大,无结节,PET/CT 可表现为摄取增高。患者 PSA 正常,超声未见前列腺结节或包裹性浸润,故不考虑前列腺癌,考虑 IgG4-RD 前列腺受累,必要时可行前列腺穿刺活检辅助诊断。

消化内科
李景南

IgG4-RD 在消化系统主要表现为自身免疫性胰腺炎和硬化性胆管炎,肝脏、肠系膜、胃在文献中也有报道可以受累。该患者胰腺、胆道、肝脏未见受累,在以后的随访中仍需要密切监测。

眼科
王旭倩

IgG4-RD 在眼科的表现主要为眼肌、泪腺和神经受累。患者有高度近视病史,眼科表现为眼球突出,结膜炎和眼睑水肿。虽泪腺未触及肿大,但泪腺超声可见分隔样低回声,和涎腺病变的超声改变类似,提示泪腺受累。此外患者双眼上直肌增厚,左眼比右眼重,提示眼肌受累。视神经受累主要表现为视神经炎,在患者身上暂未观察到。此外患者比较特殊的表现是角膜基质层浑浊,角膜共焦镜可见基质层有点状沉积,考虑可能是 IgG4 水平太高,造成角膜基质层浑浊。目前国际上还缺乏此类报道,但在 MGUS 和高血红蛋白血症的患者中有过类似角膜病变的病例报道,此类患者除角膜改变外,还可观察到因血清蛋白升高导致视网膜血管阻塞及脉络膜浸润性病变。

临床营养科
李融融

患者后续的饮食调整方式需要综合患者的血糖变化情况、体重改变、生活方式等来制订。EIAS 多表现为血糖较前轻度升高、较前稍增加胰岛素用量,少见引起血糖明显升高、胰岛素明显抵抗。既往研究报道,严重胰岛素抵抗的患者采用生酮饮食后血糖较前改善。该患者可考虑尝试生酮饮食,但生酮饮食的准确执行和患者的依从性以及引起的代谢紊乱不可忽视,需要患者定期在营养科随诊调整方案。

耳鼻喉科
王晓巍

本例患者临床表现、血清 IgG4 检测以及病理诊断都较为典型,符合 IgG4-RD 的确诊标准。鼻腔、鼻窦也是 IgG4-RD 常见的受累部位,可表现为发生于该部位的实体肿物,也可以表现为黏膜增厚及过敏性鼻炎等。该患者缺乏鼻腔、鼻窦肿物表现,仅表现为部分鼻窦黏膜增厚及过敏性鼻炎,可能非 IgG4-RD 受累表现。同时,因 IgG4-RD 可能累及脑神经,必要时可以为患者安排听觉诱发电位等听力学相关检查,除明确有无听神经损害,也可以间接反映脑神经状态。

中医科
宣磊

该患者为早产儿,有糖尿病家族史,属于中医先天禀赋不足体质。成年后居住于内蒙古,长期吸烟、饮酒、吃油腻肉食多、体型肥胖,逐渐确诊为糖尿病、高血压、动脉硬化症。结合其颌下质硬肿物、体重下降、中上腹偏左隐隐不适、反酸、少量白痰、口眼干燥、大便黏表现;既往有胃肠息肉史、肺内和甲状腺结节以及诸多实验室检查异常结果,舌红,前部少苔、后部舌苔薄黄腻,舌下脉络青紫,脉沉弦,中医诊断为"痰核、瘰疬、消渴病",辨证属于痰瘀互结、气阴两虚证。治疗给予清热解毒、消肿散结,兼顾益气养阴。患者为外地患者,可考虑中成药西黄丸加天芪降糖胶囊,辅助缓解局部肿物和控制血糖。西黄丸用于恶性肿瘤、良性包块的治疗,辅助健脾益气中药改善高血糖和体重下降。

多学科会诊意见总结

IgG4-RD 目前发病机制不清,但免疫系统紊乱是其中较为主要的环节,主要为淋巴细胞增生,B 细胞及浆细胞增生活跃,淋巴细胞、浆细胞浸润到组织,引起组织肿大,进一步形成纤维化和硬化表现,所以常被误诊为肿瘤,肿瘤性病变也可以模拟 IgG4-RD。该患者 IgG4-RD 诊断明确,经过本次多学科会诊,又发现了泪腺、角膜等之前未考虑到的受累脏器。治疗方面,激素是 IgG4-RD 的一线治疗,但因该患者血糖控制不佳,所以采用了生物制剂 CD20 单抗的治疗,在既往研究中,美罗华治疗 IgG4-RD 有效率可达到 90% 以上。在原发病治疗外,还需要内分泌、营养科等多科协作帮助调整患者的血糖和营养,更好地改善患者的预后。

结局与转归

IgG4 相关疾病方面:患者于 2021 年 1 月 5 日、2021 年 1 月 19 日分别予利妥昔单抗 600mg,静脉注射,d1、d14 治疗,并停用艾拉莫德,按感染科会诊意见加用异烟肼 0.3g,每日 1 次预防性抗结核治疗,2020 年 1 月 21 日复查 B 细胞计数 4/μl,IgG4 9 170mg/L,T-IgE 364.0KU/L,C3 0.649g/L,C4 0.097g/L。糖尿病方面,患者应用利妥昔单抗治疗后患者血糖较前改善,2021 年 1 月 13 日开始德谷胰岛素可由 30U 减量至 16~18U,三餐前谷赖胰岛素逐渐调整为 26U-20U-16U,继续口服二甲双胍 1g,每日 2 次;监测患者 FBG 6~8mmol/L,早餐后 15~17mmol/L,午餐后 10~14mmol/L,晚餐后 9~12mmol/L,患者间断于睡前血糖<10mmol/L 时发生夜间低血糖,测即刻血糖 4.1~4.7mmol/L,嘱患者根据睡前血糖适当加餐后未再出现低血糖。2021 年 1 月 21 日复查 IAA 305.16RU/ml,抗 IA2 抗体已转阴。2021 年 8 月 25 日随诊时患者颌下腺已明显缩小,IgG4 6 380mg/L,复查 B 细胞计数 14/μl,给予加用来氟米特 20mg,每日 1 次,羟氯喹 0.2g,每日 2 次维持治疗。

专家点评　这是一例罕见的 IgG4-RD 合并罕见的外源性胰岛素自身免疫性综合征的病例。通过 MDT 讨论,不仅认识和回顾了 IgG4-RD 不同系统、不同脏器受累的临床特点,而且可通过超声、CT、核医学等影像学手段及病理学来辅助诊断及评估该 IgG4-RD 的受累脏器。该患者的肺部结节虽然病理上符合 IgG4-RD 肺部受累,但是结合临床转归,仍然考虑为感染性病变,这也提示临床医生病理虽然是诊断疾病的金标准,但是一些感染、肿瘤亦可模拟 IgG4-RD 的病理表现。该患者合并的 EIAS,同为免疫性疾病,存在胰岛素相关自身抗体。免疫抑制治疗可以兼顾两者,利妥昔单抗治疗对两种疾病都能起到治疗作用,且避免了应用糖皮质激素,为该患者的优选治疗。在原发病治疗的基础上,通过内分泌、营养科、中医科等多科协作,能更好地改善患者血糖、营养状态及预后。

疾病相关文献回顾

IgG4 相关性疾病(IgG4-RD)是 2003 年以来被命名和一类新近认识的免疫性疾病,为 2018 年我国公布的中国第一批罕见病目录的 121 种罕见病病种之一。该病可累及全身多个器官和系统,常伴有血清

IgG4 水平显著升高，受累组织中大量 IgG4 阳性淋巴和浆细胞浸润，造成器官肿大和硬化[1]。

IgG4-RD 为系统性疾病，几乎累及全身多个器官和组织，包括唾液腺、胰腺、泪腺、眶周及眶内组织、淋巴结、胆系、肾脏、甲状腺、神经系统、腹膜后、肠系膜、皮肤、肝脏、肺、胸膜、纵隔、心包、动脉、乳腺、前列腺等，诊断和治疗上往往需要多科协作。该病目前主要通过 2011 年日本制定的 IgG4-RD 综合诊断标准和 2019 年美国风湿病学会 / 欧洲风湿病联盟（ACR/EULAR）制定的 IgG4-RD 分类诊断标准进行诊断[2-3]。但需要注意的是，无论是血清 IgG4 升高还是病理，灵敏度和特异度均有限，因此在诊断时需要警惕模拟 IgG4-RD 疾病，如肿瘤、卡斯尔曼病、木村病。

IgG4-RD 的治疗强调个体化，治疗前应行全面的治疗前评估，以判断疾病范围及严重程度。治疗目标是减轻病灶炎症，维持疾病缓解，保护脏器功能，同时尽量减少治疗相关的不良反应。IgG4-RD 的治疗分为诱导缓解和维持治疗两个阶段。其中糖皮质激素是治疗 IgG4-RD 的一线治疗，可用于疾病的诱导缓解和维持阶段。糖皮质激素治疗起效迅速，但减至小剂量或停药后疾病容易复发，且激素的不良反应亦限制了其长期使用。因此，当患者存在单用激素治疗不能充分控制病情，或因疾病持续激素不能递减，或减量过程中疾病反复，以及激素副作用明显时，推荐联合使用传统免疫抑制剂或生物制剂。传统免疫制剂包括吗替麦考酚酯、硫唑嘌呤、环磷酰胺、来氟米特、甲氨蝶呤、环孢素、他克莫司、6-巯基嘌呤、沙利度胺、艾拉莫德等。目前，临床以吗替麦考酚酯、环磷酰胺、硫唑嘌呤应用最为广泛。生物制剂利妥昔单抗为抗 CD20 单克隆抗体，主要用于清除 B 细胞，在初治和复发 IgG4-RD 均取得了较好的疗效。利妥昔单抗可用于传统治疗失败，激素减量过程中复发，存在激素抵抗或不耐受的 IgG4-RD 患者[2-4]。

IgG4-RD 虽属罕见病范畴，但从目前临床收治的情况看，很可能是一种被低估的罕见病，随着各专科认识的深入，将有越来越多的患者获得诊断。2021 年由中国罕见病联盟和中华医学会风湿病学分会牵头，组织多学科专家，在总结国内外研究的基础上制定了《IgG4 相关性疾病诊治中国专家共识》[5]。

（彭琳一　张　文）

参考文献

[1] KAMISAWA T, FUNATA N, HAYASHI Y, et al. A new clinicopathological entity of IgG4-related autoimmune disease [J]. J Gastroenterol, 2003, 38 (10): 982-984.

[2] UMEHARA H, OKAZAKI K, MASAKI Y, et al. Comprehensive diagnostic criteria for IgG4-related disease (IgG4-RD), 2011 [J]. Mod Rheumatol, 2012, 22 (1): 21-30.

[3] WALLACE Z S, NADEN R P, CHARI S, et al. The 2019 American College of Rheumatology/European League Against Rheumatism Classification Criteria for IgG4-related disease [J]. Arthritis Rheumatol, 2020, 72 (1): 7-19.

[4] ZHANG W, STONE J, ZHANG W, et al. Management of IgG4-related disease [J]. Lancet Rheumatol, 2019 (1): e55-e65.

[5] 张文，董凌莉，朱剑，等. IgG4 相关性疾病诊治中国专家共识 [J]. 中华内科杂志, 2021, 60 (3): 192-206.

18 弥漫皮肤变硬

专家导读　　中老年男性,逐渐出现四肢、躯干广泛的皮肤增厚和变硬,病初曾有外周血嗜酸性粒细胞(EOS)计数升高,考虑嗜酸性筋膜炎? 硬皮病? 治疗上应用大剂量泼尼松,先后联合应用来氟米特、雷公藤、环磷酰胺、JAK 抑制剂托法替布,外周血嗜酸性粒细胞、炎症指标降至正常,病情仍然进展,治疗应当如何选择? 协和罕见病 MDT 从临床出发,基于病理组化,为患者明确诊断,制订下一步治疗计划。

病例介绍

【患者】　男,64 岁。

【主诉】　皮肤增厚、变硬 11 个月,加重 3 个月。

【现病史】

2020 年 3 月患者无诱因出现双上臂皮肤增厚、变硬,无红肿、活动障碍,未重视。后皮肤增厚、变硬范围逐渐扩大,累及肘关节、双侧前臂,外院查外周血嗜酸性粒细胞计数 2.16×10^9/L,嗜酸性粒细胞百分比 20.1%(未见报告),遂就诊于我院门诊,完善检查示外周血涂片:嗜酸性粒细胞百分比 10%,尿常规:蛋白(TRACE),隐血(−),ANA HS1:80(+),抗 SSA(+),抗 CCP 52U/ml,IgG4 2 372mg/L,ANCA、免疫固定电泳(−),考虑"嗜酸性筋膜炎"不除外,予泼尼松 50mg,每日 1 次,来氟米特 20mg,每日 1 次口服,自觉皮肤硬化程度明显减轻,但受凉后再次出现皮肤增厚、变硬,复查嗜酸性粒细胞百分比 0.2%,服药 1 个月后将泼尼松减量为 45mg,每日 1 次(后每周减半片),同时加用雷公藤 30mg,每日 2 次。2020 年 8 月患者再次出现双上肢皮肤增厚、变硬,同时伴双小腿硬肿、双足麻木(此时口服泼尼松 40mg,每日 1 次),查血常规白细胞计数 11.47×10^9/L,嗜酸性粒细胞计数 0.01×10^9/L,嗜酸性粒细胞百分比 0.1%,hsCRP 26.29mg/L,ESR 38mm/h;头部 MRI:双侧额叶皮层下、侧脑室旁散在斑点状异常信号;PET/CT:左颈静脉显著增宽,全身肌肉放射性摄取不均匀增高,肛管处放射性摄取增高(SUV$_{max}$ 12.7),予以停来氟米特,改为环磷酰胺(CTX)50mg,每日 1 次,雷公藤多苷 20mg,每日 3 次口服,继续泼尼松 40mg,每日 1 次口服。患者病情无好转,并逐渐出现双大腿皮肤增厚、变硬,进一步完善双大腿 MRI(图 18-1):双侧大腿肌肉筋膜 T2 信号升高,双侧大腿皮下组织多发斑片状 T2 高信号,炎性改变可能。考虑"嗜酸性筋膜炎",将 CTX 改为静脉 0.4g,每周 1 次(8 月 31 日起)×2 次,皮肤硬化仍无好转,且出现双肘不能伸直,复查嗜酸性粒细胞百分比 0,ESR 5mm/h,hsCRP 2.04mg/L,调整治疗方案为甲泼尼龙 48mg,每日 1 次,CTX 100mg,每日 1 次口服,雷公藤多苷 20mg,每日 3 次口服,皮肤硬化无减轻。2020 年 10 月患者出现腹部及颊部皮肤增厚、发硬,双上肢抬举及下蹲困难,考虑患者治疗反应差,加用托法替布 5mg,每日 2 次口服(10 月 26 日起),将激素逐渐减量(每周减 5mg)、CTX 减为 100mg,隔日一次,停用雷公藤多苷,症状仍无好转。2020 年 11 月 12 日患者行左侧大腿后方皮肤、皮下、肌肉活检术,病理回报:(左侧大腿皮肤及皮下)皮肤及皮下组织,表面鳞状上皮增生伴角化过度,真皮纤维组织增生,皮下脂肪组织内少许炎症细胞浸润。目前治疗为醋酸泼尼松龙 25mg,每日 1 次,CTX 100mg,隔日一次,托法替布 5mg,每日 2 次。现为进一步诊治入院。病程中患者无关节肿痛、口眼干、雷诺现象、反复口腔溃疡等。自发病以来,精神、饮食、睡眠差,大便稀、小便正常,体重半年内增加 10kg。

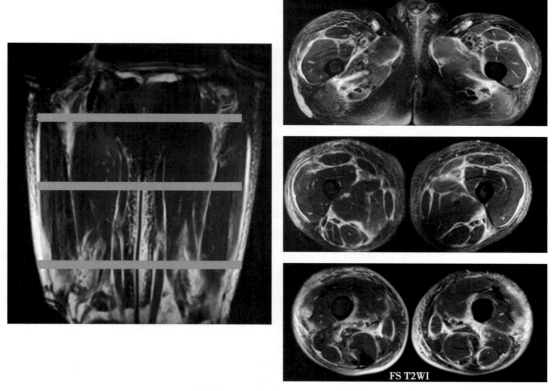

图 18-1 双大腿 MRIT2 压脂像
大腿肌肉筋膜 T2 信号升高,双侧大腿皮下组织多发斑片状 T2 高信号,考虑炎性改变。

【既往史】

前列腺增生、慢性阻塞性肺疾病、肺结节病史,胸腺囊肿、白内障术后。

【个人史】

长期大量吸烟史。否认毒物及放射性物质接触史。

【家族史】

无特殊。

【入院查体】

血压 130/76mmHg,心率 60 次 /min,呼吸 17 次 /min,SpO_2 99%@RA。左侧胸壁可见手术瘢痕,双手臂皮肤增厚、变硬,可见橘皮征、沟槽征(图 18-2),双颊部、双大腿、小腿、腰部、腹部皮肤发硬,双肩抬举困难,双肘关节不能伸直,下蹲费力,左下肺可闻及干啰音,心脏查体未见异常。

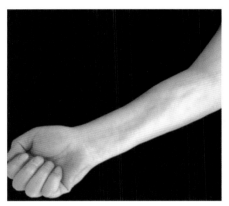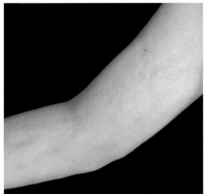

图 18-2　患者上肢皮肤可见橘皮征、凹槽征外观

【入院诊断】

①嗜酸性筋膜炎? ②慢性阻塞性肺疾病;③前列腺增生;④白内障术后。

【诊治经过】

入院后完善检查,血常规:白细胞计数 8.58×10^9/L,嗜酸性粒细胞百分比 0.2%,血红蛋白 142g/L,血小板计数 252×10^9/L,外周血嗜酸性粒细胞百分比 0,尿、便常规(-),生化、凝血(-)。ANA17 项:ANA(-),抗 SSA 弱阳性,ANCA、RA、IgG 亚类(-),IgM 0.36g/L,IgG 6.13g/L,hsCRP、ESR、IL-6、IL-8、IL-10、TNF-α 均在正常范围内。甲状腺功能正常。CA72-4 114U/ml,蛋白电泳、免疫固定电泳、轻链、冷球蛋白(-)。超声心动图:双房左室增大,左室舒张功能减低(Ⅰ级)。胸、腹、盆腔增强 CT:双肺多发斑片索条影,双肺弥漫支气管壁略增厚,双肺多发小结节,肺气肿,主动脉及冠状动脉钙化,双侧胸膜增厚,左膈可疑膈疝。肝右叶钙化;双肾多发囊肿;双肾周筋膜增厚;十二指肠水平段憩室。泌尿系统超声：未见异常。甲状腺超声：甲状腺形态偏小。肠镜：结肠多发息肉。(病理)结肠腺管状腺瘤,结肠黏膜显慢性炎。骨髓穿刺未见异常。12 月 11 日皮肤活检:(左侧大腿皮肤及皮下)皮肤及皮下组织,表面鳞状上皮增生伴角化过度,真皮纤维组织增生,皮下脂肪组织内少许炎症细胞浸润。免疫组化 + TCR 重排:AE1/AE3(上皮细胞 +),CD3(局灶 +),CD20(-),CD30(Ki-1)(-),CD4(局灶 +),CD8(局灶 +),CD56(-),Ki-67(index 5%)。12 月 23 日右腹部皮肤及皮下组织病理:皮肤组织,鳞状上皮伴角化过度,表皮基底层及真皮层见少许淋巴细胞浸润;(脂肪组织)少许脂肪及血管组织,见极少许炎症细胞浸润;(前鞘)少许纤维脂肪组织。免疫组化结果:CD4(散在 +),CD3(散在 +),CD20(散在 +),CD30(Ki-1)(-),CD8(散在 +),CD56(-),Ki-67(基底细胞 +)。12 月 23 日皮肤科病理:镜下检查,表皮萎缩,真皮浅中层无特殊改变,真皮深层及皮下脂肪间隔纤维化,硬化,未见筋膜组织。病理诊断:符合深在硬皮病。皮肤科疑难病理会诊:患者皮肤硬化累及躯干,病变范围过于广泛,硬化程度过高,且镜下非以炎症细胞浸润为主,未见筋膜增厚,治疗反应差,不符合嗜酸性筋膜炎,需考虑系统性疾病。入院后完善检查,考虑嗜酸性筋膜炎可能,经专业组查房后考虑患者病变范围过于广泛、治疗效果差,需高度警惕肿瘤,并再次行皮肤活检(腹部),病理回报:深在硬皮病。治疗上激素缓慢逐渐减量,泼尼松 20mg,每日 1 次,逐渐减量至 15mg,每日 1 次,联合 CTX 0.4g,每周一次静脉输液,累积 1.2g 后改为 CTX 150mg 隔日一次口服治疗,并给予物理治疗,患者皮肤肿胀变硬感略有改善。

主治医师总结病例特点和主要诊断,提出会诊目的

风湿免疫科
彭琳一

总结该患者的病例特点:中老年男性,慢性病程。临床上表现为逐渐进展的广泛、对称性皮肤增厚和变硬,关节活动受限。病初实验室检查提示嗜酸性粒细胞、超敏 C 反应蛋白、红细胞沉降率增高;无明确自身抗体。MRI 结果提示皮下组织及肌肉筋膜多发长 T2 信号支持炎症改变,PET/CT 未提示肿瘤表现。皮肤病理:真皮深层及皮下脂肪间隔纤维化、硬化,少许炎症细胞浸润。病程中应用大剂量泼尼松,先后联合应用来氟米特、雷公藤、环磷酰胺,JAK 抑制剂托法替布,嗜酸性粒细胞、炎症指标降至正常,临床症状仍在进展。诊断上首先考虑嗜酸性筋膜炎(EF),即 Shulman 综合征。支持点为该患者存在典型皮肤增厚、变硬的特性,"橘皮征"和"凹槽征",不累及肢端,外周血嗜酸性粒细胞增多,炎症指标升高,结合患者大腿 MRI 提示炎症范围主要位于筋膜处。根据 2018 年 Masatoshi 等[1]提出的 EF 诊断标准,符合主要标准:四肢对称的板状硬化,缺乏雷诺现象,排除系统性硬化症。同时符合两条次要标准中的影像学检查可见筋膜增厚。另一条次要标准皮肤活检因患者未取到筋膜组织暂未符合。根据该诊断标准,患者符合主要诊断标准和一条次要标准,可以诊断 EF。但该患者皮肤科病理会诊考虑深在硬皮病的诊断,结合患者临床上病变累及躯干,范围广泛,需要与局灶性硬皮病中的泛发性硬斑症(morphea)鉴别。该患者诊断存疑,且应用经典治疗方法效果不佳,故也希望通过 MDT 讨论对这一例难治的罕见疾病提出治疗建议。会诊目的:明确诊断,制订下一步治疗计划。

多学科会诊意见

放射科
王凤丹

患者为老年男性,慢性病程,治疗过程中病情进行性加重。影像学方面,头部 MRI,胸、腹、盆腔 CT 无特别阳性的发现,双大腿 MRI T2 压脂像可见皮下深、浅筋膜弥漫性高信号,肌肉周围筋膜高信号,肌肉内未见高信号,考虑疾病靶点位于筋膜。对类似影像学表现的疾病,鉴别诊断考虑筋膜炎、硬皮病、炎性肌病、代谢水肿性肌病、感染性肌病等,其中局限性硬皮病并不只局限于皮肤,也可累及深在筋膜、肌肉、滑膜、肌腱、骨髓等,但病变范围比较局限,而本例患者双下肢弥漫性病变,炎症部位主要位于筋膜,故考虑嗜酸性筋膜炎。

核医学科
霍力

患者 PET/CT 显像摄取增高位于肌肉周围,SUV 不高,倾向良性病变,因分辨率低,不能区分是肌肉还是筋膜,但部位与患者临床表现一致,本次检查主要是为了除外肿瘤,结合目前表现,未见肿瘤提示。

病理科
姜英

患者第一次大腿皮肤活检,镜下可见表皮萎缩,真皮纤维组织明显增生,胶原纤维增粗,皮肤附属器减少,脂肪组织未见明显炎症细胞浸润,呈现真皮硬化的改变,免疫组化不支持肿瘤。第二次腹部皮肤活检镜下表现类似,可见表皮萎缩,真皮纤维组织明显增生,胶原纤维增粗,嗜碱性变和玻璃样变性,偶见残存附属器,皮下脂肪组织散在淋巴细胞和浆细胞浸润,未见明显炎症,脂肪组织无明显炎症细胞浸润,纤维组织无增生;前鞘组织炎症细胞浸润不明显。结合患者 2 次送检标本,提示表皮萎缩、真皮硬化,前鞘仅见纤维组织增生,未见炎症细胞浸润,目前皮肤硬化明确,但病理不支持嗜酸性筋膜炎,若有肌肉组织,更利于诊断。

皮肤科
晋红中

中年男性,体型肥胖,病变以四肢为主,上肢为著,躯干也有受累,表面皮肤基本正常,查体可见沟槽征,诊断首先考虑筋膜炎,需鉴别硬皮病、硬肿病等。硬肿病以躯干病变为主,多累及项背部,与本患者表现不符合。硬皮病多表现为表面瓷白色硬化,周围紫红色晕,故临床不考虑。病理方面,镜下可见表皮萎缩,真皮胶原纤维增生,硬化位于真皮和皮下脂肪交界处,包括脂肪间隔硬化,炎症细胞浸润不明显,病理符合深在硬皮病。但深在硬皮病发病多位于腹部、四肢远端,皮损呈斑块样改变,非弥漫性病变,临床不符合。筋膜炎患者常筋膜过于粘连,手术不易取到,本患者虽 2 次活检均未取到肌肉和筋膜,但 MRI 已提示筋膜区 T2 高信号,故仍考虑嗜酸性筋膜炎。治疗包括激素及免疫抑制剂,但早期效果理想,皮肤硬化后治疗效果差,也可尝试新型药物,如生物制剂。也可考虑光疗,PUVA 软化纤维、促进新生纤维增生及中医中药治疗,如复康片、复松片、复甦片。

康复医学科 赵肖奕	既往研究表面,康复干预改善肌肉功能、疲劳感,提高生活质量,且有氧运动和抗阻运动不会增加患者的全身炎症反应和肌肉损伤,是安全且有益的,具体方法包括关节牵伸、软组织松动、热疗、蜡疗等。本例患者经过热磁疗等治疗后症状好转、皮肤软化,但具体效果和疗程需要更多临床研究支持。
干细胞平台 冷泠	在硬皮病的发病机制中,血管是始动因素,有淋巴细胞浸润、内皮增厚,血管狭窄和闭塞。目前正在进行的是微环境对表皮细胞功能性的研究,利用皮肤干细胞治疗小鼠硬皮病模型,观察到治疗后血管恢复良好。干细胞治疗硬皮病是未来发展方向,希望基础和临床能多多合作。

多学科会诊意见总结

综合多学科的会诊意见,该患者诊断上考虑符合嗜酸性筋膜炎。传统激素联合免疫抑制剂疗效欠佳,目前联合强免疫抑制剂环磷酰胺临床上有一定减缓的趋势,可暂继续应用环磷酰胺治疗,若效果不佳,可考虑妥珠单抗的治疗。联合治疗方面,可考虑应用物理治疗、光疗及联合复康片等中成药物治疗。此外,部分难治性嗜酸性筋膜炎可能合并肿瘤,目前该患者临床未找到合并肿瘤性疾病的证据,尚需进一步随诊,警惕出现肿瘤。

结局与转归

患者出院时口服泼尼松 15mg、环磷酰胺 3 片,每日 1 次治疗,门诊规律随诊,激素逐渐减量为甲泼尼龙 8mg,每日 1 次治疗,因患者持续淋巴细胞重度减低,最低达 0.38×10^9/L。环磷酰胺减量为 100mg,每日 1 次。2021 年 5 月患者再次自觉皮肤肿胀、发紧感较前加重,双前臂、小腿及腰腹部变硬,发紧感,复查 hsCRP、ESR、TNF-α、IL-6 均正常,前臂 MRI 提示筋膜长 T2 信号,考虑仍存在活动性炎症。故尝试应用妥珠单抗单抗560mg,每月一次静脉输液治疗,用药后患者自觉症状较前改善。目前已应用 4 个疗程妥珠单抗治疗,甲泼尼龙减量为 6mg 隔日一次,逐渐停用环磷酰胺改为甲氨蝶呤 12.5mg 每周一次治疗,患者病情稳定,皮肤紧绷感及活动受限感改善,查体患者前臂、小腿肿胀较前好转。

专家点评	该患者为中老年男性,慢性病程。临床上表现为逐渐进展的广泛、对称性皮肤增厚和变硬,关节活动受限。病初实验室检查提示嗜酸性粒细胞、超敏 C 反应蛋白、红细胞沉降率增高;无明确自身抗体。MRI 结果提示皮下组织及肌肉筋膜多发长 T2 信号支持炎症改变。虽未能获得筋膜病理,但临床上仍考虑符合嗜酸性筋膜炎

诊断。病程中应用大剂量泼尼松,炎症指标降至正常,先后联合应用来氟米特、雷公藤、环磷酰胺,也尝试了文献中报道有效的 JAK 抑制剂托法替布,该患者临床症状仍在进展,考虑患者为难治性嗜酸性筋膜炎。通过 MDT 讨论,一方面明确了诊断,主要是和其他引起皮肤硬化类的疾病进行鉴别,如硬皮病中的硬斑症。另一方面,在治疗上也综合了皮肤科、物理康复科的联合治疗,指出了若效果仍不佳,可考虑妥珠单抗的治疗建议。该患者后续的治疗中应用的生物制剂 IL-6 受体单抗妥珠单抗的治疗,获得了较好的治疗效果。此外,根据文献报道,部分难治性 EF 可能合并肿瘤,因此在随诊的过程中也需要定期查体,警惕出现肿瘤的风险。

疾病相关文献回顾

嗜酸性筋膜炎(eosilophilic fascitis,EF)是一种少见的主要以筋膜发生弥漫性肿胀、硬化为特点的慢性炎症性疾病,最早由 Shulman 在 1974 年描述[2],故又称为 Schulman 综合征。30%~60% 患者在创伤或剧烈运动后发病,其中 88% 累及上肢、70% 以上累及下肢、6%~18% 累及颈部、17%~32% 累及躯干。一般双侧受累,偶尔有单侧受累。典型 EF 不侵犯内脏。实验室检查方面 63%~93% 患者可出现外周血嗜酸性粒细胞增多,55% 患者 CRP 升高、29%~63% 患者 ESR 升高、一半以上患者出现丙种球蛋白升高。15%~20% 患者 ANA 阳性,4%~6% 血 CK 升高。该病目前没有公认的国际诊断标准,2018 年 Masatoshi 等[3]发表在 J dermatol 上,主要标准:四肢有对称的板状硬化,但缺乏雷诺现象,排除系统性硬化症。次要标准:①皮肤活检的组织学检查发现结缔组织纤维化,皮下筋膜增厚,嗜酸性粒细胞和单核细胞浸润。②磁共振成像(MRI)等影像学检查可见筋膜增厚。少于 10%EF

患者可出现血液系统异常,包括血小板减少症、骨髓单核细胞白血病、慢性淋巴细胞白血病和骨髓增殖性疾病、多发性骨髓瘤及淋巴瘤等。实体肿瘤也偶有报道。部分患者合并硬斑病等局灶硬皮病。患者可并发系统性红斑狼疮、类风湿关节炎、干燥综合征等。许多对激素治疗不佳的患者可能并发肿瘤性疾病[4]。治疗上,一半推荐糖皮质激素 0.5~1mg/(kg·d)单独或联合一种免疫抑制剂治疗。甲泼尼龙冲击 0.5~1g/d×3d 作为初始治疗,可能疗效更佳,需要联合使用免疫抑制剂更少,在一些患者需考虑使用。对于激素使用时间尚无共识。免疫抑制剂治疗可以选择甲氨蝶呤、环孢素、环磷酰胺、硫唑嘌呤等。对合并硬斑病或单用激素疗效不佳的患者,应当联用免疫抑制剂作为一线治疗。目前托法替布、妥珠单抗等生物制剂亦有应用有效的报道[5]。

(彭琳一　侯勇　张文)

参考文献

[1] JINNIN M, YAMAMOTO T, ASANO Y, et al. Diagnostic criteria, severity classification and guidelines of eosinophilic fasciitis [J]. J Dermatol, 2018, 45 (8): 881-890.

[2] CAO X Y, ZHAO J L, HOU Y, et al. Janus kinase inhibitor tofacitinib is a potential therapeutic option for refractory eosinophilic fasciitis [J]. Clin Exp Rheumatol, 2020, 38 (3): 567-568.

[3] PINHEIRO G, COSTA A R, CAMPAR A, et al. Effectiveness of tocilizumab in the treatment of fasciitis with eosinophilia: Two case reports [J]. Eur J Case Rep Intern Med, 2020, 7 (4): 001485.

[4] VÍLCHEZ-OYA F, SÁNCHEZ-SCHMIDT J M, AGUSTÍ A, et al. The use of tocilizumab in the treatment of refractory eosinophilic fasciitis: A case-based review [J]. Clin Rheumatol, 2020, 39 (5): 1693-1698.

[5] FERRELI C, GASPARINI G, PARODI A, et al. Cutaneous manifestations of scleroderma and scleroderma-like disorders: A comprehensive review [J]. Clin Rev Allergy Immunol, 2017, 53 (3): 306-336.

19 是谁在模拟

专家导读　中年女性,病程迁延 10 余年,多样的神经系统受累表现:多发单神经炎、椎间孔肿物、眶周病变,血 IgG4 水平升高,是 IgG4 相关性疾病吗? 还是背后另有元凶? 治疗将如何决策? 协和 MDT 抽丝剥茧,尽量弄清疾病的真貌。

病例介绍

【患者】　女,44 岁。

【主诉】　四肢麻木 12 年,眶内肿物 2 年。

【现病史】

2009 年 8 月患者出现左手示指、右手小指触觉及痛觉减退,右手尺侧皮肤麻木,精细活动减退,右虎口、手背、指间肌肉轻度萎缩。2010 年 10 月外院查肌电图提示神经源性损害(右侧尺神经损伤,右侧正中神经损伤待除外)。诊断压迫易感周围神经病,予营养神经治疗无效。2012 年患者出现双侧小腿麻木,左下肢无力,伴大腿内侧烧灼样疼痛,双手感觉障碍及精细活动减退较前加重。2013 年 3 月外院查腰椎 MRI:L_3~L_4 左侧椎间孔内占位改变(图 19-1A、B)。2013 年 7 月行 L_3~L_4 椎间孔肿瘤切除术。术后病理:(椎间孔肿物)神经节及神经束中度慢性炎,淋巴细胞为主的密集混合存在,有淋巴滤泡形成,局灶分布少量浆细胞,无明显间质纤维化。术后患者下肢疼痛明显缓解,上肢症状同前。2015 年以后上肢症状缓慢进展。2019 年患者出现右泪腺肿大外翻,予激素类滴眼液 + 眶局部注射激素一次,泼尼松 15mg,每日 1 次,环孢素(CsA)25mg,每日 1 次治疗 1.5 个月,症状无缓解。2020 年 11 月外院就诊,眼部查体:右眼上睑外可触及肿大泪腺,颞上结膜充血、结膜下可见灰红色肿物。血清 IgG 亚类测定:IgG4 754.0mg/dl↑。查眼眶 MRI:右眼眶眼球外上方占位,累及外直肌、泪腺、结膜下,包绕眼球生长,T1 中低信号,T2 中高信号,视神经周围混杂信号,增强肿物可强化,左眶内视神经周围混杂信号影,增强可见视神经强化(图 19-1C~E)。行右眶内肿物切除术,术后病理:(右眼眶内肿物)大片粉染无结构淀粉样物质沉积,周围异物巨细胞及淋巴滤泡形成,可见灶状浆细胞,符合淀粉样变;免疫组化:IgG4 阳性细胞灶状分布,最多处>40/HPF,IgG4$^+$ 浆细胞 /IgG$^+$ 浆细胞总数<10%,刚果红染色阳性。2021 年 1 月患者出现左侧下颌至口周麻木,右手拇指肌力减退明显,左手拇指外展受限。2021 年 4 月 1 日就诊我院门诊,考虑 IgG4 相关性疾病(IgG4-RD)可能,收入院。

【既往史】

15 岁诊断甲亢,口服他巴唑,22 岁停药,复查甲状腺功能(–)。2009 年 7 月行剖宫产。2011 年 7 月行"锁骨骨折"手术。

【个人史 / 婚育史 / 家族史】

无特殊。

【入院查体】

体温 36℃,脉搏 105 次 /min,呼吸 23 次 /min,血压 128/98mmHg SpO$_2$ 99%@RA。右眼左转轻度受限、复视。左侧下颌至口周触觉及痛觉减退,右侧小指掌侧触觉及痛觉减退。右手虎口、指间、大鱼际肌肉轻度萎缩。双手对掌动作受限,左手拇指外展受限。余心肺查体(–)。

【入院诊断】

IgG4 相关性疾病可能。

【诊治经过】

患者入院后筛查血尿便常规、肝肾功能、hsCRP、ESR、IL-6/8/10、TNF-α、肿瘤标志物均正常;血 T-SPOT.TB 152 FC/10S6MC;血清 IgG4 6 730mg/L;总 IgE、IgG/A/M、C3、C4 均正常;血清蛋白电泳、血免疫固定电泳 + 游离轻链、冷球蛋白(–);Coombs 试验弱阳性;抗核抗体谱、ANCA、RA 相关抗体、磷脂抗体、狼疮抗凝物均(–)。肌电图:上下肢周围神经损害。涎腺超声、腹部超声、淋巴结超声、超声心动图均(–)。胸、腹、盆腔增强 CT:右肺上叶多发钙化灶,双肺多发微结节;右肺门及纵隔淋巴结钙化,左肺下叶膨胀不全改变;腹膜后多发小淋巴结。眼眶增强 MRI:右侧眼眶下直肌肌腹增粗伴强化,双侧视神经周围少许片絮状强化影(左侧为著),右侧眼眶外侧壁及蝶骨体右侧软组织影增厚伴强化(图 19-1F、G)。PET/CT:双侧泪腺稍大,代谢未见明显增高,右侧下直肌增粗,代谢较对侧低,腹膜后多发小淋巴结,代谢未见明显增高,考虑良性。其余部位未见代谢明显增高灶(图 19-2A~C)。^{68}Ga-FAPI:右眼眶下直肌 ^{68}Ga-FAPI I 摄取增高结节,右上颌窦外侧壁周围摄取增高的条片影,双侧颌下腺 ^{68}Ga-FAPI 摄取明显增高(图 19-2D~F),结合病史考虑 IgG4-RD 可能性大。入院后予维生素营养神经治疗。因患者病情复杂,诊断不明确,行 MDT。

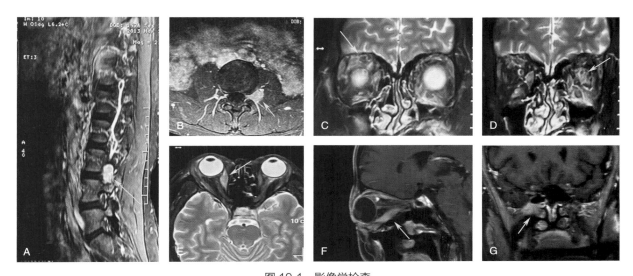

图 19-1　影像学检查

A、B.患者病程中出现 L₃~L₄ 椎间孔占位;C~G.患者病程中出现眶周病变,右眼眶上直肌周围条索影(C),
左视神经周围混杂密度影(D),内直肌(E)和下直肌(F)增粗,翼腭窝软组织影(G)。

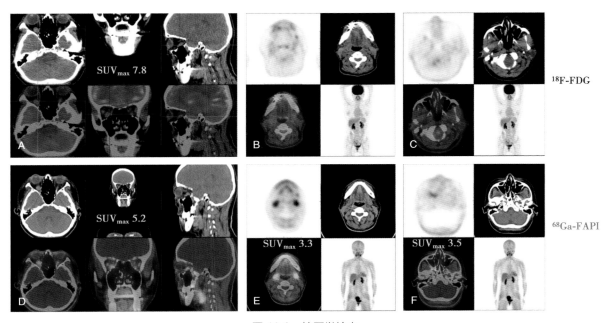

图 19-2　核医学检查

A~C. ¹⁸F-FDG PET/CT 显像,显示右眼眶下直肌结节代谢较对侧减低(A),双侧颌下腺(B),双侧上颌窦(C)无异常摄取增
高灶;D~F. ⁶⁸Ga-FAPI PET/CT 显像,显示右眼眶下直肌摄取增高结节(D),双侧颌下摄取明显增高腺(E),右上颌窦外侧壁
旁(F)条片状摄取增高影。

主治医师总结病例特点和主要诊断，提出会诊目的

风湿免疫科
周爽

中年女性，慢性病程，临床表现：多发单神经炎，椎间孔肿物，眶周病变（眼外肌、视神经、可疑三叉神经受累，泪腺肿大）。既往史：甲状腺功能亢进症（甲亢）。辅助检查：血清 IgG4 水平升高；肌电图：周围神经损害；椎间孔肿物病理：淋巴组织增生；眶周病变病理：IgG4$^+$细胞>40/HPF，IgG4$^+$浆细胞/浆细胞总数<10%，局灶性淀粉样变。诊断考虑：IgG4-RD。根据 2011 年日本标准（敏感性 72.7%，特异性 90%），患者符合：①多个器官出现弥漫性/局限性肿胀或肿块的临床表现；②血清 IgG4 浓度>135mg/dl；③组织学病理有显著的淋巴细胞、浆细胞浸润，IgG4$^+$浆细胞>10/HPF。虽然无显著纤维化，且 IgG4$^+$/IgG$^+$ 浆细胞细胞<40%，患者至少是很可能的 IgG4-RD。根据 2019 年 ACR/EULAR IgG4-RD 分类标准（灵敏度 82%，特异度 97.8%），符合入选标准：眶周病变，病理提示 IgG$^+$ 细胞浸润；不符合排除标准：发热、血细胞减少，嗜酸性粒细胞增多，自身抗体阳性，冷球蛋白血症，影像学、病理符合感染、肿瘤或其他疾病表现，已诊断：MCD，克罗恩病。评分：病理提示淋巴细胞灶性浸润 4 分，IgG4$^+$ 浆细胞>40/HPF 7 分，血清 IgG4>5 倍正常值上限 11 分，总分 22 分，可以诊断 IgG4-RD。但 IgG4-RD 神经系统受累罕见，且以中枢神经系统受累为主。而该患者临床表现以周围神经受累为主。IgG4-RD 本身为罕见病，而该患者的临床表现为罕见病的罕见表现，且病理中 IgG4$^+$ 浆细胞/IgG$^+$ 浆细胞总数<10%，无闭塞性静脉炎、席纹状纤维化等 IgG4-RD 的典型病理表现，因此，即使患者符合 IgG4-RD 的诊断标准，依然需质疑诊断的正确性。会诊目的：患者病情复杂，诊断困难，需多学科共同讨论，帮助明确诊断，指导治疗。

多学科会诊意见

放射科
陈钰

患者具有以下影像特征。眼眶：泪腺、肌锥内外间隙、眼外肌、眶下神经均有受累。椎间孔病变主要累及神经根。对于眼眶病变，主要鉴别诊断包括淋巴增殖性疾病（如淋巴瘤、炎性假瘤、IgG4-RD）和淀粉样变。上述疾病影像学特征如下。①淋巴瘤眼部受累表现：特点为 DWI 高信号，增强后均匀强化。②炎性假瘤：受累部位比淋巴瘤更靠深部，眼肌是肌腹、肌腱均可受累，泪腺可受累。上述两种疾病，神经受累均不是突出表现。③IgG4-RD 眼眶受累特点：眼睑增厚，泪腺增大，眼肌增粗，神经受累。神经受累特点：双侧对称受累多见。④淀粉样变：局灶性淀粉样变，头颈部受累少见，发生率<10%，眼眶受累在头颈部受累患者中发生率为 4% 左右。影像特点：无特征性，信号强度与肌肉类似，轻度强化，CT 上可有轻度钙化。患者影像特征首先考虑淋巴增殖性疾病。

核医学科
霍力
^{18}F-FDG 显示炎症细胞：活化的巨噬细胞（M1+M2），淋巴细胞和粒细胞。用于检测肿瘤及炎症。患者 ^{18}F-FDG 显像未见明确摄取增高，尤其椎间孔无摄取增高。^{68}Ga-FAPI 显示间质成分：活化成纤维细胞。FAPI 显示纤维组织。眶内病变 ^{18}F-FDG 和 ^{68}Ga-FAPI 均摄取明显增高，提示既有炎症浸润又有纤维化。双侧颌下腺 ^{18}F-FDG 无摄取，^{68}Ga-FAPI 可见摄取，提示唾液腺可能慢性病程，无活跃巨噬细胞或淋巴细胞浸润，有成纤维活性。在 IgG4-RD 中，对脏器病灶，包括泪腺检出，^{68}Ga-FAPI 优于 ^{18}F-FDG。综合上述两种检查，对于高度疑诊 IgG4-RD 的患者，检测脏器受累，包括泪腺，^{68}Ga-FAPI 显像更敏感。该患者泪腺无摄取，右眼眶下直肌结节，^{68}Ga-FAPI 及 ^{18}F-FDG 摄取增高，IgG4-RD 可能性大。双侧颌下腺、右上颌窦外侧壁周围 ^{68}Ga-FAPI 摄取增高的条片影，亦考虑 IgG4-RD。椎间孔，神经根走行区上述两种检查均未见摄取，IgG4-RD 受累？淀粉样物质沉积？对于是否有淀粉样物质沉积，目前有几种示踪剂可以选择。对于高炎症状态下，可能是 AA 型淀粉样变的用匹兹堡化合物 B（PIB）和 AV45。PIB 对心脏、胃累及病灶显示较好，对肝、肾、肺、周围神经累及显示欠佳。AV45 可检测外周神经淀粉样物质沉积，检测受累脏器能力似强 PIB。如需要，推荐行 AV45 PET/CT 显像评估周围神经淀粉样物质沉积情况。

神经科
刘明生
回顾患者历次肌电图：目前神经逐渐破坏中，受累神经数量增多，病变未稳定，有神经的再生。定位：多发单神经病表现，灶性特点，感觉、运动均有受累，轴索损害为主。多发单神经病，鉴别诊断谱：免疫相关弥漫性结缔组织病（CTD）、血管炎，如结节性多动脉炎（PAN）、ANCA 相关性血管炎（AAV）、白塞病、混合性冷球蛋白血症性血管炎、感染肿瘤、药物继发的血管炎、结节病、感染、嵌压（劳损）、肿瘤，尤其血液系统受累、代谢相关（乳糜泻、栓子、糖尿病）、家族性淀粉样变性。患者病程极其迁延，是良性经过，不符合上述疾病的典型特点。病理提示信息：外院椎间孔手术病理见增殖性病变、炎性病变浸润。正中神经可能有类似灶性病变，可完善神经超声评估。淀粉样物质出现，不除外炎症继发。IgG4-RD 神经系统受累以垂体受累、肥厚性硬脑膜炎、肥厚性硬脊膜炎、炎性假瘤、脑神经受累常见，而根据文献，可有周围神经病变，但极其少见。针对郎飞结及结旁蛋白的抗体，如 NF155、NF140、NF186、CNTN1、CASPR1 等为 IgG4 亚型。如 NF155，在慢性吉兰-巴雷综合征中可出现与该抗体相关的脱髓鞘周围神经病，但是与 IgG4-RD 并不相关。此类患者周围神经可出现增殖，神经明显增粗，超声见神经梭状增粗，以水肿为主，对 IVIG 效果不佳，部分患者对激素有效。因此，该患者周围神经病可以 IgG4-RD 解释，但也可能并非 IgG4-RD。

神经外科
幸兵
2013 年病变，影像及病理不支持神经纤维瘤和神经鞘瘤。具体诊断依赖病理。

眼科
刘小伟

患者泪腺受累不突出，不如眼外肌、眶下神经增粗明显。眼外肌受累明显。IgG4-RD 眼部受累分为：泪腺型、眼外肌型、眶内软组织型，眶上眶下神经型，以泪腺型最多见。不是常见的 IgG4-RD 眼部受累表现。眼外肌肥厚型在 IgG4-RD 眼部受累相对少见。出现眼外肌肥厚的疾病主要为：甲亢最常见，其次眼眶炎性假瘤，再次 IgG4-RD，其他病因少见。眼部受累不典型，但可以用 IgG4-RD 解释。甲亢和炎性假瘤无法解释眶上神经肿大。

血液内科
曹欣欣

虽然病理提示了淀粉样物质沉积，但患者游离轻链阴性，不考虑系统性轻链型淀粉样变性。对于继发性淀粉样变，无论是 AA 型还是局灶型淀粉样变均不能除外，但是继发的淀粉样变治疗以原发病为主，并非血液科治疗。IgG4-RD 与血液科疾病有千丝万缕的联系，最需鉴别的疾病是卡斯尔曼病和罗萨伊-多尔夫曼病（Rosai-Dorfman disease）。Rosai-dorfman 病既往被称作巨大淋巴结病，但我院 70 多例的队列和梅奥 60 多例的队列都发现只有不到 1/3 的患者是淋巴结受累，而 2/3 以上的患者非淋巴结受累。非淋巴结受累的患者需进一步分为 IgG4 相关 / 非 IgG4 相关的单系统 / 多系统受累。Rosai-dorfman 病病理可见 IgG4 染色明显阳性，但外周血 IgG4 水平不一定升高，诊断需病理。

病理科
冯瑞娥

患者在我科会诊了两个部位手术病理标本。2013 年 7 月椎管肿物病理：没有纤维组织增生，均为弥漫淋巴细胞细胞增生、浸润，破坏神经节。这些淋巴细胞核分裂常见，提示增生活跃，其中有一个病理核分裂。因此，病理上不是 IgG4-RD 表现，需排除低度恶性的淋巴瘤。加做 *TB* 基因重排，*T*、*B* 重排阴性，EB 病毒编码小 RNA（EBER）原位杂交阴性，除外了病毒感染。行 IgG4 相关染色，IgG4-RD 病理特点：可见到纤维化，成熟的小淋巴细胞和浆细胞，浆细胞较多浸润。而该患者 CD20$^+$ B 细胞、CD3$^+$ T 细胞混合性浸润。大细胞染色：CD30 阳性，B 细胞分化因子染色阳性，因此，大细胞为 B 细胞免疫母细胞。CD38 染色提示细胞并非以浆细胞为主。在最热点区域，IgG4 散在阳性，IgG4$^+$/IgG$^+$ 浆细胞<30%，因此不符合 IgG4-RD 的诊断。眶内肿物病理：大量淀粉样物质，周围有多核巨细胞反应，淋巴滤泡。淋巴滤泡中为小淋巴细胞。CD38 染色可见局灶浆细胞浸润，IgG4/IgG$^+$ 浆细胞比值很低，不符合 IgG4-RD 的诊断。两份病理相同点：均有淋巴组织增生。差异：椎间孔淋巴组织增生更活跃，有核分裂、大细胞。眶内肿物为成熟的小淋巴细胞、浆细胞和淋巴滤泡，无大细胞。眶内有显著淀粉样变，椎间孔无淀粉样变（图 19-3、图 19-4）。累及神经的淋巴组织增生罕见。病理科讨论结果：①目前不够诊断淋巴瘤，为淋巴组织增生；②IgG4-RD 从病理上不符合；③Rosai-Dorfman 病病理特点为，低倍镜下，明暗相间，S100 树突细胞阳性。而患者为弥漫淋巴细胞增生，S100 阴性。Rosai-Dorfman 病浆细胞浸润明显，与 IgG4-RD 相似，而患者以淋巴细胞浸润为主。因此，该患者的病理不支持 Rosai-Dorfman 病。

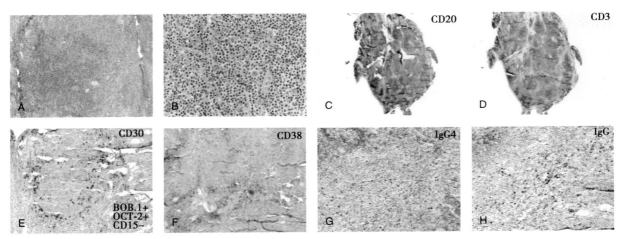

图 19-3 椎间孔肿物活检 HE 染色（A 和 B）和免疫组化结果（C~H）

A. 可见密集淋巴组织增生,浸润及破坏神经纤维及神经节(×100);B. 核分裂易见,偶见病理性核分裂(×200);免疫组化显示:C 和 D. T\B 细胞混合性浸润(×10);E. 散在较多活化免疫母细胞(×100);F. 散在少许浆细胞(×100);G 和 H. IgG4⁺ 浆细胞 ≤ 10 个 /HPF,IgG4⁺/IgG⁺ 浆细胞<30%(×100)。

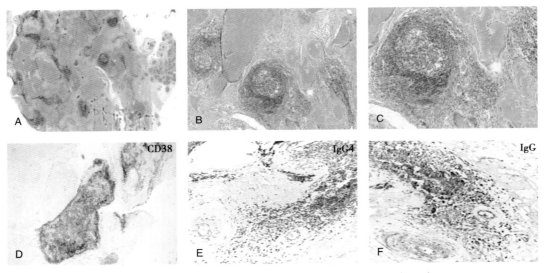

图 19-4 眶内肿物活检 HE 染色（A~C）和免疫组化结果（C~F）

A. 可见大片红染无结构物,结合特染符合淀粉样变(×10);B 和 C. 伴多核巨细胞反应,局灶淋巴细胞质细胞浸润及淋巴滤泡形成(B.×40,C.×100);免疫组化显示:D. CD38(部分 +,×40);E 和 F. IgG4⁺/IgG⁺ 浆细胞<10%),IgG4⁺ 浆细胞(热点区域 40 个 /HPF,×100)。

多学科会诊意见总结

诊断考虑淋巴增殖性疾病,患者目前症状进展,应干预。药物方面,按照淋巴增殖性疾病,可选择激素、免疫抑制剂、CD20 单抗。

结局与转归

MDT 会诊后,该患者加用了泼尼松 40mg,每日 1 次及环磷酰胺 50mg,每日 1 次口服。2021 年 11 月 29 日随访患者,激素已减量至泼尼松 20mg,每日 1 次,继续环磷酰胺 50mg,每日 1 次口服,患者自觉右手麻木及肌力减退情况较前明显减轻,无新发不适。

专家点评 该患者临床泪腺、眶周表现符合 IgG4-RD,但周围神经受累极其罕见。因此罕见病的罕见表现需审视诊断。很多淋巴瘤有慢性炎性、免疫的问题,何时干预,非常重要。对于该患者,虽然最后无最明确的诊断,但经过各专科讨论,疾病诊断思路清晰,后续治疗方向明确。

疾病相关文献回顾

IgG4-RD 神经系统受累较罕见,发病率为 1.7%~3.2%。机制包括炎症浸润,周围病灶压迫。中枢神经系统受累表现包括垂体炎、肥厚性硬脑膜炎 / 脊膜炎、炎性假瘤、脑实质病变、颅内血管炎。周围神经系统的受累罕见,包括腰骶椎椎间孔神经根受累、多发单神经炎。眶周病变:①眼外肌,提上睑肌;②视神经管,视神经、眼动脉;③眶上裂神经,动眼、滑车、三叉、泪腺、鼻睫神经;④眶下裂,眶下神经、颧神经;⑤泪腺及导管、眶周软组织。IgG4-RD 眶周病变的鉴别诊断主要包括:①与局部病变鉴别,如眶周炎性假瘤、眶周肌炎、后巩膜炎、泪腺炎、视神经周围炎、眼周黄色肉芽肿、原发眶周肿瘤;②系统性疾病,如结节病、ANCA 相关血管炎、甲亢眼病、朗格汉斯细胞组织细胞增生症、感染、淋巴瘤、转移瘤。2021 年日本报道,378 例 IgG4-RD 眶周病变患者中,325 例(86%)泪腺受累,81 例(21%)眼外肌受累,77 例(20%)三叉神经受累,47 例(12%)眼睑受累,41 例(11%)孤立的眶周肿物,29 例(8%)弥漫的眶周病变,30 例(8%)视神经周围炎,4 例(1%)巩膜炎,其中 IgG4-RD 患者眼外肌受累通常与泪腺肿大伴随[1]。北京协和医院 2011 年 1 月至 2018 年 4 月共 589 例 IgG4-RD 患者中,共 15 例神经系统受累患者,且均为中枢神经系统受累。其中,眶周病变 1 例(7%),垂体炎 6 例(40%),脑实质病变 2 例(13%),肥厚性硬脊膜炎 2 例(13%),肥厚性硬脑膜炎 4 例(27%)[2]。

(周 爽 钟 慧 张 文)

参考文献

[1] ABDELRAZEK M A, VENNA N, STONE J H. IgG4-related disease of the central and peripheral nervous systems [J]. Lancet Neurol, 2018, 17 (2): 183-192.

[2] PENG L Y, ZHANG P P, ZHANG X, et al. Clinical features of immunoglobulin G4-related disease with central nervous system involvement: An analysis of 15 cases [J]. Clin Exp Rheumatol, 2020, 38 (4): 626-632.

20 一元论的困境

专家导读　青年女性,2年内出现逐渐加重的发绀、低氧、鼻出血、毛细血管扩张,遍查全身,发现肺循环右向左分流、多种自身抗体阳性。是基因突变造成的遗传性出血性毛细血管扩张症,还是结缔组织病、抗磷脂综合征的罕见表现?此二者是否有相互关系?后续治疗是否应该采取更为积极的措施?协和罕见病MDT再一次直面临床挑战,力图冲破一元论的困境,为患者制定最佳的诊疗方案。

病例介绍

【患者】　女,31岁。

【主诉】　发绀2年余,加重伴活动后气短半年。

【现病史】

2019年11月患者无诱因出现双侧手指、足趾尖端持续发绀,无发热、喘憋、活动耐量下降。伴有发作性头痛,为双颞部、额部胀痛,伴头晕,发作前半小时视觉先兆(眼前黑雾),数小时至2天自行恢复。伴每月一次涕中带鲜血,无呕血、咯血、黑便,未诊治。2021年5月肢端发绀颜色加深,出现活动后气短,爬一层楼即感憋气,伴干咳,涕中带血增至每3~4天一次。就诊外院,测自然状态下SpO_2 87%,查血红蛋白182g/L,网织红细胞百分比2.59%,促红细胞生成素(EPO)19.83mIU/ml↑。血气分析:pH 7.40,$PaCO_2$ 31mmHg,PaO_2 72.6mmHg,HCO_3^- 18.9mmol/L,乳酸(Lac)3.3mmol/L,血生化、凝血功能大致正常。ANA H 1:100,抗SSA(+),抗SSB弱阳性,抗β2GP1-IgG 75kU/L,ACL-IgG 55.58U/L,LA 1.16。补体正常。腹部超声:肝内血管瘤?余未见异常。胸部CT未见明显异常。CTPA、V/Q显像无特殊。肺功能:FVC 94.7%(3.66L),FEV_1/FVC 102.8%,DLCO SB 61.2%。超声心动图、经食管心脏超声(TEE):心脏结构功能未见明显异常。超声造影:肺循环大量右向左分流。右心导管+造影:肺动脉压 21/11(14)mmHg,肺毛细血管楔压(PAWP)12mmHg,双肺动脉未见明显动静脉畸形,双肺动脉各血管分支未见明显狭窄、闭塞、充盈缺损,无左向右分流提示。头部 MRI、腹部增强 CT 未见明显异常。全外显子测序(WES)未见致病基因突变。骨髓涂片、染色体核型、*JAK2*、*MPL*、*CALR*、*BCR/ABL* 基因均无异常提示。腮腺 ECT、眼科相关检查不符合干燥综合征。考虑 I 型呼吸衰竭原因待查,遗传性毛细血管扩张症? 抗磷脂综合征? 予鼻导管吸氧 3L/min,SpO_2 可恢复至 99%,头痛、鼻出血、气短无改善。2021 年 9 月我院门诊行肺首次通过显像:右向左分流改变,分流率 17%。为进一步诊治收入我院风湿免疫科。病程中无脱发、口腔溃疡、关节痛、红斑样皮疹、毛囊炎、雷诺现象,日晒部位易起水疱。起病以来精神、饮食、睡眠可,大小便正常,体重近半年无明显变化。

【既往史】

既往有多囊卵巢综合征,腰椎间盘突出症。

【个人史】

社交性烟酒。

【婚育史】

G2P0,2010、2011 年各人工流产一次。月经史:近期月经不规律,LMP 2021 年 7 月底。

【家族史】

奶奶和大伯因乙型肝炎、肝硬化去世,叔叔曾反复胃出血(具体原因不详),否认家族中类似疾病史。

【入院查体】

自然状态下 SpO_2 90%,鼻导管吸氧 2L/min 时 SpO_2 93%,双手指间、手背、手掌大小鱼际、双上臂、大腿多发毛细血管扩张(图 20-1)。双手、足、唇发绀,无杵状指。口腔、鼻腔黏膜未见出血点。心律齐,未及杂音,双肺清,腹软,无压痛、反跳痛,肝肋下 2cm,无触痛,脾不大。双下肢不肿。

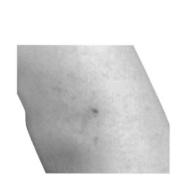 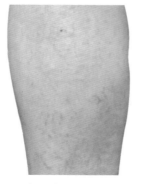 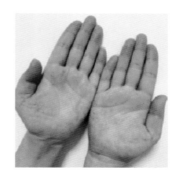

图 20-1 左上肢及双手掌毛细血管扩张

【入院诊断】

①低氧血症、毛细血管扩张原因待查，继发性红细胞增多症；②抗核抗体阳性；③抗磷脂抗体阳性；④肝内血管瘤可能；⑤多囊卵巢综合征；⑥腰椎间盘突出。

【诊治经过】

患者2021年9月23日至2021年9月28日在我院住院。入院后完善血常规，白细胞计数 3.88×10^9/L，血红蛋白177g/L，血小板计数 140×10^9/L，网织红细胞计数 108×10^9/L，网织红细胞百分比2.06%；尿常规+沉渣（−）；粪便常规及潜血正常；肝肾功能：UA 394μmol/L，余（−）；凝血（−）；输血八项：HBcAb、HBeAb、HBsAb（+），余（−）。血气：自然状态下pH 7.43，$PaCO_2$ 32mmHg，PaO_2 63mmHg，HCO_3^- 21mmol/L；储氧面罩时pH 7.42，$PaCO_2$ 34mmHg，PaO_2 335mmHg，HCO_3^- 21.5mmol/L，计算得肺内分流17%。肺功能：FEV_1 3.23L（97%），FVC 3.83L（102%），FEV_1/FVC 95%，DLCO SB 39%。皮科会诊：皮疹符合毛细血管扩张。呼吸科会诊：肺内分流明确，建议排查肝肺综合征可能及评估垂体功能。查门静脉、肝静脉超声未见异常，凝血因子Ⅱ、Ⅴ、Ⅶ～Ⅻ活性正常；GH、IGF1、性激素6项、ACTH、血F大致正常。抗核抗体谱：ANA（+）S1∶160，抗SSA（++），AHA（+++），抗Ro 52（+++）；抗β2-糖蛋白1（$β_2$-GP1）-IgG（+）49.0AU/ml，ACL-IgG（+）191GPLU/ml，LA 1.38；抗PS/PT-IgG 58.5U/ml，抗PI-IgG 201U/ml，抗膜联蛋白A5 42.41U/ml，抗PC 167.36U/ml，抗磷脂酸抗体151.2U/ml，Coombs（+），ANCA（−）。T-IgE 576.0KU/L，Ig、补体（−），ESR 1mm/h，hsCRP 0.51mg/L。影像：肝胆胰脾超声：肝内血管瘤可能（d=0.8cm）。肾动脉、颈动脉、椎动脉、腹主动脉、双上肢、双侧锁骨下动脉超声：未见明显异常。头MRA未见异常，肾静脉、双下肢深静脉超声（−）；ECHO、TCD（−）。眼科、口腔科会诊均不符合干燥综合征。介入科会诊考虑目前肺动静脉畸形无法行介入治疗，神经科会诊考虑偏头痛，与右向左分流有关，暂无须特殊干预。治疗：予鼻导管吸氧（2L/min）支持，监测SpO_2 85%～87%（活动后），90%（静息），93%～95%（鼻导管2L/min），活动后仍有喘憋。因患者多种抗磷脂抗体阳性，予以阿司匹林0.1g，每日1次。

【出院诊断】

①低氧血症、毛细血管扩张原因待查；②未分化结缔组织病；③抗磷脂抗体综合征可能性大；④肝内血管瘤可能；⑤多囊卵巢综合征；⑥腰椎间盘突出。

主治医师总结病例特点和主要诊断，提出会诊目的

风湿免疫科
吴迪

青年女性，慢性病程，主要临床表现包括两方面：一方面，轻度鼻出血，皮肤毛细血管扩张，肺内动静脉分流导致的低氧血症，基因检测阴性；另一方面，多种自身抗体阳性，特别是多种抗磷脂抗体阳性。面对这样的患者，大家首先都会考虑到遗传性出血性毛细血管扩张症（HHT）。HHT的诊断标准包括鼻出血、毛细血管扩张，内脏动静脉畸形、家族史，确诊需要3～4项。但进一步核对标准中的要求，该患者鼻出血次数和量过少，毛细血管扩张也并不位于标准里所要求的口鼻、指尖等经典部

位,因此严格按照诊断标准,目前尚无法确诊,仅为疑诊。此外,该患者存在多种自身抗体阳性,包括 ANA、抗 SSA 抗体、抗组蛋白抗以及多种抗磷脂抗体。鉴于该患者的自身抗体种类多、效价高,虽然目前尚无自身免疫病的常见临床表现以及抗磷脂综合征的不良孕产史、血栓事件等,我科的意见仍考虑诊断为未分化结缔组织病(CTD)、抗磷脂抗体综合征(APS)可能。该患者今后需在风湿免疫科密切随诊,警惕进一步分化为系统性红斑狼疮等明确结缔组织病。会诊目的:协助明确该患者 HHT 能否诊断,探讨患者肺动静脉分流、皮肤毛细血管扩张与其多种自身抗体阳性及自身免疫病的关系,从而指导治疗方案的调整。

多学科会诊意见

遗传咨询
方萍

患者部分临床表现基本符合 HHT,只是没有家族史。典型的 HHT 是常染色体显性遗传的,*DE NOVO* 的突变也并非完全不可能。HHT 的基因变异包括 *ENG/ACVRL1/SMAD4*。本患者临床上很符合 HHT,但基因检测没有阳性提示。不同基因突变的检出率是不同的,*ACVRL1/ENG* 基因的缺失或拷贝数变异大概分别有 10% 不能被常规检出,因此总的基因突变检出率大约是 75%。因此基因检测阴性不能排除 HHT 的诊断。本患者 WES 基因报告的两个异常基因,与患者的表型不相关,均不考虑。从遗传学角度分析,基因检测如果没有阳性发现,诊断还是应从临床角度出发。从基因检测角度,我们还需要进一步分析原始数据,但因为原基因检测单位没有提供切实的探针数据,因此无法进一步分析。患者外院的基因公司只查了点突变,没有分析缺失。无法进一步分析拷贝数变异(缺少同时做的 30 个对照数据)。因此,如果后续要分析拷贝数变异,需要重复全外显子测序。还有一种可能的情况是内含子变异,此时全外显子测序无法检测,需要进一步做全基因组测序。当然,如果致病基因是目前未知的基因,就不是基因检测能查到的了。

放射科
张伟宏

HHT 常见脏器受累包括颅内、肺内、肝内动静脉畸形,但亦可无脏器受累。肝脏可表现为肝动脉扩张、肝内多发点状血管异常、融合的血管异常、动静脉分流、假性肝硬化。肺部可表现为肺动静脉瘘、肺动脉高压。颅内可表现为血管畸形、栓塞。但患者外院的影像学都是阴性的,协和医院的头 MRA 也未见异常,因此本患者影像学不能提供支持 HHT 的线索。抗磷脂抗体综合征脑病变影像学表现最多的是脑白质异常信号、大血管梗死、弥漫性皮层萎缩、局灶性出血,静脉窦血栓。肺部常表现为肺栓塞、主肺动脉增宽。本患者也无相关影像学证据。

皮肤科
晋红中

该患者临床表现主要包括呼吸系统及皮肤黏膜损害。皮肤黏膜的病变:面部、双颊部、眉毛充血的偏紫的紫红色斑,以静脉扩张为主要表现,不属于毛细血管扩张;上臂性质类似,不属于毛细血管扩张;手部符合毛细血管扩张。同意遗传学意见,没有检测到基因异常并不能除外 HHT。毛细血管扩张病因方面：原发性的，在血管瘤的基础上存在毛细血管扩张会有静脉的改变；继发性的，如放疗后、风湿免疫病（皮肌炎，系统性硬化），肿瘤性、感染性疾病也可以有毛细血管扩张，但继发性毛细血管扩张很少合并出现静脉改变。综上所述，皮肤表现不完全属于毛细血管扩张，考虑合并了静脉畸形。风湿免疫病不能完全解释皮疹。建议：从毛细血管扩张的角度，可以尝试 VEGF 抗体。皮肤方面的进一步治疗包括电解、激光和光动力疗法等，但都只是解决皮肤的问题，未解决内脏问题。

呼吸与危重症
医学科
施举红

该患者存在经右心超声造影证实的肺循环大量右向左分流，右心漂浮导管没有肺动脉高压（PAH），未见明确的肺动静脉畸形或血管病变。肺首过显像示右向左分流率 17%。患者外院肺 CT 大致正常。肺内分流机制包括肺血管功能性异常（如肝肺综合征，因循环中有扩血管的因子导致肺毛细血管扩张）和肺血管结构异常，两者都可以导致异常的低氧血症，常规吸氧不能纠正。功能性异常在影像学上可能没有提示。我院既往肝肺综合征患者的病因，可以是酒精性肝硬化、病毒性肝炎、自身免疫性肝炎等，出现肝肺综合征一定是有肝功能异常的，Ⅱ、Ⅶ、Ⅸ、Ⅹ 等凝血因子降低，但该患者完善上述检查均未见异常，考虑肝肺综合征可除外。对该患者来说，除了吸氧等对症治疗之外，需要明确原发病，若为 CTD 导致的毛细血管扩张，可加用激素治疗。从 HHT 的角度，没有使用激素的反指征。

风湿免疫科
赵久良

HHT 机制包括 BMP/TGF-β 通路异常，而 CTD 也可以引发 TGF-β 通路异常，可能是自身抗体引起了某些血管内皮通路的表达异常引起了血管表现。例如，近期国际上进行的一项随机对照研究，使用 TGF-β 抗体-受体融合蛋白 sotatercept 治疗 PAH，CTD-PAH 患者也是可以从中获益的。抗磷脂抗体可以影响内皮细胞功能，可以影响血管新生，造成血管病的表现，不只是高凝血栓。该患者病程较短，可能是刚刚起病，需考虑积极治疗。当然，目前尚不明确传统治疗如激素、免疫抑制剂对本患者是否有效，还可以考虑试用 mTOR 抑制剂西罗莫司进行治疗。

心内科
徐希奇

HHT 已经被纳入国家罕见病名录，我们中心一共收集了 83 个 HHT 家系。患者最常见的毛细血管扩张部位是舌尖；肺动静脉瘘可以为单发、多发、弥漫性的，还可以有肝动静脉瘘；脑动静脉瘘、消化道动静脉瘘。在这些家系中，*ALK1* 和 *ENG* 可以解释大概 90% 的 HHT 遗传学异常。荆志成教授的 HHT-PAH 家系，57% 是 *ACVRL1* 基因突变，14% 是 *ENG* 基因突变。根据 HHT 的 Curacao 标准，本例患者目前只能算疑诊。需要完善的检查项目：WES，再次完善右心漂浮导管测 CO，计算分流量，复查肺动脉造影是否存在弥漫肺动静脉瘘。如果 CO 很高，可以考虑贝伐珠单抗，能够闭塞肺小血管的动静脉畸形，改善缺氧和发绀。HHT 和 APS 的关系，我认为应该是合并存在的。

心内科
荆志成

我们队列经过全面的基因检测,95% 的 HHT 患者都可以检出基因问题,所以没有基因,HHT 的可能性相当小。我们的 HHT 队列是目前世界上最大的,自 2004 年建立,资料非常完整,每位患者会多次完善抗磷脂抗体检查。截至目前,我们的队列中尚未发现抗磷脂抗体阳性的患者。

血液内科
陈苗

该患者红细胞增多症诊断明确,该患者没有基因突变,且 EPO 不低,可以排除原发性真性红细胞增多症。获得性红细胞增多症主要是缺氧驱动,肾脏缺氧通过缺氧诱导因子(hypoxia inducible factor,HIF)途径,增加肾脏 EPO 产生。红细胞增多症的危害主要是高黏滞症状,可能导致血栓风险增加。但继发性红细胞增多患者血栓风险远低于真性红细胞增多症。治疗包括去除病因,低剂量阿司匹林,放血疗法。虽然继发性红细胞增多症的血栓风险相对原发性要低,但患者有其他高凝的危险因素(抗磷脂抗体阳性),可以加用低剂量阿司匹林抗血小板治疗。

放射科
曹剑

HHT 有一半存在动静脉瘘,如果有明确的动静脉瘘可以栓塞。外院 CTPA 未见明确动静脉瘘,暂时无法介入干预。

全科医学科
曾学军

患者目前 CTD 诊断明确,HHT 证据不充分,肺部分流可能是 APS 罕见的肺受累表现,应该努力寻找疾病的可治因素并给予治疗。可根据治疗 CTD 的原则及 HHT 的可能机制,加用西罗莫司治疗。

多学科会诊意见总结

综合讨论结果,该患者高度怀疑 HHT,需要复核全外显子测序,甚至进行全基因组测序,复查右心漂浮导管。患者目前 CTD 诊断相对明确的,是可治的。西罗莫司是首选药物。可加用羟氯喹及低剂量阿司匹林。因患者目前无明确炎症表现,糖皮质激素效果不明确,且患者顾虑可能的不良反应,暂缓应用糖皮质激素。

结局与转归

患者回当地医院完善上述检查及加用低剂量阿司匹林及西罗莫司。

专家点评

综合目前情况,该患者高度怀疑 HHT,但诊断还需要全外显子甚至全基因组测序进一步证实。血流动力学方面,条件允许时需要复查右心漂浮导管,以明确心输出量情况。结缔组织病的诊断也是相对明确的,结缔组织病的治疗方面,考虑

mTOR 抑制剂（如西罗莫司）是首选，可加用羟氯喹。患者多种抗磷脂抗体阳性，虽尚未出现明确血栓事件，因考虑后续血栓风险高，可加用小剂量阿司匹林。因患者炎症指标不高，炎症状态不重，考虑糖皮质激素的效果不确切，可暂缓应用。

疾病相关文献回顾

关于遗传性出血性毛细血管扩张症（hereditary hemorrhagic telangiectasia，HHT）和抗磷脂综合征（antiphospholipid syndrome，APS）的相关性，查阅协和医院住院患者病历。一共检索到 54 例 HHT 患者，其中 32 例能够按照 HHT 诊断标准进行确诊，这些患者多数 30 岁后发病，80% 有毛细血管扩张，所有确诊的患者都没有抗核抗体及抗磷脂抗体。少部分疑诊 HHT 的患者存在自身抗体，但是抗磷脂抗体均是阴性的。通过对协和医院既往病历的回顾，我们在 HHT 和抗磷脂抗体之间很难找到明确的相关性。

从发病机制角度，我们也查阅了相关文献，以探索两者可能的关联。抗磷脂抗体综合征的发病机制虽然和内皮有关，但更多的是抗体介导内皮增殖，进而形成血管内中膜的向心性增生，管腔狭窄、闭塞。

我们检索 HHT 合并 APS，只有一篇文献，报道 1 个病例，是基因诊断明确的 HHT，同时有血栓的事件[1]，不能排除是 HHT 和 APS 同时出现的可能。我院风湿免疫科查房时提出，HHT 和 APS 都存在血清 VEGF 升高[2]。但是很遗憾，本患者的 VEGF 检测是正常的。从这个角度也没法建立联系。还有教授提到，抗磷脂抗体中的抗膜联蛋白 A2 与内皮相关[3]，是否有可能进一步导致血管异常。我们检索相关文献，发现抗膜联蛋白 A2 和 HHT 的相关性只有生信数据库提示可能存在关联，而且该患者抗膜联蛋白 A2 抗体是阴性。综上所述，在基础研究和临床研究方面，目前均未发现 HHT 和 APS 的相关性。

（吴 迪 张 文）

参考文献

[1] HETTS S W, SHIEH J T, OHLIGER M A, et al. Hereditary hemorrhagic telangiectasia: the convergence of genotype, phenotype, and imaging in modern diagnosis and management of a multisystem disease [J]. Radiology, 2021, 300 (1): 17-30.

[2] WILLIAMS F M, PARMAR K, HUGHES G R, et al. Systemic endothelial cell markers in primary antiphospholipid syndrome [J]. Thromb Haemost, 2000, 84 (5): 742-746.

[3] SCHREIBER K, SCIASCIA S, DE GROOT P, et al. Antiphospholipid Syndrome [J]. Nat Rev Dis primers, 2018, 4: 17103.

21 包裹肾脏的"毛衣"

专家导读　老年男性,体检发现肾周占位,包绕双侧肾脏。诊断和鉴别诊断需要考虑哪些疾病? 目前肾周占位病理诊断能否解释病情全貌? 病变倾向于良性,抑或恶性? 下一步治疗选择手术,放化疗或者随访观察,如何取舍?

病例介绍

【患者】　男,62 岁。

【主诉】　发现双侧肾周占位 1 年余。

【现病史】

2019 年 5 月患者体检超声检查时发现肾周占位,无不适。2019 年 8 月胸、腹、盆腔增强 CT:双侧肾周占位,延迟期可见逐渐强化。2019 年 9 月于北京友谊医院行左肾周肿物穿刺活检,我院病理会诊:增生的纤维组织中有较多的淋巴细胞浸润,局灶可见少许黏液上皮,部分有异型性。2019 年 9 月至 12 月于我院查:血尿便常规,肝肾功能(-),Cr 77μmol/L(酶法)、IL-6、CRP、ESR、Ig、补体(-);ACE、IgG4、ANCA(-);ANA(+)N1:80, 抗 ENA(-);肿瘤标志物:AFP、CEA、CA19-9、CA15-3、CA12-5、NSE、SCCAg 均(-);血蛋白电泳:M 蛋白 2.4%,M 蛋白 1.6g/L;免疫固定电泳 IgGλ(+);血游离轻链 λ 140mg/L;尿免疫固定电泳、尿轻链定量(-);骨髓涂片、骨髓活检(-)。胸、腹、盆腔增强 CT(图 21-1A~D):双肾周软组织影,增强扫描可见轻度强化,腹膜后未见明显肿大淋巴结。PET/CT(图 21-2):双肾周软组织影,轻微代谢增高,SUV_{max} 1.7。2019 年 12 月行 CT 引导下左肾周病变穿刺活检,组织病原学:细菌、真菌、结核、放线菌、奴卡菌涂片、培养均阴性,病理回报(图 21-3):(左肾周占位)增生的纤维组织中见少许淋巴细胞浸润,未见明显异型性炎。2020 年 4 月行腹腔镜左肾周肿物活检术。术中见肿物包绕左肾周,以下极明显,质韧。病理回报:孤立性纤维性肿瘤。2020年4月至2020年12月患者继续于肿瘤医院、北京大学第一医院就诊,未手术、放化疗,随诊观察。2020年12月复查胸、腹、盆腔增强CT:双侧肾周肿物较2019年12月无明显变化。复查M蛋白水平:2.2%;血常规、肝肾功能(−),Cr 93μmol/L(苦味酸法)。发病以来患者体重无下降。

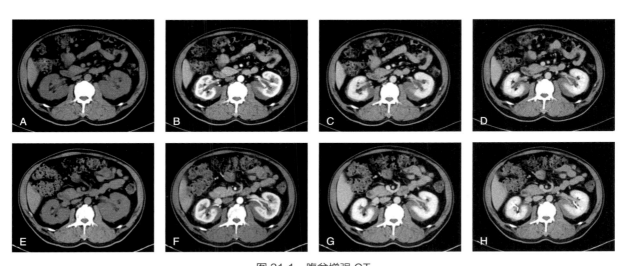

图 21-1　腹盆增强 CT
A~D. 2019年11月26日,双侧肾周软组织密度影,轻度强化;E~H. 2020年4月3日,较前无明显变化。

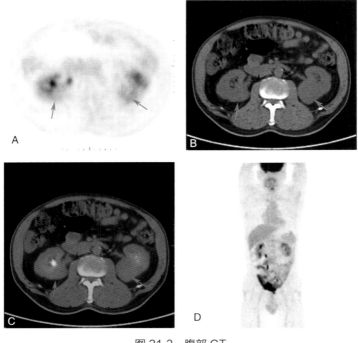

图 21-2　腹部 CT
2019年12月 FDG PET/CT 示双肾周软组织密度影,
放射性摄取轻度增高(腰大肌 SUV_max 0.8)。

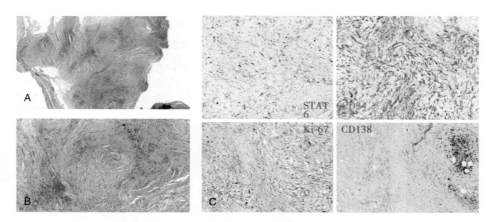

图 21-3　肾周软组织穿刺活检病理

A. 低倍镜下表现（HE 染色, ×100）; B. 高倍镜下表现（HE 染色, ×400）; C. 免疫组织化学染色（×400）。

【既往史】

糖尿病 10 余年, 目前二甲双胍 0.5g, 每日 3 次口服, 阿卡波糖（拜糖平）100mg, 每日 3 次口服, 瑞格列奈 1mg, 每日 2 次口服, 监测空腹血糖 6~7mmol/L, 餐后 2h 血糖 8~10mmol/L。

【个人史、婚育史】

无特殊。

【家族史】

父亲因肠癌去世, 母亲因肺癌去世, 3 个弟弟体健。

【入院查体】

一般状况良好, 心肺腹查体无异常。

主治医师总结病例特点和主要诊断, 提出会诊目的

肾内科
乐偲　患者为老年男性, 隐匿起病, 临床表现为双侧肾周占位, 活检病理符合孤立性纤维性肿瘤（SFT）。SFT 是一种间充质来源的罕见肿瘤, 可表现为肾周占位, 但是多为孤立性占位, 罕有表现为包绕双肾的软组织影。总结我院 2000 年以来病理确诊的 SFT 共 147 例, 5 例肾脏受累。除本例, 患者均表现为孤立性占位性病变, 因此本例患者的肾脏表现于 SFT 来说是十分罕见的。多种肿瘤及非肿瘤疾病都可能表现为包绕肾周的软组织影。肿瘤性疾病包括淋巴瘤、白血病、浆细胞肿瘤、髓脂肪瘤、血管平滑肌脂肪瘤、平滑肌瘤、纤维组织细胞瘤、脂肪肉瘤等, 非肿瘤性疾病则以埃德海姆 - 切斯特病（Erdheim-Chester disease, ECD）和腹膜后纤维化最为常见, 治疗方向各不相同, 因此病理诊断对于该患者是非常重要的。概括而言, 虽然本患

者目前经病理诊断为 SFT,但是临床表现非常罕见且不典型。本次提请 MDT 希望解决以下问题:①SFT 是否可以解释该患者的病情全貌;②该患者下一步如何治疗。

多学科会诊意见

放射科
孙昊

概括该患者的影像学特征:肾周脂肪囊内病变,厚薄不均,不完全包绕肾脏,呈不完全"卷发征(hairy kidney)";病变呈轻度延迟强化,符合结缔组织的强化特征;病变包绕双侧输尿管起始处,但无肾积水;病变未累及肾皮质、肾髓质和肾窦。2020年 4 月的影像相对于 2019 年 10 月,病变无明显增大。SFT 的典型影像学特征通常为边界清晰、强化明显的软组织影,与本患者不符。从放射科的角度,该形态特征需要考虑以下疾病:①ECD,可以有"卷发征"的表现,总结我院确诊的 21 例泌尿系统受累的 ECD 影像特征,2/3 的患者存在双肾周"卷发征"的表现,但通常为厚薄均匀的肾周软组织影。此病例表现为厚薄不均的肾周软组织影,与 ECD 不符,此外该患者并无 ECD 典型的骨骼受累表现,为不支持点。②IgG4 相关肾疾病(IgG4RKD),可表现为"卷发征",但通常有肾实质和肾窦受累,与本患者不符。概括而言,本患者影像学特征并非 SFT 的典型表现,临床及病理亦不支持 ECD、IgG4RKD 等疾病的诊断。需要结合临床、病理、影像综合判断。

核医学科
霍力

患者 2019 年 12 月全身骨显像基本正常。同期 PET/CT 示双肾周病变放射性摄取轻度增高,SUVmax 1.9,符合 SFT 的 FDG 代谢特征。但 SFT 通常为孤立性病变,很少两侧受累。CT 强化通常很明显。因此该患者 FDG 活性符合 SFT,但形态及 CT 强化的程度均与 SFT 不符。从核医学角度,鉴别诊断如下。①ECD:ECD 的典型肾脏受累表现为肾周包壳样软组织,FDG 代谢水平可与本患者类似。但 ECD 患者多有骨受累,典型表现为骨显像长骨骨干摄取增高,且可能有腹膜后、心包、肺等多系统受累,与本患者不符。②淋巴瘤:可表现为肾脏多发病变、肾脏孤立性病变、肾周病变,通常 SUV_{max} 非常高,本例 FDG 代谢活性不高,不除外惰性淋巴瘤。③多发性骨髓瘤髓外受累:可表现为双肾周软组织影,但通常 FDG 代谢非常高,且更倾向于累及肾窦。本例患者 FDG 代谢低、无髓内受累征象,骨髓涂片亦不支持该病诊断。④IgG4 相关疾病:除了双肾周病变,通常有全身多系统多脏器 SUV 值升高,与本患者不符。概括而言,本患者核医学特征并非 SFT 的典型表现,亦不支持 ECD、IgG4RKD 等疾病的诊断。需要结合临床、病理、影像综合判断。

病理科
王文泽

低倍镜下,肿瘤呈结节状,胶原纤维明显,肿瘤细胞呈梭形到卵圆形,部分间质相对疏松。肿瘤内部可见分枝状血管。高倍镜下,肿瘤细胞形态没有明显的恶性倾向。免疫组化,STAT6、CD34 均阳性,为 SFT 的特异性、诊断性指标。Ki-67 相对低,为 3%。STAT6 对 SFT 的诊断相对特异,STAT6 的核表达是 SFT 的诊断性依据,95% 的 SFT STAT6 阳性,其他少数肿瘤也有 STAT6 表达,但通常范围局限,强度弱。最新版的 2020 年 WHO 关于 SFT 的诊断标准,主要标准:①形态学标准,梭形到卵圆形细胞,围绕分枝状或透明样变的血管,间质中不同程度的胶原纤维沉积;②CD34 和 / 或 STAT6(+)。次要标准:针对特定疑难病例,可以进行融合基因检测。因此,根据该诊断标准,本患者肾周占位病理符合 SFT。从形态学上,肿瘤恶性程度较低。

遗传咨询
吴南

全外显子测序未见明确致病突变。若有条件,应当对肿瘤组织 *NAB2-STAT6* 融合基因进行检测。

泌尿外科
李汉忠

该患者病史特点:病程进展比较慢,近 1 年来影像学变化不大;病理诊断 SFT,包绕肾脏,形态不规则。从外科角度讲,如果需要手术处理,因肿瘤累及双侧肾脏,无法简单切除肾脏,前期腔镜活检,术中见肿瘤与肾周粘连显著,如果处理,需要剥除肾脏包膜。手术处理最难处在于肾蒂处肿瘤的剥离,如果必须手术处理,可以先尝试行单侧探查性手术,尝试剥离肿瘤。若手术成功,可继续进行对侧手术。主要风险是可能导致无法控制的肾周渗血、渗液,必须切除单侧肾脏,需要提前交代好相关风险。

血液内科
曹欣欣

本患者存在 M 蛋白阳性。常见 M 蛋白阳性的疾病:①肿瘤性病变,如多发性骨髓瘤、华氏巨球蛋白血症、淋巴瘤;②有临床意义的 M 蛋白血症(MGCS);③临床意义未明的 M 蛋白血症(MGUS)。其中肿瘤性病变相对容易除外。该患者 M 蛋白阳性且游离轻链差值大,主要需警惕是否存在 MGCS,具体包括 M 蛋白沉淀性病(如淀粉样变)、M 蛋白自身抗体相关疾病(如冷球蛋白血症)、M 蛋白综合征(如 POEMS 综合征)。如何诊断 MGCS?主要需要证明 M 蛋白和器官损害存在因果关系。具体包括:①直接证据,活检发现 M 蛋白证据;②间接损害证据,对于自身抗体相关的 M 蛋白血症,查到冷球蛋白或冷凝集素;③基于 M 蛋白靶点治疗有效,典型的疾病代表为 POEMS 综合征。本患者的 M 蛋白,非常应该值得重视的是,游离轻链比值异常是比较多的。虽然暂时缺乏 M 蛋白与脏器功能损害相关性的证据,但需要特别注意监测患者的游离轻链水平,因为游离轻链差值较大的患者,未来进展至淀粉样变的风险也更高。在随访过程中应注意评价淀粉样变的靶器官受累,如 B 型利钠肽,并随访游离轻链水平。

肿瘤内科
李宁宁

外周血基因检测未发现明确致病基因,肿瘤没有做广谱基因筛查。不过,所有 SFT 患者会有 *STAT-6* 融合基因,但是其 PCR 方法检测率灵敏度不及免疫组化灵敏度高;而该患者 CD34 阳性,因此该患者诊断 SFT 是较为明确的。SFT 发病率低下,传统上可以根据其生物学行为分为良性 SFT 或恶性 SFT，但目前更主流的倾向进行危险分层。根据（AJCC 8.0/UICC）TNM 分期，该患者为 $T_2N_0M_0$，I_B 期；但是 TMN 分期对预后的预测价值还暂缺数据。传统区分良恶性的病理指标包括有丝分裂活性（≥ 4 个有丝分裂象 /10HPF）、坏死 / 出血、肿瘤增大、细胞数量增加和核多形性等，该患者均没有。三项不同的临床研究分别对 SFT 转移的风险、生存期缩短的风险和局部复发的风险进行危险分层。根据这些危险分层，该患者的 SFT 的生物学行为也是偏好的。从影像看，在近 2 年随访过程中，肿瘤大小无明显变化，因此目前我们认为该患者肿瘤的生物学行为是偏惰性的。下一步治疗首选手术治疗。若手术存在困难，也可以根据危险分层内科治疗，但危险分层与治疗选择并无绝对的对应关系。在 SFT 治疗药物的临床试验中，传统化疗药物和新型靶向药物的缓解率都很低，因此药物治疗的效果也很有限。结合该患者的临床特点，肿瘤在近 2 年的随访中基本稳定，临床症状轻微，也没有肾功能受损。因此暂不建议药物治疗。不过，可以对该患者的肿瘤组织标本进行基因筛查，以寻找少见靶点，为后期的药物选择做一些准备。另外，建议完善生长抑素受体显像，评价有无生长抑素治疗的机会。从随访的角度，根据危险分层，前 3 年可以每半年复查，此后每年复查，5 年后可不再重复影像学检查。

放射治疗科
胡克

在 SFT 治疗中，目前放疗仍然作为术前或术后辅助性治疗手段来应用，通常用于恶性程度较高的患者，可改善 5 年生存率至 80%~90% 及以上。不过放疗对于四肢或躯干浅层的肿瘤效果更佳。对于内脏肿瘤则效果欠佳。放疗作为对 SFT 的姑息治疗基本上为个案报道。另外，肾脏为放疗敏感器官，由于肿瘤包绕肾脏，放疗剂量可能造成肾脏损伤。对于该患者，同意肿瘤科意见，如果评价生物学行为偏良性，现阶段可以观察为主。后续若有手术机会，且肿瘤提示恶性倾向，放疗可在手术不太充分的区域作为补充治疗。

泌尿外科
刘光华

肿瘤累及肾窦，手术完整性、彻底性必然受到影响，且存在失血、丢失肾脏的风险。考虑到肿瘤行为倾向于惰性，建议暂不手术。

多学科会诊意见总结

综合多学科会诊意见，目前 SFT 诊断明确，临床症状轻微，病理提示肿瘤的生物学性质偏惰性，临床进展缓慢。从治疗的角度，肿瘤生长部位特殊，手术难度大，放疗、化疗疗效有限。综上，建议暂缓手术及药物治疗，予随访观察。针对 M 蛋白应定期复查，警惕 MGCS。

结局与转归

患者未手术、放疗或化疗,一般状况稳定。2022年6月复查CT:双肾周占位较前无明显变化。

专家点评　　SFT为罕见的软组织肿瘤,肾周占位为SFT的罕见表现,因此诊断该疾病需要十分慎重。在本例中,放射影像、核素显像特征为诊断和鉴别诊断提供了线索,最终分子病理诊断为该患者的确诊提供了确凿证据。SFT首选手术治疗,本例患者因病变部位特殊,手术风险大。经多学科讨论,并基于疾病预测模型对肿瘤进行危险分层,为该例患者的治疗和随访策略提供了理论支持。该例患者的诊治充分体现了多学科协作在疑难罕见疾病中的价值。

疾病相关文献回顾

孤立性纤维性肿瘤(solitary fibrous tumor,SFT)是一类成纤维细胞肿瘤,常见于成年人,无性别差异,最常见于深部软组织和体腔,尤其是胸膜腔、盆腔和腹膜后。SFT组织病理学表现多样,其典型特征为不规则排列的梭形至卵圆形细胞,具有支状、薄壁的鹿角形血管和突出的基质胶原蛋白。免疫组织化学染色见弥漫性细胞核STAT6表达为SFT的特征[1]。

近年来,SFT的重要进展是*NAB2-STAT6*融合基因的发现。目前认为,野生型*NAB2*为EGR1介导信号传导通路的转录抑制因子,而*NAB2-STAT6*融合,使得NAB2 C端转录抑制结构域被STAT6的转录激活结构域取代,导致包括IGF2和FGFR1在内的增殖与存活相关生长因子激活。由于NAB2和STAT6在染色体上的位置毗邻,传统细胞遗传学或FISH检测难以检测到基因融合。不过,STAT6免疫组化染色对于识别*NAB2-STAT6*融合具有高度灵敏度和特异度[1]。

SFT临床过程不一,多数呈良性病程,但仍有5%~10%复发或转移,通常转移至肺、肝和骨,包括少数组织学良性病例。判断SFT为恶性的传统标准:较大的肿瘤,就诊时即有转移,病理呈多形性,有坏死及有丝分裂率≥4/10HPF。形态学恶性的SFT转移率为20%~30%。不过,采用SFT组织学预测临床行为准确性有限,因此近年来提出采用风险分层模型对SFT的生物学行为进行预判。例如,Demicco等[2]建立的风险预测模型纳入了年龄(<55岁或≥55岁)、肿瘤大小(<5~≥15cm,以5cm递增)和有丝分裂计数(0、1~3或≥4/10HPF)。该模型在79例SFT中得到验证。将坏死作为第4个标准(<10%或≥10%),可提高正确判断低风险和高风险患者的比例。法国肉瘤组织则发布了风险计算器,使用患者年龄、肿瘤部位、有丝分裂计数和放疗史来预测局部复发和转移性复发;他们的研究结果还证实初次切除后10~20年延迟复发的情况并不少见,突出了对SFT进行长期随访的必要性[3]。

治疗方面,手术是治疗的基石,完整切除的肿瘤预后优于次全切。常规病例不需辅助放疗。不过,有证据表明,分级较高的脑膜SFT可能从辅助性放疗或新辅助放疗中获益。化疗通常仅用于进展期或转移性肿瘤,不过前瞻性证据非常有限。目前,对于SFT的放化疗尚无全球共识。多学科团队在其治疗和管理中非常重要[4]。

(乐 偲　陈丽萌)

参考文献

［1］ KALLEN M E, HORNICK J L. The 2020 WHO Classification: What's new in soft tissue tumor pathology [J]. Am J Surg Pathol, 2021, 45 (1): e1-e23.

［2］ DEMICCO E G, PARK M S, ARAUJO D M, et al. Solitary fibrous tumor: A clinicopathological study of 110 cases and proposed risk assessment model [J]. Mod Pathol, 2012, 25 (9): 1298-1306.

［3］ SALAS S, RESSEGUTER N, BLAY J Y, et al. Prediction of local and metastatic recurrence in solitary fibrous tumor: construction of arisk calculator in a multicenter cohort from the French Sarcoma Group (FSG) database [J]. Ann Oncol, 2017, 28 (8): 1979-1987.

［4］ BROTO J M, HERBABDEZ J M, MAURA D S, et al. A Comprehensive review on solitary fibrous tumor: New insights for new horizons [J]. Cancers (Basel), 2021, 13 (12): 2913.

22 无尿,突盲,意识障碍

专家导读　青年女性,因发热、关节痛、皮疹诊断为成人斯蒂尔病(adult Still disease,AOSD),激素治疗过程中病情急转直下,出现无尿、突盲、意识障碍。病情迅速进展的原因何在? 罪魁祸首是 AOSD,还是另有元凶? 如何与时间赛跑,挽救生命及脏器功能?

病例介绍

【患者】　女,38 岁。

【主诉】　皮疹、关节肿痛、发热 2 个月余,无尿、视力下降、意识障碍 1 个月余。

【现病史】

患者 2021 年 9 月初无诱因出现双下肢多发红色斑疹,逐渐加重,先后出现左膝关节肿、热、痛,发热(体温最高达 38.5℃)。当地医院予左氧氟沙星联合地塞米松 8mg,每日 1 次,静脉注射,4d 内减停,体温正常。9 月 16 日皮疹、水肿加重,伴四肢关节及肌肉疼痛;9 月 18 日再次发热,体温高峰 38.5℃,伴畏寒、寒战。查尿常规(−),白细胞计数 11.7×10^9/L,中性粒细胞百分比 78%,血红蛋白 97g/L,血小板计数 314×10^9/L,肌酐 53μmol/L,乳酸脱氢酶 796U/L。皮肤活检病理(图 22-1)不除外成人斯蒂尔病(AOSD)。9 月 25 日出现抽搐,语言不利,头部 MRI(−),予甲泼尼龙 40mg,每日 1 次,静脉注射。9 月 28 日出现腹痛、腹泻,黄色稀水便 6~7 次 /d,尿量减少,至 9 月 30 日无尿。10 月 1 日出现视物模糊,查白细胞计数 10.9×10^9/L,血红蛋白 83g/L,血小板计数 28×10^9/L,肌酐 330μmol/L,乳酸脱氢酶 3 345U/L,白蛋白 26g/L。外院予厄他培南,对症补液。10 月 2 日复查血红蛋白 67g/L,血小板计数 24×10^9/L,肌酐 401μmol/L,乳酸脱氢酶 2 703U/L,血涂片见大量破碎红细胞。患者持续无尿,谵妄状态,视力为光感,我院急诊入院。入院后行病因筛查:ADAMTS13 活性及抑制物、补体 H、补体因子 I、因子 H(−);免疫球蛋白、补体、抗核抗体、抗双链 DNA 抗体、抗可溶性核抗原抗体、抗中性粒细胞胞质抗体、抗磷脂抗体谱(−),抗人球蛋白试验(+);TORCH、EB 病毒、巨细胞病毒、布氏杆菌凝集试验、降钙素原、便高通量测序、血培养(−),胸部 CT(−);腹部 CT 示多发腹部淋巴结肿大,CA12-5/SCCAg/NSE/Cyfra211 轻度升高,肿瘤科会诊认为无明确肿瘤证据。眼底检查见后极部大量 Purtcher's 渗出灶,伴多处出血灶;考虑类远达性视网膜病变。综上诊断非典型溶血尿毒症综合征(aHUS)。治疗:针对原发病,予以甲泼尼龙40mg,每 12h 一次逐渐减量,单膜血浆置换 10 次,床旁血液滤过(CRRT)支持治疗。经上述治疗,血小板计数维持于(40~50)× 10^9/L,血红蛋白 60~70g/L,需间断输血,乳酸脱氢酶降至 617U/L;自主尿量恢复至 1 100ml/d,肌酐 436μmol/L,暂停 CRRT;谵妄改善,欣快状态;视力稍改善至手动。考虑血液学改善不理想,仍有重要脏器功能受损,分别于 10 月 15 日、10 月 25 日和 11 月 1 日予依库珠单抗900mg,静脉注射,用药前予注射脑膜炎双球菌多价疫苗。患者血小板计数 49 × 10^9/L→116 × 10^9/L,血红蛋白 65g/L→84g/L,乳酸脱氢酶 617U/L→331U/L,肌酐 436μmol/L→114μmol/L,神志恢复正常,视力仍为手动。合并症方面,先后出现肺部感染、急性胆囊炎、巨细胞病毒血症,间断发热,体温高峰 38.5℃,经验性抗感染治疗。应用依库珠单抗前因肺部感染已加用头孢吡肟,应用依库珠单抗后延续,以预防脑膜炎双球菌感染,总疗程 2 周。

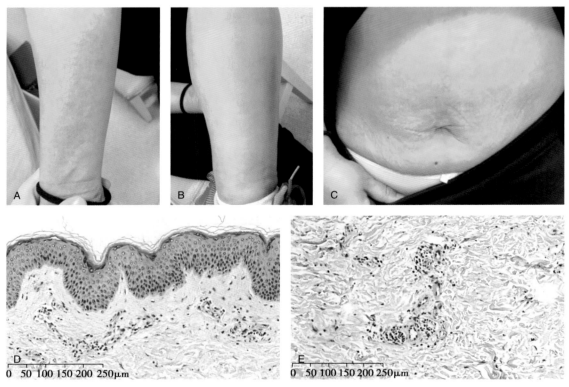

图 22-1 皮疹及皮肤活检病理
A. 右上肢屈侧皮疹;B. 左下肢屈侧皮疹;C. 腹壁皮疹;D、E. 2021 年 9 月 27 日皮肤活检(HE 染色,× 100):
真皮浅中层血管周围和胶原纤维束间有淋巴细胞、中性粒细胞和较多嗜酸性粒细胞浸润。

【既往史】

2014 年因卵巢囊肿手术治疗。过敏性鼻炎多年。

【个人史/婚育史/月经史/家族史】

无特殊。

主治医师总结病例特点和主要诊断,提出会诊目的

肾内科
乐偲

患者为青年女性,急性病程,病史分为两个阶段。第一阶段表现为皮疹、关节痛、发热,曾诊断 AOSD,激素治疗有效;第二阶段表现为血栓性微血管病性溶血性贫血(MAHA),血小板计数下降,有肾、脑、眼等重要脏器受累,可诊断血栓性微血管病(TMA)。TMA 是一组具有共同特征的临床病理综合征,该患者病史及实验室检查结果可除外血栓性血小板减少性紫癜(TTP)和志贺氏毒素介导的溶血尿毒症综合征(ST-HUS),最终诊断不典型溶血尿毒症综合征(aHUS)。aHUS 可继发于感染、肿瘤、自身免疫病、妊娠等各种系统性疾病,治疗以控制原发病为主;也可无明显继发因素,发病机制可能涉及先天性或获得性补体旁路异常活化。治疗方面,传统的血浆治疗疗效有限,近年来抗补体治疗已成为原发性 aHUS 的一线治疗。需注意原发性 aHUS 和继发性 aHUS 常无清晰界限,经治疗原发病,控制不佳的 aHUS,仍需考虑血浆置换或抗补体治疗。本患者虽曾诊断 AOSD,但经激素治疗病情恶化并新发 aHUS,血浆治疗效果不佳,有抗补体治疗指征。短效 C5 单抗依库珠单抗已于 2018 年在中国获批应用于 aHUS,但目前内地仍获取困难,经香港购药并应用依库珠单抗,达到很好的疗效。依库珠单抗的后续疗程取决于患者是否存在补体旁路途径的遗传变异。如果存在致病遗传变异,停药复发风险较高,若出现停药复发,则需长期用药。本次提请疑难罕见病 MDT 主要解决以下问题:①该患者 aHUS 为原发还是继发? 取决于 AOSD 诊断是否成立及其他继发因素的评价判断。②虽然取得血液学缓解,视力仍未恢复,如何促进脏器功能恢复? ③未来依库珠单抗的疗程如何,取决于是否存在补体旁路的遗传变异。④若患者未来需再应用依库珠单抗,如何解决购药渠道问题。

多学科会诊意见

放射科
刘炜

胸部 CT 主要提示一过性纵隔增宽、心包积液、胸腔积液、肺水肿,需结合患者的临床情况。双侧腋下可见多发"饱满"淋巴结,直径小于 1cm;纵隔及腹膜后也可见较饱满淋巴结,复查变化不大。

遗传咨询
赵森

全外显子测序未检出明确致病突变。最相关的突变为 H 因子相关蛋白 3(CFHR3)-20 位内含子的罕见突变(NM_021023.5(CFHR3):c.797-20T>C)。*CFHR*

基因变异可与 aHUS 相关,但主要致病突变为 *CFHR1~3* 基因簇的缺失。此外,由于为内含子突变,尚不明确该突变是否会影响 *CFHR3* 的表达。该突变致病证据不足,定性为 VUS。为进一步确证,可行患者父母的位点验证,评价是否新发突变;若为新发突变,则致病的可能性大幅增加,可进一步进行 mRNA 功能验证。

皮肤科
杨璐

皮疹主要分布于躯干和四肢,表现为水肿性红斑及荨麻疹样皮损。皮肤活检低倍镜下见表皮轻度增生,真皮全层可见血管周围及间质数量不等的炎症细胞浸润。高倍镜下见表皮角化过度,棘层轻度肥厚,真皮浅中层可见血管周围较多炎症细胞浸润,主要为中性粒细胞、淋巴细胞和嗜酸性粒细胞。可见胶原纤维变性,胶原间隙增宽。该病理特征结合临床有发热、关节痛,需要考虑 AOSD。AOSD 的皮疹特征通常为暂时性,与发热伴随出现,多无自觉症状。皮疹形态多形且多变,可呈斑疹、丘疹、荨麻疹样、猩红热样红斑、麻疹样红斑、多形红斑、环状红斑、结节性红斑等。最常见且具有特征性的是鲑鱼肉样粉红色斑疹、豆粒至花生米大小、分布不定、散在或融合,好发于上半身、四肢近端及受压部位,并可出现同形反应。其组织病理归为嗜中性皮病,即真皮内炎症细胞浸润以中性粒细胞为主,炎症剧烈时可见核碎裂和核尘。同时表皮内角化不良细胞为 AOSD 较为特征性的病理表现。该患者的皮疹形态较符合 AOSD,但皮疹与发热的关系似乎不太明确,此外该患者皮疹瘙痒较突出,并非 AOSD 皮疹的常见表现。组织病理也不是特别典型,首先表皮缺乏嗜伊红的角化不良细胞;另外真皮嗜酸性粒细胞较多,这在 AOSD 中并不多见。综上,结合皮损临床和病理,从皮肤科角度 AOSD 证据不足。

风湿免疫科
王迁

从临床上,该患者 AOSD 并不典型。首先,病程短,进展以天计。AOSD 如果发展到这么严重,通常此前有数月的反复发热。其次,皮疹形态及病理均不典型。再次,AOSD 的关节受累通常累及双侧手指关节,本患者以下肢不对称大关节炎起病,非 AOSD 典型表现。最后,重症 AOSD 的血液系统表现通常表现为嗜血现象,aHUS 罕见。因此该患者的 AOSD 诊断存疑,更可能是类似 AOSD 的表现,如感染诱发的反应性关节炎及 aHUS。

肿瘤内科
李宁宁

肿瘤和 TMA 的联系,最早在胃癌患者中报道。此后报道较多的实体瘤包括尿路上皮癌、胃癌和肺癌。患者在病程中存在 CA12-5 升高及鳞癌抗原升高,可能与当时存在胸腔积液及皮疹有关。NSE 和 Cyfra211 则分别更常见于神经内分泌肿瘤和肺鳞癌,但是特异性均有限。目前 CT 无明确肿瘤方面提示,必要时可进一步做 PET/CT 筛查。患者病程中共查过 5 次粪便隐血,其中 3 次阳性,虽然病史中无明显消化道症状,若状态许可,后期可择期做胃镜检查。此外,查阅文献,有病例报道为疑诊 AOSD 的患者,并发 aHUS,多年后被诊断为混合性卡斯尔曼病。本患者影像上存在多发淋巴结肿大,未来随访中建议继续密切关注淋巴结变化,必要时进一步行淋巴结活检。

眼科
陈有信

眼底检查示远达性视网膜病变,继发于 aHUS,前期治疗以控制原发病为主,目前原发疾病控制可,视力未恢复,后续可继续眼科评估、随诊,尝试全身或局部用药,以期视力进一步恢复。

血液内科
韩冰

依库珠单抗是最早上市的补体抑制剂,直接抑制补体通路末端。不过补体抑制剂新药研发层出不穷,已发展补体近端抑制剂如 C3 抑制剂及长效 C5 抑制剂。目前协和医院牵头 4 项补体抑制剂治疗阵发性睡眠性血红蛋白尿的临床研究,如在研的 iptacopan(LNP023),为口服剂型,预期可能 3 年后在中国上市,有可能成为在中国第一个上市的补体抑制剂。目前多种补体抑制剂在研,或可解决患者远期用药问题。

药剂科
张波

药物使用方面,应注意血液透析、血浆置换和输注冻血浆对依库珠单抗的影响,如血液透析和血浆置换应在治疗完 60min 内补充对应治疗剂量的依库珠单抗,输注冻血浆前 60min 要补充依库珠单抗,避免依库珠单抗浓度降低。药物可及性方面,尽管依库珠单抗国内已获批准,但仍需要做临床试验,目前正处于筹备和启动阶段,建议通过加入临床试验或同情用药流程获取。此外,对于境外上市但国内未上市的罕见病药品,可通过海南博鳌乐城或粤港澳大湾区、一次性进口等途径解决。

多学科会诊意见总结

综合多学科专家会诊意见,原发病方面,目前 AOSD 支持点不足,但在随访中需警惕潜在肿瘤的可能性。治疗方面,建议进一步行家系分析,明确突变性质,以决定未来 C5 单抗应用的疗程。继续眼科评估及随诊,以追求视力的进一步恢复。

结局与转归

鉴于检出突变致病可能性较低,在完善家系分析的同时,于应用 4 程依库珠单抗后停药观察。AOSD 可能性低,激素逐渐减量。眼科方面,予激素球旁注射及营养神经、改善微循环药物。肾脏方面,24h 尿蛋白 1.0g,加用血管紧张素受体抑制剂控制尿蛋白。至 2022 年 10 月,距末次应用依库珠单抗半年,患者一般状况稳定,右眼视力基本恢复,左眼视力稍差,生活完全自理,血压 120/70mmHg。2022 年 6 月复查血红蛋白 118g/L,血小板计数 187×10^9/L,肌酐 75μmol/L,乳酸脱氢酶 175U/L,24h 尿蛋白 0.1g。家系分析示,*CFHR3* 突变遗传自父亲,结合父亲无 aHUS 病史,该突变位点致病倾向低,可长期停用 C5 单抗。

专家点评　非典型溶血尿毒症综合征不仅见于肾内科,可累及多脏器、多系统,临床常表现危重,治疗因病因不同而差异较大。需注意原发性 aHUS 发病率极低,对于所有疑诊 aHUS 的患者,不仅需与其他类型 TMA 鉴别诊断,还应对所有可能导致 aHUS 的继发因素进行详细排查。C5 单抗为原发性 aHUS 的首选治疗,若不具备应用条件,血浆治疗仍然是有效的治疗手段。补体旁路活性、自身抗体及补体旁路遗传变异检测,对于药物选择,用药疗程及远期预后判断意义重大,应尽量完善。随着罕见病用药的获取途径增多及新药成功研发,有望惠及更多的患者,切实提高本病诊疗水平。

疾病相关文献回顾

溶血尿毒症综合征(hemolytic uremic syndrome,HUS)是指临床表现为微血管病性溶血性贫血(microangiopathic hemolytic anemia,MAHA)、血小板减少和急性肾损伤的一组临床综合征。由产志贺毒素的大肠埃希菌所致者,称志贺毒素相关的 HUS(shiga toxin associated HUS,ST-HUS);其他病因所致者称非典型溶血性尿毒症(atypical HUS,aHUS)。aHUS 可继发于感染、妊娠、肿瘤、自身免疫病等多种临床情况,而对于没有明确继发因素者,通常认为先天性或获得性补体旁路异常为其主要致病机制[1]。

继发性 aHUS 的临床表现因原发疾病而异。原发性 aHUS 典型的临床表现包括 MAHA、血小板减少及急性肾功能衰竭的共同特征。微血栓形成所导致的非免疫性红细胞破坏,血红蛋白水平常低于 80g/L,Coombs 试验阴性,外周血涂片可见红细胞碎片;血小板计数下降通常低于 $50×10^9$/L,但皮肤紫癜及活动性出血少见;急性肾功能损害的严重程度因人而异,部分患者需要透析支持,常伴血压升高。20%~30% 患者存在 aHUS 家族史,约 60% 的患者成年起病。70%~80% 患者存在激活补体旁路途径的诱因,如感染、妊娠。其发病机制主要包括存在补体蛋白基因突变或补体蛋白抗体的易感个体,经触发事件(如感染或妊娠)引起补体替代途径不可抑制的持续激活,从而导致膜攻击复合物形成,进而导致肾脏内皮损伤、凝血级联活化和肾小动脉微血栓形成,引起 MAHA、血小板减少及急性肾衰竭等临床表现。已知相关的致病基因包括补体旁路调节基因(如补体因子 H、补体因子 I 或 CD46)的功能丧失性突变,或效应基因(如补体因子 B 或 C3)的功能获得性突变。此外,8%~10% 患者中存在补体因子 H 的自身抗体[2]。

对于有继发因素的 aHUS,以处理原发病为主,若经原发病控制 aHUS 持续进展,可参照原发性 aHUS 治疗。对于原发性 aHUS,轻症可予观察或血浆输注治疗,对于存在严重的可逆性脏器受累的重症患者,需尽快开始补体抑制治疗,若药物无法获取,可行血浆置换[1]。

依库珠单抗是首个获批应用于 aHUS 的补体抑制剂,已于 2018 年于中国上市。该药为人源化 C5 单克隆抗体,通过结合补体蛋白 C5,阻断其裂解,从而阻止了末端补体成分 C5a 和膜攻击复合物 C5b-9 的生成,进而减少 aHUS 内皮损伤、血栓形成及后续的肾损伤。若有条件,应尽快使用。此外,目前多种其他补体抑制剂在研,如长效 C5 单抗 ravulizumab,C3 抑制剂 pegcetacoplan,B 因子抑制剂 iptacopan 等[3]。

血浆治疗是 aHUS 的另一重要治疗手段。在病情不明的情况下,血浆置换有助于清除可能的致病物(如 CFH 抗体),并补充有益的血浆补体因子,优于血浆输注。此外,在肾功能严重受损的重症患者中,血浆置换相对于血浆输注也更有利于容量管控。如果 CFH 抗体回报阴性,则可根据患者的容量状态,决定继续血浆置换或改为血浆输注[4]。

由于在诊断 aHUS 时常无法明确 CFH 抗体是否存在,通常需联合激素治疗。若经证实抗 CFH 抗体阴性,可以在后续治疗中逐渐减停激素。

（乐 偲　陈丽萌）

参考文献

[1]　GOODSHIP T H, COOK H T, FAKHOURI F, et al. Atypical hemolytic uremic syndrome and C3 glomerulopathy: Conclusions from a "Kidney Disease: Improving Global Outcomes" (KDIGO) Controversies Conference [J]. Kidney Int, 2017, 91 (3): 539-551.

[2]　JOKIRANTA T S. HUS and atypical HUS [J]. Blood, 2017, 129 (21): 2847-2856.

[3]　乐偲, 杜亚丽, 黄杨钰, 等. 补体抑制剂在罕见病的临床应用 [J]. 罕见病研究, 2022, 1 (4): 391-399.

[4]　乐偲, 陈丽萌. 非典型溶血尿毒症综合征 // 张抒扬. 中国第一批罕见病目录释义 [M]. 北京：人民卫生出版社, 2018: 24-26.

23 致命的细胞

专家导读　一位 58 岁的男性,从咳嗽起病,仅仅 1 年的时间内迅速进展至反复腹泻、大量腹水、肝硬化、全身高度水肿、恶液质,先后经历了 2 次 PET/CT,3 次手术,多次骨髓穿刺和活检,在外院辗转 1 年均未能明确诊断,就诊于我院时已奄奄一息。在农历辛丑年除夕前一天,终于被协和医院各位专家教授的"火眼金睛"发现端倪。它到底是什么呢?又该如何治疗?

病例介绍

【患者】　男,58 岁。

【主诉】　咳嗽 1 年余,腹泻 9 个月,腹胀伴双下肢水肿 6 个月。

【现病史】

患者 2020 年 1 月无明显诱因出现咳嗽、咳痰,肺 CT 无明显异常,口服镇咳药效果欠佳。2020 年 4 月无明显诱因出现腹泻,2~3 次 /d,黄色稀便,胃肠镜提示肠胃炎,对症治疗效果不佳,腹泻加重,增至 4~7 次 /d,呈水样便,2020 年 5 月起反复就诊于多家医院,CRP 34.81mg/L↑,ESR 34mm/h↑;寄生虫(-);PET/CT:腹腔内、腹膜后及双侧盆壁多发淋巴结影,代谢轻度增高,SUV_{max} 2.8;脾大伴代谢增高;骨骼多发高密度影,代谢弥漫性增高,SUV_{max} 3.3,考虑血液系统疾病,淋巴瘤可能性大;行肠系膜根部淋巴结活检,病理提示淋巴明显增生,大量嗜酸性粒细胞浸润,诊断血管淋巴样增生伴嗜酸性粒细胞增生。多次病理会诊效果不佳,对症治疗效果不佳。腹胀进行性加重,伴双下肢水肿,影像学提示双侧胸腔积液,腹盆腔大量积液。双侧腮腺区及颌下腺区、颈内静脉旁多发淋巴结肿大,行颌下腺淋巴结活检,仍诊断 Kiumura 病。予左氧氟沙星、环磷酰胺 400mg,每周 1 次 + 甲泼尼龙 400mg,每日 1 次,吡喹酮 0.8g,每日 2 次试验性驱虫治疗无效,病情仍持续进展,进展性腹

187

水,乳糜实验阳性,淋巴管显像提示胸导管出口梗阻可能;于 2020 年 12 月 8 日行胸导管出口压迫束带松解术 + 颈段胸导管狭窄外膜剥脱术,术后腹水及下肢水肿一过性缓解后再次加重,就诊于我院。

【既往史】

妻曾患肺结核。患者 2020 年 11 月输 200ml 血浆 1 次,出现显著的颜面潮红、憋气、恶心;此后多次输注白蛋白后出现类似症状,予抗过敏治疗后未再出现类似反应。

【个人史】

吸烟史 20 余年,平均 7 支 /d,现已戒烟 10 余年。饮酒史 30 余年,每日饮白酒 2 两(100g),发病以来已戒酒。婚育史、家族史无特殊。

【入院查体】

双前臂散在红色瘀斑,左臀部见一直径约 2cm 的皮肤破溃,双下肢散在皮肤破溃、流液。胸腹壁见静脉曲张(图 23-1A),下腹壁及双下肢皮肤红肿、皮温升高。双侧颈部及腋下可触及多发肿大淋巴结。右上肺呼吸音低,右下肺未闻及呼吸音,左肺呼吸音正常。腹部膨隆,触诊张力高,无压痛、反跳痛,肝、脾触诊不满意,全腹叩诊浊音,液波震颤(+),肠鸣音 3~5 次 /min。双下肢因高度水肿活动欠佳(图 23-1B)。

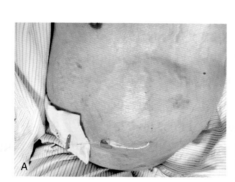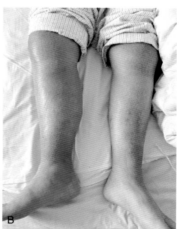

图 23-1 患者腹部及双下肢外观
A. 腹部膨隆,腹壁静脉曲张,腹部可见引流管;B. 双下肢皮肤红肿,凹陷性水肿。

【入院诊断】

①多浆膜腔积液、淋巴结肿大原因待查;②低蛋白血症;③凝血功能异常;④贫血。

【诊治经过】

入院后完善相关检查。血常规:白细胞计数 17.46×10^9/L→3.71×10^9/L,嗜酸性粒细胞计数

$0.33 \times 10^9/L$，血红蛋白 83g/L→107g/L，MCV 98.0fl，MCHC 313g/L，网织红细胞计数 $186.00 \times 10^9/L$，血小板计数 $278 \times 10^9/L$→$548 \times 10^9/L$；尿、便常规（−）；肝肾功能、血脂：ALT 9U/L→100U/L，GGT 94U/L→158U/L，ALP 294U/L→431U/L，LD 140U/L→161U/L，DBil 5.0μmol/L→7.5μmol/L，TP 55g/L，ALB 17g/L→27g/L→>17g/L，PA 11mg/L，Cr（E）44μmol/L→51μmol/L，Na^+ 126mmol/L→140mmol/L→128mmol/L，K^+4.4mmol/L，TG 0.49mmol/L；血氨：21μmol/L→40μmol/L；凝血：PT 13.9s→18.4s，APTT 30.1s→40s，INR 1.16→1.56，D-二聚体 4.13mg/L FEU；细胞因子：IL-6 19.7pg/ml，TNF-α 16.1pg/ml，IL-8 39pg/ml，IL-10 5.0pg/ml；炎症指标：ESR 39mm/h→63mm/h，hsCRP 9.34→22.64mg/L；Fer 400ng/ml。胸腔积液：多次送检提示漏出性胸腔积液。腹水：多次送检提示门静脉高压性腹水。胸、腹盆CT（图 23-2）可见右侧大量胸腔积液，纵隔淋巴结及腹膜后淋巴结；腹股沟淋巴结超声提示腹股沟巨大淋巴结。入院后因白蛋白减低、高度水肿，2月20日、2月22日予输注白蛋白，过程中出现显著面色潮红、头晕、胸闷，停用白蛋白，加用抗组胺治疗后可好转。继续予利尿、胸腔积液及腹水引流、通便降血氨、降门脉压、托伐普坦、补充营养制剂等对症支持治疗，根据症状及循环容量调整胸腔积液、腹水引流量及利尿药剂量，维持血压（75~80）/（50~60）mmHg，心率 80~100 次/min，成形软便 2 次/d，尿量 390~870ml/d。维持每日负平衡至 1 000~2 000ml，体重稳定下降，双下肢水肿消退，复查超声仅见少量胸腔积液，予拔除胸引置管。入院后完善骨髓穿刺，骨髓涂片（图 23-3A）：浆细胞比例增高，形态正常，可见肥大细胞，占 2%，该细胞核染色质较细致，可见双核，胞质量丰富，部分细胞胞质颗粒偏少，未见其他异常细胞及寄生虫。FISH-AML 系列（−）。骨髓活检（图 23-3B）:（髂后）少许骨及骨髓组织，骨髓组织中见造血组织，纤维组织增生，巨核细胞可见。局灶纤维组织中见片状小淋巴样细胞，

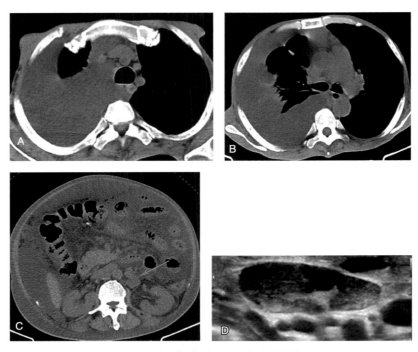

图 23-2　胸、腹、盆腔 CT 和超声检查结果

A~C.胸、腹、盆腔 CT 可见右侧大量胸腔积液（A）、纵隔淋巴结（B）和腹膜后淋巴结（红色箭头，C）;D.腹股沟淋巴结超声提示腹股沟巨大淋巴结。

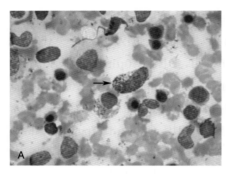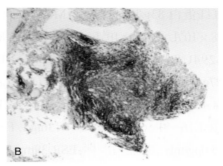

图 23-3　患者骨髓涂片（A）和骨髓活检（B）结果

A. 骨髓涂片（HE 染色，×100）：可见不典型肥大细胞（箭头），核呈椭圆形，染色质细致，颗粒为粗大的、紫红色和紫黑色，颗粒数量较少；B. 骨髓活检：CD117 免疫组化染色（×100）：可见纤维化，细胞丰富，胞质透亮，CD117 染色阳性。

免疫组化 B 系、T 系及髓系均未表达，细胞异型性不大，Ki-67 指数较低，免疫组化见 CD117（+）。骨髓穿刺流式细胞术免疫分型：未见明显异常表型细胞。基因回报：*KIT*：exon17：c.A2447T：p.D816V（VAF 18.9%）Pathogenic。*SRSF2*：exon1：c.C284T：p.P95L（VAF 43.4%）Pathogenic。

主治医师总结病例特点和主要诊断，提出会诊目的

全科医学科
张冰清

患者为中老年男性，病史 1 年余，病情进展迅速，以咳嗽、腹泻起病，辗转就诊于多家医院未能明确诊断，并逐渐出现全身多发淋巴结肿大、肝脾肿大、肝硬化，以及进行性消耗症状，临床上首先考虑淋巴增殖性疾病，特别是淋巴瘤的可能。此外，患者既往病程中反复出现输注白蛋白后过敏性休克，提示可能存在血管活性物质。外院多次淋巴结活检病理检查均未能发现异常，最终通过骨髓穿刺发现异常形态的肥大细胞，进一步完善骨髓活检和胃黏膜活检，证实存在肥大细胞的组织器官浸润，诊断侵袭性系统性肥大细胞增生症明确。会诊目的：患者就诊时一般情况极差，如何给予原发病治疗以及对症支持治疗，最大限度地改善患者的一般情况，现提请多科会诊回顾患者的诊断经过，并讨论后续全方面的治疗方案。

多学科会诊意见

放射科
刘玮

患者胸部 CT 可以看到大量胸腔积液，以右侧为著，心包少量液体；骨窗可见胸椎、胸骨和双侧肋骨的骨质密度呈浸润性改变，密度不均。腹部 CT 显示肝脏包膜光滑，肝裂无增宽；脾脏饱满；食管下端和胃周无明显迂曲血管；大量腹水；腹主动脉周围、髂血管旁和盆壁可见多发肿大淋巴结，最大的淋巴结短径有 2cm，但无明显融合。骨盆组成骨亦可见弥漫浸润性病变。小肠弥漫性肠壁稍增厚，提示可能存在淋巴管扩张；盆腔组小肠张力较高，有多发的气液平面，提示不全肠梗阻。患者经治疗后双侧胸腔积液已基本吸收，肺部无明显感染表现；腹部无明显改善，骨质无明显改变。

核医学科
霍力

患者于北京世纪坛医院行淋巴管显像,可见造影剂在胸导管和静脉角有滞留,且在显像 6h 后仍有滞留,胸腔和腹腔未见示踪剂,因此提示在胸导管入口和静脉角处存在梗阻,进而提示淋巴管本身病变或外压性改变。11 月外院 PET/CT 可见全身骨髓弥漫性放射性摄取增高,但性质需要临床进一步评估;积液明显,积液无放射摄取增高;腹腔淋巴结有少量放射摄取增高。

超声医学科
吕珂

淋巴结在超声上分为皮质和髓质,皮质和髓质分界清楚提示淋巴结的基本结构没有被完全破坏,多见于增生性病变或血液系统极早期的改变;彩色超声提示正常淋巴结的门型血供无改变;若为肿瘤性,淋巴结的皮髓质分界不清,血流从周边皮质进入,血管结构紊乱。本患者腋窝淋巴结血供丰富,皮质较厚,但结构未破坏,提示增生明显。腹股沟区淋巴结的皮髓质结构存在明显分界。腹腔内淋巴结体积较大,但仍能看到门型结构,同时看到肠系膜增厚以及腹膜增厚,肠壁增厚。

血液内科
蒋显勇

本患者骨髓涂片可见增生明显活跃,细胞丰富,临床提示怀疑淋巴瘤,但在送检的骨髓涂片中未见淋巴瘤细胞,可见一种异常的肥大细胞,核呈圆形和椭圆形,甚至可以看到双核和其他幼稚的畸形核,染色质细致,颗粒为粗大的紫红色和紫黑色,颗粒数量较少。骨髓送检时间临近春节(腊月二十九),立即提示临床医师。春节后再次送检骨髓涂片,仍可见类似的幼稚肥大细胞,由于试剂限制未能行甲苯胺蓝染色。

复习肥大细胞的增殖:在 CD34$^+$ 的脐带血干细胞中加入含干细胞因子(SCF)的培养基,培养 14d 可以见到原始细胞,含有少量紫红色或紫黑色的异染颗粒;培养至 42d 时,细胞具有双核或多核,为幼稚的肥大细胞,称为不典型肥大细胞 II 型;培养至 80d,称为具有圆形核的成熟肥大细胞,细胞内颗粒增多。根据肥大细胞的形态,分为三种类型:I 型为典型的成熟肥大细胞,具有成熟的圆形核,颗粒固缩,充满紫红色和紫黑色颗粒;不典型肥大细胞 I 型为单核幼稚细胞,颗粒稀疏;II 型为幼稚肥大细胞,具有双核,核幼稚或成熟,颗粒较多;III 型为具有异染颗粒的原始细胞。本患者具有幼稚肥大细胞 II 型和不典型肥大细胞 I 型。这些幼稚肥大细胞和不典型肥大细胞可见于肥大细胞增生症、肥大细胞白血病和肥大细胞肉瘤。但根据诊断标准,骨髓涂片仅有提示作用,诊断则依赖骨髓活检和基因诊断。

病理科
卢朝晖

本患者的骨髓活检可见骨髓纤维化明显,细胞丰富,胞质透亮,无明显颗粒,呈腺体样排列,可以看到嗜酸性粒细胞。病理看到嗜酸性粒细胞和纤维化时,需鉴别的疾病包括 Kiumura 病、上皮样血管瘤、上皮样血管内皮瘤、朗格汉斯组织细胞增多症、霍奇金淋巴瘤、部分 T 细胞淋巴瘤等;肥大细胞增生症为极少见的鉴别诊断。初步免疫组化显示 B 细胞标志、T 细胞标志、粒细胞标志均为阴性,白细胞共同抗原 LCA 阳性,CD43 强阳性。经临床反馈提示存在肥大细胞后,加染甲苯胺蓝和

CD117。CD117 染色可见成片和散在的浸润,包括透明细胞和梭形细胞,甲苯胺蓝染色阴性,可能是因为这份骨髓病理标本中细胞中颗粒较少。患者外院的淋巴结活检可见明显纤维化和嗜酸性粒细胞,我院 CD117 染色阴性,但外院曾有 CD117 阳性,结合组织学改变特点,相信存在肥大细胞浸润。肥大细胞疾病分为三类:皮肤型肥大细胞增生症、系统性肥大细胞增生症和肥大细胞肉瘤。系统性肥大细胞增生症的诊断包括主要标准和次要标准,根据临床表现不同分为惰性、冒烟型和侵袭性等。肥大细胞在疾病情况下形态发生改变,变成透明、梭形细胞,类似成纤维细胞。除甲苯胺蓝和 CD117 外,其他肥大细胞的标志还包括类胰蛋白酶、CD25 和 CD2。但类胰蛋白酶染色通常不特异,CD2 通常是 T 细胞标志,在正常肥大细胞为阴性,但在疾病状态下为阳性;CD25 在正常肥大细胞为阴性,但在肥大细胞增生症中可转为阳性。基因检测最常见的为 c-kit 基因的 D816V 错义突变,其他突变还包括 17 外显子的其他位点突变。鉴别诊断:需要鉴别肥大细胞增生或活化,通常为形态正常的肥大细胞;髓系肿瘤伴肥大细胞分化。

血液内科
蔡昊

本患者送检的骨髓标本,通过二代测序 Ilumina 平台,检测到 3 个突变:①SRSF2,致病性髓系突变;②25% 的 TET2 的移码突变;③c-kit D816V 突变。其中 c-kitD816V 目前有超过 900 例报道,最常见的为 AML,其次为肥大细胞肿瘤,是肥大细胞肿瘤的致病性突变。SRSF2 突变是经典的热点位置突变,有超过 200 例报道,最常见于 MDS 和 MPN,不一定与肥大细胞肿瘤相关。由于移码突变直接影响突变位置后的氨基酸位置,突变类型重要,因此 TET2 移码突变仍需重视,可能与年龄相关和克隆造血相关。

变态反应科
支玉香

肥大细胞活化分为原发性和继发性。原发性即肥大细胞增生症,包括皮肤型、系统型和肥大细胞肉瘤;继发性肥大细胞活化是由于 IgE 介导的 I 型变态反应。本例患者考虑为原发性。原发性肥大细胞增生症的变态反应相对继发性患者较弱,但本患者仅有部分临床表现与过敏相关,如输注白蛋白后的过敏。不输注白蛋白时如无明显变态反应,可继续观察;若出现变态反应,可考虑抗过敏治疗。

消化内科
李景南

本患者消化道症状表现突出,包括腹泻、水肿、肝脾大、多浆膜腔积液,符合神经内分泌瘤的临床表现,但最终患者病理诊断证实为肥大细胞增生症。文献报道在肥大细胞疾病谱的早期即可出现消化道症状,包括恶心、呕吐、腹泻、消瘦等;随着疾病进展,侵袭性肥大细胞增多症可侵犯消化器官,在肝脏,肥大细胞增生症主要表现为门脉纤维化(51%)和嗜酸性粒细胞浸润,其中门脉纤维化可导致较重的门静脉高压,而肝脏损伤较少。在胃肠道,肥大细胞浸润可能导致淋巴管扩张、吸收不良和蛋白丢失性肠病。本患者(在我院)胃镜显示存在黏膜扩张充血和十二指肠淋巴管扩张,可进一步完善肠镜病理检查,评估是否存在肥大细胞浸润。治疗方面,消化系统症状主要为对症支持治疗,如腹泻、经口摄入不足可予营养制剂支持,腹水可按照肝硬化腹水处理,乳糜性腹水可尝试 MCT 饮食,恶心、胃灼热症状可加用 H2 受体阻滞剂或质子泵抑制剂等。

药剂科
刘鑫

侵袭性肥大细胞增生症最常见的为 *kit D816V* 基因突变。该基因编码干细胞因子(SCF)的Ⅲ型酪氨酸激酶(TK)转膜受体,是人类 MC 的主要生长因子,需要与配体结合才能激活,*D816V* 突变会导致受体过度磷酸化,导致下游信号通路激活、细胞增殖。所有作用于下游通路的药物均可用于治疗。克拉屈滨作用于细胞的 DNA,临床效果可,但不良反应显著。因此推出了酪氨酸激酶用于治疗该病。*kitD816V* 突变导致蛋白序列改变,影响了蛋白的口袋结构,影响经典的酪氨酸激酶抑制剂伊马替尼与其结合,因此伊马替尼对这类突变患者无效。达沙替尼在体外试验中有较好的抑制率,但在体内效果有限,这是由于其在体内的半衰期很短,其两个代谢产物对酶的抑制有限。米哚妥林于 2016 年在美国上市,是一种广谱的激酶抑制剂,其在体内的代谢产物比原型对酶的抑制率更高,因此有较好的疗效。在美国药房该药的价格折合人民币 4.6 万元,适应证包括白血病和系统性肥大细胞增生症,每日 2 次口服,不良反应可控,注意药物相互作用,避免与 CY3A4 的抑制剂和诱导剂同时使用。

血液内科
曹欣欣

系统性肥大细胞增生症是一种血液系统肿瘤,是所有血液系统肿瘤中很罕见的一种。需要鉴别反应性肥大细胞增多症和肥大细胞介质释放增多综合征。在 2017 年 WHO 分类中,将肥大细胞增生症分为皮肤型、系统性和肥大细胞肉瘤。系统性肥大细胞增生症的诊断包括主要标准和次要标准:主要标准包括骨髓组织切片或其他器官切片中肥大细胞浸润 ≥ 15 个,类胰蛋白酶组化或其他特殊染色阳性;次要标准包括基因、免疫组化、类胰蛋白酶和细胞形态等。诊断需要 1 个主要标准和 1 个次要标准,或 3 个次要标准。本患者为典型的系统性肥大细胞增生症。随着疾病进展程度不同,临床表现不同:对于早期患者,肥大细胞介质释放的症状更加突出,包括皮肤、胃肠道和心血管;到了晚期,肥大细胞浸润、全身肿瘤的症状更加突出,包括骨质溶解、淋巴结肿大、肝脾大、腹水、吸收不良肠病等。因此临床表现分为 B 症状和 C 症状。C 症状为肿瘤的表现:①骨髓功能障碍,但无其他造血系统恶性肿瘤;②肝大伴肝功能损害,腹水和 / 或门静脉高压;③溶骨性骨病变;④脾大、脾功能亢进;⑤消化道肥大细胞浸润,吸收障碍和体重下降。B 症状比 C 症状的临床表现轻,提示疾病进展程度较轻。根据临床表现和疾病进展程度,系统性肥大细胞增生症进一步分为 5 个亚型:第一个亚型是惰性系统性肥大细胞增生症(ISM),平均 OS 为 198 个月;第二个亚型为冒烟型系统性肥大细胞增生症(SSM),平均 OS 为 120 个月;第三个亚型为系统性肥大细胞增生症伴有其他血液系统肿瘤(SM-ANH),多数是合并有髓系肿瘤,包括 AML、MPN、MDS,平均 OS 为 24 个月;第四个亚型为侵袭性系统性肥大细胞增生症(ASM),平均 OS 为 41 个月;

第五个亚型为肥大细胞白血病（MCL），平均 OS 为 2 个月。

对于系统性肥大细胞增生症，不同的类型治疗方案不同。对于惰性和冒烟型，治疗重点在于避免出现颗粒释放，以对症治疗为主；但若合并血液系统肿瘤，则需要鉴别是肥大细胞侵袭性更强还是血液系统肿瘤侵袭性更强，如合并 AML，AML 的侵袭性更强，则应该治疗 AML；但若合并惰性的血液系统肿瘤，如 MPN，则更强调治疗肥大细胞增生症。对于本患者，主要治疗肥大细胞增生症。肥大细胞增生症的治疗可选择药物包括强效的 kit D816V 抑制剂、其他广谱的 FLT3 抑制剂克拉屈滨，伊马替尼对于 *kit* 基因阴性的患者只有 17% 的有效率，对于有突变的患者治疗无效；其他还包括干扰素，骨髓移植。阿伐替尼（avapritinib）是 kit D816V 的高选择性高特异性抑制剂，I 期临床试验入组各种类型肥大细胞增生症患者共 67 例，结果显示用药后患者生存期显著延长，肥大细胞白血病的 OR 率可以达到 96%，ASM-L 的有效率可以高达 100%，大大提高了传统意义上无药可治患者的生存率。因此本患者高度推荐使用阿伐替尼。该药已经被 FDA 批准在 2021 年 4 月在中国上市，但是价格很贵，每月需 9 万元，尽管可能会有一些慈善用药，一年仍需要 35 万元。患者可以前期先用半年，后期使用干扰素过渡，但是患者经济困难，还需要进一步商榷。

临床营养科
李融融

部分系统性肥大细胞增生症患者可有颗粒和介质释放的表现，可考虑低组胺饮食；由于多数患者合并消化道症状，表现为腹泻、肠易激综合征，可考虑使用限短链糖类（FODMAP）饮食。本患者营养支持的重点在于提高营养状态，由于患者已无腹泻，且血钠较低，可考虑使用能全力等相对高能量密度支持；患者腹水检查乳糜实验阳性，既往行胸导管手术后一过性症状改善，内镜检查和 CT 检查均提示小肠淋巴管扩张，可考虑改为重链脂肪酸饮食，配合肠内营养混悬液（TP-MCT）。蛋白粉方面可以考虑短肽型、氨基酸型的氮源。由于患者目前一般情况较差，可以考虑补充性肠外营养，但患者血钠较低，需要注意平衡容量管理。

多学科会诊意见总结

患者以突出的消化道症状为临床表现，经过骨髓病理检查和淋巴结活检，诊断原发性肥大细胞增生症明确，由于患者合并明确的器官受损，无其他血液系统肿瘤的表现，因此分型为侵袭性系统性肥大细胞增生症。治疗方面，针对患者的 *kit D816V* 基因突变，建议使用新型靶向药物，但是价格昂贵，还需要进一步商榷；对症支持方面，以肝硬化的对症支持和营养支持为主，治疗期间注意平衡水和电解质。尽管是常见的临床症状，背后隐藏的却是罕见疾病，经过一年多的辗转就诊后患者终于在我院得以诊断，但遗憾的是就诊我院时疾病已进展，预后不佳，治疗需要原发病治疗和对症支持治疗的共同努力。

结局与转归

患者及家属因经济原因未能选择新药 avapritinib 治疗,而是选择干扰素控制症状,加用干扰素治疗后患者腹泻、多浆膜腔积液症状较前缓解,一般情况明显好转,恢复日常活动耐量;6 个月后随诊复查低蛋白血症和贫血较前好转,但影像学腹腔内淋巴结无明显变化,复查骨髓穿刺仍可见异常形态肥大细胞。

专家点评　患者为中老年男性,病程仅 1 年,但病情进展迅速。临床表现为咳嗽、腹泻、多浆膜腔积液、全身多发淋巴结肿大、肝脾大,并迅速出现肝硬化,提示肝脏存在浸润性疾病,结合全身临床表现,首先考虑淋巴增殖性疾病,特别是淋巴瘤的可能。同时患者存在反复过敏性休克的表现,提示可能存在嗜酸性粒细胞或肥大细胞脱颗粒。最终骨髓涂片发现了端倪:异常形态的肥大细胞,提示可能存在肥大细胞相关疾病。通过进一步文献学习,了解肥大细胞相关疾病为一谱系疾病,致病机制为 *c-kit* 基因突变。随着异常肥大细胞数量增多和器官浸润加重,临床表现逐渐从单纯的皮肤过敏表现进展至器官浸润性疾病。不同程度的肥大细胞浸润者,临床分型和疾病预后不同,因而治疗强度不同。所以进一步完善病理检查,证实存在系统性肥大细胞浸润,诊断浸润性系统性肥大细胞增生症明确。浸润性系统性肥大细胞增生症的首选治疗为靶向治疗,目前临床试验已证实靶向药的治疗效果。但是靶向药的价格昂贵,患者无法承受。尽管无法接受最佳治疗,但仍需予患者治疗以缓解症状。一方面选择干扰素缓解患者多浆膜腔积液的症状;另一方面对症支持治疗,包括避免过敏事件、减轻腹泻、调整出入量、改善营养等,对改善患者生活质量都至关重要。

疾病相关文献回顾

侵袭性系统性肥大细胞增生症(aggressive systemic mastocytosis, ASM)为一种极罕见的血液系统肿瘤,该病在欧洲数据库中肥大细胞增生症的患病率为 0.1‰~2.6‰,全球发病率为 (5~10)/100 万[1-2]。ASM 属于肥大细胞疾病的一种。肥大细胞疾病为一组复杂的疾病,根据是否存在肥大细胞克隆性增生分为原发性和继发性。继发性肥大细胞增多,多为肥大细胞活性增加,包括临床常见的变态反应、荨麻疹、慢性感染、其他系统性疾病以及肥大细胞活化综合征。原发

性肥大细胞增生症则为一组罕见的由于 *kit* 基因突变导致的肥大细胞克隆性增生,可分为皮肤型、系统型、肥大细胞肉瘤[3]。其中皮肤型多见于儿童时期,表现为逐渐出现单形性红棕色皮疹,皮疹摩擦后 5min 内出现红斑或荨麻疹。而出现皮肤以外脏器累及的患者则属于系统型,系统性肥大细胞增生症多于成年诊断,可有多系统受累,包括皮肤(充血、荨麻疹等)、胃肠道(恶心、呕吐、腹泻、腹痛、胃灼热)、心血管(眩晕、晕厥、心悸)、神经系统(认知障碍、抑郁、头痛等)、

骨质(骨质疏松、背痛、骨痛)等。在临床上,随着肥大细胞数量增多,临床表现也从轻症的皮肤表现为主,进展至多器官浸润(即 C 症状,表 23-1)[4]。诊断主要依赖病理,需要在骨髓或其他非皮肤组织中找到肥大细胞增生的证据,且该肥大细胞为梭形,而非正常肥大细胞的形态[5],这可能是导致之前多家医院漏诊的原因之一。根据 2017 年世界卫生组织(WHO)的诊断标准,诊断系统性肥大细胞增生症需要满足表 23-1 中的 1 条主要标准和 1 条次要标准,或同时满足 3 条次要标准。此外,还需要根据患者是否存在 B 症状、C 症状,以及骨髓和外周血检查进行分型(表 23-2),不同分型提示患者的预后不同[6]。本患者骨髓组织中存在肥大细胞,骨髓活检、十二指肠黏膜活检和肠系膜淋巴结活检 CD117 阳性,kitD816V 基因突变,且无其他血液系统肿瘤,因此本患者最终诊断 ASM。

表 23-1 系统性肥大细胞增生症的诊断标准

标准分类	诊断依据
主要诊断标准	• 骨髓组织切片或其他非皮肤器官切片中查及肥大细胞浸润(聚集的肥大细胞数 ≥15 个),且类胰蛋白酶免疫组化或其他特殊染色阳性
次要诊断标准	• 骨髓或其他非皮肤组织器官活检中可见>25% 的肥大细胞浸润,呈梭形或不典型表现;或骨髓中所有肥大细胞中>25% 的肥大细胞为不成熟或不典型肥大细胞 • 骨髓、外周血或其他非皮肤器官组织中发现 kit 基因 816 位点突变 • 骨髓、外周血或其他非皮肤组织器官中肥大细胞标记阳性,CD25 染色阳性,合并 / 不合并 CD2 阳性 • 血清总类胰蛋白酶持续>20ng/ml(但若合并髓系肿瘤,该指标可能不同)
B 症状	• 骨髓活检显示肥大细胞浸润>30% 和 / 或血清总类胰蛋白酶水平>200ng/ml • 在非肥大细胞谱系中有发育不良或骨髓增生的迹象,但是不足以作为系统性肥大细胞增生症的确诊标准,血细胞液计数正常或稍有异常 • 肝大,无肝功能损害和 / 或可触及脾大,但无脾功能亢进
C 症状	• 骨髓功能障碍,但无明显的非造血细胞恶性肿瘤 • 肝大伴肝功能损害、腹水和 / 或门静脉高压 • 骨骼受累伴有大面积溶骨性病变和 / 或病理性骨折 • 脾大伴脾功能亢进 • 消化道肥大细胞浸润导致的吸收障碍和体重减轻

表 23-2 肥大细胞增生症分型

分型	特征
皮肤型肥大细胞增生症	• 荨麻疹 / 斑丘疹样皮肤肥大细胞增生症 • 弥漫型皮肤肥大细胞增生症 • 皮肤肥大细胞瘤
系统性肥大细胞增生症	• 惰性系统性肥大细胞增生症(ISM) • 冒烟型系统性肥大细胞增生症(SSM):合并 ≥2 个 B 症状 • 系统性肥大细胞增生症伴血液系统肿瘤(SM-ANH):合并明确其他血液肿瘤 • 侵袭性系统性肥大细胞增生症(ASM):合并 C 症状 • 肥大细胞白血病(MCL):骨髓涂片肥大细胞 ≥20%
肥大细胞肉瘤	含有高级别肥大细胞和破坏性生长特点的实体肿瘤

侵袭性系统性肥大细胞增生症需要积极治疗。近年来，KIT D816V 的高选择性高特异性抑制剂——avapritinib，被美国 FDA 批准用于系统性肥大细胞增生症，可有效地清除骨髓和其他受累脏器中肥大细胞浸润，从而达到疾病缓解[7-8]。但该药在患者诊断时尚未在国内上市，且价格昂贵。其他治疗还包括克拉屈滨、伊马替尼、干扰素、骨髓移植等[4]。但伊马替尼仅对 *kit* 基因阴性的患者部分有效，而对有突变的患者无效。干扰素可减轻肥大细胞脱颗粒的症状，减

少骨髓中肥大细胞浸润，减轻肥大细胞相关的腹水和肝脾肿大、骨质疏松等，但是干扰素对主要症状的缓解率仅为 20%~30%，且起效较慢，平均需要 1 年的时间，且可存在流感样症状等药物不良反应[9]。除了针对肥大细胞的治疗外，还需要予以患者对症支持治疗，包括避免肥大细胞脱颗粒、治疗骨质疏松、减轻肝硬化的临床症状、调整水和电解质平衡、补充营养等。

（张冰清　曾学军）

参考文献

[1] COHEN S S, SKOVBO S, VESTERGAARD H, et al. Epidemiology of systemic mastocytosis in Denmark [J]. Br J Haematol, 2014, 166 (4): 521-528.

[2] HARTMANN K, HENZ B M. Mastocytosis: Recent advances in defining the disease [J]. Br J Dermatol, 2001, 144 (4): 682-695.

[3] THEOHARIDES T C, VALENT P, AKIN C. Mast cells, mastocytosis, and related disorders [J]. N Engl J Med, 2015, 373 (2): 163-172.

[4] PARDANANI A. Systemic mastocytosis in adults: 2021 Update on diagnosis, risk stratification and management [J]. Am J Hematol, 2021, 96 (4): 508-525.

[5] 廖焕金, 李莉. 肥大细胞分化与成熟 [J]. 现代免疫学, 2019, 39 (2): 150-154.

[6] ARBER D A, ORAZI A, HASSERJIAN R, et al. The 2016 revision to the World Health Organization classification of myeloid neoplasms and acute leukemia [J].

Blood, 2016, 127 (20): 2391-2405.

[7] GOTLIB J, RADIA D H, GEORGE T I, et al. Pure pathologic response is associated with improved overall survival in patients with advanced systemic mastocytosis receiving avapritinib in the phase Ⅰ EXPLORER study [J]. Blood, 2020, 136 (Suppl. 1): 37-38.

[8] GOTLIB J, RADIA D H, GEORGE T I, et al. Avapritinib induces responses in patients with advanced systemic mastocytosis regardless of prior midostaurin therapy [J]. Hema Sphere, 2020, 4 (Suppl. 1): 496.

[9] LIM K H, PARDANANI A, BUTTERFIELD J H, et al. Cytoreductive therapy in 108 adults with systemic mastocytosis: Outcome analysis and response prediction during treatment with interferon-alpha, hydroxyurea, imatinib mesylate or 2-chlorodeoxyadenosine [J]. Am J Hematol, 2009, 84 (12): 790-794.

24 右腋下包块及胸壁皮肤变硬 - 胸腔积液 - 脾多发结节 - 骨质病变

专家导读 28 岁青年女性,右腋下包块及胸壁皮肤增厚变硬、右侧大量胸腔积液、脾脏多发结节、骨质多发病变,诊断性抗结核治疗无效,背后潜藏的病因是什么? 后续该如何治疗?

病例介绍

【患者】 女,28 岁。

【主诉】 右腋下包块及胸壁皮肤发硬 15 个月,胸闷半年。

【现病史】

患者 2019 年 11 月出现右腋下皮肤发硬,可触及大小约 13cm×12cm 的肿块,后皮肤变硬范围逐渐增大至右侧胸壁及右侧乳房,就诊于外院,查白细胞计数 (2.9~3.9)×10⁹/L,淋巴细胞绝对值 (0.7~0.8)×10⁹/L,免疫球蛋白、补体、ESR 正常,ANA、ANCA (−)。乳腺增强 MRI+MRA:右乳及腋下软组织肿胀,右乳皮肤增厚,双乳腺病伴结节,右乳导管扩张。胸腹增强 CT:脾多发低密度影。皮肤活检病理:(右侧胸壁) 表皮正常,真皮胶原略致密,皮下脂肪间隔内淋巴管扩张,相互连接,部分胶原呈乳头状突入管腔;(右乳房下) 表皮正常,真皮局部胶原略增厚,个别小血管周围少量淋巴细胞浸润。疑诊局限性硬皮病,给予倍他米松 (得宝松) 1 支 (1ml:5mg+2mg) 肌内注射 ×6 次、UVA1 局部照射、口服积雪苷及白芍总苷 (帕夫林),外用积雪苷霜,无明显改善。2020 年 4 月加用青霉胺,2020 年 5 月加用泼尼松 20mg,每日 1 次→15mg,每日 1 次 (2020 年 9 月),期间皮肤稍变软,但右腋下肿块大小同前。2020 年 9 月出现一过性低热 (体温 37.5℃),伴干咳、胸闷,偶有胸痛。外院查血常规:白细胞计数 (4.22~9.66)×10⁹/L,

淋巴细胞计数(0.4~0.6)×10⁹/L,血红蛋白 99~114g/L,血小板计数正常;ESR、CRP 正常;3 次痰抗酸染色阴性,血及脑脊液寄生虫抗体(−);ANA H1∶100,血清蛋白电泳、免疫固定电泳(−)。胸腹增强 CT:右侧胸腔积液,双侧腋窝淋巴结增大,脾脏弥漫分布稍低密度影。上腹增强 MRI:脾脏弥漫分布长 T1 长 T2 信号结节影,脉管瘤?完善胸腔穿刺,胸腔积液常规:黄红色,有核细胞计数 840×10⁶/L,单核细胞百分比 85%;胸腔积液生化:TP 40g/L,LDH 209U/L(血 TP 58g/L,LDH 123U/L),TG 不高,乳糜试验(+),ADA 正常;胸腔积液抗酸染色、TB-DNA、Xpert、NGS(−);3 次胸腔积液病理:较多淋巴细胞以及增生间皮细胞。2020 年 10 月 19 日行胸腔镜胸膜活检:镜下可见后壁层胸膜以及膈肌胸膜散在结节;胸膜病理:胸膜慢性炎症、活动性、灶区脉管样结构增生;组织免疫表型:WT-1(+)、D2-40(+)、CK5/6(+)、CD31 脉管(+);结合组织学特征分析支持胸膜间皮组织反应性增生伴间质血管增生改变。多次予胸腔积液引流(700ml/d)、头孢西丁抗感染治疗 1 周,体温正常,干咳好转,但胸闷无明显改善,胸腔积液仍反复,10 月底停泼尼松、青霉胺、白芍总苷、积雪苷。外院考虑结核感染可能,2020 年 11 月 24 日加用诊断性抗结核治疗(异烟肼 0.3g,每日 1 次,利福平 0.45g,每日 1 次,乙胺丁醇 0.75g,每日 1 次),自觉胸闷无明显改善,皮肤变硬范围增大至左侧乳房皮肤,自行恢复泼尼松 10mg,每日 1 次、积雪苷、白芍总苷治疗,效果不佳。2020 年 12 月复查胸部 CT 见右侧大量胸腔积液。胸部淋巴显像 SPECT:右下肢外侧异常淋巴管显影,胸腔未见淋巴漏征象。PET/CT:右侧后颈部、肩背部、腋窝及侧胸壁肌间隙大片稍低密度影及周围软组织肿胀、右侧胸壁皮肤增厚肿胀,SUV_max 2.48;右侧肩胛骨骨质密度不均,未见摄取异常增高,考虑反应性改变?双腋窝淋巴结病变,SUV_max 1.55,倾向于反应性增生;右侧胸腔大量积液,右肺大部分不张;脾脏实质内见多处边界不清的低密度影,较大者长径约 9mm,考虑脾脏良性病变。脾脏超声:脾脏不均匀改变伴结节,脉管瘤?骨髓涂片:增生活跃;骨髓活检:骨髓造血细胞增生尚可,浆细胞数量稍增加;骨髓免疫分型未见异常。继续诊断性抗结核治疗,调整为异烟肼 0.3g,每日 1 次,利福平 0.6g,每日 1 次,乙胺丁醇 0.75g,每日 1 次,吡嗪酰胺 0.75g,每日 2 次,2021 年 1 月 14 日泼尼松减至 5mg,每日 1 次,继续白芍总苷、外用积雪苷治疗,患者症状无明显改善,活动耐量同前,每日引流右侧胸腔积液 600~1 000ml,胸腔积液量无显著减少。为进一步诊治收入院。

【既往史】

2019 年 11 月超声发现左侧甲状腺结节,行甲状腺结节穿刺病理提示多量增生淋巴细胞、少量纤维细胞、个别多核巨细胞。

【个人史 / 月经史 / 婚育史】

无特殊。

【家族史】

父亲 2020 年 7 月因发热伴右侧胸腔积液,外院考虑结核性胸膜炎,予以抗结核治疗后好转。

【入院查体】

脉搏 80 次 /min、血压 129/97mmHg，SpO$_2$ 99%，呼吸 20 次 /min，右腋下质软包块，约 28cm×12cm，表面胸壁皮肤质韧，双侧乳房皮肤变韧。左腋窝触及一枚直径约 0.5cm 淋巴结，质韧、无压痛、活动度可。右下肺叩诊浊音、听诊呼吸音消失，心腹未见异常，四肢无水肿。

【入院诊断】

①右腋下包块及胸壁皮肤变硬、右侧大量胸腔积液、脾多发结节原因待查；②双乳结节；③甲状腺结节。

【辅助检查】

入院后完善检查：血常规，白细胞计数（2.73~4.6）×10^9/L，淋巴细胞计数（0.35~0.45）×10^9/L，中性粒细胞计数（1.84~3.47）×10^9/L，血红蛋白 102~108g/L，血小板计数（280~338）×10^9/L；血生化，TP 50g/L，ALB 33g/L。动脉血气：PO$_2$ 100mmHg。尿常规、便常规 + 隐血、甲状腺功能未见异常。铁 4 项：Fe 19μg/dl↓，Fer 8ng/ml↓，TS 5.0%↓，余正常。ESR、hsCRP、Ig3 项、补体 2 项正常。ANA（+）H1∶160，抗 dsDNA、ANA 谱定量检测、ANCA、抗磷脂抗体谱（-），狼疮抗凝物正常。血 T-SPOT.TB（-）。胸腔积液常规：橘黄色混浊，细胞总数（9 322~11 358）×10^6/L，白细胞总数（709~1 316）×10^6/L，单核细胞比例 92.1%→77.6%；生化：TP 31~41g/L，LDH 135~145U/L（血 TP 50~59g/L，LD 138~170U/L）；乳糜试验 ×3 次（+），TG 0.21mmol/L，ADA 7.0U/L；胸腔积液 T-SPOT.TB：ESAT-6 96FC/10S6MC，CFP-10 196FC/10S6MC；多次胸腔积液送检病原学阴性，胸腔积液病理未见瘤细胞。体表肿物及淋巴结超声示右乳乳腺旁皮肤、皮下组织及肌层均回声不均、增厚，左腋下皮质增厚淋巴结可能（0.9cm×0.5cm）。乳腺超声：双乳结节，右乳导管增宽。乳腺钼靶未见肿瘤提示。背部软组织增强 MRI：右侧肩胛骨 T2 压脂相信号增高，右侧颈部、腋下、胸背部肌群及皮肤和皮下广泛异常信号，左腋下多发稍大淋巴结。胸、腹、盆腔增强 CT（图 24-1）：右侧背部及右侧侧胸壁皮下及肌间隙内多发低密度，水肿可能；右侧大量胸腔积液，右肺膨胀不全，右肺斑片索条影，右肺微结节，右肺下叶钙化灶；脾内多发稍低强化小结节，脉管来源可能。头常规 MRI：左侧额部颅骨内板下见条形液性信号影，边界清，大小约 2.3cm×1.1cm，FLAIR 呈低信号，考虑左侧额部颅骨内板下蛛网膜囊肿可能；FLAIR 左侧额叶、右侧顶颞叶皮层下见小斑片状稍高信号影，左侧额叶、右侧顶颞叶皮层下非特异性改变；胃镜示慢性浅表性胃炎伴糜烂，结肠镜未见异常，病理回报（胃窦大弯、十二指肠降部）黏膜显慢性炎。病理科会诊胸膜病理：（胸膜）被覆间皮之血管纤维组织显慢性炎，淋巴组织增生。皮肤科医师会诊外院病理：根据外院皮肤活检，目前发现皮下脂肪内可见异常扩张淋巴管，进一步组化染色淋巴管及血管内皮，D2-40（+），CD31（+），CD34（+），考虑淋巴管瘤病，本病有肺、骨骼等部位受累报道，需要进一步检查。我院皮肤活检病理：表皮角化过度，棘层萎缩，基底层色素增加，真皮较多扩张的管腔或裂隙形成，管壁可见单层内皮细胞，D2-40（+），CD31（+）。

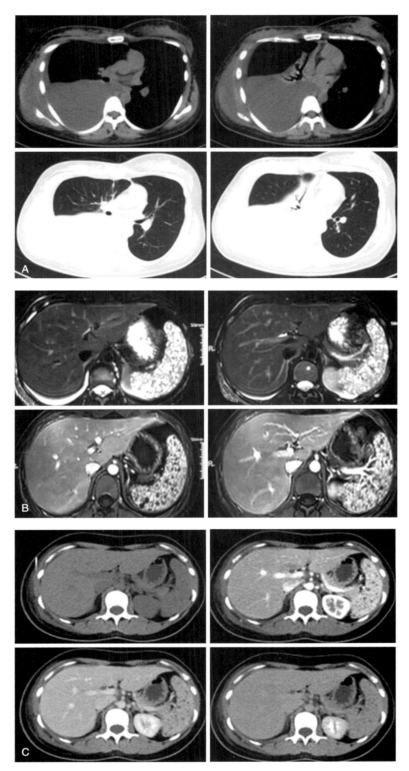

图 24-1　胸、腹、盆腔增强 CT

A. 胸部 CT 提示右侧大量胸腔积液,右肺膨胀不全,右侧背部及右侧侧胸壁皮下及肌间隙内多发低密度;

B. 腹增强 MRI:脾脏弥漫分布长 T1 长 T2 信号结节影;C. 腹盆增强 CT:脾内多发稍低强化小结。

【诊治情况】

入院后暂继续四联诊断性抗结核(异烟肼 + 利福平 + 乙胺丁醇 + 吡嗪酰胺)、泼尼松 5mg,每日 1 次、白芍总苷治疗,加用速力菲补铁。同时予右侧胸腔穿刺置管引流,右侧胸腔积液引流量 700~1 000ml/d。引流右侧胸腔积液后患者胸闷及气短症状逐渐缓解,期间拔除胸腔引流管 5~6d 后症状反复,再次予右侧胸腔置管引流后症状缓解,住院期间共引流右侧胸腔积液约 14 000ml。考虑患者体温及炎症指标正常、诊断性抗结核治疗 3 个月效果不佳,结核证据不足,目前检查未见明确恶性肿瘤或自身免疫病证据,结合右腋下包块、胸壁皮肤增厚变硬(首先考虑淋巴水肿)、右侧渗出性胸腔积液、脾多发结节(脉管来源可能)、皮肤病理提示异常淋巴管扩张、外院胸膜病理示灶区脉管样结构增生,临床考虑脉管异常类疾病,尤其复杂淋巴管异常的可能。由于此类疾病可能累及骨骼,进一步完善骨骼及淋巴系统评估。

【进一步辅助检查】

骨骼评估:肩胛骨正位未见异常。胸腰椎正侧位示胸腰椎稍侧弯。颈椎 MRI:C3 椎体、C7 椎体附件内多发斑片、结节状长 T1 长 T2 信号。胸腰椎 MRI(图 24-2):多发胸椎椎体、附件见片状长 T1 长 T2 信号;各腰椎以及骶椎椎体骨质多发长 T1 长 T2 信号,大者位于 S2 椎体,约 1.3cm × 1.1cm。盆腔 MRI+DWI 可见骨盆组成骨及双侧股骨斑点片状长 T1 长 T2 信号。胸腰椎 CT 未见异常。全身骨显像未见异常。骨髓涂片 + 活检、会诊外院骨髓病理无特殊提示。上肢淋巴显像:相当于右侧肩颈部区域、右侧侧胸壁放射性摄取增高,不除外相应区域软组织淋巴管扩张可能;乳糜胸腔积液,不除外漏出部位为右侧淋巴导管可能,双上肢淋巴回流正常。上肢 SPECT/CT 融合显像:右侧胸腔、右侧颈肩部及胸壁(侧壁为主)软组织间隙乳糜性积液,断层野内所及胸背部、颈部、上臂皮下毛细淋巴管扩张可能,T_2、T_9、T_{10} 淋巴管扩张不除外,结合淋巴显像及病史,考虑:右淋巴导管梗阻可能性大,梗阻远心端淋巴漏不除外;先天性淋巴系统发育不良可能性大。至外院进一步完善:胸导管成像,MRTD 未见明显异常;右侧胸腔大量积液,右侧胸部及腋窝区、颈部淋巴结湖征、考虑淋巴水肿,不除外其内合并淋巴管发育畸形;左侧锁骨下区及腋窝区异常信号,考虑淋巴管瘤;脾脏多发淋巴管瘤。淋巴管造影:DSA 下动态观察,见右下肢、右髂、腰干及胸导管顺序显影,右髂及腹膜后淋巴管呈走行稍迂曲,略扩张。L1 椎体中央可见造影剂囊样浓聚,直径约 1.2cm,造影剂于 L_1 椎体上缘水平形成胸导管,胸导管间断显影,沿脊柱左缘上行,走行略迂曲、扩张,于 T_{11}、T_{12} 椎体左缘可见多支代偿支。胸导管上胸段扩张明显,最宽处直径约 1.0cm,造影剂上行缓慢。出胸锁关节后,胸导管迂曲,平静呼吸可见造影剂间断、少量入血征象(2 次 /40s)。另见少量造影剂向锁骨下干及颈部反流。造影全程未见明显造影剂外漏进入胸腹腔征象。

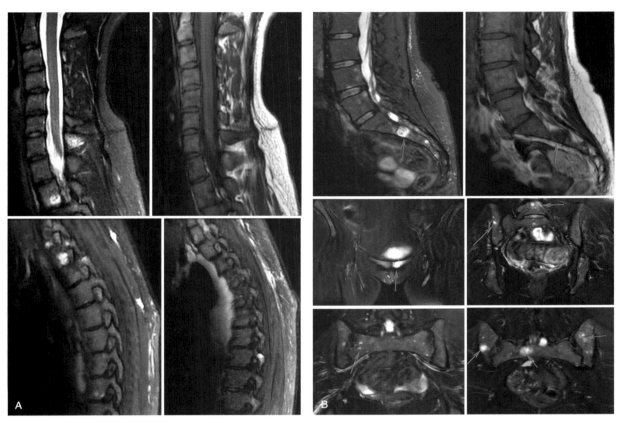

图 24-2　胸腰椎 MRI

A. 颈胸椎 MRI：C_3、$T_1 \sim T_2$ 椎体，C_7、T_2、T_3、T_9 附件内多发长 T1 长 T2 信号；
B. 腰椎及盆腔 MRI：左侧耻骨上支、骶骨、双侧髂骨多发片状长 T1 长 T2 信号。

主治医师总结病例特点和主要诊断，提出会诊目的

全科医学科
徐娜

患者为青年女性，慢性病程。主要表现：①以右腋下包块、胸壁皮肤增厚、变硬起病，MRI 提示右侧颈部、腋下、胸背部肌群及皮肤和皮下广泛异常信号，结合临床表现及淋巴显像等结果，考虑存在淋巴水肿；②病程中逐渐出现右侧大量渗出性胸腔积液，乳糜试验阳性、TG 不高，多次胸腔积液病原及病理无明确提示；③检查发现脾脏多发结节，倾向于脉管来源；④MRI 提示多发骨质异常信号，累及颈椎、胸椎、腰椎、骶椎、右肩胛骨、骨盆诸骨、双侧股骨，外院 PET/CT 未见骨骼代谢增高、我院骨扫描未见骨骼浓聚影，胸腰椎 CT 未见异常；⑤血清淋巴细胞显著降低；⑥皮肤活检病理提示皮下脂肪间隔内异常淋巴管扩张，外院胸腔镜胸膜活检提示胸膜慢性炎症、灶区脉管样结构增生。诊断方面，病程中多项检查未见恶性肿瘤提示，体温及炎症指标正常且诊断性抗结核治疗 3 个月无明显改善，自身免疫病方面亦证据不足。在原发病病因无明确恶性肿瘤、结核感染、自身免疫病的情

况下，结合淋巴水肿、右侧胸腔积液、脾脏多发囊性结节、骨质多发异常信号，临床考虑到脉管异常类疾病的可能性，结合临床表现及皮肤病理，考虑到复杂淋巴管异常（CLA）可能，其中包括广泛性淋巴管异常（GLA）、Gorham-Stout 病（GSD）、卡波西样淋巴管瘤病（KLA）、中央传导淋巴管异常（CCLA），结合本例患者的临床特点，倾向于 GLA（亦称淋巴管瘤病）的可能性，GSD 不除外。关于 GLA 的治疗，文献报道包括手术 / 放疗 / 化疗、干扰素、mTOR 抑制剂西罗莫司、贝伐珠单抗（结合 VEGF-A）、非选择性 β 受体阻滞剂普萘洛尔等，饮食上注意 MCT 饮食，近年来文献报道 mTOR 抑制剂西罗莫司可能具有相对好的疗效，可以尝试用于 GLA 患者。考虑本病较为罕见，后续诊疗存在困难，故提请罕见病 MDT 会诊指导诊治。会诊目的：诊断方面是否考虑 GLA，有无 GSD 可能。鉴别诊断方面有无结核感染、恶性肿瘤、免疫病的可能性。后续治疗方面，是否可尝试西罗莫司等药物治疗。由于文献亦有基因突变相关报道，是否考虑基因检测，指导下一步诊疗。

多学科会诊意见

放射科
刘炜

胸部 CT 肺窗可见右侧大量胸腔积液，右肺中下叶膨胀不全，肺野内无感染灶、无囊性病灶；纵隔窗无明显胸膜增厚、无纵隔淋巴结肿大；骨窗可见右侧肩胛骨密度减低，呈骨质疏松改变，下缘以及前缘可见骨皮质不完整；乳腺钼靶可见双乳不对称，右乳皮肤明显增厚，主要表现在皮肤层，但双侧乳腺腺体无明显异常；右侧胸壁 MRI 可见右侧大量胸腔积液，右侧胸壁皮肤、皮下脂肪层、肌肉间隙、肩胛骨两侧可见液体信号，同时右侧肩胛骨信号较左侧增高，右侧肩胛骨皮质信号不均匀、存在骨质破坏可能，MRI 增强可见皮肤、肌肉无明显强化，但液体包裹位置周边可见线样强化，因此从增强的角度看，胸壁表现符合淋巴水肿表现。腹部增强 CT 可见脾脏内多发低密度病变，在平扫期、动脉期、门脉期、延迟期无明显强化，病变较小，呈弥漫分布；腹部 MRI T2 相可见多发长 T2 高信号，增强扫描多期无增强，提示多发囊性病变，脉管来源病变，脾脏影像学表现支持淋巴管来源、淋巴管瘤病。骨骼病变方面，骨骼平片无明显阳性发现，可能与骨骼病变较为细微相关，胸、腹、盆腔 CT 骨窗可见胸腰骶椎体、左侧耻骨上支、盆腔双侧髂骨内多发低密度，无明显硬化边，未累及骨皮质，局部无软组织肿块影；颈胸椎 MRI、腰椎 MRI，盆腔 MRI 可见 C_3、$T_1 \sim T_2$ 椎体，C_7、T_2、T_3、T_9 附件，左侧耻骨上支，骶骨，双侧髂骨多发片状长 T1 长 T2 信号，提示多发骨质囊性改变，内可见低信号分隔，符合淋巴管瘤病累及骨骼改变，类似脉管性肿瘤沿着骨小梁生长，存在骨质部分吸收，有一些骨质残存，因此存在分隔样改变。总的来说，胸壁皮肤软组织病变：右侧胸壁皮肤、皮下及肌间隙液性渗出，壁强化，符合淋巴水肿；脾脏多发结节：脉管来源，淋巴管瘤可能性大；骨质病变：MRI 多发骨质异常信号，PET 及骨扫描未见骨骼代谢异常，多发骨质吸收，囊性信号，无软组织肿块，骨皮质未见明显破坏；右侧肩胛骨骨质弥漫信号异常，部分骨质吸收,胸腰骶椎、左侧耻骨、双侧髂骨多发囊性变,符合 GLA 骨骼受累。对于中轴骨来说,患者未见明显骨皮质破坏,目前不考虑转移性或炎症性病变。

核医学科
霍力

外院 PET/CT(显像剂:^{18}F-FDG):右侧胸壁及颈胸部低密度影、弥漫性代谢略增高(SUV_{max} 2.48),首先考虑良性病变,未见恶性肿瘤征象;右侧大量胸腔积液 → 少量放射性分布;脾脏及骨内病变均未见代谢增高,肩胛骨密度不均匀。骨扫描(示踪剂:^{99m}Tc-MDP)示全身骨骼未见明显异常,右侧胸部本底增高(右侧胸腔积液与胸壁病变均可导致);外院淋巴显像(示踪剂:^{99m}Tc-DX)示右胸腔积液未见示踪剂填充,脾、骨未见异常浓聚。

超声医学科
吕珂

PI3K/AKT/mTOR 通路持续激活引起的病变,如静脉血管畸形(VMCM)、淋巴管畸形(LM),可能受益于 mTOR 抑制剂,如西罗莫司(雷帕霉素)。患者乳腺腺体层较正常层约增厚一倍;右腋下皮肤增厚、皮下组织结构模糊、后方回声衰减,支持淋巴水肿超声表现;脾脏表现为无回声,无血流、弥漫分布的囊性结节,支持 GLA 超声表现;右侧胸腔大量积液。

检验科
孙宏莉

患者多次胸腔积液、骨髓送检无阳性结果回报,目前微生物学方面无结核病原学证据。

感染内科
范洪伟

对于结核感染来说,可累及胸膜表现为乳糜胸、累及皮肤表现为皮肤结核、累及骨表现为骨结核。本例患者存在胸腔积液,皮肤、骨质受累,但结核病最基本的病理表现为渗出、增生、坏死,这三种表现往往并非同时出现,随着时间延长交互出现。但该患者无论从肺、皮肤、骨骼,还是从影像、病理、微生物学,只能看到渗出性病变,未见增生、坏死性病变的表现。总之,整个疾病的发展过程不符合结核的特点,且诊断性抗结核治疗无效,因此不支持结核感染。

皮肤科
王涛

患者病初表现为右侧腋下皮肤发硬(肿块大小约 12cm×13cm),行皮肤活检以及 UVA1 治疗后局部皮肤变软,但后续皮肤变硬范围逐渐增大,蔓延至左侧乳房皮肤,质硬如板状,而乳房对称,无挛缩,目前不支持硬皮病样改变。该患者目前皮肤表现局限在右侧胸部、乳房下半象限,暗红色边界不清斑疹,触之有海绵样改变、"蛙卵"样改变,无压痛、反跳痛。复习外院皮肤病理提示皮下脂肪内可见异常扩张淋巴管,免疫组化:D2-40(+),CD31(+),CD34(+)。我院皮肤活检:表皮轻度角化过度,棘层萎缩,基底层色素增加,胶原纤维增厚明显,但无明显板状改变,且附属器(汗腺导管、立毛肌、毛囊)存在,真皮较多扩张的管腔或裂隙形成,管壁可见单层内皮细胞,免疫组化:D2-40(+),CD31(+);提示真皮内或深部组织可见增生、扩张的淋巴管,从皮肤病理学角度,符合淋巴管瘤病。

病理科
常晓燕

外院胸膜活检,我院病理会诊可见胸膜明显增厚,HE 染色高倍镜下可见局灶淋巴组织增生,可见很多小的管腔,管腔壁被覆单层内皮细胞,免疫组化 HMB-45(−),管壁周围无增生梭形细胞,不支持 LAM;CD34(+)、CD31(+),脉管包括血管或淋巴管内皮细胞可呈阳性;D2-40(+),淋巴管内皮以及间皮细胞(+),深染的是淋巴管内皮细胞,边缘浅染的是间皮细胞。VEGF 方面,血管内皮以及淋巴管内皮 VEGF 均(+);从病理片上看,胸膜上以血管增生为主,有淋巴管增生。骨髓活检、胃肠道活检病理无特殊提示。

骨科
刘勇

该患者可诊断 GLA 或 GSD 早期。随着时间进展,可能会出现大块骨溶解,演变成 GSD。由于患者 S_2 椎体病变明显,可考虑行骨科活检进一步指导诊治。

遗传咨询
刘雅萍

若患者行椎体活检,可送检骨活检组织及外周血基因检测。

内分泌科
朱惠娟

本例患者存在右侧胸腔积液、多发骨质病变,诊断考虑 GLA 的可能性,从内分泌科角度主要是鉴别有无 GSD。GSD 诊断主要依赖于影像以及病理活检,若有条件行椎体活检,可进一步协助诊断与鉴别诊断。从内分泌指标来看,患者血 Ca^{2+} 稍降低、血 P 稍升高、β-CTX 升高,T-25OHD 降低,PTH、TP1NP、24h UCa 无特殊,骨破坏和骨形成的指标改变较轻微,目前 GSD 证据不足,更倾向于 GLA。

风湿免疫科
张文

本例患者的临床表现、体格检查特点、皮肤病理表现不支持硬皮病诊断。

消化内科
李景南

淋巴管瘤病患者除了胸内、脾、骨等部位受累以外,消化系统方面可出现乳糜腹水、蛋白丢失性肠病、腹膜后肿物等,我科既往收治过因腹胀、腹泻及腹膜后肿物诊断淋巴管瘤病的患者,西罗莫司治疗有一定的疗效。

呼吸与危重症
医学科
田欣伦

淋巴管瘤病是以淋巴管广泛异常增殖和扩张为特征的淋巴管疾病,单发者称为淋巴管瘤,广泛受累者称为淋巴管瘤病,即广泛性淋巴管异常(GLA)。可发生在成人或新生儿,病因复杂,机制尚不明确,缺乏有效治疗方法。受累范围(来自 2016 年国外 GLA 注册登记研究的 35 例患者):①骨骼,常见,主要累及中轴骨(脊柱、颅骨、肋骨);②胸部,咳嗽、胸痛、呼吸困难、乳糜胸、纵隔软组织肿块及心包积液等;③腹部,脾脏受累、乳糜腹水、肠系膜以及腹膜后囊实性肿块;④皮肤,42% 的 GLA 患者出现;⑤神经系统,占 11.8%。因该患者中轴骨受累明显,长骨受累不明显,诊断首先倾向于 GLA。GLA 可能有效的治疗药物:①VEGF 抑制剂(贝伐单抗),可以改善 GLA 肺部受累患者的症状;②酪氨酸激酶抑制剂,治疗 GLA 可能有效;

③普萘洛尔,可能改善 GLA 的进展;④西罗莫司,即雷帕霉素靶蛋白(mTOR)抑制剂有疗效。本例患者可考虑西罗莫司治疗,西罗莫司浓度多维持在 5~15μg/L(我们的 LAM 治疗经验,<5μg/L 亦可有效,该浓度已有疗效、且副作用小),不良反应包括轻度高血压、高脂血症、口腔溃疡、伤口延迟愈合、感染、妊娠风险(建议避孕);西罗莫司治疗 GLA 的作用机制不详,但推测 GLA 的发病机制与 mTOR 信号通路有关联;关于国外使用西罗莫司治疗 GLA 的经验方面,12/13(92%)例 GLA 患者使用西罗莫司治疗后改善,83% 的 GLA 患者临床状态或功能异常改善,影像改善仅有 4 例,但是影像均无进展,症状改善时间平均为 2.7 个月;不良反应包括骨髓抑制、口腔溃疡、高脂血症,3 例患者出现 3~4 级毒性反应(14、16 和 23 岁),1 例患者在过高浓度时出现咽喉水肿,1 例患者因为恶心退出研究[1]。另一篇文献报道了 3 例 GLA 患者,西罗莫司治疗后临床症状改善不显著,但亦未见明显不良反应[2]。我院消化科经治的 1 例 23 岁男性患者,间断腹胀、腹泻 3 年余,腹膜后肿物活检提示(乙状结肠系膜肿物)纤维脂肪组织内见较多不规则脉管组织,弥漫性分布,边界不清,结合免疫组化病变符合淋巴管瘤病,予西罗莫司 1mg,每日 1 次治疗 1 年左右后,复查影像学提示腹膜后肿物明显缩小,亦为西罗莫司治疗有效的经验。本例患者可考虑西罗莫司治疗,争取更多的治疗机会。

临床营养科
李融融

该患者为淋巴管脉管异常,选择中链甘油三酯(MCT)饮食,严格低脂摄入,用中链甘油三酯替代长链甘油三酸酯来减少脂肪通过小肠黏膜重吸收到淋巴系统,从而通过门脉系统回流,减少淋巴管压力。但对于这个患者来说,胸腔积液并非经典的乳糜性胸腔积液(血性,大致清亮;TG<50mg/dl;TG/TC<1),说明淋巴管内淋巴细胞和蛋白漏进胸腔,但脂肪并未渗漏,可能因为胸膜病理增厚影响渗漏过程。后续可在 MCT 饮食情况下监测胸腔积液情况。该患者每日胸腔积液生成接近 500~1 000ml(胸腔积液蛋白 23~30g/L),每天可能会漏出接近 20g 以上的蛋白,因此需补充充足的蛋白质。很多淋巴管瘤病患者合并失蛋白肠病,该患者胃肠道病变不突出,仍存在脂溶性维生素缺乏,后续是否需要补充维生素 D 可以随访观察。此外,严格出入量管理对淋巴管漏出意义显著。

多学科会诊意见总结

综合罕见病多学科会诊意见,目前诊断首先考虑 GLA(即淋巴管瘤病),不除外 Gorham-Stout 病可能,后续可考虑行椎体活检进一步指导诊断与鉴别诊断,与患者及家属充分沟通,若后续行骨科活检,活检标本送检基因检测。治疗方面,继续按照营养科意见予 MCT 饮食,加强综合管理,药物方面可考虑在充分沟通病情和不良反应风险、患者及家属理解的情况下选择西罗莫司治疗。

结局与转归

患者于 2021 年 3 月 30 日行骶椎病变活检,椎体穿刺液常规及生化:白细胞计数 25 094×10⁶/L,多核 74.6%,黎氏试验阳性,TP 66g/L,LDH 1 164U/L,TG 1.24mmol/L,乳糜试验(+);椎体活检组织及穿刺液送检病原学均阴性;病理:(S₂ 椎体病灶)骨髓组织中造血细胞与脂肪细胞比例大致正常,造血组织中粒红系比例大致正常。与患者充分沟通病情并告知西罗莫司治疗选择,患者表示理解,希望暂缓加药,继续 MCT 饮食控制。出院后规律 MCT 饮食,但右侧胸壁肿胀仍有加重、范围扩大至左侧胸壁及右侧腰腹壁,2021 年 8 月胸腰椎 MRI:新见 C₆~C₇ 及 T₁ 椎体及附件多发片状异常信号,胸椎、腰椎、骶椎多发异常信号较前略增多。2021 年 11 月门诊复诊后收入院,完善胸、腹、盆腔 CT:右侧胸腔积液较前增多,右侧背部、右侧侧胸壁、侧腹盆壁皮下及肌间隙、纵隔内多发较低密度影,水肿及积液可能,较前加重;左侧腋窝多发团片状较低密度影,较前增大。背部软组织 MRI:右侧颈根部、右腋下、腰背部皮下、肌间隙内及左侧乳腺后方广泛异常信号,较前范围增大。行右侧胸腔穿刺置管引流,胸腔积液常规及生化:红色混浊,细胞总数 48 437×10⁶/L,白细胞总数 1 548×10⁶/L,单核细胞百分比 95.2%,TP 45g/L,LDH 141U/L(血 TP 71g/L,LDH 173U/L),TG 2.77mmol/L,乳糜试验(+);胸腔积液 T-SPOT.TB 0,胸腔积液病原学及病理均阴性。考虑胸腹壁肿胀加重、骨质病变进展,右侧胸腔积液增多,再次与患者沟通病情并取得知情同意后,于 2021 年 11 月 14 日加用西罗莫司 1mg,每日 1 次,11 月 19 日病情平稳出院。

12 月 19 日电话随访,患者诉右腋下包块及胸腹壁肿胀基本消退。

专家点评　患者为青年女性,慢性病程。临床以右腋下包块起病、胸壁皮肤增厚变硬且范围逐渐扩大至双侧乳房及腹盆壁,病程中出现右侧大量渗出性胸腔积液。病因方面需要筛查感染、自身免疫病、恶性肿瘤的可能性,但患者体温及炎症指标正常,诊断性抗结核治疗无效,影像学、病原学及病理无相关提示,难以用结核感染、CTD、肿瘤解释全貌。脾脏多发囊性结节为本例患者的诊断线索之一,影像学特点提示临床考虑到脉管异常类疾病。胸壁淋巴水肿、皮肤病理提示皮下脂肪间隔内异常淋巴管扩张,进一步提示复杂淋巴管异常(CLAs)的可能,由于该类疾病常累及骨骼,进而完善骨质评估,MRI 发现颈椎、胸椎、腰骶椎、骨盆组成骨、双侧股骨多发囊性信号,而 PET/CT 及骨扫描未见代谢增高,不符合肿瘤或结核感染的典型影像学特点,更倾向于 GLA/GSD 的考虑。综合临床表现及病程特点,本例患者 GLA 可能性大,但由于骨质病变进展,尚不除外 GSD 可能,需密切随访和监测。

疾病相关文献回顾

脉管异常类疾病（vascular anomalies）是一组以血管和淋巴管病变为主的疾病，包括血管瘤（vascular tumors）和脉管畸形（vascular malformations，LMs）[3-5]，临床症状复杂、涵盖病种广泛。脉管畸形包括来源于毛细血管、静脉、动脉、淋巴管的畸形，是由血管、淋巴管过度发育或分化异常所致[5]。其中复杂淋巴管异常（complex lymphatic anomalies，CLAs）包括广泛性淋巴管异常（generalized lymphatic anomaly，GLA）、Gorham-Stout 病（Gorham-Stout disease，GSD）、卡波西样淋巴管瘤病（Kaposiform lymphangiomatosis，KLA）、CCLA（central conducting lymphatic anomaly）[6]。GLA 亦称淋巴管瘤病，临床较为罕见，由于弥漫或多部位淋巴管异常增生扩张所致，可出现多系统受累，包括纵隔、肺部、骨骼、胸腔和心包积液、腹水、多发脾囊性病变、软组织及皮肤受累、淋巴水肿、淋巴漏等[6-7]。GSD 亦称大块骨质溶解症，以进行性骨破坏和大块骨溶解为特征，骨的重吸收并被血管或淋巴管来源的薄壁单层内皮细胞取代，可发生任何部位的骨溶解（颅骨、颌面骨、肋骨、骨盆、脊柱、四肢），进行性骨破坏，皮质吸收，可出现病理性骨折、疼痛、慢性淋巴水肿、淋巴漏、关节不适、腿长差异和脊柱侧弯；肋骨、胸椎、锁骨骨溶解引起的胸腔积液。文献报道 GLA 与 GSD 临床表现鉴别[6]：①GLA 常为多部位受累、非进行性、溶骨性改变；GSD 呈进行性、浸润性、骨皮质吸收；②骨骼受累部位方面，GLA 常累及椎体、颅骨，GSD 常累及四肢骨骼、肋骨、颅骨、锁骨、颈椎；③骨折和溶骨病变周围软组织浸润方面，GSD 较 GLA 常见。治疗方面，关于 GLA 的治疗，文献报道包括手术、放疗、化疗、干扰素、mTOR 抑制剂西罗莫司、贝伐珠单抗、非选择性 β 受体阻滞剂普萘洛尔、双膦酸盐等，饮食上注意 MCT 饮食。有文献报道一些 GLA 患者由于 PIK3CA 中的体细胞突变引起[8]，*PIK3CA* 突变可以增强其与细胞膜的结合并且激活其激酶，导致 AKT/mTOR 级联激活，mTOR 的活化可促进细胞增殖和脉管生成增加[9]。PI3K/AKT/mTOR 通路持续激活引起的病变可受益于 mTOR 抑制剂。近年来文献报道 mTOR 抑制剂西罗莫司具有相对好的疗效[1-2]，可以尝试用于 GLA 患者。

（徐 娜 曾学军）

参考文献

［1］ RICCI K W, HAMMILL A M, MOBBERLEY-SCHUMAN P, et al. Efficacy of systemic sirolimus in the treatment of generalized lymphatic anomaly and Gorham-Stout disease [J]. Pediatr Blood Cancer, 2019, 66 (5): e27614

［2］ OZEKI M, NOZAWA A, YASUE S, et al. The impact of sirolimus therapy on lesion size, clinical symptoms, and quality of life of patients with lymphatic anomalies [J]. Orphanet J Rare Dis, 2019, 14 (1): 141.

［3］ MULLIKEN J B, GLOWACKI J. Hemangiomas and vascular malformations in infants and children: A classification based on endothelial characteristics [J]. Plast Reconstr Surg, 1982, 69 (3): 412-422.

［4］ POWELL J. Update on hemangiomas and vascular malformations [J]. Curr Opin Pediatr, 1999, 11 (5): 457-463.

［5］ WASSEF M, BLEI F, ADAMS D, et al. ISSVA board and scientific committee Vascular anomalies classification: Recommendations from the international society for the study of vascular anomalies [J]. Pediatrics, 2015, 136: e203-e214.

［6］ OZEKI M, FUKAO T. Generalized lymphatic anomaly and Gorham-Stout disease: overview and recent insights [J]. Adv Wound Care (New Rochelle), 2019, 8 (6): 230-245.

［7］ LUISI F, TORRE O, HARARI S. Thoracic involvement in generalised lymphatic anomaly (or lymphangiomatosis)[J]. Eur Respir Rev, 2016, 25 (140): 170-177.

［8］ RODRIGUEZ-LAGUNA L, AGRA N, IBANEZ K, et al. Somatic activating mutations in PIK3CA cause generalized lymphatic anomaly [J]. J Exp Med, 2019, 216 (2): 407-418.

［9］ OSBORN A J, DICKIE P, NEILSON D E, et al. Activating PIK3CA alleles and lymphangiogenic phenotype of lymphatic endothelial cells isolated from lymphatic malformations [J]. Hum Mol Genet, 2015, 24 (4): 926-938.

25 变形的手脚

专家导读　一位 24 岁男性,从 13 岁开始反复发作关节肿痛,迅速累及全身多个关节,且出现关节周围和皮下结节,严重影响功能。尽管 11 年来一直治疗,但治疗效果始终不好。患者身材并不肥胖,也没有显著的家族史或不良生活方式,到底是什么原因导致患者如此严重的关节炎和功能障碍呢? 他的治疗方案又该如何调整?

病例介绍

【患者】　男,24 岁

【主诉】　反复发作关节肿痛 11 年。

【现病史】

患者于 2010 年(13 岁)开始发作右侧第一跖趾关节红、肿、热、痛,于当地医院查血尿酸 1 300μmol/L,血肌酐正常,此后患者关节肿痛反复发作,从每年发作 4~5 次,逐渐增加至每年发作 10 余次,甚至高达每周 1 次,受累关节从单个第一跖趾关节逐渐波及全身多个关节,包括双侧掌指、指间、双膝、双踝、双肘等关节部位,且患者逐渐出现结节,从关节周围逐渐累及皮下,逐渐增多、增大。期间患者坚持降尿酸治疗,从起病初期使用别嘌醇 100mg,每日 2 次至 2014 年开始使用非布司他 40~80mg,每日 1 次,从单药治疗到 2020 年非布司他联合苯溴马隆治疗,患者血尿酸水平持续在 522~747μmol/L。患者规律服用非布司他 80mg,每日 1 次,入院前 2 周未服用苯溴马隆。2021 年 3 月,患者再次发作多关节肿痛一天,就诊于我科。

【既往史】

2020 年 6 月发现高同型半胱氨酸血症,曾有药物性肝损伤病史(具体不详)。

【个人史】

患者近一年因关节肿痛反复发作影响进食和活动,体重下降 20kg;平素喜食甜食,不进食海鲜或动物内脏。

【家族史】

患者外公于 60 岁左右罹患痛风,外婆、爷爷、奶奶以及父母均无高尿酸血症,母亲有一兄一妹,母亲的哥哥已去世(不详),母亲的妹妹无高尿酸血症。

【入院查体】

血压 125/86mmHg,BMI 19.16kg/m²,一般状态好,高级智能正常,双肺呼吸音清,心律齐,腹软,肝、脾未及,下肢不肿。双手掌指关节(MCP)、指间关节(PIP、DIP)、双足 MTP、双膝、双肘等关节部位,前臂、下肢皮下均可及多发痛风石,最大直径 2~3cm。右 MTP₄ 关节痛风石表面有破溃,结痂,双手指间关节不能伸直,双手关节屈曲受限,MCP、PIP 关节屈曲<60°,双足趾关节活动受限。肘关节活动受限(图 25-1)。

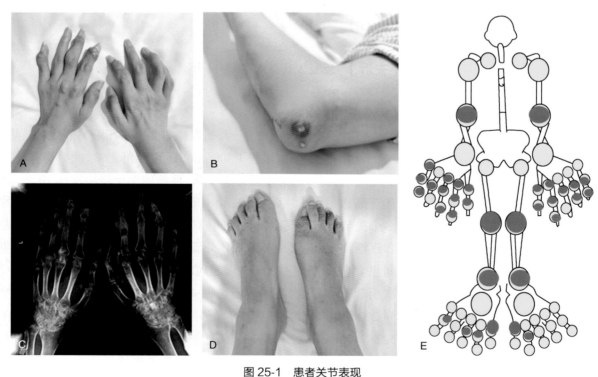

图 25-1　患者关节表现
A、B、D. 为患者双手、肘关节、双足体征;C. 患者双手 X 线,可见多发痛风石形成和骨质破损;E. 患者关节受累范围。

【入院诊断】

痛风;高同型半胱氨酸血症。

【诊治经过】

血常规：白细胞计数 $11.82 \times 10^9/L$，中性粒细胞百分比 90.3%，血小板计数 $288 \times 10^9/L$，血红蛋白 138g/L；尿常规、便常规＋隐血（－）；肝肾功能：UA 601μmol/L，Cr 87μmol/L，eGFR 94.9ml/min；ALT 64U/L；血脂：LDL-C 2.64mmol/L，TG 0.80mmol/L；同型半胱氨酸（HCY）46.9μmol/L；维生素 B_{12} 145pg/ml；内因子抗体阴性；HbA1c 4.9%；24h 尿尿酸（UUA）2.079mmol/24h，24h UCr 11.65mmol/24h；计算：FE-UA 2.55%。炎症指标：ESR 23mm/h，hsCRP 19.32mg/L，TNF α 9.1pg/ml↑，IL-6 2.0pg/ml，IL-8 13pg/ml，IL-10 5.0pg/ml；影像学检查：关节超声：双腕、双手、双膝可见多发痛风石，可见骨质破坏。双手足、双肘、双膝 X 线：可见多发痛风石；双手及腕关节组成骨骨质密度减低，腕关节、掌腕关节、掌指关节及指间关节多发骨质吸收，局部关节对位欠佳，周围软组织肿胀；双足多发趾骨、右第 1 跖骨远端骨质密度不均，可见多发骨质密度减低及增高区，多个趾间关节、右第 1 及左第 4 趾跖关节、双侧跗跖关节间隙狭窄。肩关节正位（双侧）双侧肱骨上段局部骨质密度减低。胸、腹、盆腔 CT 平扫：左侧肾上腺粗细欠均；双肾乳头密度略升高，双侧臀部皮下软组织多发钙化结节。

入院后诊断慢性痛风性关节炎、痛风石形成明确，由于患者年轻，无明显危险因素，病情进展迅速，外公有痛风，考虑患者高尿酸血症背后可能存在遗传因素，予完善全外显子测序检查。入院予以规律的饮食和生活方式指导和管理，继续沿用非布司他 80mg，每日 1 次治疗，监测血尿酸水平为 518~584μmol/L，进一步联用苯溴马隆 25mg，每日 1 次，监测血尿酸水平可下降至 484μmol/L；住院期间曾有一次痛风急性发作，予复方倍他米松注射液 1ml，肌内注射，抗炎，随后予秋水仙碱 0.5mg，每日 2 次，预防发作治疗。患者存在多发痛风石，影响关节活动，骨科会诊考虑存在手术指征，但应予充分降尿酸治疗后择期手术。此外，针对患者高同型半胱氨酸血症和维生素 B_{12} 缺乏，予以甲钴胺、叶酸补充，复查相应指标有所好转。

主治医师总结病例特点和主要诊断，提出会诊目的

全科医学科
徐娜

患者是一位青年男性，慢性病程，痛风诊断明确，青少年起病，发病年龄小，进展快，血尿酸水平显著升高，尽管在既往 10 年间坚持降尿酸治疗，血尿酸控制仍不佳、关节肿痛反复发作，受累关节逐渐增多，逐渐出现多发痛风石、骨质侵蚀，严重影响关节功能。会诊目的：患者快速进展的痛风背后的病因如何，如何更好地控制患者的临床症状，改善关节功能，提高生活质量。

多学科会诊意见

遗传咨询
刘雅萍

本患者的基因结果：存在两个 *FLG* 基因突变和一个 *HPRT1* 基因突变，结合本患者的临床表现，首先考虑 *HPRT1* 基因突变相关可能性大。该基因突变可导致 3 种临床表型：①莱施-奈恩（Lesch-Nyhan）综合征，同时表现为神经系统症状和高尿酸血症、痛风；②HPRT1 相关的神经系统症状，与 LNS 相似同时有神经系统症状和高尿酸血症，但神经系统症状相对较轻；③HPRT1 相关痛风，仅表现为痛风。这

三种疾病均与 HPRT1 酶相关,HPRT1 酶活性完全缺失,表现为 LNS,HPRT1 酶活性部分缺失,则表现为痛风。根据患者的突变位点,报告显示该位点突变的意义未明;然而进一步结合临床表现,则可增加该位点致病的可能性。因此还需要进一步完善家系分析,包括母亲家庭的基因测序。如果母亲的基因为阴性,则本患者的基因突变为 de novo 突变,则致病意义更大。

血液内科
陈苗

患者在病程中有高同型半胱氨酸血症和维生素 B_{12} 下降,予以药物补充后维生素 B_{12} 恢复正常,目前考虑是由于维生素 B_{12} 下降导致的同型半胱氨酸水平增高可能性大。同型半胱氨酸是在甲硫氨酸代谢为半胱氨酸过程中的一个中间产物(图 25-2)。同型半胱氨酸有两条代谢途径:一条是通过甲基化变成甲硫氨酸;另一条是通过转硫化变成半胱氨酸,任一途径受阻均可导致同型半胱氨酸水平增高。临床最常见的是维生素 B_{12} 缺乏,因为维生素 B_{12} 是同型半胱氨酸代谢过程中最重要的辅酶因子,其缺乏可能导致同型半胱氨酸代谢受阻;而叶酸缺乏会导致甲基化障碍,也会导致高同型半胱氨酸血症。同时,维生素 B_6 缺乏也会导致同型半胱氨酸代谢受阻,因此部分患者还需要补充维生素 B_6。此外,遗传性高同型半胱氨酸血症可见于四氢叶酸还原酶突变或者是 CBS 酶突变,两者均可导致同型半胱氨酸的代谢通路受阻。对于本患者,不考虑先天性疾病是因为先天性的高同型半胱氨酸血症患者的血中浓度会更高,且药物补充通常无效;而且患者无先天性高同型半胱氨酸血症的临床表现,且基因检测为阴性。①维生素 B_{12} 主要存在于动物源性食物中,如果是饮食原因相关,通常是由于完全严格的素食;②无论是消化道疾病或是细菌过度

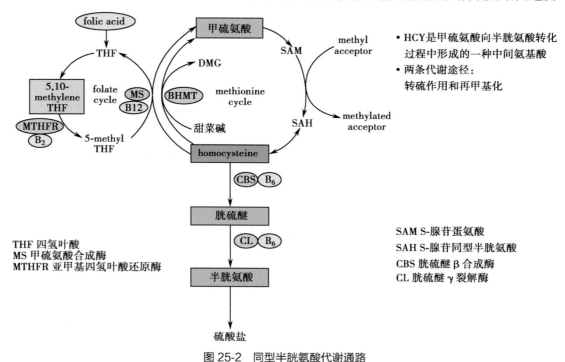

图 25-2　同型半胱氨酸代谢通路

生长都可影响维生素 B_{12} 的吸收;③自身免疫性胃炎,合并内因子抗体可影响维生素 B_{12} 的吸收,本患者内因子抗体阴性;④很多药物都会影响维生素 B_{12} 的吸收和代谢。本患者出现维生素 B_{12} 缺乏的程度不明显,可能是由于合并用药或肠道吸收所致。另外,HPRT1 相关痛风可能引起巨细胞性贫血,这与常见的营养所致巨细胞贫血不同,该病是由于直接影响了嘌呤的代谢,从而影响 DNA 合成所致,应该是叶酸和维生素 B_{12} 治疗无效的巨幼细胞贫血。

肾内科
陈丽萌

肾脏是最主要的尿酸排泄器官,也是高尿酸血症的靶器官。临床主要表现为急/慢性尿酸肾病、尿酸性肾结石、任何原因导致的慢性肾脏疾病(CKD)均可合并高尿酸血症。高尿酸血症可能影响血压、水、电解质代谢;而所有影响血压、水、盐代谢的物质都可能影响尿酸排泄,例如利尿剂可导致高尿酸血症,而钠-糖转运子抑制剂则具有降尿酸的作用。遗传性疾病方面,UMOD 基因突变导致家族性青少年高尿酸血症肾病,UMOD 基因编码 TH 蛋白,是导致高尿酸血症的重要原因之一,且与高血压和急性肾衰竭密切相关。高尿酸血症为新发 CKD 的独立危险因素。研究显示,尿酸可以直接收缩入球动脉,长期慢性高尿酸血症会导致血管平滑肌重构,引起慢性高血压、肾素分泌增加,甚至出现肾脏损害。根据肾脏排泄尿酸的类型,HUA 可以分为 3 种类型:排泄不良型、生长过多型和混合型,本患者为混合型。高尿酸血症患者出现肌酐升高、合并腰痛需考虑到尿酸性肾病,根据发病的时间判断为急性或慢性。本患者肌酐轻度偏高且随着尿酸水平存在波动,所以降尿酸治疗对保护肾脏有意义;同时患者存在双肾髓质弥漫性改变,提示可能存在尿酸盐结晶;值得注意的是,肾脏结石不完全就是尿酸结石,还可能有不同比例的草酸钙、钙磷结石等,因此碱化尿液的效果不确定。治疗方面,在使用促尿酸排泄药物降尿酸的时候,需要关注药物对肾功能的影响。对于肾功能不全的患者,降尿酸药物存在限制,如 eGFR<30ml/min,则不建议使用促尿酸排泄药物;存在泌尿系结石患者,促尿酸排泄药物可能导致结石进一步加重。

全科医学科
曾学军

HPRT1 是人体尿酸代谢相关的基因。1964 年,Lesch 和 Nyhan 两位学者首先报道一组患者,主要表现为神经系统异常、尿酸异常和巨细胞贫血,命名为莱施-奈恩综合征(Lesch-Nyhan syndrome,LNS)。1967 年证实该疾病存在 HPRT1 活性缺失;同时在 1967 年 Kelly 和 Seegmiller 两位学者发现部分痛风患者存在 HRPT1 活性减低;1971 年正式报道了存在基因异质性。1972 年郁采蘩教授报道了 7 例 HPRT1 部分失活的痛风患者。结合本患者的临床特点(图 25-3):青年男性,没有基础疾病,无肥胖,外公有痛风,父母无异常;显著血尿酸水平升高伴有痛风快速进展,发作逐渐频繁,从单关节进展至全身,早期出现痛风石累及关节和皮下。目前肾脏相对稳定。患者有典型的痛风发作和痛风石形成,满足 1977 年痛风诊断标准。

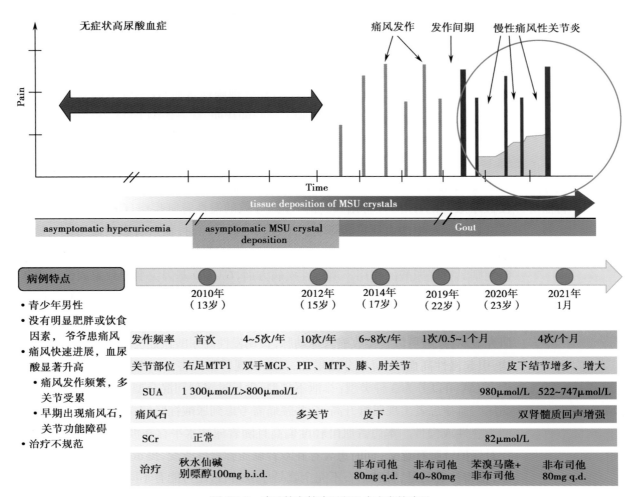

图 25-3　痛风的自然病程以及本患者的病程

尿酸是人体的正常代谢产物,人类在进化过程中尿酸酶突变,导致血尿酸水平增高,通过肾脏和肠道排泄功能,使得血尿酸维持在一个正常的范围。从进化的角度,尿酸与人类的智力和直立血压的维持相关。但持续高尿酸血症会对机体带来损害,如尿酸可沉积在关节中引起急性痛风发作,同时尿酸盐还会沉积在诸多隐匿部位,如肾脏。同时高尿酸还可与多种并发症相关,如高血压、冠心病,是这些疾病的独立危险因素。从痛风的临床病程来看,从高尿酸血症,晶体沉积,到诱发关节炎症发作,最终形成痛风石。临床诸多因素会影响高尿酸血症的形成并诱发痛风发作。本患者的发作有时与天冷相关,温度下降可导致尿酸的饱和度下降,导致尿酸盐结晶析出,诱发疼痛发作。

无论什么原因导致的高尿酸血症、痛风,特别是出现痛风后,必须遵守以下原则:治疗和预防疼痛发作,降尿酸药物治疗,治疗合并症。在降尿酸治疗时要注意合理把握降尿酸的时机,尿酸水平达标,痛风石消融,最终实现靶器官保护。其中,尿酸降到360μmol/L以下,痛风的发作次数会显著降低。值得注意的是,在临床实践过程中,需要密切监测靶器官情况,例如,是否可以看到肾脏获益,若在降尿酸过程中发现肌酐上升,那么是否一定要降到360μmol/L以下,则值得商榷。对于本患者,过去10年虽然长期用药,但是患者的尿酸水平并无控制,痛风石仍有增加。对此,我们采取了抑制生成和促进排泄的联合治疗,治疗4个月后,患者最近随访复查血尿酸水平已经降至接近360μmol/L的水平,然而痛风石的消除还需要组织中尿酸盐逐步溶解后再通过消化道和肾脏排泄,这个过程对肾脏的负担仍然值得警惕,需要密切随访。尿酸酶是人类在进化过程中缺失的酶,可直接把血尿酸水解为尿囊素排出体外。2010年美国批准了尿酸酶用于痛风患者。目前该药在国外、中国香港有应用,而在中国内地处于临床试验阶段。该患者目前经过联合处理后已接近目标水平,但未来不除外是否需要尿酸酶的帮助。此外,患者合并显著痛风石形成和关节功能障碍,不除外需要手术治疗以及康复训练的帮助。我们团队通过与检验科邱玲老师的合作进行人群流调结果显示,许多年轻人的血尿酸水平已呈现增高的趋势。对于高尿酸血症患者,需要了解为什么血尿酸水平升高,从而去除诱因和危险因素,这就需要我们对患者进行详细问诊。

全科医学科
张昀

尿酸代谢的过程中(图25-4),每一个环节出现问题都可能导致尿酸升高,进而导致痛风。病例2是另一位 HPRT1 突变相关痛风患者,该患者于2016年就诊,临床进展更快,临床表现更重,短期内出现了大量痛风石,在给予患者充分的综合治疗后,预后相对较好。最近(5年后)随诊可见痛风石明显减少,但是还是遗留功能障碍。

痛风常见于男性,但我们在痛风门诊也收治了很多青年、绝经前女性痛风患者。病例3和4都是 UMOD 基因突变导致的家族性青年性高尿酸血症性肾病(HFNJ1),该病全球报道30余例,其中我院有两个家系。这两位女性先证者的痛风石不突出,但肾脏损伤比较突出。病例3女儿为该基因携带者,所以基因检测除了对这两例患者的诊断有很大帮助之外,还对其后代有很大的意义,可以提前给予一些生活方式指导。对于高尿酸血症患者早期发现、规范管理,可能延缓痛风的发作、维护关节功能。病例4是一位20岁女性,起病年龄只有16岁,完善评估该患者的痛风石负荷并不高,关节结构也相对完整,目前给予规范的降尿酸治疗,对她未来关节功能的维护有很大的帮助。病例5和病例6是一对姐弟,既往未曾诊断糖原贮积症(GSD),因痛风在我科门诊首诊。由于他们是青年起病,无其他危险因素,因而引起我们的注意,通过详细的病史采集和查体,结合基因测序,最终诊断 GSD Ⅰa 型。糖原贮积症Ⅰa型(GSD Ⅰa型)是另一种可以导致高尿酸血症和痛风的遗传性疾病。我科与儿科邱正庆老师合作,对 GSD Ⅰa 型合并痛风患者进行了总结:

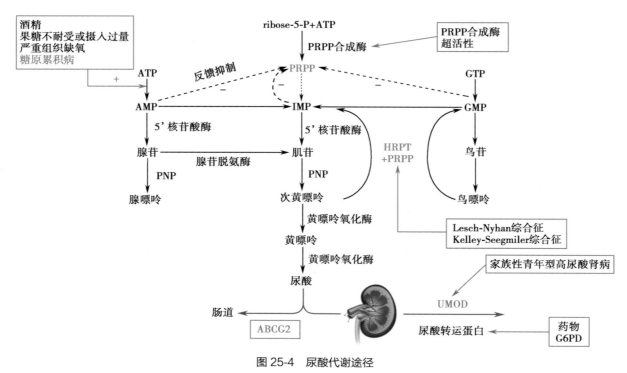

图 25-4　尿酸代谢途径
该代谢通路中任一位点病变均可能导致遗传性高尿酸血症和痛风。

相比其他遗传病,GSD Ⅰa 型患者整体预后较好,但随着年龄增加,高尿酸血症和痛风的疾病负担也逐渐凸显出来。因而希望通过对病例 5 和病例 6 的关注,在 GSD 患者很小的时候就开始关注他们的血尿酸水平,这将对改善他们未来的生活状况有所帮助。除糖原外,果糖是糖代谢中另一个关键物质,目前果糖在痛风患者中的作用也逐渐得到更多的关注,果糖不但可以导致嘌呤代谢亢进,还可能影响肾脏对尿酸的排泄。另外,尿酸转运蛋白在整个高尿酸血症发生发展过程中是一个非常重要的蛋白,一系列基因突变引起尿酸水平的波动。

在我们的诊治过程中,有些患者通过基因测序可以明确某一个基因突变导致疾病;然而,还有一部分患者,基因结果尚不能明确,比如病例 9,为 16 岁女性,体检发现高尿酸血症,经过充分的生活方式调整后仍然有高尿酸血症,进一步基因测序发现存在 *PRPS* 基因突变,该基因的获得功能性突变,即 PRPS 功能亢进可能导致尿酸水平升高;然而,同时患者还存在 *ABCG2* 基因突变,提示可能存在尿酸排泄异常。而病例 10 则同时存在 3 个基因突变位点,其中 2 个与尿酸排泄相关,另一个与果糖代谢相关。这些基因突变在患者发病过程中的具体作用还需要进一步证实。目前已知的与尿酸相关的基因位点众多,未来希望能做更多的基因 panel 的检测,对患者的诊断有更多的帮助。

放射科
刘炜

相比同龄人,本患者 X 线表现存在显著的骨密度减低以及腕关节、指间关节和足部多发骨质破坏和关节畸形。2015 年痛风诊断指南提出了双能 CT 对痛风诊断的重要性。我科自 2008 年即开始双能 CT 的研究。双能 CT 是由两个不同能量管球对物质进行照射后,物质对不同能量的射线有不同的衰减,经过后处理软件可以特异性地识别尿酸盐结晶,通过伪彩标记,可以清晰地看到尿酸盐结晶,明确痛风石的分布,测算痛风石的体积,从而知道体内痛风石的负荷,并用于降尿酸过程中的治疗随访。双能 CT 可以辅助发现深部的小痛风石和肾结石成分分析,在内脏和深部关节,如脊柱、骶髂关节,亦可以完成检测,但由于受到脏器影响较多,图像可能会受到较多影响。然而需要注意的是:双能 CT 与尿酸盐的密度、大小和体积相关,在痛风的不同时期,阳性率不同。在有痛风石的患者,双能 CT 的灵敏度可以高达 90% 以上;而在无痛风石的患者,灵敏度仅为 64%。病程>3 年,DECT 阳性率可达 84%;而病程≤3 年,DECT 阳性率降低至 79%。在活动性关节炎中也可以存在假阳性,且双能 CT 可能存在一些伪影,如肋软骨。

骨科
杨波

关节镜下显示(图 25-5),正常的软骨和滑膜都是很光滑的,主要功能是分泌少量的滑液,起到保护作用。在痛风性关节炎中,尿酸盐在关节内沉积,可沉积在所有结构,包括关节囊、软骨、骨质,进而导致表面破坏和局部炎症反应。第一跖趾关节是最常见的受累关节,可以逐渐进展至多关节受累。这是膝关节在痛风关节镜下的典型病例:可见滑膜明显增生呈绒毛样,表面散在白色尿酸盐结晶,可完全覆盖关节软骨,严重者无法观察到其他血管组织。这是另一个年轻患者的踝关节,可见表

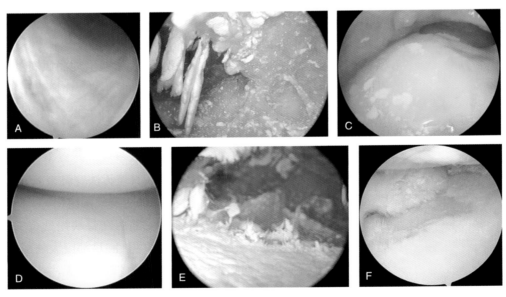

图 25-5 关节镜检查

A、B. 为正常关节在关节镜下表现;C、D. 病例 1,47 岁男性痛风患者,左膝关节;
E. 病例 2,34 岁男性痛风患者,右踝关节;F. 病例 3,72 岁女性,膝关节。

面散在的结晶。痛风性关节炎行关节镜的指征：①在包括药物、休息、康复训练、镇痛等正规综合治疗 2~3 个月后，仍有明显疼痛者，对于病程较短、轻度的关节屈曲畸形，康复处理可以完全恢复，不建议手术；②关节内同时存在其他需要手术处理的问题，如半月板、韧带损伤等，关节镜可以对关节进行全面地探查和清理，有助于后期的康复。关节镜手术可以提供良好的视野，具有时间短、创伤小的优点。但需要注意的是痛风患者术后疼痛会比一般患者更加严重，因此需要注意术后镇痛和康复，锻炼患者的肌肉力量。当然最重要的还是原发病的治疗。

药剂科
张波

回顾本患者的治疗，共分为 3 个阶段，第一阶段为 2010 年，使用别嘌醇 100mg，每日 2 次；第二阶段为 2014 年开始，使用非布司他 40~80mg，每日 1 次；从去年开始联合治疗。住院后尽管治疗方案没有变化，但达到了较好的治疗效果。关于痛风的治疗药物进展，2010 年美国 FDA 批准了尿酸酶，2015 年批准了另一个促尿酸排泄的药物。如何在有限的治疗药物选择下达到较好的治疗效果，重点在于提高用药依从性。患者自 13 岁起病、服药，未来的长期用药依从性和随访是临床治疗的挑战。别嘌醇是国际指南中推荐的一线用药，国内的最大剂量为 600mg/d，但从国外的药物临床试验看还有更高的用药剂量空间。安全性方面，这三种用药，别嘌醇历史悠久，虽然有些皮肤反应，安全性已得到时间的检验；本患者目前使用苯溴马隆和非布司他，苯溴马隆治疗期间注意监测肾功能，而非布司他的心血管风险需要关注。未来，2010 年批准的重组尿酸酶也许能为该患者带来新的希望。

骨科
高鹏

痛风石是在体表、关节周围形成的坚硬的、像石头的尿酸盐沉积。最常见的部位为第一跖趾关节，也是对未来行走影响最大的。此外还可以累及全身所有小关节周围，包括手指、耳垂、腕管内。痛风石与痛风发作频率密切相关，一年内反复发作痛风者 62% 会形成痛风石，而 10 年无痛风发作者出现痛风石的概率极低。因此痛风的基础治疗对防治痛风石具有非常重要的意义。痛风石形成会造成局部疼痛，影响穿鞋、写字、抓握等正常关节功能，影响生活质量。痛风石手术的目的第一是降低体内尿酸盐的储备，为内科治疗创造条件；第二，改善局部外形，改善关节功能和生活质量；第三，恢复足部稳定性和承重功能。以下为痛风石手术的典型病例：①病例 1，70 岁男性，痛风石 10 余年，直至无法穿鞋来就诊，术中可见巨大的肿块，予以完整清除，由于尿酸结晶会广泛渗透到周围组织，为了保证血管、神经的安全，只能小块切除周围的小痛风石碎块；随后在骨缺损处行关节融合、内固定，对侧足行跖趾关节置换术。②病例 2，47 岁男性，足部巨大痛风石，局部骨质几乎完全侵蚀，考虑行痛风石切除术后形成巨大的骨缺损，无法行走，且局部皮肤扩张形成囊袋，因此行髂骨植骨融合术。③病例 3，33 岁男性，痛风石相对完整，侵犯的范围较小，行完整切除并行自体髂骨结构性植骨融合。④病例 4，27 岁男性，痛风石破溃、形成感染，行急诊清创术，但是由于该患者的局部皮肤条件差，术后皮瓣感染坏死,经过长时间换药才愈合。目前我院已经行 36 例痛风石切除术,当术前尿酸控制不佳时,手术风险较大,特别是切口不易愈合。因此,手术时机的选择比较重要,建议:①血尿酸水平控制在 360μmol/L 以下,本患者的血尿酸水平长期维持在 500μmol/L,最近一次才降到 400μmol/L 以下,若目前手术,则手术伤口渗血较多,甚至可能渗出白色的尿酸盐结晶,影响伤口愈合。②3 个月内无急性痛风发作,急性痛风发作提示血尿酸水平在一个剧烈波动的状态,尿酸的骤然升高和骤然下降均可能导致痛风发作,影响伤口愈合。痛风石切除术的手术难点在于:第一,跖趾关节局部血管和神经非常细小,需要注意保护;第二,部分患者合并糖尿病,存在基础血管病变,可能导致局部肢体血运不佳,造成持续性感染、骨髓炎,甚至面临截肢的风险,且局部伤口脆弱,抗感染能力弱,因此要尽可能减少内固定。第三,要注意皮瓣的张力,注意包扎加压、引流等。

康复医学科
刘淑芬

康复对痛风患者的作用有 3 个方面:运动指导、生活方式管理和功能改善。在本患者,主要在于功能改善;而对于非遗传性痛风患者,则需要 3 个方面的指导,特别是改变不良的生活方式至关重要,生活方式的改善可降低 1mg/dl 左右的尿酸。其中,运动对高尿酸血症的整体预后至关重要。2015 年中国台湾的一篇研究显示在高尿酸血症患者中,不运动对预期寿命的影响远大于高尿酸血症本身;如果高尿酸血症患者能采取积极的生活方式,整体的死亡风险显著降低。运动指导包括 3 个方面:柔韧训练、抗阻力训练和康复训练。目前关于痛风和高尿酸血症尚无国际运动处方。通过对痛风患者进行详细的功能评估、平衡运动、关节保护和避免诱发发作等多个因素后制订运动处方,目前已逐渐摸索出经验。功能改善方面,本患者主要表现为手功能障碍,合并大关节受累,但尚未明显影响步行,因此可以给予其一些手功能训练指导,帮助患者锻炼手部肌肉,逐步恢复手部功能。

多学科会诊意见总结

患者 *HPRT* 基因突变相关的痛风,建议坚持降尿酸,继续非布司他联合苯溴马隆治疗,定期检测血尿酸水平及器官功能;同时指导进行康复训练,必要时进行手术治疗减轻痛风石负荷。此外患者为 *HRPT1* 突变基因携带者,建议进一步完善家系基因检测,并在未来有婚育需求时进行遗传咨询。

结局与转归

患者继续使用非布司他联合苯溴马隆治疗,同时坚持高尿酸血症的生活方式调整,出院后 4 个月随访,患者继续使用非布司他 80mg,每日 1 次联合苯溴马隆 25mg,每日 1 次治疗。2021 年 8 月复查血尿酸水平为 377μmol/L，Cr 87μmol/L，发作次数减少至 1~2 次 / 月，严重程度明显减轻，无新发痛风石。

专家点评　本例为一种罕见的 *HPRT* 基因突变相关的痛风，对罕见病的诊治体会可以指导对常见痛风的管理。做到从常见病到罕见病，又从罕见病回到常见病的处理。这个过程的关键在于早期发现。青年期发现无症状高尿酸血症即需要重视，防止长期高尿酸血症造成关节骨质侵蚀、脏器损害，最终导致生活质量下降。回顾患者从 2010 年发病到 2021 年到协和医院就诊前的 10 余年，患者血尿酸持续高水平，病情没有得到有效控制，导致关节功能明显受限。目前经过积极调整治疗和综合管理后，患者的病情已得到改善。然而，患者的疾病仍无法从源头去根治，可能需要更多新药的辅助。因此也提示我们，一方面，以临床为出发点，从个别病例拓展到一类病例，通过多学科、多中心协作，进一步寻根溯源，实现基因层面的突破；另一方面，也期待能通过罕见病的平台，实现从常见到罕见、再从罕见回归常见病的综合管理。

疾病相关文献回顾

莱施 - 奈恩综合征（Lesch-Nyhan syndrome）是一种 X 连锁遗传病，其致病基因为 X 染色体上的 *HPRT1* 基因失活性突变[1]。*HRPT1* 基因编码 HPR1 酶，在嘌呤代谢途径中，HPRT1 酶回收次黄嘌呤至腺苷循环中，HPRT1 失活性突变导致次黄嘌呤蓄积，最终导致尿酸生成增多。该病的临床表现包括神经退行性变、认知障碍和尿酸代谢异常。其中，尿酸代谢异常表现为早发的痛风和泌尿系结石。该病于 1964 年被 Lesch 和 Nyhan 两位学者描述；随后，在 1967 年 Kelly 和 Seegmiller 两位学者发现部分痛风患者存在 HPRT1 酶活性减低，即 Kelly-Seegmiller 综合征，1972 年郁采繁教授描述了 7 例 *HPRT1* 基因突变导致 HPRT1 酶活性部分缺失的痛风患者，这些患者在临床上仅表现为痛风，而无神经系统症状。但由于存在尿酸代谢紊乱，这些患者痛风的发病年龄较早，且痛风进展速度快。迄今为止，已报道多个突变位点与 *HPRT1* 相关性痛风相关，研究显示不同突变导致

蛋白酶结构改变，从而对蛋白酶活性造成不同程度的影响[2]。

此外，其他可导致痛风的遗传性疾病还包括 PRPS 超活性综合征[3]、遗传性果糖不耐受、糖原贮积病[4]及家族性青年型高尿酸血症性肾病等[5]。治疗方面，遗传性痛风患者的治疗与非遗传性痛风患者的治疗方案整体相同，包括控制急性炎症和降尿酸治疗。但是由于遗传性痛风患者的降尿酸治疗相对困难，因此更需要长期坚持治疗和密切随访。当前降尿酸的一线用药为别嘌醇，二线用药为非布司他和苯溴马隆，对于难以控制的高尿酸血症和痛风患者，可以考虑两种药物联合使用[6]。重组尿酸酶为一种合成的尿酸酶，用于替代人类在进化过程中突变的尿酸酶。目前重组尿酸酶主要用于溶瘤综合征患者，但已有报道在难治性痛风患者中使用重组尿酸酶治疗获得较好的效果[7]。根据 2020 年美国风湿病学会（ACR）痛风管理指南，降尿酸的目标包括血尿酸水平

达标,无痛风发作以及痛风石消失;对于已存在痛风石的患者,需要控制血尿酸水平<300μmol/L[6]。但对于合并巨大痛风石或合并关节功能障碍的患者,则可能需要请外科干预,切除痛风石并重塑关节功能。

(张冰清　徐　娜　曾学军)

参考文献

[1] BELL S, KOLOBOVA I, CRAPPER L, et al. Lesch-Nyhan syndrome: models, theories, and therapies [J]. Mol Syndromol, 2016, 7 (6): 302-311.

[2] AGRAHARI A K, KRISHNA PRIYA M, PRAVEEN KUMAR M, et al. Understanding the structure-function relationship of HPRT1 missense mutations in association with Lesch-Nyhan disease and HPRT1-related gout by in silico mutational analysis [J]. Comput Biol Med, 2019, 107: 161-171.

[3] YANG B Y, YU H X, MIN J, et al. A novel mutation in gene of PRPS1 in a young Chinese woman with X-linked gout: A case report and review of the literature [J]. Clin Rheumatol, 2020, 39 (3): 949-956.

[4] ZHANG B, ZENG X. Tophaceous gout in a female premenopausal patient with an unexpected diagnosis of glycogen storage disease type I a: A case report and literature review [J]. Clin Rheumatol, 2016, 35 (11): 2851-2856.

[5] 张冰清, 曾学军, 陈丽萌. 遗传性肾脏尿酸排泄异常疾病 [J]. 中华肾脏病杂志, 2016, 32 (5): 385-389.

[6] FITZGERALD J D, DALBETH N, MIKULS T, et al. 2020 American College of Rheumatology Guideline for the Management of Gout [J]. Arthritis Rheumatol, 2020, 72 (6): 879-895.

[7] MANDELL B F, YEO A E, LIPSKY P E. Tophus resolution in patients with chronic refractory gout who have persistent urate-lowering responses to pegloticase [J]. Arthritis Res Ther, 2018, 20 (1): 286.

26 扑朔迷离的反复晕厥

专家导读　33 岁男性,反复突发晕厥、面色潮红、肢体挥舞,血压无法测量,但可在 20min 后自行恢复。是癫痫发作? 还是过敏性休克? 背后到底潜藏着什么原因? 后续治疗又该如何进行? 在新型冠状病毒感染疫情期间,协和罕见病 MDT 从临床出发,一步步整理思路,密切随访,最终明确了事实真相。

病例介绍

【患者】　男,33 岁。

【主诉】　发作性意识丧失 3 个月余。

【现病史】

2019 年 9 月 10 日开车时突发腹部不适,腹痛、腹泻,随后自觉憋气,伴结膜充血、面色潮红,约 5min 后出现意识丧失、牙关紧闭、口吐白沫,可见右手锤击样动作,右腿蹬踏样动作。可闻及喉部粗大喘气声,四肢软,血压测不出,SpO_2 53%,心率 73 次 /min,呼吸 12 次 /min,双侧瞳孔散大,直径 5mm,对光反射消失,双侧病理征阴性,持续约 20min 后可自行缓解。后又于 2019 年 9 月 26 日、10 月 23 日、11 月 4 日发作 3 次,发作模式类似,发作时予以多巴胺、间羟胺治疗可缓解症状。2019 年 11 月 4 日当地医院予酮替芬、孟鲁司特及雷米替丁治疗,疗程中出现 3 次无明显诱因心率增快,不伴血压及意识改变。2019 年 12 月自行停药并改用氯雷他定后,于 12 月 2 日再发血压下降伴意识障碍。我院以发作性意识丧失伴低血压、凝血异常原因待查于 2019 年 12 月底收入院。

【既往史】

2017 年于我院诊断过敏性鼻炎,曾口服依巴斯汀治疗,近期仍间断有鼻塞、流涕。既往有输血史,对猕猴桃、青霉素及磺胺药物过敏。

【个人史及家族史】

无特殊。

【入院查体】

生命体征平稳,心肺腹查体无异常,瞳孔对光反射慢,Ⅳ级肌力,肌张力正常,双侧巴氏征(−),皮肤划痕试验阳性。

【入院诊断】

①发作性意识丧失、低血压、凝血异常原因待查;②系统性肥大细胞增多症?;③全身性变态反应?;④过敏性鼻炎。

【诊治经过】

入院后完善相关检查:血常规、尿常规、便常规未见异常;血气分析、肝肾胰功能、心肌酶未见异常;心电图及超声心动图未见异常;补体及免疫球蛋白(−);抗体谱:ANA 17 项(+),S 1∶80,抗 ENA 谱、抗磷脂抗体谱、ANCA 谱(−);炎症指标:hsCRP 0.61mg/L,ESR 2mm/h;尿卟啉、红细胞游离原卟啉、尿卟胆原(−)。总 IgE 201kU/L。脑脊液常规、生化、抗酸染色、墨汁染色、病原体基因检测未见异常。

血液及脑脊液自身免疫性脑炎抗体谱:NMDA+GAD+VGKC 及抗 Hu/Yo/Ri 抗体谱均阴性。血NSE 及嗜铬粒蛋白 A:正常范围。血清类胰蛋白酶非发作期 15.8μg/L,疑似发作期 22.0μg/L。骨髓穿刺及活检未见明显异常,*c-kit* 基因(−)。完善影像学检查:小肠 CT 重建(−),胸部 CT 示右肺上叶可见磨玻璃结节(图 26-1)。

结合患者的临床症状,入院首先考虑系统性肥大细胞增生症,但完善类胰蛋白酶,在非发作期未能增高至 20μg/L 以上,骨髓穿刺未见异常的肥大细胞,*c-kit* 基因阴性,不符合系统性肥大细胞增生症。

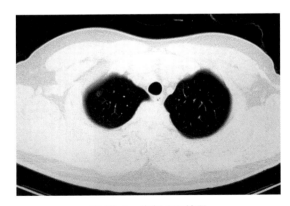

图 26-1 胸部 CT 结果
显示右肺上叶磨玻璃结节。

患者存在反复晕厥,肢体抽搐,完善头颅 MRI 及 MRA:空泡蝶鞍,未见明显异常;完善脑电图:外院曾有 2 次异常脑电图可见棘慢波,我院 24h 视频脑电图检测捕捉到患者症状发作间期脑电图正常,发作事件考虑非癫痫性发作,同步脑电图符合一过性脑功能障碍(缺血缺氧性反应可能性大)。患者外显子测序提示存在 *CHRNB2*(夜间额叶癫痫 3 型相关基因)杂合突变,与早期婴儿型癫痫性脑病 42 型、家族性偏瘫型偏头痛 1 型、发作性共济失调 2 型、脊髓小脑性共济失调 6 型相关,但患者外显子水平未发现明确与疾病相关的拷贝数变异致病的情况,考虑难以解释患者症状。

于是进一步完善 FDG PET/CT(图 26-2):右肺上叶尖段磨玻璃片状影,代谢不高,性质待定,建议密切随诊;左侧股骨小转子上方可见代谢摄取增高结节,边界清,大小 1.2cm×0.9cm,SUV$_{max}$ 7.2,考虑神经内分泌肿瘤不除外。大腿增强 MRI(图 26-3):左侧股骨小转子上方实性结节,可见明显强化。奥曲肽显像阴性。结合病史考虑大腿根部神经内分泌肿瘤不除外,副神经节瘤不除外,拟行手术切除。但由于新型冠状病毒感染疫情影响,医院内常规手术开展相对困难。在等待手术期间,患者再次发作血压降低,血压最低值为 40/30mmHg,经肾上腺素治疗后症状逐渐缓解,由于考虑患者不除外存在副神经节瘤,因此与患者家属充分沟通病情后,予以人免疫球蛋白 20g,每日 1 次静脉输注治疗,共治疗 5d,患者症状逐渐缓解。

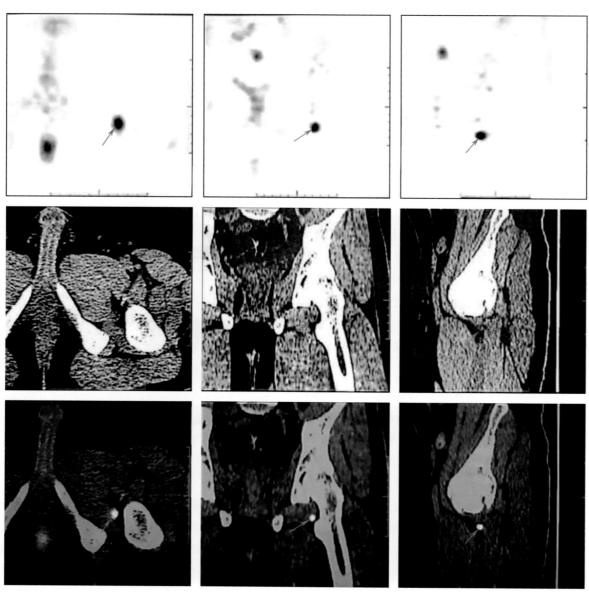

图 26-2　PET/CT 结果

显示左侧股骨小转子旁代谢增高结节(SUV 7.2)。

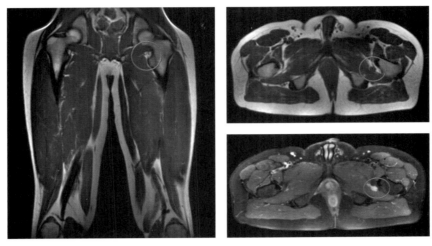

图 26-3　大腿增强 MRI 结果
左侧股骨小转子上方实性结节(红圈),可见明显强化。

　　在医院多方协助下,于 2020 年初行股骨小转子内肿物切除术。术后病理提示腱鞘细胞瘤。患者逐渐恢复,但仍间断出现心悸症状,未再发作低血压。

主治医师总结病例特点和主要诊断,提出会诊目的

全科医学科
张冰清

患者为青年男性,反复发作性病程,临床表现为发作性低血压伴心率下降、意识丧失伴肢体舞动,且在肾上腺素治疗后休克症状好转,支持存在分布性休克。临床上首先考虑系统性肥大细胞增生症,但患者骨髓穿刺未见肥大细胞,外周血类胰蛋白酶阴性,不支持系统性肥大细胞增生症的诊断。患者反复发作肢体舞动,但我院脑电图未见癫痫波,而是提示缺血缺氧性反应,提示神经系统症状继发于全身低血压。通过 PET/CT 提示患者左侧股骨大转子旁占位,但术后病理提示为腱鞘巨细胞瘤。腱鞘巨细胞瘤的生长相对活跃,但为良性肿瘤,无神经内分泌活性,难以解释患者的全身症状。会诊目的:患者的临床表现符合过敏性休克及继发的全身缺血缺氧反应,但是不符合系统性肥大细胞增生症。患者 PET/CT 提示左侧股骨大转子高代谢性占位,但术后病理无神经内分泌活性。患者反复发作低血压,是否可能为自主神经功能障碍? 是否为副肿瘤综合征? 患者在术后症状稳定,未再发作血压下降伴意识障碍,但仍有体位变化相关的心悸及心率增快。现请多科会诊讨论病例特点、鉴别诊断及后续治疗方案。

多学科会诊意见

放射科
冯逄

头部 MRI、术后腿部 MRI 复查未见明显异常,多次胸腹部 CT 提示肺部磨玻璃结节大小无明显改变,考虑后续仍以观察为主。并无与患者症状密切相关的影像学

提示,考虑患者主要为自主神经病相关改变,相应病因很多,多数无特异性影像特征,需要结合临床综合判断。

核医学科
霍力

针对肿瘤的主要核医学检查手段包括葡萄糖代谢显像(FDG)与受体显像,其中受体显像包括反应 SSTR 受体显像以及与胰岛细胞瘤相关的 GLP-1 受体显像。有活性的神经内分泌瘤通常 SSTR 受体显像阳性,但部分神经内分泌癌已缺乏神经内分泌活性,其 SSTR 受体显像阴性。根据经验,良性、有活性的神经内分泌瘤 Ki-67 值低,FDG PET/CT 阴性而 SSTR 受体显像阳性,而恶性神经内分泌癌 Ki-67 值高,更大概率 FDG PET/CT 显像阳性,两类显像均阳性的肿瘤也存在。因而,FDG 与受体显像在诊断神经内分泌肿瘤中存在互补关系。本患者的 PET/CT 结果无法排除神经内分泌瘤。腱鞘巨细胞瘤是一种生长代谢旺盛的肿瘤,在 FDG PET/CT 上显示为高代谢,而无神经内分泌活性,可符合本患者的 PET/CT 结果;但腱鞘巨细胞瘤需要重点与恶性肿瘤、转移瘤等鉴别。结合患者 FDG PET 高摄取而受体显像阴性的特征,符合腱鞘巨细胞瘤的摄取特征,但只依靠 PET/CT 显像结果无法排除神经内分泌肿瘤。

骨科
刘勇

本患者术中无特殊,肿瘤小、隐藏深,手术切除过程中无明显生命体征波动。曾接诊 1 例反复骨肿瘤的患者,患者前 2 次手术时无明显临床症状,切除骨肿物,病理均提示腱鞘巨细胞瘤;第二次手术后出现低磷骨软化的临床症状,就诊于我院,术前 PET/CT 提示股骨、胫骨全骨高代谢,行股骨、胫骨、腓骨切除并予骨水泥替代后,病理依旧提示腱鞘巨细胞瘤,但术后患者的低磷骨软化症状得到显著而有效控制。该患者的腱鞘巨细胞瘤具有神经内分泌功能并导致低磷性骨软化症。本例患者存在相似的组织学类型,且病史中均存在术后症状的缓解,有一定的借鉴意义,提示本次 MDT 患者的腱鞘巨细胞瘤仍有许多待探索的问题。

病理科
梁智勇

患者骨髓活检未见明显异常,不支持肥大细胞增多症的诊断。手术切除肿物的病理特征:细胞多、排列规则、可见散在多核巨细胞,为典型上皮样排列方式,需警惕"癌"的可能。临床虽怀疑神经内分泌肿瘤,但病理结果提示肿瘤主体仍为多核巨细胞,此外也有含铁血黄素沉积等多项典型征象,提示为腱鞘巨细胞瘤。而神经内分泌相关标志物均为阴性,进一步排除神经内分泌肿瘤的可能。对于腱鞘巨细胞瘤的认识,近年来仍在持续更新。多年前,腱鞘巨细胞瘤被认为是炎性病变,后来被认为均为良性病变,后来又进一步分为局限性和弥漫性,并用于评估预后。对于该肿物,镜下可见核分裂像,Ki-67 指数稍高,但主要是背景细胞,而肿瘤主体细胞成分相对少,无法认定为恶性肿瘤。应时刻注意,腱鞘巨细胞瘤的定义更新较快,应时刻追随最新的文献报道,以对病例特点进行综合评估。

内分泌科
朱惠娟

神经内分泌肿瘤是一种复杂的疾病,而对于本例患者,较难找到神经内分泌肿瘤相关的证据。患者有休克症状,考虑皮质醇轴及儿茶酚胺轴相关的分泌异常,但并不能完全解释患者的症状。根据病理结果查阅腱鞘巨细胞瘤相关文献,与内分泌相关报道也极少。但是也可以考虑其分泌组胺等舒血管物质致病的可能,必要时可对患者的生物样本进行进一步分析。

胸外科
刘洪生

患者影像学提示右肺尖肺部磨玻璃结节,此类影像学在门诊患者中并不罕见。患者磨玻璃结节长时间未改变,考虑肿瘤可能性大,但是其较小,进展缓慢,建议观察为主。

肿瘤内科
李宁宁

患者发作症状模式固定,与体位相关,不存在容量不足因素,仍优先考虑自主神经功能障碍可能性大。详细分析本患者的病史和抗体结果,其症状并不符合典型的神经系统副肿瘤综合征,因为无法做确诊或疑诊。腱鞘巨细胞瘤方面,近年来恶性病例报道少于 40 例且没有合并神经内分泌相关报道。总之,患者无明确肿瘤证据,无专科肿瘤治疗相关建议。

神经科
刘明生

患者临床表现为较典型的自主神经症状,但是其是原发的或是继发的,应格外谨慎进行鉴别诊断。自主神经症状同时也不排除其他内科疾病导致的继发性改变,如内分泌因素或心源性(血压下降)诱发。因而尽管症状学较明确,但对于病因的定义应格外慎重。

变态反应科
尹佳、杜志荣

该患者首诊于我院变态反应科时考虑为过敏性休克,后考虑患者临床症状符合肥大细胞增多症,但血清类胰蛋白酶检测、*c-kit* 基因检测及骨髓活检结果均不支持。患者的临床表现存在无特殊诱因的过敏表现,存在基线类胰蛋白酶升高,无单克隆的证据,临床表现不除外特发性肥大细胞活化综合征,可进一步考虑完善尿 24h 甲基组胺、PGD2、11-β-前列腺素-F2α 检测,以确定是否存在肥大细胞活化综合征,同时仍需就副肿瘤综合征方面进行鉴别。若考虑肥大细胞活化综合征,治疗方面一线治疗方案为肾上腺素,同时避免饮酒、情绪激动等激惹因素,此外也有新型药物奥马珠单抗(IgE 单抗)有较好的症状控制率。

多学科会诊意见总结

患者目前仍不能除外自主神经功能障碍,建议患者返院随诊,完善心脏及神经系统有关自主神经功能的相关检查,必要时可尝试再次加用米多君治疗;同时进一步完善血清中舒血管物质的筛查,尝试加做腱鞘巨细胞瘤的免疫组化;肺部结节不除外早期肺癌,但可以继续随诊。经充分评估除外肿瘤后,可考虑按照肥大细胞活化综合征治疗。

结局与转归

患者出院后偶有心悸,但无低血压、意识障碍发作。出院后一年患者返院随诊,复查大腿 MRI 无新发肿瘤,复查胸部 CT 肺部结节较前无明显变化。与胸外科沟通和争取患者知情同意后肺部结节切除活检术,术后病理证实为肺腺癌。患者最终诊断为肺腺癌,副肿瘤综合征,肥大细胞活化综合征。

专家点评　患者为青年男性,发作性病程,临床表现为反复突发憋气、心悸、面色潮红、意识丧失、肢体异常活动,并进展至低血压以及全身脏器缺血缺氧的表现,且对血管活性药物的治疗反应较好,临床上首先考虑反复发作的过敏性休克。在寻找过敏性休克的病因过程中,首先考虑系统性肥大细胞增生症,但经过进一步检查,诊断系统性肥大细胞增生症证据不足。其次,患者发作时血压、心率下降,发作前有消化道症状,发作间期皮肤划痕试验可疑阳性,也考虑自主神经病变。副神经节疾病的病因主要包括遗传性、感染、毒素、营养性(维生素缺乏)、代谢性(糖尿病、肾功能不全)、免疫性(干燥综合征、类风湿、系统性红斑狼疮)、副肿瘤等。通过临床和实验室检查可除外感染、免疫、营养代谢等因素,需考虑副肿瘤性自主神经病变的可能。在第一次住院期间完善 PET/CT,在左侧股骨大转子旁出现高代谢占位。然而术后病理仅提示为腱鞘巨细胞瘤,通常无生物活性。第一次手术后患者的病情相对平稳。然而,患者的诊断仍然存疑,罕见病会诊提出自主神经病变尚需要进一步评估,同时不除外肥大细胞活化综合征,但需要充分除外肿瘤。因此,我们对患者进行长期随访,在第一次手术后 1 年余,再次对患者进行评估,并积极对肺内病灶进行手术,发现了肺内肿瘤。因此,对于复杂的疾病,需要对患者进行全面地评估和渐进地病理生理分析,辅以适时的文献复习;当诊断遇到困难时,还需要退回到患者的临床症状,再次整理思路,重新分析。即便在首诊时不能立即明确诊断,也应对患者进行密切随访,观察病情的变化和进展,适时重新评估。

疾病相关文献回顾

肥大细胞活化综合征(mast cell activation syndrome,MACS)是一类主要由肥大细胞异常活化导致的介质释放引起一类临床表现。其诊断标准如下。①与肥大细胞活化一致的发作性多系统症状,具体表现为皮肤:荨麻疹、血管性水肿、潮红;胃肠道:恶心、呕吐、腹泻、腹绞痛;心血管:低血压、晕厥或心动过速;呼吸:喘息;鼻眼:结膜充血、瘙痒、鼻塞。②靶向治疗肥大

细胞活化的药物有效,包括 H1 和 H2 受体拮抗剂、抗白三烯药物等。③与患者基础水平相比,在肥大细胞系统活化且有症状期间可检测到确证标志物的表达水平升高[1]。

肥大细胞活化综合征需与肥大细胞增生症以及其他可导致肥大细胞功能活化的疾病相鉴别。其中肥大细胞增生症患者需要合并 *c-kit* 基因异常,而肥

大细胞活化综合征无该遗传学特点[2]。目前研究认为肥大细胞活化综合征也是副肿瘤综合征的一种，在最近的一篇横断面研究中，Molderings等[3]对比肥大细胞活化综合征患者的肿瘤发生率和同期同种族人群的肿瘤发生率，在828例包含德国和美国两个人群的肥大细胞活化综合征患者中，平均肿瘤发生率为8.2%，显著高于同时期相同人群的肿瘤发生率，特别是乳腺癌、宫颈癌、卵巢癌、肺癌和甲状腺癌。Salamon等[4]证实肺癌来源的肿瘤微小体可以激活肥大细胞，释放肥大细胞介质。

MACS患者的治疗原则，包括避免激惹因素，如戒酒、避免感染、避免情绪激动和压力，若发作变态反应，立即使用肾上腺素治疗；可使用药物干扰肥大细胞活化（如酮替芬、卢帕他定、色甘酸二钠），抑制介质合成（如阿司匹林），阻断介质受体（如使用H1受体、H2受体、5-羟色胺受体或白三烯受体拮抗剂）[5]。目前有报道使用新型血清游离IgE抗体奥马珠单抗来控制肥大细胞活化的症状，但该药价格昂贵。然而对于临床医生，对于临床上怀疑MACS的患者，更重要的是去寻找背后的病因。

（张冰清　曾学军）

参考文献

[1] FRIERI M. Mast cell activation syndrome [J]. Clin Rev Allergy Immunol, 2018, 54 (3): 353-365.

[2] THEOHARIDES T C, VALENT P, AKIN C. Mast cells, mastocytosis, and related disorders [J]. N Engl J Med, 2015, 373 (2): 163-172.

[3] MOLDERINGS G J, ZIENKIEWICZ T, HOMANN J, et al. Risk of solid cancer in patients with mast cell activation syndrome: Results from Germany and USA [J]. F1000Research, 2017, 6: 1889.

[4] SALAMON P, MEKORI Y A, SHEFLER I. Lung cancer-derived extracellular vesicles: A possible mediator of mast cell activation in the tumor microenvironment [J]. Cancer Immunol Immunother, 2020, 69 (3): 373-381.

[5] CASTELLS M, BUTTERFIELD J. Mast cell activation syndrome and mstocytosis: initial treatment options and long-term management [J]. J Allergy Clin Immunol Pract, 2019, 7 (4): 1097-1106.

27 被误诊的"荨麻疹"

专家导读　58 岁中老年男性,从 7 岁起反复发作皮疹、关节痛、发热,曾于外院行皮肤活检,诊断为"荨麻疹性血管炎"。30 岁时听力下降。57 岁时又因运动后胸闷、憋气,诊断为"不稳定型心绞痛",行经皮冠状动脉介入治疗(PCI)术后,皮疹、关节痛等症状持续加重,激素联合免疫抑制剂治疗无明显好转。患者家族中多人有类似皮疹、关节痛、发热、听力下降及心脏受累表现。这诸多症状是由"荨麻疹性血管炎"导致的? 亦或是背后潜藏着其他病因? 何种治疗能够改善患者多年未愈的症状? 协和罕见病 MDT 从临床、病理、影像、基因组学等多角度出发,抽丝剥茧,明确诊断,并为患者提供后续治疗的方向。

病例介绍

【患者】　男,58 岁。

【主诉】　间断发作皮疹、发热、关节痛 50 余年,听力下降 28 年。

【现病史】

患者自 7 岁起遇冷后周身反复出现风团和斑丘疹,不伴瘙痒,24h 内可自行缓解。起疹时伴发热(体温 37~38.5℃)、头胀、头痛、眼红、眼胀痛。且遇冷后双腕、掌指、双踝、双膝关节痛,与皮疹无明确关联,无皮疹时也有关节痛发作,未接受系统诊治。23 岁时患者因皮疹、发热、关节痛加重住院,当地医院予以输注青霉素、葡萄糖酸钙、地塞米松治疗后症状减轻,但未完全好转,此后仍偶有发作。30 岁时患者出现听力下降。40 岁时出现晨起眼睑水肿,下午下肢凹陷性水肿。45 岁时皮疹、发热、关节痛再次加重,于济南某医院行皮肤活检,诊断为荨麻疹性血管炎,再次予以输注青霉素、葡萄糖酸钙、地塞米松、维生素 C、复方丹参后症状减轻。45~57 岁(2008—2020 年),患者的皮疹及关节痛症状较轻,每年发作 1~2 次。

57 岁时(2020 年 4 月),患者因胸闷、运动后憋气于当地医院行冠脉 CTA 提示右冠、前降支重度狭窄、彩超提示节段性室壁运动不良,左室舒张功能降低,心电图提示 ST-T 段异常,诊断为不稳定型心绞痛,于当地医院行 PCI,术后 1 个月后,皮疹、关节痛再次加重,每日发作,持续 2 个月,遇冷后为著,自行加强保暖可缓解。2020 年 5 月于济南风湿病医院诊断为"风湿病",口服 JAK 抑制剂枸橼酸托法替布 5mg 每日 2 次、甲氨蝶呤 10mg 每周 1 次,治疗 1 周自觉无效,且腹泻明显。2020 年 6 月于当地医院再次输注青霉素 800 万 U、葡萄糖酸钙 10ml、维生素 C 5ml、地塞米松 5mg,每日 1 次,疗效欠佳,口服镇痛药可轻微缓解关节痛。为进一步诊治,2020 年 6 月 9 日就诊于北京协和医院变态反应科,就诊时患者仅描述了皮疹相关症状,进一步问诊发现患者皮疹不伴痒,且伴有上述关节痛、发热、听力受损等症状。

【既往史】

25 岁时诊断高血压,当时血压 150/110mmHg,目前口服硝苯地平控释片 30mg,每日 1 次,现在血压 130/90mmHg;35 岁时因胆囊炎行胆囊切除术;43 岁时诊断 2 型糖尿病,目前注射胰岛素 12~15 IU,每日 2 次,口服二甲双胍 0.25g,,每日 2 次,现在空腹血糖约为 7mmol/L。

【个人史】

否认食物、药物过敏。

【家族史】

患者父亲、姐妹等 17 名家属均有类似症状。父亲因心力衰竭去世。患者育有一子,无类似症状(图 27-1),各受累家属临床表现见表 27-1。

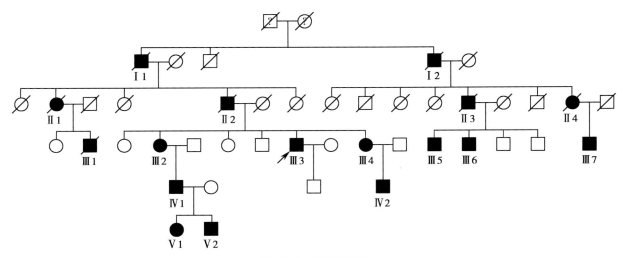

图 27-1　患者家系图

表 27-1　患者家系情况

患者	年龄 / 性别	荨麻疹样皮疹	发热	关节炎 / 关节痛	眼部受累	听力受损	心脏受累
Ⅲ2	67 岁 /F	+	+	+	+	+	−
Ⅲ3	57 岁 /M	+	+	+	+	+	+
Ⅲ4	57 岁 /F	+	+	+	+	+	+
Ⅲ5	61 岁 /M	+	+	+	+	+	−
Ⅲ6	57 岁 /M	+	+	+	+	+	−
Ⅲ7	52 岁 /M	+	+	+	+	+	−
Ⅳ1	40 岁 /M	+	+	+	+	+	−
Ⅳ2	30 岁 /M	+	+	+	+	+	+
Ⅴ1	13 岁 /F	+	+	+	−	−	−
Ⅴ2	4 岁 /M	+	+	+	+	−	−

注:F. 女性;M. 男性。

【入院查体】

患者身高偏矮,162cm,体重 66kg;周身皮肤散在分布大小不一的风团疹和斑丘疹,不伴瘙痒(图 27-2)。

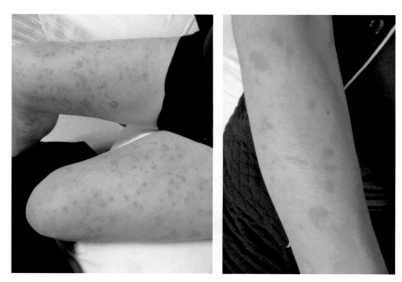

图 27-2　患者四肢皮肤外观

【辅助检查】

根据患者多种症状,于北京协和医院完善相关检查。血常规、尿常规均正常;生化:Cr 52μmol/L↓,Glu 6.5mmol/L↑,UA 561μmol/L↑,FFA 1 064μmol/L↑。炎症指标:hsCRP 26.53mg/L↑,C3 1.546g/L↑,C4 0.566g/L↑,IL-6 9.9pg/ml↑,ESR 47mm/h↑,TNF-α 9.7pg/ml↑。免疫:抗核抗体谱(17 项),抗核

抗体(IgG 型)(+)N 1∶80,抗 Jo-1 弱阳性(+)34,其余(-)。心脏相关:CK、CK-MB、cTnI、NT-proBNP
均正常;超声心动图:主动脉瓣增厚,轻度主动脉瓣关闭不全;心电图未见明显异常。头痛方面:头部
CT,椎-基底动脉管壁钙化,余未见明显异常;关节肌肉方面:双手正位、膝关节正侧位 X 线提示双手
及腕关节骨质疏松、OA,双侧膝关节骨质疏松、轻度骨质增生(图 27-3);基因检测:*NLRP3* 基因外显子
3 杂合突变,c.778C>T,p.Arg260Trp(图 27-4)。

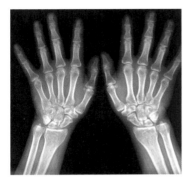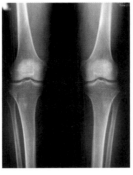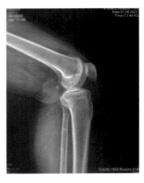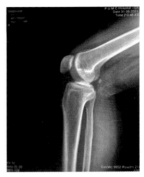

图 27-3　X 线检查结果

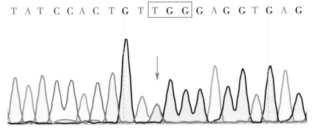

图 27-4　基因检测结果

【目前诊断】

冷卟啉相关周期性综合征(CAPS)。

主治医师总结病例特点和主要诊断,提出会诊目的

变态反应科
支玉香

患者为老年男性,从 7 岁起反复发作风团疹,24h 内可自行消退,消退后无色素沉
着。皮疹特点看似符合荨麻疹,但进一步问诊发现患者皮疹伴烧灼感、疼痛,而不
伴瘙痒,同时发现患者有严重关节痛和间断发热,加之病理结果提示患者荨麻疹性
血管炎,临床特点与病理结果相符,似乎荨麻疹性血管炎诊断成立。然而患者多次
使用激素加免疫抑制剂治疗,疗效不佳。因此我们重新考虑患者的诊断,又发现了
下列问题:①询问病史时发现患者听力差,从 30 岁起就有听力损失,过早的听力下
降与患者其他症状是否有关? ②来我院就诊前有"不稳定型心绞痛",术后皮疹、
关节痛加重,那么心脏疾病与患者荨麻疹之间存在何种关联? 应该用一元论还是

多元论解释？③家族史方面,发现患者家系中多人受累,确认有听力下降的家属多达 8 位,因此完善基因检测,发现 CAPS 致病基因 *NLRP3* 存在致病突变。基于上述症状和基因检测结果,目前诊断 CAPS 明确。但仍存在以下疑虑,因此提请会诊:诊断方面:①皮肤活检提示"荨麻疹性血管炎",该病理和 CAPS 的皮肤病理损害是否一致? 有哪些异同? ②CAPS 主要并发 AA 型淀粉样变性,那么患者的心脏受累是否由淀粉样变性所致,患者两位家属出现心律失常,是否与心肌淀粉样变性有关? 如何证实? 治疗方面:①美国FDA 批准治疗 CAPS 的 3 种靶向药在大陆尚未上市,文献报道我国 CAPS 患者常用药包括糖皮质激素、甲氨蝶呤、雷公藤等。本例患者已经使用糖皮质激素和甲氨蝶呤治疗,但疗效欠佳,接下来是否给予雷公藤治疗? ②患者家系中 2 名未成年家属目前仅有皮疹、发热和关节痛,尚未出现听力下降,采用哪种药物治疗避免听力受损?

多学科会诊意见

放射科
王怡宁
患者 2021 年 1 月 8 日于我院双手正位相提示双手骨质密度降低、骨皮质变薄、指间隙狭窄、双侧腕关节间隙略狭窄,考虑双手腕骨质疏松、骨关节炎。双侧膝关节正侧位提示双侧膝关节骨质密度降低、骨皮质变薄及轻度骨质增生。外院影像提示双侧踝关节骨质疏松、轻度骨质增生。2019 年查头部 CT、MRI 提示右侧上颌窦炎、脑实质无明显异常。2020 年 4 月外院冠脉 CTA 提示冠状动脉粥样硬化、右侧冠状动脉和前降支重度狭窄,已行 PCI 治疗。关节改变符合 CAPS 特点。

核医学科
雷力
CAPS 主要并发 AA 型淀粉样变性,可累及心脏。核素显像可以明确心肌是否有淀粉样物质沉积,但目前检验多以 AL 型和 ATTR 型淀粉样变性为主,对于 AA 型淀粉样变性的诊断经验较少。文献检索只有 3 例 AA 型淀粉样变性患者采用现有示踪剂进行检查,可尝试为本例患者检查。

皮肤科
王涛
患者受凉后出现风团样皮疹,伴疼痛、烧灼感,24h 内可自发缓解,皮疹消退后无色素沉着、瘢痕或糜烂,可明确为荨麻疹样皮疹。皮疹与发热相对平行,发热稍迟于皮疹。外院病理提示"荨麻疹性血管炎"。经典的"荨麻疹性血管炎"是小血管和毛细血管免疫复合物沉积性血管炎,24h 后才逐渐消退,而 CAPS 属于自身炎症性疾病,自身炎症性疾病病理特点为血管周围炎症而非血管本身的炎症,所以本例患者可在我院再次做皮肤病理检查,明确是否有血管周围炎症以及淀粉样物质沉积。治疗方面,虽然文献中报道可使用抗组胺药物、非甾体抗炎药(NSAIDs)、免疫抑制剂和雷公藤,但上述药物不能从机制上改善疾病,只能减轻症状。考虑该病可自发缓解,所以从皮肤科角度仅需安抚治疗或采用单抗针对机制进行治疗。此外,叮嘱患者注意保暖,警惕进食冷饮后出现咽喉部水肿。

耳鼻喉科
尚莹莹

患者纯音测听提示感音神经性听力下降,说明病变不在中耳和外耳,而在内耳和内耳之后的神经传导通路。患者高频听力受损重于低频,且双侧对称,符合全身性疾病引起听力下降的特点。该患者听力中重度受损。声导抗测试显示双侧鼓室图正常,声反射部分频率可引出,因此排除中耳和外耳病变,进一步提示该患者为感音神经性听力损伤。感音指病变位于内耳,神经性指病变位于蜗后。听性脑干反应提示反应阈升高,升高程度与纯音测听结果一致,无明显潜伏期,提示神经传导正常,因此排除蜗后病变,所以患者为感音性聋。畸变产物耳声发射检查双侧均未引出,进一步明确患者为感音性聋。该患者听力下降与内耳长期慢性炎症相关,符合 CAPS 表现。文献回顾发现,CAPS 患者接受靶向药物治疗后,部分患者内耳病变得到改善,因此建议积极治疗原发病,延缓或改善听力下降。针对听力下降,可佩带助听器或人工耳蜗。

风湿免疫科
张文

CAPS 属于自身炎症性疾病,发病机制与 NOD 样受体热蛋白结构域相关蛋白3(NLRP3)炎症小体活化、IL-1 释放有关,包括家族性寒冷型自身炎症综合征(FCAS)、Muckle–Wells 综合征(MWS)、慢性婴儿神经皮肤关节综合征(CINCA)三种类型。三种类型从轻到重,表型与基因型相关。关节炎为 CAPS 常见表现,为非侵蚀性关节炎。IL-1 拮抗剂为治疗该疾病的首选药物,阿那白滞素可在中国香港购入。建议患者家系受累成员中,症状较轻的仅需对症治疗,年轻的如果出现听力下降等表现可应用阿那白滞素。

风湿免疫科
冷晓梅

治疗方面,由于 IL-1 和 TNF 存在共同通路,如 IL-1 拮抗剂购入困难,也可以尝试 TNF 抑制剂如依那西普治疗。

儿科
马明圣

儿科目前有 15 例患者诊断 CAPS,包括 3 例 FCAS,4 例 MWS,8 例 CINCA。其中多数为新发突变,仅 3 例有家族史。患者 1 月龄时即可起病,平均起病年龄 49 月龄。目前有 2 例患者应用阿那白滞素治疗,效果较好;2 例患者应用托珠单抗,疗效欠佳,其余部分患者使用糖皮质激素治疗,可稍改善症状,但长期应用副作用较大;还有部分患者使用沙利度胺治疗,疗效欠佳。该治疗方案可供本例患者家系中年轻患者参考。

心内科
田庄

该患者的超声心动图等检查未显示有心肌病变,其家系患者也仅有轻微的心律失常,因此本例患者的心脏病变不考虑是 CAPS 淀粉样变所致,考虑心脏病变是独立的疾病。

神经科
刘明生

患者近 10 年出现头痛,但与皮疹无明确关联。此外,患者存在认知功能减退,但不能确定与 CAPS 病变相关。可进一步做 SWI 检查和认知量表评分。

药剂科 刘鑫	关于本例患者的治疗,有以下建议:①IL-1抑制剂对各年龄段CAPS患者均适用,证据级别来源于随机对照和非随机对照试验,推荐等级为A和B;②为了延缓器官损害,活动期患者应该长期使用IL-1抑制剂,且该类药物可在深圳市的医院购买;③目前没有证据表明抗风湿药物和其他生物制剂比IL-1抑制剂对CAPS患者有更好的疗效;④短期对症治疗可使用NSAIDs和糖皮质激素,但不推荐用于原发病的长期治疗;⑤辅助治疗:包括理疗及佩戴助听器。
康复医学科 赵肖奕	评估患者PCI术后康复情况,患者运动史较好,心脏康复水平位于所有患者的前80%。

多学科会诊意见总结

建议患者进一步完善检查。①皮肤活检:明确是否有血管周围炎症以及淀粉样物质沉积;②SWI检查及认知量表。治疗相关建议:①嘱患者加强保暖,避免进食冷饮;②症状较轻的患者可采用NSAIDs和糖皮质激素对症治疗,症状较重的患者可使用IL-1靶向药物如阿那白滞素积极治疗原发病;③若IL-1靶向药物购入困难,也可尝试TNF抑制剂治疗;④听力下降的患者可佩带助听器或人工耳蜗。

结局与转归

鉴于CAPS靶向治疗药物购入困难,且患者在加强保暖后症状可以缓解,患者目前加强保暖保守治疗,皮疹及关节痛频率明显下降。近期天气转冷后偶有皮疹发作,关节痛约每月一次发作。患者自觉听力下降,不影响日常生活,因此无佩戴助听器等打算。此外,我们为患者的姐姐、妹妹及患者的儿子进行了基因检测,发现患者的姐姐、妹妹与患者携带相同突变,患者儿子不携带该突变。

专家点评	CAPS是一种罕见性疾病,其患病率在北美约为1/100万,且临床表现多样,易与其他常见疾病如荨麻疹等混淆。因此,对于反复发作、原因不明的荨麻疹伴全身炎症(发热,CRP、血清淀粉样蛋白A升高)的患者,应怀疑本病。荨麻疹是本病的标志性症状,几乎见于所有CAPS患者,但很少见于其他自身炎症综合征。在众多自身炎症性疾病中,感音神经性聋基本上也仅见于CAPS患者。

疾病相关文献回顾

3 种临床上重叠、与 IL-1 相关的自身炎症性疾病统称为冷吡啉相关周期性综合征（cryopyrin-associated periodic syndrome，CAPS）。下文简要概括对 CAPS 的认识过程，总结 CAPS 的发病机制、临床特征、诊断标准及治疗方案。

认识过程：1940 年，Kile 和 Rusk 首次描述一个大家系，表现为遇冷后反复发作皮疹、发热、关节痛。此后欧洲和北美陆续发现类似表型的患者。这种疾病被命名为家族性寒冷型自身炎症综合征（familial cold autoinflammatory syndrome，FCAS）；1962 年，Muckle 和 Wells 报道一个家系，表现为反复发作的皮疹、发热、关节痛，但与遇冷无关。很多患者发展为感音性神经聋、AA 型肾淀粉样变性，这种疾病被命名为 Muckle-Wells 综合征（Muckle-Wells syndrome，MWS）；1980 年，Prieur 描述了表现为反复发作皮疹、发热、关节痛的年轻患者，且这些患者多伴有中枢神经系统受累及发育迟缓，这类疾病被命名为新生儿发病的多系统炎症性疾病（neonatal-onset multisystem inflammatory disorder，NOMID），也称为慢性婴儿神经性皮肤和关节综合征（chronic infantile neurological cutaneous and articular syndrome，CINCA）。随着基因检测技术的发展，在这三种疾病的患者中均识别出 NLRP3 基因突变，至此明确上述三种症状上重叠的疾病其实是同一种疾病的不同表型。NLRP3 基因编码隐热蛋白（cryopyrin），因此将以这一系列表型为特征的疾病命名为冷吡啉相关周期性综合征或隐热蛋白相关周期综合征（cryopyrin-associated periodic syndrome，CAPS）[1]。CAPS 是一种罕见病，其在北美的患病率估计为 1/100 万，在法国约为 1/36 万。2016 年，我院沈敏教授报道了我国首例 MWS 患者，至此开展了对中国 CAPS 患者的研究，并探索应用于中国 CAPS 患者的治疗方案[2]。

发病机制：NLRP3 基因编码的隐热蛋白是 NALP3 炎症复合体的一部分，在固有免疫中发挥重要作用[3]。NALP3 炎症复合体通过与半胱天冬酶 1 相互作用，裂解 IL-1β 和 IL-18 的无活性前体，从而激活这些强效促炎症细胞因子。此外，NALP3 炎症复合体也可激活 gasdermin D 蛋白，该蛋白可使细胞膜形成孔，使促炎症细胞因子被释放到环境中，该蛋白还可以诱发细胞焦亡。除细胞内的功能以外，活化巨噬细胞能够释放 NALP3 炎症复合体，继续激活细胞外和邻近吞噬细胞内的 IL-1β，从而放大炎症反应。NLRP3 基因的点突变促进了炎症复合体的异常形成和活化 IL-1β 的异常生成，介导一系列炎症反应发生[1]。

临床特征：①FCAS 是 CAPS 最轻微的表现，常表现为患者受到寒冷刺激后，出现全身炎症反应，包括发热、荨麻疹性皮疹、结膜充血及严重关节痛；②MWS 临床特点表现为以下三联征：间断性发热、头痛、荨麻疹性皮疹和关节痛或关节炎；进行性感音神经性聋；AA 型淀粉样变性伴肾病；③NOMID/CINCA 是 CAPS 最严重的表现，特征性临床表现包括荨麻疹性皮疹、发热、关节疼痛、生长障碍、额部隆起的面部异常、突眼和鞍形鼻、慢性脑膜炎、感音神经性聋、脑萎缩、葡萄膜炎、淋巴结肿大和肝脾肿大[1]。

诊断标准：CPAS 诊断标准为炎性标志物（CRP/血清淀粉样蛋白 A）水平升高，并且出现 CAPS 的 6 种典型表现中的 2 种：①荨麻疹样皮疹；②冷刺激发作；③感音神经性聋；④肌肉骨骼症状；⑤慢性无菌性脑膜炎；⑥骨骼异常[4]。

治疗方案：针对性抗 IL-1 治疗能够有效地减轻患者症状，降低炎症指标水平。治疗特效药物包括 IL-1 受体拮抗剂阿那白滞素、IL-1 抑制剂列洛西普，以及人抗 IL-1β 单克隆抗体卡那单抗[1]。遗憾的是，这些药物尚未在中国上市。一些病例报道表明，其他药物包括抗组胺药、NSAIDs、糖皮质激素、免疫抑制剂、抗 IL-6 受体抗体托珠单抗等可能对 CAPS 患者有效[2,5-6]。

（王 雪 支玉香）

参考文献

[1] BOOSHEHRI L M, HOFFMAN H M. CAPS and NLRP3 [J]. J Clin Immunol, 2019, 39 (3): 277-286.

[2] WU D, SHEN M. Muckle-Wells syndrome in Chinese patients: A single center case series [J]. Clin Rheumatol, 2017, 36 (4): 965-969.

[3] MATHUR A, HAYWARD J A, MAN S M. Molecular mechanisms of inflammasome signaling [J]. J Leukoc Biol, 2018, 103 (2): 233-257.

[4] KUEMMERLE-DESCHNER J B, OZEN S, TYRRELL P N, et al. Diagnostic criteria for cryopyrin-associated periodic syndrome (CAPS)[J]. Ann Rheum Dis, 2017, 76 (6): 942-947.

[5] KALLINICH T, HOFFMAN H M, ROTH J, et al. The clinical course of a child with CINCA/NOMID syndrome improved during and after treatment with thalidomide [J]. Scand J Rheumatol, 2005, 34 (3): 246-249.

[6] MATSUBARA T, HASEGAWA M, SHIRAISHI M, et al. A severe case of chronic infantile neurologic, cutaneous, articular syndrome treated with biologic agents [J]. Arthritis Rheum, 2006, 54 (7): 2314-2320.

28 罕见炎性肌病的不典型表现

专家导读　65 岁老年女性,4 个月内反复发作喘憋,初步检查提示心力衰竭、2 型呼吸衰竭、频发室性期前收缩、抗线粒体抗体阳性。追问病史,患者中年起逐渐出现双眶周皮肤色素沉着、双侧眉周毳毛增多,近半年出现吞咽哽噎感,进行性加重。诸多系统受累的背后到底潜藏着什么样的病因? 能否用一元论解释疾病全貌? 后续的治疗到底又该如何决策? 协和罕见病 MDT 从临床出发,不漏掉任何一个细节,抽丝剥茧,一步步探究疾病真相,探讨最佳治疗措施。

病例介绍

【患者】　女,65 岁。

【主诉】　双下肢无力 8 年,喘憋、下肢水肿 4 个月。

【现病史】

2020 年 6 月患者受凉后出现咳嗽、咳白色泡沫样痰,无发热。自服清开灵、阿莫西林 3d 后症状减轻。此后平地行走约 100m 即出现喘憋,休息 10~20min 后症状逐渐缓解;夜间不能平卧入睡,需侧卧,偶有睡眠中憋醒。上述症状间断发作,2~3 次 / 个月,并逐渐出现双足 - 足踝 - 小腿对称凹陷性水肿,且进行性加重。2020 年 7 月—8 月,患者先后至当地医院住院治疗 2 次。首次入院血常规:白细胞计数 7.45×10^9/L,中性粒细胞百分比 65.4%,血红蛋白 133g/L,血小板计数 300×10^9/L;血生化:谷氨酸转氨酶(ALT)41.9U/L ↑,谷氨酰转肽酶(GGT)362U/L ↑,碱性磷酸酶(ALP)312U/L ↑,超敏 C 反应蛋白 3.0mg/L,氨基末端脑钠肽前体(NT-proBNP)1 180ng/L ↑。胸部 CT 平扫:两肺炎症,右肺上叶磨玻璃结节、中叶膨胀不全,纵隔淋巴结肿大,左肺上叶局限性肺气肿。超声心动图:左心房增大,钙化性瓣膜病,三尖瓣反流(轻度),左心室充盈功能减低,左室射血分数(LVEF)60%。动态心电图:窦性心动过速,一度房室传导阻滞(AVB),偶发房性期前收缩,频发室性期前收缩(可见成对或多源)。诊断为肺部感染、心力衰竭。予以抗感染、利尿、纠正心力衰竭等治疗(具体药物不详)后症状无明显减轻,仍有喘憋(步行<10m即可出现)。为求进一步诊治,于2020年11月5日收入北京协和医院老年医学科病房。患者起病以来,精神欠佳、睡眠差,饮食可,大便如常,尿量无明显减少。体力进行性下降,体重无明显增减。

【既往史】

①20年前无明显诱因出现双眦周皮肤色素沉着、双侧眉周毫毛增多,并逐渐加重。未系统诊治。②高血压:高血压史15年,血压最高值214/100mmHg。长期服用缬沙坦(80mg×1次/d)、美托洛尔(25mg×1次/d),平素血压控制在(130~160)/(80~100)mmHg。③2型糖尿病10年。长期服用二甲双胍(0.5g×2次/d)、门冬胰岛素30注射液早14IU、晚10IU皮下注射,自测空腹血糖5.0~9.0mmol/L,餐后血糖13.0~18.0mmol/L。④血脂升高8年。长期服用辛伐他汀(10mg,每晚1次)降脂治疗,3年前改为瑞舒伐他汀(10mg,每晚1次),未规律监测血脂水平。⑤2012年11月乘坐公交车因急刹车摔倒,致腰椎骨裂,保守治疗后好转。

【个人史】

无特殊。

【家族史】

父亲因"肝癌"去世,母亲因"心脏病"去世;有1姐2兄,均为2型糖尿病患者。

【入院查体】

体温36.3℃,呼吸30次/min,心率95次/min,血压140/81mmHg,SpO$_2$为89%~91%。身高154cm,体重52kg,体重指数21.94kg/m^2。发育正常,营养中等,神志清楚,端坐位,呼吸短促。眉周毫毛增多、眦周皮肤色素沉着(图28-1)。双侧颈静脉怒张。双侧胸廓运动度减低,胸椎后凸,站立时骨盆后倾。双下肺闻及呼气末少量细湿啰音及爆裂音。心律不齐,每分钟闻及5~6次期前收缩,各瓣膜听诊区未闻及杂音。腹壁质韧,全腹无压痛、反跳痛、肌紧张,听诊肠鸣音3~4次/min。双下肢中度对称性凹陷性水肿,双手细颤,食指为著。四肢肌力 V$^-$,肌张力正

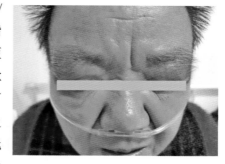

图28-1 患者双侧眦周皮肤色素沉着伴眉周毫毛增多

常,双侧病理征(−)。老年评估:Fried衰弱评分3分,提示存在衰弱状态(frailty)。

【入院诊断】

①喘憋、下肢无力、眦周色素沉着原因待查;②高血压3级,很高危;③心律失常(一度房室传导

阻滞,频发室性期前收缩,房性期前收缩);④2型糖尿病;⑤高脂血症;⑥腰椎骨裂;⑦衰弱状态;⑧跌倒史。

【诊治经过】

入院后完善相关检查。血常规:白细胞计数 9.94×10⁹/L,中性粒细胞百分比 65.7%,血红蛋白 132g/L,血小板计数 370×10⁹/L。尿常规+尿沉渣检查:白细胞计数 71.8/μl↑,细菌数(BACT)603.1/μl↑,红细胞 1.5/μL,尿蛋白 1.0g/L;24h 尿蛋白定量 0.92g↑。便常规+隐血(-)。血生化:ALT 64U/L↑,天冬氨酸转氨酶(AST)53U/L↑,GGT 337U/L↑,ALP 495U/L↑,血磷 1.62mmol/L↑,白蛋白 35g/L,前白蛋白 119mg/L↓。凝血功能:纤维蛋白原 4.28g/L↑,D-二聚体 0.74mg/L↑。红细胞沉降率 19mm/hr,hs-CRP 11.46mg/L↑。动脉血气分析:pH 7.38,PCO₂ 63mmHg↑,PO₂ 38mmHg↓,HCO₃⁻ 34.2mmol/L↑,剩余碱 8.7mmol/L↑,乳酸 1.1mmol/L。心肌损伤标志物及心肌酶:心肌肌钙蛋白 I 0.062μg/L↑,脑钠肽 289ng/L↑,NT-proBNP 1 241ng/L↑,肌酸激酶(CK)116U/L,乳酸脱氢酶 150U/L,肌红蛋白 92μg/L。肿瘤标志物:甲胎蛋白 25.2μg/L↑,糖链抗原 125 38.8kU/L↑,余(-)。感染四项及炎症指标:均未见异常。免疫相关指标:血补体+免疫球蛋白:IgM 2.64g/L↑,补体(-)。血清蛋白电泳:α₂ 11.2%↑;血轻链 KAP 1 420mg/dl↑,LAM 699mg/dl↑,比值 2.03。尿轻链 KAP 17.40mg/dl↑,LAM 6.73mg/dl↑。血清免疫固定电泳:κ 31.4mg/L↑,λ 51.5mg/L↑,κ/λ 0.610,尿免疫固定电泳(-)。抗核抗体 17 项:抗核抗体(ANA)(+)胞质型 1:320,抗 ds-DNA 抗体 IgG(+)150,抗 Ro52(+++)。自身免疫性肝炎抗体:ANA(+)胞质型 1:320,抗线粒体抗体(AMA)(+)1:320,AMA-M2(+)>400。抗中性粒细胞胞质抗体(-)。肌炎抗体谱(-)。抗线粒体亚型抗体:AMA-M2 弱(+),M4、M9 亚型均(-)。内分泌相关指:甲状腺功能指标正常;血清总皮质醇 38.1μg/dl↑,24h 尿游离皮质醇、血促肾上腺皮质激素、α-葡萄醛酸酶活性均正常。

胸腹部及盆腔 CT 平扫:右侧膈肌显著抬高,右肺中叶膨胀不全,双下肺透亮度降低,伴间质纹理增多,左心房显著扩大,食管扩张,内有液体。腹部及盆腔 CT 平扫未见明显异常。

肺功能(通气):限制性通气功能障碍。

心电图:窦性心律,心率 86 次/min,可见室性期前收缩。24h 动态心电图:窦性心律,总心搏数 131 407 次,房性期前收缩<0.1%,可见房性期前收缩未下传,室性期前收缩 15 403 次(11.72%),可见成对室性期前收缩 349 对、室性心动过速 210 阵、二联律 504 阵、三联律 95 阵,一度房室传导阻滞。

超声心动图:室间隔基部及中段运动稍减低,左心房增大(前后径 49mm),升主动脉增宽(近端升主动脉内径 37mm),主动脉瓣及二尖瓣后叶瓣环退行性变,轻度主动脉瓣及二尖瓣关闭不全,轻度肺高血压(估测肺动脉收缩压 42mmHg)。

冠状动脉 CT 血管造影:冠状动脉呈右优势型、重度钙化;左主干未见明确狭窄;前降支、右冠状动脉多发混合斑块,管腔轻-中度狭窄;回旋支近中段混合斑块,管腔轻度狭窄。心肌核素显像(静态):未见明显异常。

肌电图:上下肢可见自发电位,多相波比例增高,重复神经电刺激未见异常。

膈肌超声:双侧膈肌移动幅度减低,右侧为著(左侧 2.3cm、右侧 1.8cm)。

头部 MRI:大脑左侧基底核区腔隙灶;双侧放射冠、半卵圆中心多发斑片状异常信号,慢性缺血性改变；垂体饱满。

心脏 MRI：T2W 黑血序列示心肌信号未见明显异常，左右心房增大，室间隔略增厚，室间隔、左室壁运动减低。T1 和 T2 mapping 序列示 T1、T2 信号均增高（T1 波动于 1 348~1 699ms，T2 波动于 38~52ms，图 28-2），以 T1 升高为主，考虑心肌组织纤维化可能性大；T2 轻度升高，考虑伴有轻度水肿改变。

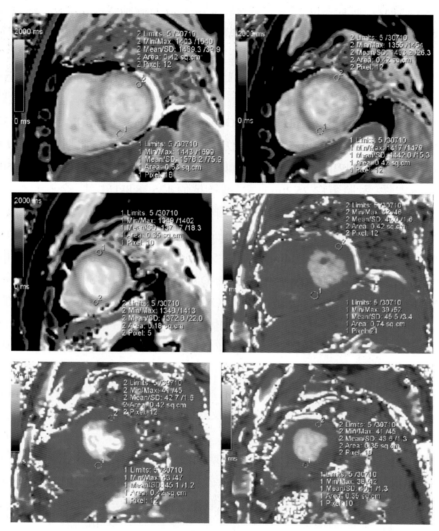

图 28-2　心脏 MRI

mapping 序列示心肌 T1 和 T2 信号绝对值均增高。

大腿 MRI：双侧大腿各组肌肉及皮下脂肪 T2 压脂序列高信号，考虑炎性病变可能（图 28-3），双侧大腿肌肉容积减少，尤其大腿后部肌群见斑驳状脂肪浸润，提示肌肉萎缩。

股四头肌活检（图 28-4）：HE 染色示横纹肌组织轻度变性；刚果红染色（-），高锰酸钾化刚果红染色（-），醇化刚果红染色（-）。腹壁皮肤活检：真皮及皮下组织小血管管壁增厚，真皮全层小血管周围未见红染物质沉积，真皮深部汗腺导管及腺腔部分红染，皮下脂肪组织小血管管壁极少量散在阳性，考虑为非特异性染色。

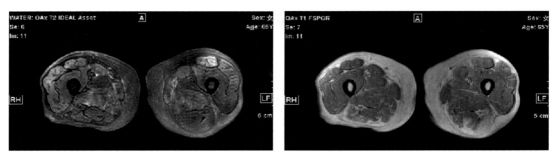

图 28-3　双侧大腿 MRI
示各组肌群及皮下脂肪在 T2 压脂相均呈现弥漫性异常高信号。

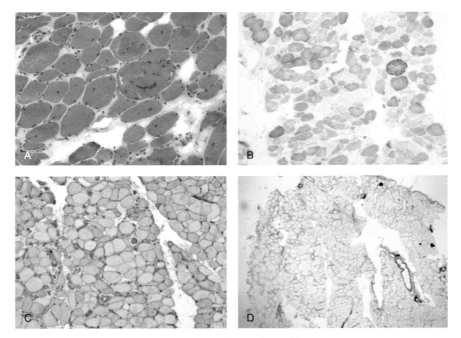

图 28-4　患者股四头肌活检
A. HE 染色, ×100, 示肌纤维明显大小不等, 部分肌纤维中重度萎缩, 个别肌纤维肥大 / 变性; B. COX 染色, ×100, 示个别肌纤维膜下局部深染, 个别肌纤维内斑片状淡染; C. MHC 染色, ×100, 示肌纤维膜有阳性着色; D. 抗 C5b-9 染色, ×100, 示许多肌纤维周边阳性染色。

　　治疗方面: 入院后予以托伐普坦(7.5mg/d)、呋塞米(20mg/d)、螺内酯(20mg/d)减轻心脏容量负荷, 同时口服曲美他嗪改善心肌代谢(与家属沟通后未同意行心肌活检及右心漂浮导管检查)。入院后予以低流量吸氧(2~3L/min)。2020 年 11 月 10 日起间断予以 BiPAP 呼吸机辅助改善肺通气(4~6h/d, 模式 S/T, IPAP 为 14cmH$_2$O, EPAP 为 4cmH$_2$O, FiO$_2$ 为 30%)。治疗 20d 后患者喘憋症状未再发作, 可平卧, 下肢水肿基本消退。11 月 17 日起每日在康复科指导下床旁进行肺容量、核心肌肉力量及日常生活活动能力训练(15~20min/ 次, 每日 1 次), 可耐受。2020 年 12 月 1 日出院。出院前复查动脉血气, PaCO$_2$ 下降至 58mmHg。老年综合评估(comprehensive geriatric assessment, CGA): 提示衰弱、焦虑状态。Barthel ADL: 60 分(躯体活动、穿衣、梳洗需家人辅助)。IADL: 4 分

（购物、备餐、整理家务、使用交通工具需家人辅助）。Fried 评分：3 分（衰弱）。情绪评分，SAS：50 分（焦虑状态）。

主治医师总结病例特点和主要诊断，提出会诊目的

老年医学科
张宁

该患者为老年女性，慢性病程，以心功能不全收入院，入院查肺部 CT 示右侧膈肌显著抬高，食管扩张。追问患者病史，2012 年患者无明显诱因出现双下肢无力，行走时双腿发沉，骑车、上楼梯困难。2015 年出现平地行走需拄拐，爬坡受限。2020 年 3 月起行走时双下肢无力感加重，伴进食哽噎感，偶有饮水呛咳。根据上述追问病史，结合辅助检查结果，患者存在多系统受累。①心脏：入院时有喘憋、不能平卧、双下肢水肿，血脑钠肽、NT-proBNP 水平升高，为心力衰竭的表现；同时合并心律失常，主要为频发室性期前收缩，伴短阵室性心动过速，一度房室传导阻滞。②呼吸系统：双肺炎症改变，突出表现为Ⅱ型呼吸衰竭、二氧化碳潴留。但患者既往无慢性阻塞性肺疾病、阻塞型睡眠呼吸暂停综合征等呼吸系统病史，其二氧化碳潴留难以用肺部疾病解释。③肌肉：患者病程中有进行性双下肢无力，膈肌超声示双侧膈肌运动幅度减低；MRI 见双侧大腿各组肌群 T2 压脂相弥漫性异常高信号及肌肉容积减少。同时近半年出现吞咽哽噎感，胸部 CT 见食管扩张，提示存在骨骼肌受累及可疑食管平滑肌受累。④自身免疫系统：存在抗核抗体、AMA、AMA-M2 及抗 Ro-52 抗体高效价阳性，伴胆管酶水平升高，且胆管酶升高程度与其他肝酶水平不匹配。⑤皮肤及毛发：最突出的面部特征为双侧眶周色素沉着、眉周毳毛增多，上述改变在患者中年后才逐渐出现。

老年医学科
康琳

患者以射血分数保留的心力衰竭（HFpEF）、Ⅱ型呼吸衰竭、膈肌运动度减低、吞咽哽噎等心肌、呼吸肌、骨骼肌、平滑肌多系统受累为主要临床表现，但肌酶（CK）不高，且存在 AMA、AMA-M2 及抗 Ro-52 抗体高效价阳性，与典型炎性肌病不完全符合。会诊目的：①患者上述多系统受累可否用一元论解释？②指导下一步治疗方案。

多学科会诊意见

神经科
钱敏

我们进一步对患者股四头肌活检标本进行了神经肌肉病理检查。HE 染色见肌纤维明显大小不等，部分肌纤维中重度萎缩，个别肌纤维肥大 / 变性 / 坏死、吞噬，未见再生肌纤维。肌内膜少数小血管周围可见单个核细胞浸润（图 28-4A）。Gomori 染色未见破碎红纤维等线粒体病典型表现。PAS 染色未见糖原颗粒沉积，ORO 染色未见明显脂滴沉积。COX 染色示个别肌纤维膜下局部深染，肌纤维网状结构紊乱，肌纤维内斑片状淡染（图 28-4B）。ACP 及 NSE 染色见散在少数坏死肌纤维，

其内粗大阳性颗粒增多。ATP 染色示 Ⅰ 型和 Ⅱ 型肌纤维比例、分布大致正常，未见同型肌纤维群组化分布现象。进一步完善免疫组织化学染色，示肌内膜及坏变肌纤维内少量 CD4$^+$T 细胞、CD68$^+$T 细胞浸润，未见 CD8$^+$T 细胞及 CD20$^+$T 细胞。MHC 染色示肌纤维膜 MHC-Ⅰ 表达增加（图 28-4C）。抗 C5b-9 染色可见多数肌纤维周边阳性染色（图 28-4D）。结合患者临床表现及免疫组织化学表现，考虑为免疫介导的炎性肌病。

心内科
郭潇潇

心脏方面，该患者符合射血分数保留的心力衰竭标准。经完善前述检查，可排除淀粉样变心脏受累，主要考虑炎性肌病或代谢性肌病。患者临床表现为进行性加重的活动后气短、乏力，伴心力衰竭相关体征，存在明确的室内传导阻滞、频发多源性室性期前收缩、短阵室性心动过速，肌钙蛋白轻度升高且心肌呈水肿改变，符合炎性肌病合并心脏受累的诊断。回顾我院 75 例炎性肌病合并心脏受累病例的临床资料，40% 合并心律失常（频发多源性室性期前收缩、短阵室性心动过速），且 AMA 阳性是合并室性心律失常的独立危险因素[1]。治疗方面，经前期针对心力衰竭的对症治疗，相关症状已明显改善。后续可考虑应用血管紧张素受体脑啡肽酶抑制剂。随访时观察其临床变化，并行超声心动图监测心功能指标变化。

风湿免疫科
张文

结合患者神经病理实验室肌肉病理及免疫组织化学结果，考虑该患者诊断倾向于炎性肌病。在炎性肌病中，存在一种特殊类型的肌炎，即抗线粒体抗体相关炎性肌病[2]，临床表现为慢性骨骼肌受累和严重的心脏受累，包括心肌炎、心律失常和心肌病。该患者肌炎临床表现不典型，考虑为病程缓慢迁延所致。患者碱性磷酸酶水平明显升高，AMA 效价 ≥ 1∶40，同时合并原发性胆汁性胆管炎。针对炎性肌病，患者目前无活动性炎症，暂无应用激素及免疫抑制剂的指征。针对原发性胆汁性胆管炎，可加用熊去氧胆酸治疗，改善预后。

皮肤科
刘跃华

该患者眶周色素沉着伴眉周毳毛增多，考虑为继发改变。患者表现非皮肌炎典型改变，皮肌炎主要表现为以眶周上眼睑为主的水肿性紫红斑。自身免疫病或代谢性疾病均可继发色素沉着。自身免疫病累及皮肤多发生在真皮与表皮交界处，由于黑色素细胞分布于基底层，基底层受破坏后引起色素异常，表现为色素沉着或减退，亦称异色症。结合该患者病史及肌肉活检等结果，符合自身免疫病的诊断。其眶周色素沉着考虑为长期慢性自身免疫反应破坏皮肤基底层所致。

干细胞平台
冷泠

在某些慢性炎症中，细胞因子或炎症因子可通过激活黑素干细胞和黑素皮质素受体 1（MC1R）/小眼畸形相关转录因子（MITF）通路，刺激黑素细胞产生黑色素或褐色素[3]，或可解释患者病程中出现的眶周色素沉着和眉周毳毛增多。患者肌肉、肺和皮肤病变在神经系统是否有共同的病理特征，需进一步行遗传咨询。

康复医学科
赵肖奕

该患者核心肌肉力量明显减弱,同外周不平行,存在膈肌力量下降,呼吸模式欠佳,胸椎后凸,导致通气不足;同时存在心功能不全,二者是导致喘憋及活动耐力下降的最主要原因。患者的康复目标为减少并发症风险(主要为误吸及吸入性肺炎)、增加通气量、减少废用性肌肉力量下降,并进行姿势管理、核心肌肉力量与日常生活活动能力训练。减少并发症:建议给予顺滑、均匀的软糊状食物,同时进行口面动作训练指导。增加通气量:①呼吸模式指导,指导患者练习前后径扩张为主的腹式呼吸;②吸气肌力量训练,从 3cmH$_2$O 开始,每天上、下午各 30 次;③肺容量练习,对患者进行肺量计视觉指导和练习。减少废用性肌肉力量下降及姿势管理:①指导患者进行股四头肌姿势训练;②进行床旁腰背部肌肉姿势训练及背部伸肌姿势训练;③核心肌肉力量训练,通过起坐及伸髋练习、增加腹肌和臀肌等核心肌肉力量。日常生活活动能力训练,对于进食、穿衣、洗漱、翻身、起坐转移、站立等患者可以耐受的活动,鼓励其继续坚持。因患者在吸氧状态下才能维持稳定的氧合,暂不进行心肺耐力康复。

多学科会诊意见总结

最终诊断考虑为抗线粒体抗体相关炎性肌病、心脏受累(射血分数保留的心力衰竭、一度房室传导阻滞、频发室性期前收缩、短阵室性心动过速)、膈肌受累(Ⅱ型呼吸衰竭)、皮肤系统受累(眶周色素沉着);合并原发性胆汁性胆管炎。

结局与转归

出院后继续予小剂量利尿剂以及曲美他嗪、β 受体阻滞剂口服(剂量同前),加用口服优思弗(150mg/ 次,3 次 /d),复查 GGT 337U/L → 240U/L。患者购买家用双水平无创呼吸机,每晚应用 6~8h,并家庭氧疗(每日低流量吸氧 6~8h),居家康复练习。2021 年 10 月随访,患者喘憋未再发作,无下肢水肿,可室内活动并做简单家务。

专家点评

该患者为老年女性,慢性病程,存在多个系统受累。明确疾病诊断需要从诸多头绪中梳理线索、厘清思路。患者存在明确的心力衰竭,心肌活检有助于明确诊断,但患者躯体功能状态差,心肌活检的风险大,且患者对该检查亦有顾虑。患者入院动脉血气分析提示二氧化碳潴留,胸部影像学提示右侧膈肌显著抬高,膈肌超声提示双侧膈肌运动幅度均明显减低。均提示存在系统性疾病继发的膈肌受累。结合查体及其他影像学检查,患者亦存在大腿肌肉等多组骨骼肌肌群受累。经综合考虑,选择了安全性高、风险较低的股四头肌活检获取病理,通过股四头肌特殊免疫组化染色结果,诊断为炎性肌病。结合病程中患者 AMA 强阳性,合并原发性胆汁性胆管炎,最终确诊抗线粒体抗体相关炎性肌病。患者病程中红细胞沉降率正常,超敏 C 反应蛋白及肌酶(CK)仅轻度升高。同时,病程与症状不匹配(炎性肌病一般为亚急性或急性发病,该患者病程已>5 年);肌酸激酶升高程度与症状不匹配;中轴肌受累与外周肌受累程度不匹配。临床表现很不典型。考虑该病主要为病程缓慢迁延所致,入院时已无急性活动性炎症。基于以上情况,结合患者年龄及衰弱状态,常规激素及免疫抑制剂并不能使之获益。主要治疗措施为纠正心力衰竭及改善二氧化碳潴留。患者病程中特殊的皮肤毛发改变考虑为长期慢性自身免疫反应破坏皮肤基底层所致。回顾整个诊疗过程,总结如下经验:①以点及面,形成开阔的诊疗思路。患者以心功能不全、呼吸衰竭为主要表现入院,胸部 CT 提示膈肌上抬、食管扩张,从而以此为突破点,发现患者多肌群受累,完善肌活检及相关检查,从而明确诊断。②多学科协作的重要性。该患者诊疗过程中,多学科团队共同参与和讨论,逐步厘清病因,解决诊疗决策中的难题,体现了多学科协作在疑难病诊疗中的重大意义。③医患沟通及临床共同决策的意义。患者肌炎慢性化,目前无明显活动性炎症证据,后续是否应用激素和免疫抑制剂需审慎考虑。多学科讨论后与患者及家属进行充分沟通,医患沟通决策实现患者受益最大化。④运动处方的重要性。老年医学科跨学科团队(GIT)在病因尚未明确时即为患者开具了运动处方,鼓励患者积极进行呼吸肌锻炼改善症状。出院后继续居家进行康复练习,以增加通气量,减少废用性肌肉力量下降,并改善日常生活活动能力。患者依从性好,通过长期居家康复锻炼及佩戴 BiPAP 辅助通气,症状得到明显改善,功能状态、生活质量显著提高。

疾病相关文献回顾

特发性炎性肌病(idopathic inflammatory myopathy, IIM)是一组具有较高异质性的自身免疫病,以进行性肌无力、肌电图异常、肌酶升高和肌肉炎症细胞浸润为特征,常伴有其他系统受累表现,如发热、皮疹、关节痛、间质性肺病、心肌病、吞咽困难[4]。一般通过临床表现、相关抗体筛查、神经电生理、影像学及肌肉活检可明确诊断。早期的 IIM 特指 PM 和皮肌炎。1975 年,Bohan 等[5] 提出经典 IIM 分型,包括原发性 PM、原发性皮肌炎、合并血管炎的儿童 PM 或皮肌炎、合并肿瘤 PM 或皮肌炎,以及合并其他结缔组织病的 PM 或皮肌炎。随着肌肉病理的开展及

越来越多抗体被发现,IIM 分型更加细致。2018 年,Selva-O'Callaghan 等[6] 提出新的成人 IIM 分型,包括皮肌炎、免疫介导的坏死性肌病(immune-mediated necrotizing myopathy, IMNM)、散发性包涵体肌炎(sporadic inclusion body myositis, sIBM)、重叠性肌炎(overlap myositis, OM)和 PM。目前发现的有关肌炎的抗体包括肌炎相关性抗体(myositis-related autoantibodies, MAAs)和肌炎特异性抗体(myositis-specific autoantibodies, MSAs)[7]。

抗线粒体抗体相关炎性肌病是 IIM 中较罕见的由免疫介导的肌病类型。我国人群抗线粒体抗体相

关炎性肌病的患病率约为 5.15%[8]。该病发病年龄多为 40~70 岁,呈慢性病程,临床特征表现多样,可出现近端肌无力、轴向肌受累、翼状肩胛等[9]。Jemima 等[2] 于 2018 年报道了 7 例该病患者的临床特征(1 例皮肌炎、6 例 PM)。3 例合并其他自身免疫病,包括原发性胆汁性肝硬化(PBC)、自身免疫性肝炎、银屑病和桥本甲状腺炎。患者均有近端肌力下降,其中 4 例存在吞咽困难,5 例合并心脏受累包括心律失常(传导阻滞、房性心动过速、室性期前收缩)及心肌炎(2 例)。实验室检查均伴有 CK 升高、AMA 阳性,其中 2 例同时伴 ANA 阳性;肌电图均示肌源性损害;MRI 示 3 例股四头肌水肿改变,2 例存在脂肪浸润。我国学者也对抗线粒体抗体相关炎性肌病患者的临床特征进行了总结[8]。在收集的 136 例 IIM 患者中共检出抗线粒体抗体相关炎性肌病患者 7 例,包括皮肌炎 3 例、PM 2 例、IMNM 2 例。诊断年龄中位数为 55.5(41,70)岁,从发病至首次就诊时间为 1~24 个月。临床表现方面,均有近端肢体无力,其中 4 例同时有远端肌力下降及不对称肢体无力,4 例伴肌痛,5 例伴吞咽困难,3 例伴构音障碍,1 例伴呼吸困难。其他系统受累情况,2 例伴心律失常(表现为传导阻滞和房性期前收缩),3 例伴眶周紫色皮疹(均为皮肌炎患者),2 例合并 PBC,1 例疑诊恶性肿瘤。辅助检查方面,6 例 CK 升高;除 AMA 阳性外,2 例伴抗 NXP-2 抗体强阳性,1 例抗 T1F1γ 抗体强阳性,3 例存在大腿肌肉萎缩伴脂肪浸润。

本例患者慢性病程,多肌群受累,且病程中有明显的心脏受累,主要表现为心律失常及心力衰竭,AMA 强阳性,合并 PBC,虽 CK 无明显升高,以核心肌肉力量下降为主,但股四头肌活检补体免疫组化染色示抗 C5b-9 染色及 MHC 染色均为阳性,符合炎性肌病病理表现。根据上述文献复习,抗线粒体抗体相关炎性肌病临床表现异质性较大,CK 可正常,伴或不伴 PBC。此外,患者病程出现的眶周色素沉着、眉周毳毛增多,可能是由于慢性病程中,炎症因子可刺激黑素细胞产生黑色素,致眶周色素沉着。

治疗方面,一般予以激素治疗或激素联合其他免疫治疗,多数患者经治疗后肌力及 CK 水平有明显改善。但 AMA 效价无明显下降,故不建议使用 AMA 效价评估疾病活动度[10]。我院既往诊治的 7 例 AMA 相关炎性肌病患者中,均予以口服泼尼松 1mg/(kg·d),其中 3 例接受了其他免疫治疗。中位随访时间 30.26 个月,1 例因恶性肿瘤去世,余 6 例临床症状均有明显改善,CK 均下降,但仍可检出 AMA 阳性[8]。本例老年患者,合并高血压、2 型糖尿病等多种基础疾病,衰弱状态。经与患者及家属沟通,综合风险与获益,暂未启动激素及免疫抑制治疗,给予纠正心力衰竭及改善二氧化碳潴留等对症治疗。患者出院后坚持呼吸肌锻炼及 BiPAP 通气改善呼吸,病情稳定,可每日外出活动。随访 Barthel ADL:80 分,可自行备餐、整理家务,情绪状态明显改善。

(张 宁 康 琳)

参考文献

[1] HUANG Y, LIU H, WU C, et al. Ventricular arrhythmia predicts poor outcome in polymyositis/dermatomyositis with myocardial involvement [J]. Rheumatology (Oxford), 2021, 60 (8): 3809-3816.

[2] ALBAYDA J, KHAN A, CASCIOLA-ROSEN L, et al. Inflammatory myopathy associated with anti-mitochondrial antibodies: A distinct phenotype with cardiac involvement [J]. Semin Arthritis Rheum, 2018, 47 (4): 552-556.

[3] LO J A, FISHER D E. The melanoma revolution: From UV carcinogenesis to a new era in therapeutics [J]. Science, 2014, 346 (6212): 945-949.

［4］ DALAKAS M C. Inflammatory muscle diseases [J]. N Engl J Med, 2015, 372 (18): 1734-1747.

［5］ BOHAN A, PETER J B. Polymyositis and dermatomyositis (first of two parts)[J]. N Engl J Med, 1975, 292 (7): 344-347.

［6］ SELVA-O'CALLAGHAN A, PINAL-FERNANDEZ I, TRALLERO-ARAGUAS E, et al. Classification and management of adult inflammatory myopathies [J]. Lancet Neurol, 2018, 17 (9): 816-828.

［7］ 薄传强. 特发性炎性肌病 [J]. 中华神经科杂志, 2019, 52 (5): 410-422.

［8］ HOU Y, LIU M, LUO Y B, et al. Idiopathic inflammatory myopathies with anti-mitochondrial antibodies: Clinical features and treatment outcomes in a Chinese cohort [J]. Neuromuscul Disord, 2019, 29 (1): 5-13.

［9］ MAUHIN W, MARIAMPILLAI K, ALLENBACH Y, et al. Anti-mitochondrial antibodies are not a hallmark of severity in idiopathic inflammatory myopathies [J]. Joint Bone Spine, 2018, 85 (3): 375-376.

［10］ MAEDA M H, TSUJI S, SHIMIZU J. Inflammatory myopathies associated with anti-mitochondrial antibodies [J]. Brain, 2012, 135 (6): 1767-1777.

29 谁是"凶手"

专家导读 30 岁青年男性,以复视、头晕起病,影像学提示颅内及全身多发占位,责任病灶到底是谁? 是手术还是保守治疗? 优先处理哪个肿物? 协和罕见病 MDT 以患者为中心,以专业为后盾,为患者制定个体化诊疗方案。

病例介绍

【患者】 男,30 岁。

【主诉】 视物重影、头晕 1 个月余。

【现病史】

患者 2020 年 11 月中旬无明显诱因出现视物重影、头晕,单眼能看清,无恶心、呕吐,四肢肌力、肌张力、深感觉、浅感觉正常,就诊于外院,行 MRI 检查发现颅内占位。2020 年 11 月 26 日外院 MRI:右侧桥小脑角区(CPA)异常信号,考虑表皮样囊肿可能。左侧脑室前角旁明显强化病灶,考虑室管膜下巨细胞星形细胞瘤(SEGA)。左侧脑室内局部不光整伴小结节,考虑结节性硬化。2020 年 12 月中旬出现单眼视物模糊,物体轮廓变形,伴间断头痛,枕部胀痛,无恶心、呕吐。近 1 周头晕、恶心症状加重。先后就诊于我院神经外科、内科、眼科门诊,颅内占位性病变、结节性硬化诊断明确。2020 年 12 月 9 日我院 PET/CT:右侧桥小脑角区低密度占位,左侧脑室旁前脚病灶,均未见明显代谢活性,考虑良性病变可能。左侧基底核受压外移,代谢较对侧减低,为继发改变。现为进一步治疗颅内多发占位,收入院。

【既往史】

2015 年 5 月发现"双肾多发血管平滑肌脂肪瘤,肝脏多发小错构瘤可能,面部皮疹",未诊治。2017 年 8 月因"左侧腰部胀痛"

就诊外院,考虑与结节性硬化、左肾占位相关,建议口服依维莫司,2.5mg,每日 1 次,2018 年 2 月因严重口腔溃疡(药物副作用)停用依维莫司;否认高血压、冠心病、糖尿病等慢性病史,否认肝炎、结核、伤寒、疟疾等传染病史,否认重大手术、外伤及输血史,否认药物、食物过敏史。预防接种史不详。

【个人史】

生于原籍,无外地久居史。否认疫区、疫水接触史,否认特殊化学品及放射性物质接触史。吸烟 2 年,3~5 支 /d,戒烟 5 年;社交性饮酒。

【家族史】

否认家族中有类似疾病史,否认家族性精神病、肿瘤病、遗传性疾病病史。

【入院查体】

体温 36.2℃,脉搏 81 次 /min,呼吸 17 次 /min,血压 128/85mmHg,SpO$_2$98%,神志清楚,查体合作。双侧鼻面部见皮疹,粗测双眼视力下降,粗测双眼视野缩小,右眼内斜视,右眼外展受限,余方位到位;双瞳孔等大等圆,直径 2.5mm,直接、间接对光反射灵敏,眼震未引出。

【入院诊断】

①右侧脑桥小脑三角区占位、表皮样囊肿可能性大、右侧展神经麻痹;②结节性硬化、左侧室管膜下巨细胞星形细胞瘤、双肾多发错构瘤、左肾错构瘤伴出血、肝脏多发小错构瘤、面部皮疹。

【诊治经过】

患者入院后复查头部增强 MRI(图 29-1),提示左侧脑室旁及右侧 CPA 占位。PET/CT 提示(图 29-2):左侧脑室旁前脚病灶,约 2.4cm,周围可见环形钙化;右侧桥小脑角区可见低密度占位,约 5.6cm×2.9cm,均未见明显代谢活性,考虑良性病变可能。左侧基底核受压外移,代谢较对侧减低,为继发改变;肝脏及双肾多发混合密度占位,考虑血管平滑肌脂肪瘤。左侧股骨骨岛。肝区动态 MRI(图 29-3):肝实质内多发占位,双肾多发占位,最大者位于左肾,大小约 9.9cm×8.5cm×11.0cm。腹部超声:肝内多发高回声,较大者位于右叶,4.2cm×3.7cm。双肾多发高回声,左肾仅上部见少许正常肾结构。脑脊液检查提示(图 29-4):白细胞总数及蛋白升高。TSC 基因检测(图 29-5):提示未检测到 *TSC1* 和 *TSC2* 突变,但存在 *NBN* 突变和 *SDHAF2* 突变。考虑患者合并结节性硬化,因此提请罕见病 MDT,为患者制定最佳治疗方案。

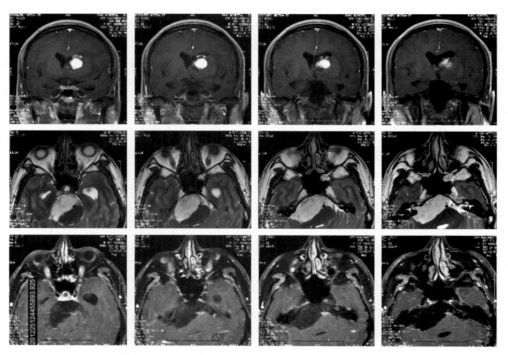

图 29-1　2020 年 12 月 31 日我院复查头部增强 MRI

可见左侧脑室旁占位及右侧 CPA 占位。

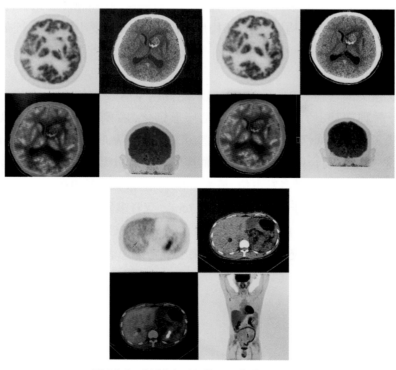

图 29-2　2020 年 12 月 9 日我院 PET/CT

左侧脑室旁前脚、右侧桥小脑角考虑良性病变可能；肝脏及
双肾多发混合密度占位，考虑血管平滑肌脂肪瘤。

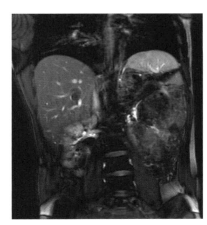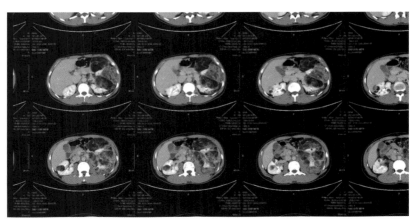

图 29-3 2020 年 12 月 31 日肝区动态 MRI

显示肝实质内多发占位，双肾多发占位，最大者位于左肾，大小约 9.9cm × 8.5cm × 11.0cm。

项目名称	缩写	结果	单位	异常提示	参考范围
外观	外观	黄色微浊			
细胞总数	细胞总数	1 413	10S6/L		
白细胞总数	白细胞总数	12	10S6/L	H	0~8
单核	单核	10	10S6/L		
多核	多核	2	10S6/L		
其他	其他	/			
脑脊液葡萄糖	CSF-Glu	2.4	mmol/L	L	2.5~4.5
脑脊液氯化物	CSF-Cl	121	mmol/L		120~132
脑脊液蛋白	CSF-Pro	7.53	g/L	H	0.15~0.45

图 29-4 脑脊液检验结果

1. *TSC1, TSC2* 基因 3-5 类变异（致病、可能致病和意义未明的变异）：

检测基因	可检测变异类型	检测结果	基因型	致病性
TSC1	突变/扩增	未检出		
TSC2	突变/扩增	未检出		

2. 其他基因 3-5 类变异（包括致病、可能致病和意义未明的变异）：

检测基因	可检测变异类型	检测结果	基因型	致病性
NBN	突变/扩增	11 号外显子错义突变[1] NM_002485.4:c.1759G>A(p.V587I)	杂合	意义未明
SDHAF2	突变/扩增	2 号外显子错义突变[2] NM_017841.2:c.212_213delinsCT(p.L71P)	杂合	意义未明

图 29-5 TSC 基因检测结果

主治医师总结病例特点和主要诊断,提出会诊目的

神经外科
王裕

患者为青年男性,慢性病程,成年起病;体检发现肝、肾多发占位5年,视物模糊、头晕1个月余入院,近1周头晕、恶心症状加重。查体:神清语利,右侧展神经麻痹,双侧鼻面部皮疹。既往史、个人史无特殊。根据患者影像学检查,满足临床确诊结节性硬化3个主要特征:①室管膜下巨细胞星形细胞瘤;②肾血管平滑肌脂肪瘤×2、肝血管平滑肌脂肪瘤×1;③室管膜下结节;1个次要特征:皮肤损害。临床诊断结节性硬化证据充分。颅内SEGA的治疗包括手术切除与mTOR抑制剂,目前暂无TSC合并CPA表皮样囊肿的报道,无证据支持mTOR抑制剂在表皮样囊肿治疗中的效果。会诊目的:①TSC诊断是否明确?②右侧展神经麻痹查因?③下一步治疗计划?

多学科会诊意见

神经外科
马文斌

患者主要诊断结节性硬化,颅内病变考虑左侧室管膜下巨细胞星形细胞瘤,右侧CPA表皮样囊肿,腰穿压力175mmH$_2$O,脑脊液蛋白含量显著升高,考虑患者右侧展神经麻痹与CPA占位有关,具备手术指征。

放射科
有慧

患者本院MRI显示左侧脑室前角旁明显强化病灶,T1W1低信号,T2W1稍高信号,FLAIR高信号,DWI混杂信号,考虑室管膜下巨细胞星形细胞瘤。右侧桥小脑角区异常信号,T1W1低信号,T2W1高信号,FLAIR低信号,DWI高信号,未见明显强化,考虑符合表皮样囊肿影像诊断。肝、肾多发占位符合错构瘤表现。

核医学科
霍力

我院PET/CT显示左侧脑室旁前脚病灶、右侧桥小脑角区占位,均未见明显代谢活性,考虑良性病变可能。肝脏及双肾多发混合密度占位,考虑血管平滑肌脂肪瘤。

病理科
赵大春

患者目前在我院行全血基因检测,报告显示*TSC1*和*TSC2*无突变,2号和11号外显子杂合突变,但临床意义不明。本检验采用53基因panel,覆盖*TSC1*和*TSC2*所有外显子。目前认为,*TSC1/2*无突变并不能排除结节性硬化。

神经科
卢强

患者脑电图检查提示左侧颞枕叶异常放电,尽管无明确癫痫病史,考虑该异常放电与左侧脑室旁病变相关。

眼科
王旭倩

患者视力：BCVA 右眼 0.2，左眼 0.3；眼压正常。眼球运动：右眼外转受限，露白 3~4mm，余各方向运动到位。前节检查：双眼瞳孔对光反射迟钝，未见虹膜结节。眼底检查：双侧视神经盘高度水肿、渗出、出血；后极部硬性渗出。OCT 检查：视盘高度隆起，未见明确占位病变，视盘旁神经上皮下积液，中心凹下 IS/OS 层断续。尽管患者未发现视网膜星形细胞错构瘤等常见病变，但患者视神经盘水肿，视力进行性下降，影像学示梗阻性脑积水，考虑与慢性颅高压有一定关联，应向患者说明，神经外科术后视力下降可能无法显著恢复，甚至加重。

泌尿外科
张玉石

目前患者临床诊断结节性硬化基本成立，肝肾多发错构瘤，部分肿瘤伴出血，以左肾为著，mTOR 抑制剂依维莫司对一些结节性硬化治疗反应满意，该患者既往口服剂量较小，用药时间短，可在开颅术后继续口服依维莫司治疗，定期复查，注意依维莫司对伤口愈合的影响。

皮肤科
王涛

皮肤表现在诊断结节性硬化中有很大意义，如色素减退斑、血管纤维瘤或头部纤维斑块、甲周纤维瘤、鲨鱼皮样斑，该患者面部血管纤维瘤符合诊断标准。建议至少进行每年 1 次的常规检查。若皮损短期内增大或数量增多，功能受限（如影响视力、呼吸或运动），造成疼痛或出血，或影响患者正常社交，可增加随访频率或予以干预。多个临床试验表明系统性应用 mTOR 抑制剂能够改善 TSC 患者皮肤病变，尤其是皮肤血管纤维瘤。可使用依维莫司或西罗莫司等。

药剂科
刘鑫

依维莫司是一种 mTOR 抑制剂，为西罗莫司（雷帕霉素）的 40-O-（2-羟乙基）衍生物，可用于伴有结节性硬化症（TS）的室管膜下巨细胞星形细胞瘤（SEGA）患者，若患者进行手术治疗，应关注该药对血管生成的影响，该药可能影响切口愈合。

多学科会诊意见总结

患者症状、体征等与 CPA 占位相关，影像学提示该占位为表皮样囊肿可能性大。目前无证据表明 mTOR 抑制剂对表皮样囊肿有效，因此建议手术切除，解除压迫，明确病理，术后继续口服依维莫司 10mg，每日 1 次，但应注意该药可能影响切口愈合。

结局与转归

2021 年 1 月 12 日全身麻醉下行"右侧乙状窦后入路脑桥小脑角表皮样囊肿切除术 + 腰大池外引流术"。手术顺利,术后患者恢复尚可,间断夹闭腰大池引流管后患者诉头痛、恶心。腰椎穿刺提示颅内压高、脑脊液蛋白含量高。头部 CT 示脑室扩张。考虑交通性脑积水,于 2021 年 1 月 27 日全身麻醉下行"右侧脑室穿刺腹腔分流术",患者症状完全缓解。术后 10 个月随访,患者恢复良好,手术切口愈合良好。

专家点评　患者为青年男性,隐匿起病,临床表现为复视及头晕,既往诊断为结节性硬化,根据国际 TSC 共识大会结节性硬化症诊疗管理指南(2012 年),该患者不满足遗传学诊断标准,但符合临床确诊条件,主要有 3 个特征:①室管膜下巨细胞星形细胞瘤;②血管平滑肌脂肪瘤>2 个;③室管膜下结节。因此可明确诊断为 TSC。颅内病灶主要为左侧脑室旁室管膜下巨细胞星形细胞瘤及右侧 CPA 表皮样囊肿,头部 MRI 可见侧脑室颞角扩大,提示梗阻性脑积水可能,这似乎可以解释患者的临床表现。但查体后发现患者右眼展神经麻痹,因此 CPA 表皮样囊肿应该是责任病灶。对于结节性硬化合并 CPA 表皮样囊肿,目前仍没有相关报道,该患者颅内同时罹患两种疾病的原因仍不清楚。结合文献学习,我们认为,处理患者 CPA 占位,解除右侧展神经受压,避免神经功能进一步恶化是当务之急。而左侧脑室旁病变对 mTOR 抑制剂具有一定的反应性,因此不必同期手术。CPA 表皮样囊肿术后可并发交通性脑积水,可通过 V-P 分流改善脑积水症状。

疾病相关文献回顾

结节性硬化症由法国神经病学家 Desire-Magloire Bourneville 于 1880 首次详细描述(脑硬化结节导致精神障碍、癫痫)。该病是由 *TSC1* 基因和 *TSC2* 基因突变引起的常染色体显性遗传性神经皮肤综合征[1],儿童和成人均可出现,可累及中枢神经系统、泌尿系统、呼吸系统、循环系统、皮肤、消化系统、骨骼和视觉等,其中最常见的为中枢神经系统,约占 90%,最常见症状为癫痫,发生率为 84%~88%,而室管膜下巨细胞星形细胞瘤约占 24%,20 岁以后比较少见,常伴有钙化,可能引起梗阻性脑积水。该病呈进行性病程,症状严重程度异质性大。2012 年第二届国际结节性

硬化症联盟会议对 TSC 的诊断标准进行了新的修订[2]。临床诊断标准如下。主要特征:①面部血管纤维瘤(≥3 处)或前额纤维斑块;②色素脱失斑(≥3 处,最小直径≥5mm);③甲周纤维瘤(≥2 处);④鲨鱼革斑;⑤多发性视网膜错构瘤;⑥脑皮质发育不良;⑦室管膜下结节;⑧室管膜下巨细胞瘤;⑨心脏横纹肌瘤;⑩肺淋巴管平滑肌肌瘤;⑪肾血管平滑肌脂肪瘤(≥2 处)。次要特征:①"五彩纸屑样"皮肤病变;②牙釉质凹陷(>3 处);③口内纤维瘤(≥2 处);④视网膜脱色斑;⑤多发性肾囊肿;⑥非肾错构瘤;⑦视网膜无色性斑块;⑧脑白质"移行痕"(在 T2WI

和 T2 FLAI R 序列上表现为由深部脑白质延伸至皮质的细长边界清晰的线条状高信号);⑨直肠息肉;⑩骨囊性变。确诊:符合 2 个主要特征,或 1 个主要特征 +2 个次要特征;可能诊断:符合 1 个主要特征,或 1 个主要特征 + 1 个次要特征,或 ≥ 2 个次要特征。

TSC 的发病机制目前尚不清楚,从遗传学来看,主要表现为 *TSC1/2* 突变,其中 *TSC1* 基因突变约占 20%,*TSC2* 基因突变约占 70%,在未发现基因突变的临床诊断 TSC 患者中,10% 有低水平细胞嵌合突变或 *TSC1/2* 内含子剪切突变。也有"二次打击学说"认为家族遗传性 TSC 为生殖细胞突变 + 体细胞突变;而散发病例多为体细胞二次突变。该病主要是 mTOR 通路异常:TSC 复合蛋白功能丧失,下游蛋白功能障碍,包括蛋白质翻译和细胞生长增加,自噬和凋亡减少,导致肿瘤发生[3]。

SEGA 的治疗主要分为手术和使用 mTOR 抑制剂。手术的指征主要为急性脑积水,脑室扩张明显,mTOR 抑制剂治疗后肿瘤残余等。对于单发肿瘤,整体切除能显著获益。当患者多系统受累,肿瘤广泛浸润,不能整体切除时,应考虑 mTOR 抑制剂。该药主要可应用于 SEGA 及多系统错构瘤,也可用于新辅助治疗[4-5]。控制癫痫,改善脑积水,心脏横纹肌瘤等,及肝脏代谢,联合抗惊厥药(AED)应用时应警惕监测 AED 血药浓度[6]。

颅内表皮样囊肿起源于神经管闭合期间残留的上皮细胞,约占脑肿瘤的 1%,最常见于 CPA 区[7]。主要治疗方式是手术,暂无病例报道 TSC 合并 CPA 表皮样囊肿,也没有证据支持 mTOR 抑制剂可以治疗 CPA 表皮样囊肿。

(邢　浩　王月坤　杨蕙钰　石易鑫　王　裕)

参考文献

[1] HE J, ZHOU W, SHI J, et al. TSC1 and TSC2 gene mutations in Chinese tuberous sclerosis complex patients clinically characterized by epilepsy [J]. Genet Test Mol Biomarkers, 2020, 24 (1): 1-5.

[2] CHU-SHORE C J, MAJOR P, MONTENEGRO M, et al. Cyst-like tubers are associated with TSC2 and epilepsy in tuberous sclerosis complex [J]. Neurology, 2009, 72 (13): 1165-1169.

[3] HENSKE E P, JÓŹWIAK S, KINGSWOOD J C, et al. Tuberous sclerosis complex [J]. Nat Rev Dis Primers, 2016, 2: 16035.

[4] FRASSANITO P, NOYA C, TAMBURRINI G. Current trends in the management of subependymal giant cell astrocytomas in tuberous sclerosis [J]. Childs Nerv Syst,
2020, 36 (10): 2527-2536.

[5] KRUEGER D A, NORTHRUP H. Tuberous sclerosis complex surveillance and management: Recommendations of the 2012 International Tuberous Sclerosis Complex Consensus Conference [J]. Pediatr Neurol, 2013, 49 (4): 255-265.

[6] FRANZ D N, BELOUSOVA E, SPARAGANA S, et al. Everolimus for subependymal giant cell astrocytoma in patients with tuberous sclerosis complex: 2-year open-label extension of the randomised EXIST-1 study [J]. Lancet Oncol, 2014, 15 (13): 1513-1520.

[7] HASEGAWA M, NOURI M, NAGAHISA S, et al. Cerebellopontine angle epidermoid cysts: Clinical presentations and surgical outcome [J]. Neurosurg Rev, 2016, 39 (2): 259-267.

30

与生俱来的"海神"样改变

专家导读　14 岁女孩,出生即有左手、左足增大伴有"海神"样改变,多次手术切除,仍然难以根除病患。究竟是什么原因导致了这个女孩身上这样难以根除的"海神"样改变,后续又该如何治疗? 协和罕见病多学科会诊为患者的诊断、治疗指明方向。

病例介绍

【患者】　女,14 岁。

【主诉】　左手各指增粗,左手掌及手指多发肿块,左足第 3、5 趾,足底肿块。

【现病史】

　　患者出生时即发现左手各指增粗,左手掌及手指多发肿块,左足第 3、5 趾,足底脑沟回样肿块,并逐渐增大至今。2011 年 9 月 21 日行巨指缩容术,2012 年 3 月 28 日行手部巨指修复,2013 年 3 月 20 日行手部肿物切除术,2017 年于日本行巨指缩容术,2018 年 1 月 19 日行先天性巨指 / 趾修复 + 取皮植皮。

【既往史】

　　无特殊。

【个人史】

　　生于原籍,无外地久居史。否认疫区、疫水接触史,否认特殊化学品及放射性物质接触史。无吸烟、饮酒等不良嗜好。

【家族史】

　　否认家族中有类似疾病史,否认家族性精神病、肿瘤病、遗传性疾病病史。

【基因检测】

取病变组织行高通量检测发现携带 *AKT1* c.49G＞A（p.Glu17Lys）突变，变异频率为 18.43%。

【入院查体】

2011 年第一次入院查体：左前臂较对侧变长，双前臂中段均见两处环状挛缩带；左手掌部多发肿块，示指、中指、环指、小指增粗畸形并见多个肿块（图 30-1）。右手小鱼际处多个肿块。左足第 5 趾胫侧、第 3 趾背侧多个肿块。左足底见约 2cm×2cm 软组织肿胀区；双足背局部肿胀，皮肤色素沉着（图 30-2）。左膝关节腓侧局部肿胀，质软，有波动感，无压痛。左侧颈部、左侧腹部、见多疣状血管痣。双侧乳腺发育，左侧明显。

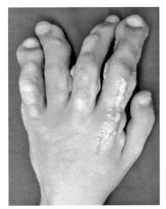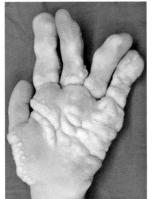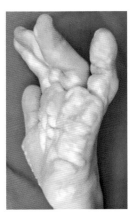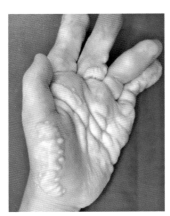

图 30-1　左手照片

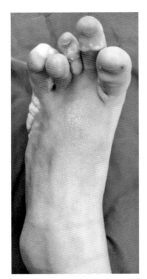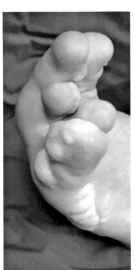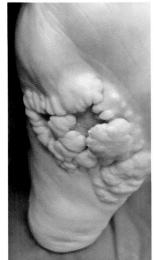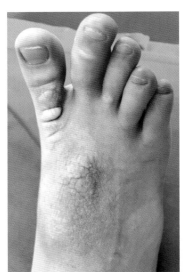

图 30-2　左足照片

【入院诊断】

Proteus 综合征

主治医师总结病例特点和主要诊断，提出会诊目的

骨科
吴南
14 岁女孩，临床表现为左手、左足增大伴皮肤脑沟回样改变。病变组织携带体细胞嵌合 *AKT1* c.49G>A（p.Glu17Lys）突变，变异频率为 18.43%。曾行多次肿物切除术，术后恢复均不佳。会诊目的：针对目前出现的畸形，探讨下一步治疗措施。手术和西罗莫司（雷帕霉素）治疗的获益与风险。

多学科会诊意见

遗传咨询
吴南
目前已知常见的可导致肢体过度肥大的遗传病因主要为以下 4 种：Proteus 综合征、PIK3CA 相关过度生长综合征、Silver-Russel 综合征和 Beckwith Wiedemann 综合征。Proteus 综合征，即变形综合征或海神综合征，由体细胞 *AKT1* 基因突变导致。普罗特斯（Proteus）是希腊神话中海神的名字，因这位海神的性格带有"多变"的含义，故取此名字来形容这一怪病的变幻无常。Proteus 综合征主要表现为骨骼、皮肤、脂肪的过度生长，其临床表现相对多样，有特征性大脑沟回样痣的体征。本病有明显的大脑沟回样痣体征，且通过基因检测发现其携带经典 Proteus 综合征突变，因此，可以通过分子诊断确诊为 Proteus 综合征。

骨科
高鹏
患者 Proteus 综合征诊断成立，多次手术治疗后切除处均有再次过度生长的表现。可考虑手术后参加西罗莫司（雷帕霉素）临床试验，以期控制多度生长。

放射治疗科
沈捷
患者过度生长处可以考虑术后放疗，但目前 Proteus 综合征尚缺乏放疗的案例，可能放疗后疗效不佳。

骨科
仉建国
患者有明显的肢体过度生长表现，且具有典型的大脑沟回样痣的表现，Proteus 综合征诊断成立。Proteus 综合征可以伴有脊柱侧凸表现，但是患者目前尚无脊柱侧凸表现。可密切观察患者生长发育情况，如出现严重的脊柱侧凸，可以考虑手术治疗。

儿科
邱正庆
患者 Proteus 综合征诊断明确，西罗莫司（雷帕霉素）作为 AKT1 下游 mTOR 抑制剂，可能对患者的病情有益，可考虑参加西罗莫司（雷帕霉素）临床试验。

多学科会诊意见总结

患者 Proteus 综合征诊断明确,既往 5 次手术术后出现严重的过度生长,考虑与疾病本身的特性有关。对于本患者而言,可以考虑再次手术。药物方面,后续能明确存在 mTOR 相关通路的改变,可尝试使用西罗莫司(雷帕霉素)治疗。

结局与转归

继续随诊,等待入组西罗莫司(雷帕霉素)临床试验。

专家点评 患者主要表现为左手以及左足过度生长,伴有皮肤脑沟回样痣,过度生长相关基因检测结果显示携带体细胞嵌合 *AKT1* 突变,分子诊断为 Proteus 综合征。治疗方面,患者多次手术,术后均有切除部位过度生长的表现,可考虑术后参加西罗莫司(雷帕霉素)临床试验或加用放疗,以期控制切除部位过度生长的问题。过度生长疾病的诊断和治疗仍然任重而道远。

疾病相关文献回顾

Proteus 综合征十分罕见,其主要临床表现为皮肤、骨骼、脂肪和中枢神经系统局部或整体过度生长,临床表现多样,患者个体差异大。在 Proteus 综合征中,节段性过度生长在出生时通常不存在或表现很轻微以致难以察觉,但是出生后逐渐发展。只有 20% 的患儿出生时即存在明显的过度生长,这种过度生长呈不对称、不成比例和进行性[1]。

本病的发病机制是 *AKT1* 体细胞嵌合基因功能获得性突变,*AKT1* 基因是参与 PI3K-AKT-mTOR 信号通路病编码调控细胞繁殖和凋亡的一个重要蛋白,*AKT1* 功能获得性突变导致基因磷酸化水平增加,进而减弱对 mTOR 的负性调控,促进细胞生长繁殖,导致过度生长[2]。

在已报道的 Proteus 综合征患者中,绝大多数携带 *AKT1* c.49G > A(p.Glu17Lys)突变,仅有一例为 c.49_50delinsAG(p.Glu17Arg)[3]。已报道的 Proteus 综合征全部为体细胞嵌合突变,变异比例为 10%~30%,因此临床医师需注意在病变组织提取 DNA 进行测序而非血 DNA。同时,因为其变异比例可能较低,检测方法上可以考虑采用高深度的二代测序,并同时采用 Sanger 测序验证。

Proteus 综合征因为其罕见程度,少有手术切除预后相关的报道[4]。治疗方法上,有研究采用 *AKT1* 靶向治疗取得了较好的短期临床效果,但是长期治疗的效果、副作用等还在临床试验探索中。目前国内难以获得 AKT1 单抗,可考虑采用其下游 mTOR 抑制剂如西罗莫司(雷帕霉素)等进行临床试验。西罗莫司已经有很丰富的临床使用经验,并且既往在儿童身上显示较为良好的安全性[5]。因此可考虑开展西罗莫司治疗 PIK3CA/AKT1 相关过度生长综合征患者临床试验。这为术后反复发作或者手术难以切除的病例提供了新的希望。

（黄盈棹　吴　南）

参考文献

[1] LINDHURST M J, SAPP J C, TEER J K, et al. A mosaic activating mutation in AKT1 associated with the Proteus syndrome [J]. N Engl J Med, 2011, 365 (7): 611-619.

[2] AKGUMUS G, CHANG F, LI M M. Overgrowth syndromes caused by somatic variants in the phosphatidylinositol 3-Kinase/AKT/Mammalian target of rapamycin pathway [J]. J Mol Diagn, 2017, 19 (4): 487-497.

[3] 马明圣，刘华祯，张天楠，等 . AKT1 基因嵌合突变致 Proteus 综合征一例报告并文献复习 [J]. 北京医学，2021, 43 (4): 304-307.

[4] TIAN W, HUANG Y, SUN L, et al. Phenotypic and genetic spectrum of isolated macrodactyly: somatic mosaicism of PIK3CA and AKT1 oncogenic variants [J]. Orphanet J Rare Dis, 2020, 15 (1): 288.

[5] 殷悦涵，孙丽颖，田文 . 雷帕霉素在 PIK3CA 相关的过度生长 (PROS) 的临床应用进展 [J]. 中国骨与关节杂志，2020, 9 (11): 858-863.

31 16 岁心力衰竭的男孩

专家导读　16 岁男孩,反复呼吸道感染、肺炎,诊断为限制型心肌病、肌肉病,逐渐出现心房颤动(房颤)、心房扑动(房扑)。心脏移植后难以脱机。究竟是什么问题导致了患者复杂的病情,后续又该如何治疗? 协和罕见病 MDT 深入研究,从临床出发,综合评估患者心肺功能,探究如何帮助患者顺利脱机。

病例介绍

【患者】　男,16 岁。

【主诉】　活动耐量下降 13 年,加重伴喘憋 1 年。

【现病史】

　　患者 3 岁时因反复呼吸道感染、肺炎,于北京儿童医院就诊,诊断为限制型心肌病,行外显子测序检测显示 *FLNC* 基因 c.3557C>T 位点杂合突变,提示心肌病及肌肉病,予以美托洛尔、氢氯噻嗪、卡托普利(开博通)治疗,效果欠佳。9 岁复发房颤,予以胺碘酮复律,出现房颤和房扑交替心律。今年 2 月患者出现反复心力衰竭(心衰),被北京大学第一医院收治入院,于 5 月 22 日行"心脏移植、ECMO 植入、IABP 植入",术后患者无法顺利脱机。

【既往史】

　　头胎,足月顺产。出生时轻度室间隔缺损,后自愈。8 岁出现背部不平,于积水潭医院就诊,诊断为脊柱侧凸。11 岁行支具治疗,患者不规则佩戴支具 1 年,每日 8~10h,后背部不平持续进展,遂增加支具佩戴时间至每日 20~22h。15 岁自觉支具控制不满意,于我院门诊复诊,X 线提示脊柱畸形进行性加重,建议先行牵引治疗,遂于 2020 年 2 月至航空总医院行头颅-骨盆环牵引治疗,牵引期间身高由 152cm 增长至 164cm,过程中未出现腰背部疼痛,无双下肢麻木、疼痛、乏力等不适,无大小便异常。于 2020 年 4 月收入我院,行"脊柱侧凸后路矫形(T$_2$~L$_5$),小关节突截骨(T$_2$~L$_4$),Expedium 内固定(钛合金),植骨融合术(T$_2$~L$_5$)",术后患者恢复情况良好。

【个人史】

生于原籍,无外地久居史。否认疫区、疫水接触史,否认特殊化学品及放射性物质接触史。无吸烟、饮酒等不良嗜好。

【家族史】

否认家族中有类似疾病史,否认家族性精神病、肿瘤病、遗传性疾病病史。

【基因检测】

行科研全外显子组测序,检测显示 *FLNC* 基因 c.3557C>T 位点杂合突变。

【入院诊断】

肥厚型心肌病(限制表型);二尖瓣轻度关闭不全、三尖瓣轻度关闭不全;心房扩大、心室肥厚、心律失常、心房颤动、心功能Ⅳ级(NYHA 分级);先天性脊柱侧弯,脊柱术后。

主治医师总结病例特点和主要诊断,提出会诊目的

骨科
吴南　16 岁男孩,临床表现为活动耐量下降,诊断为限制型心肌病。WES 检测显示 *FLNC* c.3557C>T 杂合突变。后患者出现房颤、房扑。近期因出现反复心衰,行"心脏移植、ECMO 植入、IABP 植入"。术后患者无法脱机。会诊目的:如何进行下一步诊治以助患者顺利脱机。

多学科会诊意见

遗传咨询
吴南　患者基因检测结果明确,携带与疾病相关的 *FLNC* 基因新发杂合突变。*FLNC* 基因突变可影响包括椎旁肌、心肌和呼吸肌在内的全身肌肉,导致肌力下降,引发对应肌病。对于本患者而言,*FLNC* c.3557C>T 突变为致病突变,可以解释患者的心肌病、肌病。国外报道过数例相同突变患者,部分患者经心脏移植手术,术后预后均较差,大部分原因均为患者无法顺利脱机。

呼吸与危重症
医学科
徐凯峰　部分肌病患者症状随着年龄的增长进行性加重,尤其是以核心轴向肌肉的肌力减弱更为明显,患者可能正在向着无法脱离呼吸机的趋势发展,目前患者膈肌功能明显减退是无法脱机的主要原因。考虑膈肌功能减退与基因突变导致的疾病进展相

关,可能难以逆转。

心内科
朱文玲

考虑患者先前存在限制型心肌病,可行超声多普勒检测,进一步评估心脏功能。治疗方面推荐患者在呼吸衰竭严重时使用激素治疗。

骨科
仉建国

患者行脊柱侧弯手术目的为矫正胸廓畸形,增强肺功能,但术后患者肺功能并无明显改善,考虑肺功能下降与呼吸肌肌力减弱相关,且大部分患者行脊柱侧弯手术和开胸手术后,1 年之内肺功能均为下降趋势,2 年左右肺功能可能才会有所改善或者维持不变。

胸外科
崔玉尚

目前患者无法脱机的核心问题为肺通气功能较差,改善有效通气量是关键问题。应增强患者营养方面的补充,改变患者体位,加强患者呼吸肌力量锻炼。

康复医学科
赵肖奕

超声结果术前、术后变化不大,推测患者术前呼吸肌功能已较差。建议考虑膈肌起搏,增强患者整体活动锻炼,促进肺通气增加。

内科 ICU
杜斌

患者明确通气功能障碍,床旁医生及护士临床应更加注重观察患者有无呼吸困难,有无进展性呼吸困难,同时呼吸机 CPAP 应调整为 BiPAP。

多学科会诊意见总结

患者 *FLNC* 相关心肌病诊断明确。患者术后难以脱机的原因主要考虑原发肌病进展,肺通气功能差,目前改善患者的有效通气量是关键问题。可考虑膈肌起搏,增强患者活动锻炼,加强营养补充,促进肺通气量增加。呼吸衰竭严重时可加用激素治疗,同时呼吸机模式可考虑从 CPAP 调整为 BiPAP。

结局与转归

成功脱机拔管出院,术后恢复良好。

专家点评

患儿为 16 岁男性,限制型心肌病,合并严重的心律失常、心衰、肌肉病、脊柱侧凸。患者近期因心衰行"心脏移植、ECMO 植入、IABP 植入"手术,术后难以脱机。本次 MDT 会诊围绕如何诊治以帮助患者顺利脱机进行了讨论,从分子诊断,术后呼吸康复,给出了详尽的专家意见。

患者携带的 *FLNC* c.3557C>T 突变为一新发的错义突变,该基因曾在多个患有心肌病合并肌病的患者中发现,但是该突变既往未曾报道过。根据美国医学遗传学会遗传变异分类标注与指南,该突变被分类为可能致病突变(likely pathogenic)。综合患者的心肌病及肌病的临床表现,考虑该突变和患者的临床表现相关。

患者心肌病病情进展迅速,病程中出现心衰、严重的心律失常,经过心脏移植和 IABP 植入术后,患者无法脱机。经过多学科讨论,专家们认为目前膈肌、心肌明显功能减退,是导致患者无法脱机的主要原因。既往国外报道相同基因的多例患者,心脏移植手术术后常出现难以脱机的情况。考虑肌肉功能减退和基因突变导致的疾病进展相关,很可能难以逆转。

患者无法脱机的核心问题是肺通气功能较差,改善患者的有效通气量是关键问题。可以考虑加强患者营养补充,改变患者体位,加强患者呼吸肌力量锻炼,同时,可以调整呼吸机模式从 CPAP 改为 BiPAP。

疾病相关文献回顾

FLNC 蛋白由 3 个结构域组成,位于氨基端的肌动蛋白结合结构域由 2 个钙调蛋白同源结构域组成,免疫球蛋白样结构域又由 ROD1 和 ROD2 二聚体化结构形成[1]。FLNC 蛋白形成二聚体后才能与肌动蛋白结合。FLNC 通过与多个心肌 Z 盘上的蛋白相互作用,来承担肌节上的强收缩力。ROD1 或 ROD2 结构域的突变会通过显性负效应作用产生异常的蛋白二聚体,这些蛋白二聚体在细胞质中积累导致肌节的排列及功能紊乱,进而产生心肌病[2]。

FLNC 相关心肌病中,一部分患者有骨骼肌受累,且对于有骨骼肌受累的患者来说,病情进展会更快且更重。本患者有明显的心肌、骨骼肌受累表现,在 3 岁时即出现活动耐量下降的表现,9 岁时即出现严重的心律失常,随后进展到心衰的程度。对于本患者的心肌病而言,尚没有很好的特效药物,目前的治疗方法仍然以对症治疗为主[3]。

目前的基因检测手段,如全外显子组测序和全基因组测序,仅能够发现 20%~35% 的扩张型心肌病患者的分子诊断,仍存在很大的局限性[4]。目前发现的基因有 *FLNC*、*TTN*、*LMNA*、*LMNB* 等,这些基因大多和心脏的肌节构成有重要关系。对于扩张型心肌病,特别是早发的扩张型心肌病,基因检测是一个重要的诊断手段。

(黄盈棹 吴 南 仉建国)

参考文献

[1] GIGLI M, STOLFO D, GRAW S L, et al. Phenotypic expression, natural history, and risk stratification of cardiomyopathy caused by filamin C truncating variants [J]. Circulation, 2021, 144 (20): 1600-1611.

[2]　BRUN F, GIGLI M, GRAW S L, et al. FLNC truncations cause arrhythmogenic right ventricular cardiomyopathy [J]. J Med Genet, 2020, 57 (4): 254-257.

[3]　李雪洁, 周年伟, 孙敏敏, 等. 中国汉族心肌病患者 FLNC 基因变异的家系研究 [J]. 复旦学报 (医学版), 2021, 48 (5): 586-591.

[4]　DUNGU J N, LANGLEY S G, HARDY-WALLACE A, et al. Dilated cardiomyopathy: The role of genetics, highlighted in a family with Filamin C (FLNC) variant [J]. Heart, 2022, 108 (9): 676-682.

32 脊柱侧凸又心痛的男孩

专家导读 10 岁男孩,先天性脊柱侧凸合并先天性心脏病及单肾畸形,症状复杂,并发症多,手术风险大。做不做手术?怎么做手术?术后注意什么?协和罕见病 MDT 从临床出发,综合评估患儿心脏、肺、肾功能,完善手术意见,帮助男孩回归校园。

病例介绍

【患者】 男,10 岁。

【主诉】 发现背部不平 8 年。

【现病史】

患者 1 岁时其家属发现后背不平,查脊柱 X 线示 Cobb 角约 40°,佩戴支具、颅骨牵引等治疗效果欠佳,畸形进展,至 2017 年 3 月于我院骨科就诊收治入院,完善心脏彩超(图 32-1)及脊柱 X 线片(图 32-2),在我院行"脊柱后路 VCR 截骨(T_5)、侧后凸矫形、$T_3\sim L_2$ 生长棒内固定、植骨融合术($T_3\sim T_7$)",术后患者恢复尚可;患者于我院定期复查,全脊柱 X 线片示后凸畸形有所加重,自 2017 年 9 月至 2020 年 7 月,先后 4 次于我院进行生长棒撑开术。

【既往史】

患者 7 个月时行法洛四联症纠治术,动脉导管未闭(PDA)闭合术;患儿 2022 年 4 月因"口唇青紫、水肿、气促 1 周,加重 1d",被上海交通大学医学院附属上海儿童医学中心以"心功能不全、急性呼吸窘迫综合征"收治入院。于 2021 年 4 月 13 日在全身麻醉下行右室流出道重建术,术后恢复良好。患者出生后 7 个月行先天性心脏病手术时发现左肾单肾畸形,否认其他病史。

心脏：

近端升主动脉	25	mm	主动脉窦部	35	mm	左房前后径	26	mm
右室前后径	18	mm	室间隔	6	mm	左室后壁	5	mm
左室舒张末内径	37	mm	左室收缩末内径	25	mm	左室缩短分数	32	%
左室射血分数(M型)	61	%	主肺动脉	22	mm	三尖瓣反流速度	2.3	m/s
TAPSE	13	mm	E/A	1.3		二尖瓣平均E/E′	9	
下腔静脉	12	mm	左房上下径	34	mm	左房左右径	26	mm
右房上下径	33	mm	右房左右径	29	mm	右室横径	37	mm
AV峰值速度	1.1	m/s	PV峰值速度	2.1	m/s	PV最大压差	17	mmHg
PV平均压差	8	mmHg						

检查所见：

二维、M型、全方位M型超声检查：

主动脉窦部扩张；降主动脉内径约15mm；

右室增大，右室内见较粗大调节束，余房室内径正常；

室间隔膜部可见补片回声，房室间隔回声未见失落，大动脉位置正常；主动脉弓降部未见异常；

左室收缩功能及室壁运动未见异常；右室收缩功能减低；

二尖瓣前后叶冗长，收缩期脱入左房，主动脉瓣右冠瓣及左冠瓣边缘略增厚，肺动脉瓣回声明显增强，瓣上见可疑部分隔膜，三尖瓣形态结构及启闭未见异常；

无心包积液；

彩色多谱勒血流显像及频谱多谱勒：肺动脉瓣前向血流速度轻度增快，余瓣膜血流速度未见明显增快，二尖瓣、主动脉瓣见少量反流束，未见心内分流。

诊断意见：

右室流出道重建术后

肺动脉瓣血流速度轻度增快

右室增大

右室收缩功能减低

二尖瓣脱垂

  轻度二尖瓣关闭不全

主动脉窦部扩张

  轻度主动脉瓣关闭不全

图 32-1　患者心脏超声结果

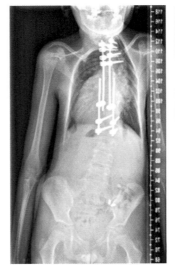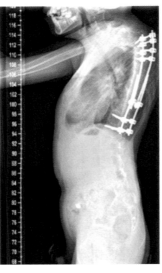

图 32-2　患者全脊柱正侧位 X 线片

【个人史】

患儿早产,孕 32 周临产时胎心消失,急转剖宫产,出生后有窒息抢救史。

【婚育史】

未婚未育。

【家族史】

否认家族中有类似疾病史,否认家族性精神病、肿瘤病、遗传性疾病病史。

【基因检测】

行科研全外显子组测序,未发现导致疾病的基因突变。于我院复查超声心动图,提示二尖瓣脱垂和主动脉窦部扩张,脊柱正侧位 X 线检查提示脊柱侧后凸,相比上次加重。

【体格检查】

颅侧及两侧鬓角可见长约 1cm 的牵引瘢痕,两侧季肋区见长约 1cm 引流管瘢痕。脊柱活动度稍差。背部可见两段手术切口,上段长约 12cm,下段长约 9cm,未见红肿、渗液等。脊柱胸段右侧侧凸畸形,形成剃刀背高约 5.0cm。右肩高于左肩约 2cm,左侧髂嵴高于右侧约 1cm(图 32-3)。

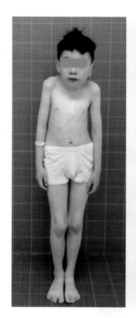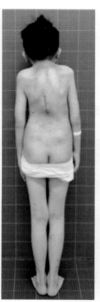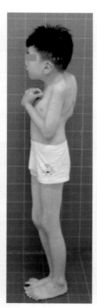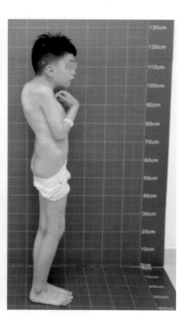

图 32-3　患者照片

【入院诊断】

先天性脊柱侧后凸;法洛四联症根治术后,动脉导管未闭封堵术后,右室流出道重建术后;左肾孤立肾。

主治医师总结病例特点和主要诊断，提出会诊目的

骨科
吴南

10 岁男孩，先天性脊柱侧后凸合并先天性心脏病及单肾畸形；在我院行"脊柱后路 VCR 截骨（T₅）、侧后凸矫形、T₃~L₂ 生长棒内固定、植骨融合术（T₃~T₇）"，术后患者恢复可，自 2017 年 9 月至 2020 年 7 月，先后 4 次于我院进行生长棒撑开术。曾于外院行法洛四联症根治术，动脉导管未闭封堵术，右室流出道重建术。先天性脊柱侧凸合并先天性心脏病、单肾畸形的手术，需要对心脏功能、肾脏代谢以及侧凸状态进行多学科会诊以评估治疗方案。会诊目的：脊柱 / 胸廓畸形的评估及后续治疗、心脏畸形、肾脏畸形等合并畸形的处理。

多学科会诊意见

骨科
仉建国

该患儿诊断脊柱侧凸合并先天性心脏病。脊柱侧凸作为一种骨科疾病，常伴发多系统畸形。其中，先天性心脏病是脊柱侧凸较为常见的一种合并症，其发生率约为 20%，包括心室中膈缺损（VSD）、房间隔缺损（ASD）及瓣膜异常等。在诊治脊柱侧凸过程中，尤其需要重视全身多系统综合评估，有需要时需要进行多学科会诊，以期给患者带来更精准的治疗。

遗传咨询
吴南

脊柱侧凸的部分患者常常合并先天性心脏病，这对研究先天性脊柱侧凸提供了新思路。先天型脊柱侧凸是由于胚胎期脊柱发育异常引起的脊柱侧凸>10° 的先天性畸形。据统计，每 2 000 个新生儿中就会出现 1 个脊柱侧凸的患儿，很多有半椎体、蝴蝶椎、楔形椎等先天性椎体畸形，特点是进展快、畸形重、并发症多。先天性脊柱侧凸合并脊柱以外的多系统异常，其中心脏、泌尿生殖系统异常发生率最高。先天性脊柱侧凸伴发先天性心脏病的比例为 14%~27%，其中 VSD、瓣膜异常、ASD 是最常发生的，远高于正常人群中的发生比例。许多综合征涉及多系统，常常包含但不限于骨骼畸形和心脏缺陷，比如 Alagille 综合征，CHARGE 综合征。先天性脊柱侧凸（CS）合并先天性心脏病（CHD）的队列研究策略，进行遗传分析然后提供遗传咨询，也是一种预防疾病的有效机制。最近，我院骨科仉建国教授团队发现了 *FGFR1* 为 CS 合并 CHD 的新基因。对于 CS 合并 CHD 的诊治要点，要进行完善的术前评估，包括儿科、麻醉科及心外科的多学科会诊，术中注意术式选择及术后并发症的管理。

超声医学科
张丽华

超声心动检查示患儿右心增大主要是右室增大；主动脉窦部扩张，患儿将来的问题是随着年龄增长，主动脉窦部扩张会越来越明显。目前右心功能轻度减低，可能是因为距离上次手术时间较短，恢复不完全。肺动脉瓣轻度狭窄，血流速度稍快，影响不大。二尖瓣明显脱垂，但反流不多，因为前、后叶都脱垂。主动脉轻度关闭不

全。今后手术耐受度需结合肺功能。将来的问题是主动脉窦部扩张,二尖瓣脱垂是否会继续发展。

心外科
马国涛

根据患儿病史及超声心动图结果,患儿第一次做法洛四联症手术可能不够彻底,否则不会有第二次手术的必要。患儿成年后可能需要再次手术处理主动脉瓣以及二尖瓣的问题。目前来看,患儿的心脏功能能够耐受手术。患儿鸡胸,无漏斗胸,所以脊柱矫形手术后胸廓前后径缩短而影响呼吸功能的可能性不大。

放射科
王凤丹

患儿2021年7月胸部CT示,脊柱骨骼畸形导致双侧肺部受压,心影增大,肺动脉增粗,肺组织减少,胸肺容积受影响明显减少。后面可结合肺功能综合判断。

**呼吸与危重症
医学科**
田欣伦

未查到患者肺功能以及主动脉血气结果,需结合结果进一步评估。再参考活动耐力。

肾内科
陈丽萌、胡蓉蓉

影像学示左侧孤立肾,大小、形态未见明显异常,我院多次尿常规均为阴性,血肌酐也处于正常范围,患者目前肾功能尚可。进一步评估可以完善蛋白质负荷试验。注意健康生活方式,规律随诊。单肾畸形常合并多系统疾病,如耳鼻喉、内分泌、骨骼、心脏和生殖系统。单肾畸形患者最大的隐患是可能合并泌尿系梗阻、泌尿系感染等,时间久了,可能出现肾功能不全。建议肾内科规律随诊。该患者肾功能尚可,可耐受围术期,但因一直服用呋塞米、螺内酯等药物,需监测电解质水平。陈丽萌主任补充:蛋白负荷试验可以检测肾功能储备情况,预测患儿年长后的肾功能是否出现异常;且因患儿有心肺功能问题,所以其发生肾功能不全的概率高于常人。注意饮食和规律随诊。

临床营养科
李融融

患者需配合手术中代谢增加的需要来增加营养,酌情滴定蛋白的剂量,加之生长发育期以及术后康复愈合对蛋白质的需求较高,但是考虑到单肾畸形对蛋白质代谢的乏力,需与肾内科合作,滴定蛋白质耐受量,从而制定个体化营养方案。

康复医学科
赵肖奕

患儿可行运动心肺测试评估心肺功能及耐受度,考虑其身高偏矮,可以采用平板测试,依据测试结果可以出具手术风险评估量表。

多学科会诊意见总结

患儿心脏彩超示右室流出道重建术术后恢复良好、二尖瓣脱垂(轻度二尖瓣关闭不全)以及主动脉窦部扩张(轻度主动脉瓣关闭不全),需定期复查;单肾功能可满足日常基本生理需求,通过蛋白负荷试验测试肾功能储备状况,定期肾内科随诊;后凸畸形较重,脊柱畸形压缩肺部空间,围术期需联合肾内科、心内科和呼吸内科对单肾及心肺功能进行全面评估。目前尚未发现已知突变致病基因,针对先天性脊柱侧弯合并先天性心脏病的基因基础需进一步研究。营养康复及心理健康需依据肾内科蛋白负荷试验制定个体化营养方案,通过运动心肺测试评估心肺功能及耐受度;同时引导患儿主动融入校园,积极乐观生活;引导其父母正视患儿疾病,给予适当的安慰和鼓励。

结局与转归

MDT 与家属充分交流病情后,家属拒绝短期进一步行脊柱干预手术。

专家点评 患儿为 10 岁男孩,先天性脊柱侧凸伴发先天性心脏病,左肾单肾畸形。本次会诊,讨论了患者脊柱 / 胸廓畸形的评估及后续治疗、心脏畸形、肾脏畸形等合并畸形的处理,从术前评估、术中管理到术后康复,给出了详尽的专家意见。

术前评估由心外科医生评估心腔内压、肺循环阻力、心输出量、肺 / 体循环比等心功能;由肾内科医生评估肾功能。心脏彩超示右室流出道重建术术后恢复良好;肾脏影像示左侧孤立肾,大小、形态未见明显异常,我院多次尿常规均为阴性,血肌酐也处于正常范围,但因一直服用呋塞米、螺内酯等药物,需监测电解质水平。综合来讲,患者目前心脏与肾功能尚可,可耐受围术期。

患者的术中管理经讨论,建议采取生长棒 / 垂直可扩展假体钛肋骨器械,相较于后路脊柱融合内固定有更少的并发症、更少的失血量以及更短的手术时间;但也要注意长时间机械通气,长时间 ICU 以及术中出血带来的风险。

患儿的术后康复需要同时考虑手术并发症、营养方案以及心理健康。对于先天性脊柱侧凸伴发先天性心脏病的患儿,脊柱手术后需要注意胸腔积液及肺不张等并发症的控制。患儿鸡胸,无漏斗胸,所以脊柱矫形手术后胸廓前后径缩短而影响呼吸功能的可能性不大。对于患儿的营养,患儿术中代谢增加,加之生长发育期以及术后康复愈合,需要增加营养,但考虑到单肾畸形对蛋白质代谢的乏力,需与肾内科合作,确定蛋白质耐受量,制定个体化营养方案。对于患儿心理,应该引导父母正视疾病,鼓励、安慰患儿主动融入校园,乐观生活。

而考虑到更未来的问题,患儿心脏存在主动脉窦部扩张、二尖瓣脱垂,随着年龄增长,病情是否会继续发展? 而肾脏的隐患是可能合并泌尿系梗阻、泌尿系感染等,可能出现肾功能不全。因此对于该患者,还需要心内科与肾内科长期、规律的随诊。

疾病相关文献回顾

先天性脊柱侧凸（congenital scoliosis，CS）是由于胚胎期脊柱发育异常引起的脊柱侧凸>10°的先天性畸形。据统计，每2 000个新生儿中就会出现1个脊柱侧凸的患儿。先天性脊柱侧凸常伴有半椎体、蝴蝶椎、楔形椎等先天性椎体畸形，进展快、畸形重、并发症多。除脊柱外，该病常合并多系统异常，其中心脏、泌尿生殖系统异常发生率最高。先天性脊柱侧凸合并先天性心脏病（congenital heart defect，CHD）的比例为14%~7%[1]。许多伴有先天性心脏病的脊柱侧凸患儿在婴儿时期就接受过胸腔手术，在诊断脊柱侧凸时，可能仍表现出一系列残留的心脏问题，而脊柱侧凸又可能进一步加重其心肺负担[2]。因此，对于此类患儿的手术，需要对其异常的循环生理系统进行特别考虑[3]，并且通过术前评估，选择最适合的手术时机及手术类型。

对于患儿的术前评估，应先进行心脏健康评估，包括病史和体格检查、心电图、先前的诊断回顾。在某些情况下，需要通过心导管进一步评估心内压、肺血管阻力、准确的心输出量以及肺部和全身血流的比例[4]。心脏科评估应由一个多学科小组审查，包括外科医生、有脊柱手术麻醉经验的小儿麻醉师和小儿心脏麻醉师，以评估风险并计划术中管理。

对于患儿的术中管理，术中出血是所有接受脊柱手术的患儿的一个重要风险因素。单心室患者和右心异常的患者静脉压较正常人升高，典型的中心静脉压力为11~15mmHg，而正常人为4~6mmHg，因此，脊柱手术中的失血量会增加[5]。此外，接受Fontan循环的患者通常表现出异常的凝血状况，并且可能由于肝脏合成功能受损而出现基线凝血病[6]。

而对于患儿的术后康复，曾接受过心脏手术病史的患儿在脊柱手术后的并发症发生率会增加[7]。先天性心脏病患儿的脊柱侧凸手术的围术期并发症可以通过术前美国麻醉师协会标准状态以及手术期间估计失血量增加来预测[8-9]。虽然与后路脊柱融合内固定手术相比，垂直可扩展假体钛肋骨器械或生长棒的手术范围较小，但由于心脏相关的并发症，接受垂直可扩展假体钛肋骨器械的患者在ICU的住院时间更长。

（黄盈棹　吴　南　仉建国）

参考文献

［1］ WEISS H R, MORAMARCO M. Congenital scoliosis (mini-review)[J]. Curr Pediatr Rev, 2016, 12 (1): 43-47.

［2］ BEAUREGARD-LACROIX E, TARDIF J, CAMURRI M V, et al. Retrospective analysis of congenital scoliosis: Associated anomalies and genetic diagnoses [J]. Spine, 2017, 42 (14): E841-E847.

［3］ HERRERA-SOTO J A, VANDER HAVE K L, BARRY-LANE P, et al. Spinal deformity after combined thoracotomy and sternotomy for con-genital heart disease [J]. J Pediatr Orthop, 2006, 26: 211-215.

［4］ KADHIM M, SPURRIER E, THACKER D, et al. Scoli-osis surgery in children with congenital heart disease [J]. Spine, 2014, 39 (3): E211-E218.

［5］ FLORENTINO-PINEDA I, THOMPSON G H, POE-KOCHERT C, et al. The effect of Amicar on perioperative blood loss in idiopathic scoliosis: The results of a prospective, randomized double-blind study [J]. Spine, 2004, 29: 233-238.

［6］ KIANI A, SHAKIBI J G. Fontan physiology [J]. Circulation, 1995, 92: 3148-3150.

［7］ JAHANGIRI M, KREUTZER J, ZURAKOWSKI D, et al. Evaluation of hemo-static and coagulation factor abnormalities in patients undergoing the Fontan operation [J]. J Thorac Cardiovasc Surg, 2000, 120: 778-782.

[8] HEDEQUIST D J, EMANS J B, HALL J E. Operative treatment of scoliosis in patients with a Fontan circulation [J]. Spine, 2006, 31: 202-205.

[9] TAGGART N W, SHAUGHNESSY W J, STANS A A, et al. Outcomes of spinal fusion in children with congenital heart disease [J]. J Pediatr Orthop, 2010, 30: 670-675.

33 四肢肿大的男孩

专家导读 11 岁男孩,手足关节粗大 10 年,膝关节肿大 5 年、疼痛 2 年。基因检测结果竟是 *HPGD* 突变导致 I 型原发性肥大性骨关节病。代谢异常,关节肿痛,该使用什么药物? 是否需要做手术? 协和罕见病 MDT 从临床出发,综合评估患儿代谢指标、手术指征,给家属满意的答复。

病例介绍

【患者】 男,11 岁。

【主诉】 发现手足关节粗大 9 年,膝关节肿大 5 年、疼痛 2 年。

【现病史】

9 年前发现走路跛行,双手、双足关节较正常粗大,随年龄增加逐渐增粗。5 年前发现双膝关节肿大不伴疼痛,于广州妇女儿童医院就诊。MRI 发现右膝关节积液,滑膜增厚,考虑"滑膜炎伴积液";基因检测发现 *HPGD* 基因双等位基因突变,c.310-311del CT/c.421+1G>T,诊断为"原发性肥大性骨关节病"。2 年前膝关节出现疼痛,关节屈伸活动受限。2021 年 8 月于上海六院就诊,予"依托考昔"对症处理,服药 2~3 个月,症状略好转,停药后症状无好转。2 个月前为求进一步诊治来我院,骨科门诊诊断为"原发性肥大性骨关节病"。起病以来,患者精神状态正常,食欲差,体重减轻,睡眠正常,大小便正常。

【既往史】

2011 年 5 月 17 日,于高州市人民医院行动脉导管未闭封堵术。无传染病史;按时接种疫苗;无食物、药物过敏史。

【个人史和家族史】

无特殊。

【基因检测】

行科研外显子组测序,未发现导致疾病的基因突变。今于我院复查超声心动图,提示二尖瓣脱垂和主动脉窦部扩张,脊柱正侧位提示脊柱侧后凸,相比上次加重。

【体格检查】

手指关节粗大,四肢多发关节肿大,活动度可,双足细长。身高143cm(25th),体重27.5kg(10th),较同龄人发育缓慢,身高偏矮,身材消瘦。无皮肤褶皱,无头皮增厚,有双手手掌小鱼际角化过度,有手心、足心多汗。右侧前胸部有轻微色素沉着,面基较大。轻微贫血,无皮肤油脂分泌增多。

【辅助检查】

血常规:淋巴细胞百分比48.6%,中性粒细胞百分比44.5% ↓,Hb126g/L(上海市第六人民医院 2020-8-10);血生化:β-CTX2.87ng/ml ↑,P⁺ 1.88mmol/L ↑,TG 0.3mmol/L ↓,UA 205μmol/L;血雌性激素:T 0.12nmol/L ↓,SHBG 119.80nmol/L ↑,FTI 0.1% ↓;阴性结果:ESR、PTH、25OHD、hGH、IGF1、ATCH、血总皮质醇、24h尿钙、尿有机酸、尿黏蛋白电泳分析、血清蛋白、KUB彩超、脊柱/左股骨密度。基因检测:*HPDG* 基因检出 c.310-311del CT 杂合变异和 c.421+1G>T 杂合变异。影像学检查:双手远节骨头骨皮质增厚毛糙,双手指末段软组织肿胀。双足远节趾骨纤细,皮质增厚毛糙,远节趾骨软周围组织明显肿胀(图33-1)。右腿X线:双侧髌骨骨质疏松,双侧膝关节骨质疏松,右膝关节周围软组织肿胀(图33-2)。双膝MRI:左侧膝关节外侧半月板后角增大伴撕裂、相邻胫骨平台骨质损伤,关节腔及髌上囊少量积液;右侧膝关节前角囊肿、后角撕裂、关节腔及髌上囊少量积液(图33-3)。

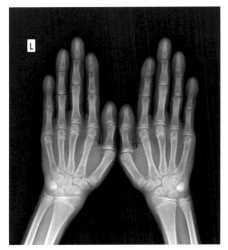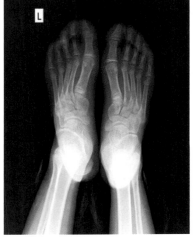

图33-1　双手(左图)和双足(右图)X线

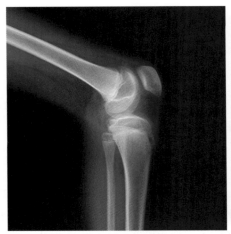
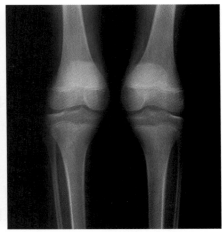

图 33-2　右腿 X 线

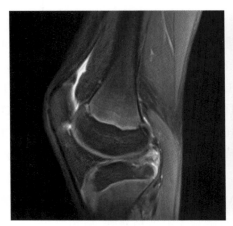
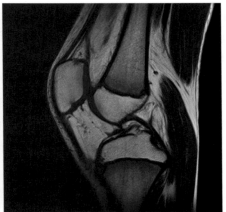

图 33-3　双膝 MRI

【入院诊断】

原发性肥大性骨关节病 I 型（*HPDG* 基因突变），动脉导管未闭介入封堵术术后。

主治医师总结病例特点和主要诊断，提出会诊目的

骨科
吴南　原发性肥大性骨关节病主要表现为异常骨间组织的增生，以肢体远端为主。本例患者具有明显的杵状指以及足趾末端软组织的增生，同时合并膝关节滑膜炎。原发性肥大性骨关节病可能合并其他系统畸形，此患者同时合并心脏畸形，包括动脉导管未闭。患者同时遗传了父亲和母亲的突变，临床基因诊断明确，呈现常染色体隐性遗传的模式。会诊目的：药物治疗的选择与方案，手术干预指征与时机。

多学科会诊意见

放射科
王凤丹

患者 X 线提示脊柱腰段右凸,伴随 L_5、S_1 椎板愈合不良,L_5、S_1 隐裂(图 33-4)。膝关节 X 线提示股骨的远端、胫腓骨的近端稍膨大,没有明显畸形,对位良好。远端指骨软组织膨大,远节指骨的甲粗隆可见骨质吸收,无明确的骨膜反应。膝关节 MRI 提示半月板损伤,伴随后角撕裂至关节面。

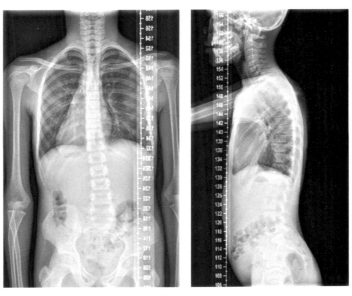

图 33-4 脊柱正侧位 X 线

骨科
杨波

患者膝关节 MRI 表现为半月板损伤后未及时处理出现的退变。此例患者滑膜炎症较轻,滑膜炎的情况由半月板损伤继发的滑膜炎引发,与原发病相关性不大。滑膜炎症轻,半月板损伤诊断明确,患者步态异常,建议手术处理膝关节。

心内科
高鹏

患者平足诊断明确,同时伴跟骨外翻,建议使用矫形鞋垫。患者有嵌甲的趋势,同时前足掌较宽,容易患甲沟炎,后续需要关注患者指甲。

检验科
季旭珍

从新的参考范围结合协和医院的参考范围,患儿的检验结果里只有 β-CTX、甘油三酯和睾酮是降低的。

内分泌科
夏维波

患者基因诊断明确,检出 *HPGD* 基因突变,*HPGD* 基因突变导致羟基前列腺素脱氢酶 15 活性改变,从而导致前列腺素 E2(PGE2)进一步代谢受阻,导致体内 PGE2 堆积。PGE2 是一类炎症因子,从而引发一系列的问题,针对此类患者,可以考虑使用安康信,如果没有特别大的消化道不良反应,可以长期使用,目前已有患者使用 5 年。

多学科会诊意见总结

患者临床和分子水平原发性肥大性骨关节病 I 型诊断明确。在药物治疗方面,若无消化道不良反应,使用依托考昔片治疗;而手术方面,建议针对双侧半月板损伤行手术治疗;另外,建议使用矫形鞋垫矫正平足,并注意嵌甲及甲沟炎的发生。

结局与转归

患者继续服用依托考昔治疗,密切随访。

专家点评

患儿为 11 岁男孩,原发性肥大性骨关节病 I 型(*HPDG* 基因突变),动脉导管未闭介入封堵术后。本次会诊,讨论了患儿药物治疗的选择与方案,手术干预指征与时机。以基因诊断、影像学结果指导患者的药物治疗,手术干预以及术后随访。

患者的基因诊断结果明确,为 *HPGD* 基因 c.310-311del CT 和 c.421+1G>T 复合杂合变异,导致羟基前列腺素脱氢酶 15 活性改变,从而导致 PGE2 代谢受阻,体内 PGE2 堆积,引发一系列关节、代谢问题;影像学结果提示远端的指骨软组织膨大,远节指骨的甲粗隆可见骨质吸收,无明确的骨膜反应。膝关节 MRI 提示半月板损伤,伴随后角撕裂至关节面。

对于患者的药物治疗,针对 *HPGD* 基因复合杂合突变,可以考虑使用安康信,如果没有特别大的消化道不良反应,可以长期使用,目前已有患者使用 5 年。对于患者的手术干预,患者膝关节 MRI 表现为半月板损伤后未及时处理出现的退变,半月板损伤诊断明确;滑膜炎症轻,与厚皮厚骨膜的原发病相关性不大,因此建议手术处理膝关节。

另外,由于患者平足诊断明确,同时伴随跟骨外翻,建议使用矫形鞋垫;并且观察到患者指甲有嵌甲的趋势,同时前足掌较宽,需要注意嵌甲及甲沟炎的发生。

疾病相关文献回顾

原发性肥大性骨关节病 I 型是一种罕见的常染色体隐性遗传病,以四肢远端皮肤和骨质组织异常增生为特征,又称皮埃尔 - 玛丽 - 班贝格综合征。患者主要表现:杵状指,管状骨骨膜病以及鞘膜积液[1]。轻症可无症状,重症可表现为指尖烧灼感,至剧烈的骨痛[2]。患者还可以表现为皮肤增厚和多汗、颅骨缝闭合延迟以及先天性心脏病,特别是动脉导管未闭[3-4]。

HPGD 常染色体隐性突变是导致原发性肥大性骨关节病 I 型的主要原因。据报道,Uppal 等[5]在 2 个没有血缘关系的常染色体隐性原发性肥大性骨关节病家系中发现了 *HPGD* 基因的 2 个不同的同源截断突变,而另外 2 位患有颅骨关节病的家系,携带有一个 *HPGD* 的截断突变以及一个错义突变。患者尿液中 PGE2 水平明显增高,可达对照值的 7 倍以上。而 *HPGD* 突变的携带者则表现出轻症的杵状指,在老年携带者中最为明显,可以推测携带单个 *HPGD* 突变可能导致循环前列腺素的慢性升高和晚发的杵状指[5]。在 13 例 *HPGD* 突变患者中,4 例表现为动脉导管未闭(PDA),这可能是由于 PGE2 增加导致的[6]。

原发性肥大性骨关节病 I 型的治疗方式通常是对症治疗。对于骨关节病,使用镇痛药及非甾体抗炎药;对于难治骨痛,给予二膦酸盐静滴、奥曲肽以及英夫利昔合并给药;对于厚皮病,给予肉毒杆菌毒素注射;对于多汗症,给予肠胃宁及可乐定,严重者可行区域交感神经切除术;对于尿液 PGE2 浓度升高,可以选用依托考昔或选择性环氧合酶-2 抑制剂;对于骨膜炎患者,可以给予吉非替尼、奥希替尼等药物[2]。

(黄盈棹　吴　南)

参考文献

[1] MARTÍNEZ-LAVÍN M, MATUCCI-CERINIC M, JAJIC I, et al. Hypertrophic osteoarthropathy: Consensus on its definition, classification, assessment and diagnostic criteria [J]. J Rheumatol, 1993, 20 (8): 1386-1387.

[2] PINEDA C, MARTÍNEZ-LAVÍN M. Hypertrophic osteoarthropathy: What a rheumatologist should know about this uncommon condition [J]. Rheum Dis Clin North Am, 2013, 39 (2): 383-400.

[3] FORSLUND T, NYBERG A, JANNE S, et al. Hypertrophic osteoarthropathy and familial digital clubbing in a patient with surgical closed ductus arteriosus Botalli Scand [J]. J Rheumatol, 1987, 16: 371-373.

[4] DABIR T, SILLS A M, HALL C M, et al. Cranio-osteoarthropathy in sibs [J]. Clin Dysmorphol, 2007, 16 (3): 197-201.

[5] UPPAL S, DIGGLE C P, CARR I M, et al. Mutations in 15-hydroxyprostaglandin dehydrogenase cause primary hypertrophic osteoarthropathy [J]. Nat Genet, 2008, 40 (6): 789-793.

[6] SCHOOF E, GIRSTL M, FROBENIUS W, et al. Decreased gene expression of 11beta-hydroxysteroid dehydrogenase type 2 and 15-hydroxyprostaglandin dehydrogenase in human placenta of patients with preeclampsia [J]. J Clin Endocrinol Metab, 2001, 86 (3): 1313-1317.

34 劳累后的血尿

专家导读　20 岁青年男性,反复发作肌痛、肌无力、酱油色尿,肌电图、肌活检无特异性改变,诊断是什么? 如何治疗? 协和罕见病 MDT 从临床出发,以患者为中心,使罕见病综合管理成为可能。

病例介绍

【患者】　男,20 岁。

【主诉】　发作性肌痛、肌无力、酱油色尿 11 年。

【现病史】

　　11 年前患者剧烈活动后出现全身乏力、肌肉酸痛、酱油色尿,伴心悸、心动过速。休息后逐渐缓解。之后反复多次类似发作,2~3 次 / 年,发作前多有饥饿、劳累、情绪紧张、感冒等诱因。肌痛多起始于单个劳累肢体,严重时发展至全身肌肉,并伴有睡眠增多,无尿痛、少尿、水肿、苍白等,无意识障碍,无饮水呛咳、吞咽困难、呼吸困难等。未经特殊诊治,轻者持续 1d,重者持续 1 周完全缓解。缓解后可完全恢复病前状态。4 年前发作时首次就诊,完善相关检查。血常规:白细胞计数 7.09×10^9/L,血红蛋白 179g/L,中性粒细胞百分比 81.2%,淋巴细胞百分比 12.4%,血小板计数 231×10^{12}/L。尿常规:隐血(+),蛋白(±),红细胞阴性。生化:血糖 4.29mmol/L,乳酸 1.63mmol/L,ALT 192U/L,AST 558U/L,TBil 28.2μmol/L,DBil 7.9μmol/L,CK 23 790U/L ↑,LDH 911U/L ↑,Cr 64μmol/L,BUN 4mmol/L,肌红蛋白 1 569~>4 140ng/ml ↑↑,CK-MB 302ng/ml,肌钙蛋白 I 0.003ng/ml。感染筛查:乙肝、HIV、HCV 等阴性。免疫方面,CRP 0.32mg/dl,ANA、ENA 谱、ASO、RF、IgG、IgM、IgA、C3、C4、ESR、肌炎相关抗体(抗 MCV 抗体、抗环瓜氨酸肽抗体、抗角蛋白抗体)、HLA-B27 等正常。肿瘤 CA12-5、CA19-9 等正常,AFP 12.08ng/ml。全身骨显像:双侧胸锁关节、肩关节、肘关节、腕关节、骶髂关节、膝关节对称性骨代谢活跃,考虑良性改变。肌活检:肌纤维组化染色仅见肌纤维内颗粒样沉积物;免疫组化染色未见特异性改变。EMG:肌肉针极肌电图未见明确异常。NCV 所检神经运动及感觉神经传导速度在正常范围。心脏超声:心内结构大致正常。心电图:窦性心动过速,ST-T 段缺血性改变,左心室高电压。甲状腺功能 TSH 11.85μIU/L,余正常。曾考虑病毒性心肌炎,不规律口服艾地苯醌、辅酶 Q10 等。因 TSH 高,考虑亚临床甲减,予以口服左甲状腺素钠 1 年余,复查 TSH 正常范围后自行停药。发作间期复查肝功能、肾功能、肌酶、肌红蛋白均为正常水平。血筛查多种肉碱较参考值升高,C14:11.172μmol/L(0.01~0.3μmol/L),C16:10.479μmol/L(0.02~0.2μmol/L),C16:20.259μmol/L(0~0.05μmol/L)。尿筛查未见异常。基因(2018 年 10 月 30 日,迈基诺)ACADVL c.1453T＞C pS485P;c.1820G＞A,p.C607Y。

【既往史】

既往体健,否认肝炎、结核病等传染病病史,否认手术、外伤史,否认输血史,否认食物、药物过敏史。预防接种按计划进行。

【个人史】

生于原籍,无外地久居史。

【家族史】

父母非近亲婚配,家族中无类似表现患者。有一妹妹 12 岁,体健。

【查体】

神志清,脑神经查体未发现异常。肌力 V 级,肌张力正常,病理征阴性。

【目前诊断】

极长链酰基辅酶 A 脱氢酶缺乏症。

主治医师总结病例特点和主要诊断,提出会诊目的

儿科 马明圣	青年男性,儿童期起病,慢性病程,反复发作性肌痛、肌无力、酱油色尿。多有诱因:饥饿、劳累、情绪紧张、感冒,休息可好转。发作时 CK 显著升高、肌红蛋白升高,缓解时正常。血代谢筛查:C14:11.172μmol/L,C16:10.479μmol/L,C16:20.259μmol/L;基因:ACADVL c.1453T＞C p.S485P;c.1820G＞A,p.C607Y。结合患者临床表现及辅助检查结果,诊断极长链酰基辅酶 A 脱氢酶缺乏症明确。患者肌痛、肌无力、酱油色尿、CK 显著升高、肌红蛋白升高,提示存在横纹肌溶解。横纹肌溶解常见病因:创伤/挤压伤、劳累、代谢性肌病、恶性高热/热射病、其他疾病如药物/毒物中毒、感染、内分泌疾病、电解质紊乱等。结合患者的

临床表现,初步考虑代谢性肌病。什么时候需要考虑代谢肌病？患者如下特点:劳累后横纹肌溶解复发或伴随禁食或病毒性疾病复发,儿童期运动不耐受、复发性痛性痉挛,青春期发作性尿色加深,有横纹肌溶解或运动不耐受的家族史,发作间期的肌力及肌酶水平正常,需要考虑代谢性肌病的可能。结合患者血代谢筛查及基因检查,诊断极长链酰基辅酶 A 脱氢酶缺乏症明确。本病为常染色体隐性遗传病,致病基因 *ACADVL*,发病率低,日本大概 1∶93 000,高加索地区大概 1∶125 000。VLCAD 是线粒体脂肪酸 β 氧化过程第一步,在肝脏、心肌、骨骼肌、皮肤成纤维细胞的线粒体中均有表达,VLCADD 发病机制为脂肪酸氧化缺陷和随后的酮体合成损伤而造成的严重能量缺乏以及有毒长链酰基肉碱蓄积对心肌、骨骼肌、肝脏等产生毒性作用。根据临床特点及起病年龄,可分为如下 3型(表 34-1)。

表 34-1　VLCADD 患者临床表型

重型	中间型	轻型
早发,可新生儿起病	又称肝型	又称肌病型,最常见
低酮症性低血糖	婴儿晚期幼儿期发病	运动不耐受
心肌酶异常	低酮症性低血糖	肌痛
肥厚型心肌病	肝大	横纹肌溶解
心律失常	无心肌病表现	肌红蛋白尿
脑病		低血糖表现少见
猝死		

患者常规检查可有低酮症性低血糖、代谢性酸中毒、肌酶/肝酶升高、肌红蛋白尿等。串联质谱分析可发现多种长链酰基肉碱增高,以 C14∶1 最为明显。*ACADVL*基因可发现两个致病性等位突变。治疗原则主要是避免诱因,如发热、腹泻、呕吐、过度运动、饥饿、过度摄入长链脂肪酸,急性期应用静脉葡萄糖供能支持。饮食方面应限制长链脂肪酸摄入,增加中链脂肪酸摄入。鼓励患者在保证营养支的情况下,参加正常的可耐受范围内体育活动,根据个体情况适度限制运动时间及长度。会诊目的:①诊断明确,给予多学科综合治疗方案。②治疗有无新进展。③典型案例教学。

多学科会诊意见

核医学科　VLCADD 患者临床表型不一,本例在青少年至成年起病,为肌病型;约半数患者存
霍力　在心肌病(多为肥厚型心肌病),本例患者心脏超声(−),但心电图提示窦性心动过

速,ST-T 段缺血性改变,左心室高电压,是否存在心肌缺血(CMVD)、心肌病变、心肌纤维化? 推荐心肌灌注显像(NH₃PET/CT 显像);如需鉴别 CMVD 与心肌病变,推荐 NH_3 +FDG PET/CT 代谢显像;如需观察心肌炎症及纤维化,推荐 ^{68}Ga-tate/FAPI 显像。核医学显像还可监测心肌病变变化情况(定量)。

儿科
王薇

患者 *ACADVL* 基因存在两个复合杂合突变位点,临床符合 VLCADD 表现。根据 ACMG 指南,对该患者的两个突变进行评级,两个位点均为 LP(likely pathogenic)等级(表 34-2)。

表 34-2 患者突变位点 ACMG 评估

变异位点	人群中频率	公司 1ACMG 评级	公司 2ACMG 评级	重新 ACMG 评级
C.1453T>C,p.S485P(父源)	—	PM2+PP3(VUS)	PM2(VUS)	PM1+PM2+PP3+PP4(LP)
C.1820G>A,p.C607Y(母源)	—	PM2+PP3(VUS)	PM2+PP3(VUS)	PM2+PP3+PP4+PM3(LP)

神经科
刘明生

患者高 CK 血症,肌痛,运动不耐受,通过症状难以做出具体疾病诊断。肌电图在遗传代谢性肌病中的诊断意义有限,正常不能排除肌病问题。本患者发作间期肌活检看不到脂滴沉积是可以解释的。而肉碱和基因检测更有助于进一步明确诊断。

临床营养科
李融融

根据 VLCADD 发病机制,治疗原则包括两方面。①对症支持:避免长时间禁食、饥饿,避免高脂(LCT)饮食。②替代补充:MCT 替代 LCT,高糖类摄入,生玉米淀粉替代补充。患者平日生活中需要注意:①脂肪代谢的替代:低脂饮食;MCT 替代 LCT 20~30g/d,可以随餐烹饪,或运动前补充。②稳定血糖的维持,需少量多餐,高糖类饮食。

康复医学科
赵肖奕

患者状态好时,可参加体育考试,状态不好时,熬夜、睡眠不足可诱发,患者对于自己能运动多长时间、多大强度也不确定。目前有递增负荷的运动试验,可以计算在多大强度运动下达到最大脂肪代谢水平,补充营养物质后再测定能够耐受多大的运动强度。后续可以考虑在给予营养补充后定量测试患者能够耐受多长时间、多大强度的运动,对于患者的运动可能给出一定的指导意见。

儿科
邱正庆

国外有文献有报道三庚酸甘油酯相比常规 MCT 可以改善患者的心脏射血分数,机制与 MCT 类似,并不能从根本解决病因。国内该制剂是否易于获取、能否用于患者,目前尚不明确。

多学科会诊意见总结

临床中单基因肌肉病鉴别诊断存在难度,有时肌电图及肌活检意义有限,基因检测为诊断提供了更明确的线索。后续营养饮食管理对于减少患者发作至关重要。运动试验可指导患者平时生活的劳动负荷,有助于改善生活质量,使患者回归社会。

结局与转归

3 个月电话随访,经过饮食控制,患者未再发作,无明显不适。

专家点评　患者为青年男性,慢性发作性病程,临床表现为发作性肌酶升高、肌痛,肌红蛋白尿。肌电图及肌活检无特异性提示。肉碱代谢及基因检测提示 VLCADD。

疾病相关文献回顾

极长链酰基辅酶 A 脱氢酶缺乏症(very long-chain acyl-coenzyme A dehydrogenase deficiency,VLCADD)是第二常见的脂肪酸氧化障碍性疾病,遗传方式为常染色体隐性遗传,其致病基因 ACADVL 编码脂肪酸 β 氧化中的关键酶——极长链酰基辅酶 A 脱氢酶,定位于线粒体内膜,可催化长链酯酰辅酶 A 完成长链脂肪酸 β 氧化过程,每次生成一个乙酰辅酶 A 和少 2 个碳原子的酯酰辅酶 A[1]。乙酰辅酶 A 可参与三羧酸循环进行氧化磷酸化供能,也可在肝脏形成酮体,在运动、饥饿、应激等情况下产生能量。VLCADD 缺陷导致体内长链脂肪酸代谢障碍,长链脂肪酸不能氧化供能,同时蓄积在细胞内,对心肌、骨骼肌、肝脏等产生毒性作用,导致一系列临床表现。临床症状轻重不一,可从无症状至严重早期起病多器官衰竭甚至死亡[2]。基因型和表型关系不明确。根据起病年龄,可分为三型:①早发重型,可于新生儿期起病,心脏、肝脏受累,死亡率很高。②中间型,多于儿童期起病,肝脏受累常见,主要表现为间断发作的低酮症性低血糖,肝功能异常。③轻型,主要在青少年至成年期起病,为迟发型,症状轻,一般不伴心肌病和低血糖,主要表现为运动、感染或饥饿后横纹肌溶解、肌红蛋白尿,甚至可发生肾衰竭,可伴有肌无力、肌肉痛性痉挛或肌痛,血肌酸激酶水平可很高。

实验室检查患者可有低酮性低血糖,急性期可有代谢性酸中毒,肌酸激酶、肌酸激酶同工酶及乳酸脱氢酶升高,天冬氨酸转氨酶、丙氨酸转氨酶水平升高。肌病型患者可有肌红蛋白尿。诊断 VLCADD 最重要的代谢指标是血串联质谱酯酰肉碱谱分析 C14:1 升高[3]。基因分析 ACADVL 基因检出 2 个等位基因致病突变是确诊金标准。

治疗原则是避免空腹,给予高糖类低脂饮食,尤其限制长链脂肪酸摄入,补充中链甘油三酯(medium chain triglyceride,MCT)[4]。左卡尼汀的补充是否有益尚存在争议。三庚酸甘油酯相比常规 MCT 可以改善患者的心脏射血分数,缩短住院周期[5]。

（丁　娟　马明圣）

参考文献

[1] YAMAGUCHI S, INDO Y, COATES P M, et al. Iden-tification of very-long-chain acyl-CoA dehydrogenase deficiency in three patients previously diagnosed with long-chain acyl-CoA dehydrogenase deficiency [J]. Pediatr Res, 1993, 34 (1): 111-113.

[2] ANDRESEN B S, OLPIN S, POORTHUIS B J, et al. Clear correlation of genotype with disease phenotype in very-long-chain acyl-CoA dehydrogenase deficiency [J]. Am J Hum Genet, 1999, 64 (2): 479-494.

[3] YAMADA K, TAKETANI T. Management and diag-nosis of mitochondrial fatty acid oxidation disorders: Focus on very-long-chain acyl-CoA dehydrogenase deficiency [J]. J Hum Genet, 2019, 64 (2): 73-85.

[4] VAN CALCAR S C, SOWA M, ROHR F, et al. Nutri-tion management guideline for very-long chain acyl-CoA dehydrogenase deficiency (VLCAD): An evidence- and consensus-based approach [J]. Mol Genet Metab, 2020, 131 (1-2): 23-37.

[5] VOCKLEY J, MARSDEN D, MCCRACKEN E, et al. Long-term major clinical outcomes in patients with long chain fatty acid oxidation disorders before and after transition to triheptanoin treatment:A retrospective chart review [J]. Mol Genet Metab, 2015, 116 (1-2): 53-60.

35 胸骨后疼痛的少年

专家导读　13 岁青少年男性,自 8 岁开始间段发作胸骨后疼痛,多次辅助检查提示心电图、心肌酶、心脏结构及功能未见异常,除了关注心脏,意外发现食管全程多发鳞状上皮乳头状瘤,少年胸骨后疼痛的背后到底潜藏着什么样的病因? 后续治疗到底又该如何决策? 协和罕见病 MDT 从临床出发,抽丝剥茧,逐步拆解,厘清事实可能的真相。

病例介绍

【患者】　男,13 岁。

【主诉】　间断性胸骨后疼痛 5 年余。

【现病史】

患儿 2017 年 5 月无明显诱因间断出现胸骨后疼痛,表现为闷痛,范围为胸骨柄至剑突下,VAS 评分 7~8 分,持续十几分钟可自发缓解,缓解后如常。2017 年 5 月就诊于当地医院查心电图、心肌酶和心脏彩超,未见异常。上消化道造影:食管内弥漫性钡剂残留;胃镜:食管黏膜全程多发乳头状隆起,连成片状,最大可达环周,余无异常;病理:食管鳞状上皮乳头状瘤。胃幽门螺杆菌(Hp)快速尿素酶检测为阴性。

2017 年 6 月首次就诊于我院,完善检查血常规、生化无异常;感染方面,巨细胞病毒、EB 病毒均(−);影像学方面,胸部 CT:食管壁多发增厚,局部见多发带蒂软组织密度影凸向食管腔内。上消化道造影显示食管近全程黏膜紊乱伴多发充盈缺损(图 35-1)。胃镜示食管黏膜可见多发成簇状突起,表面绒毛样改变,白色,珊瑚样,大小不一,部分环腔,幽门螺杆菌快速尿素酶试验阴性。组织病理提示食管鳞状上皮乳头状瘤。专业组会诊:结合症状、内镜检查及病理,食管鳞状上皮乳头状瘤诊断明确,结合患儿年龄及病程,不除外食管病变为反应性增生可能,食管内病变不建议行内镜下切除,建议规律复查。予以 L-谷氨酰胺呱仑酸钠颗粒 0.67g,每日 3 次及奥美拉唑镁片 20mg,每日 1 次口服治疗后,患儿症状缓解。2017 年 10 月于我院复查:肿瘤标志物(−)。再次复查胃镜可见食管自入口(梨状隐窝)至贲门上方食管黏膜可见多发簇状、珊瑚状突起,表面绒毛样改变,略发白,大小不一,部分环腔。病理:食管中段鳞状上皮乳头状瘤。

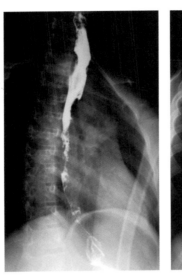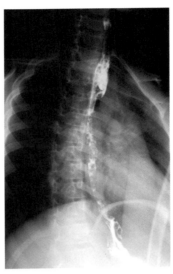

图 35-1　上消化道造影结果

2018 年 2 月于我院复查胃镜可见自咽后壁食管全程见成簇纵行隆起,食管中段可见环周成簇隆起病变。2018 年 6 月患儿就诊于北京某医院,胃镜示全食管可见多发息肉样病变,病变表面黏膜粗糙呈绒毛样结构,病变与下咽、交界线关系密切,无明确边界,病变处食管壁增厚,以食管黏膜层增厚为主,最厚处约 7.1mm,未见明显肿大淋巴结。胃窦部黏膜充血、略粗糙,幽门充血、水肿。病理示食管(22~26cm)食管鳞状上皮乳头状瘤。出院后患儿仍间断有胸部不适感。2019 年 2 月 13 日—2019 年 2 月 19 日患儿于我院查胃镜可见自咽喉壁至食管全程仍可见成簇纵行隆起性病变,较前相比未见明显变化;胃体中部小弯侧见黏膜发红、略凹陷,活检 1 块质软。专业组查房考虑患儿食管乳头状瘤不除外为非典型病原感染所致,送检病理行特殊染色寻找相关病原。出院后,患儿仍有间断胸部后疼痛,2020 年后患儿自觉疼痛部位上升至咽喉部,疼痛频率约每月 1 次,症状持续 10 余秒后可自行缓解。

【既往史】

既往体健。

【个人史】

无特殊。

【家族史】

否认家族中类似病情,父母、姐姐均行胃镜检查未见异常。足月剖宫产娩出,母亲否认人类乳头瘤病毒(HPV)感染史。

【入院查体】

一般情况平稳,生长发育良好,身高 169cm(P50-P75),体重 58.5kg(P75),心肺腹查体无异常,四肢肌力和肌张力未见异常。

【入院诊断】

食管鳞状上皮乳头状瘤,HPV-P16 阴性。

【诊治经过】

患者 2021 年 9 月 6 日于我院住院查胃镜示咽部、食管入口、食管黏膜鳞状上皮乳头状瘤(图 35-2)。喉镜检查示双侧声带运动正常,食管入口处乳头状瘤样新生物。腹部 CT 未见异常。病理回报(食管上段)鳞状上皮乳头状瘤;免疫组化结果:HPV P16(−)。

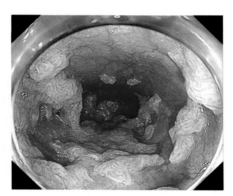

图 35-2　胃镜检查结果
可见食管全程多发乳头状隆起。

主治医师总结病例特点和主要诊断,提出会诊目的

儿科
唐晓艳

青少年男性,慢性病程,临床表现为胸骨后疼痛,为持续性闷痛;范围为胸骨柄至剑突下,持续十几分钟可自发缓解。2017 年 5 月于外院行上消化道造影提示食管内弥漫性钡剂残留;胃镜:食管黏膜全程多发乳头状隆起,连成片状,最大可达环周,余无异常,Hp(−);病理:食管鳞状上皮乳头状瘤(ESP)。2017 年 6 月首次就诊于我院,胸部 CT、上消化道造影及胃镜均提示食管多发占位,病理显示 ESP。血常规、血生化无异常;感染 HPVP16、TORCH、EBV 均(−);2018 年 7 月 17 日外周血细胞肿瘤医学外显子组基因测序未检测出明确致病突变。出院后患儿仍有间断

胸部后疼痛,2020 年后胸骨后疼痛自觉上升至喉咽部,频率约每月 1 次,症状持续 10 余秒后可自行缓解。2021 年 8 月耳鼻喉镜示食管入口处可见乳头状瘤样新生物;各次病理均为 ESP,病毒检测结果均阴性。患儿年龄小,病程时间长,如此广泛食管上皮乳头状瘤罕见,范围逐渐累及食管入口,治疗棘手,特此提请疑难病会诊。会诊目的:明确诊断,制定下一步治疗方案。

多学科会诊意见

儿科
李正红

总结病例特点,患儿间断胸骨后疼痛 4 年余,内镜提示多发病变,病理为 ESP。ESP 多见于成人,常 50 岁后发病(50 岁以后成人发病率 0.01%~0.45%),男女比(1.8~3.4):1。其可能的病因假说如下。慢性炎症:因 70% 发生于食管远端 1/3,已证实与胃食管反流、食管炎或黏膜刺激(如鼻胃管)有关;创伤:如探条辅助下食管机械扩张、鼻胃管刺激;HPV 感染:如血清型 6,11(低风险株)多无症状,大型病灶可伴吞咽困难。需与以下大体病理相似的疾病进行鉴别诊断:疣状鳞状细胞癌、肉芽组织和乳头状白斑;相关联疾病:胼胝症、黑棘皮病、Goltz 综合征、Cowden 综合征(后两者全身症状明显);其中,Cowden 综合征为常染色体显性遗传,多源于 *PTEN*(抑癌基因或 *PIK3CA*、*AKT1*)突变所致的局灶性真皮发育不全,表现为多器官的多发错构瘤,患者乳腺癌、甲状腺癌、子宫内膜癌风险高于普通人群。Goltz 综合征为常染色体显性遗传,多源于抑癌基因 *PTCH-1*(抑制 TGF-β 通路)突变所致的多系统畸形,可表现为眼距过宽等特殊面容、牙源性角化囊肿、牙齿和骨骼发育不良性改变、肛周及口腔食管和生殖器乳头状瘤、肢端角化、小脑发育不良性神经节细胞瘤、生长发育延迟。目前结合患儿情况,考虑上述诊断均证据不足,病因有待进一步明确。

心内科
张抒扬

补充病史,患儿 2017 年出现胸骨后疼痛,针扎痛,疼痛持续约 1h,饭后疼痛,吃饭时偶尔会疼。不能吃硬的食物,有哽噎感,不能吃饼干。近 1 年疼痛部位上升至近颈部。患儿主诉不能喝小米粥,米粒自觉挂在食管。否认放射痛,否认特殊生活方式,否认药物或毒物误服史。患儿自幼吃饭时进食速度偏快。补充查体患儿颜面部和后肩部可见痤疮,双手短指畸形。病史方面需注意患儿胸骨后疼痛性质与进食的相关性,鉴别心源性疼痛,并注意心电图、心脏方面的检查。我院胃镜检查数十万例,未见到此类情况,结合母亲孕期无异常,父母、姐姐都做过胃镜检查未见异常,提示病例罕见,需进一步研究明确病因并拟定合适的治疗方案。

内分泌科
朱惠娟

对于病史,补充查体可见 D 型短指畸形,其或与 *HOXA13* 基因杂合显性突变有关,其异常可致手-足-生殖器综合征(hand-foot-genital syndrome)及 Guttmacher 综合征,表现为双侧拇指、拇趾短指及生殖道发育不良等畸形[1]。但与食管上皮乳头状瘤是否相关不明确。

放射科
刘炜

患儿影像学资料主要为上消化道造影和胸部 CT:2017 年 7 月上消化道从颈段开始到贲门入口全程食管黏膜粗糙,多发充盈缺损。2021 年 8 月影像上看双侧梨状隐窝未见异常,现累及梨状隐窝以下的食管上段,胃黏膜无异常;胸上段可见向腔内突出的结节影,食管比较柔软。疾病初发时即呈现食管全程广泛受累,较为罕见;疾病进展较慢,近 1 年呈新发的食管入口处受累。患儿其他影像表现包括 4 年前头颅 MRI 所提示的左侧脉络膜裂囊肿,暂不明确其与食管病变关系,建议密切随诊观察。

病理科
师晓华

患儿 4 次病理活检均提示为增生的鳞状上皮,诊断鳞状上皮乳头状瘤。食管鳞状上皮乳头状瘤发生率低,为 0.08%,多为单发病变。发病机制与黏膜慢性损伤、HPV 感染有关。患儿无误服史与刺激性、热饮食史;虽活检 HPV 替代物 P16 局灶阳性,但尚未达到 HPV 阳性诊断标准。其他较罕见的病因包括综合征相关,故仍需关注遗传学是否有异常。ESP 为良性病变,恶性转化率一般较低;然而乳头状瘤多发时,考虑为食管鳞状上皮乳头状瘤病,发病年龄早,恶变概率大,故后续随诊需关注是否有不典型增生、疣状癌(基底部伸角样生长)、浸润性癌变,力争及时发现、尽早处理。

耳鼻喉科
陈兴明

患儿乳头状瘤诊断明确,但 P16 染色阴性不能排除 HPV 感染。P16 是高危型 HPV 16、18、33 的一期癌蛋白,低危型 HPV 感染 P16 可以阴性,故建议做 HPV-DNA 分型,排除低危型 HPV 感染可能,并考虑接种 4 价、9 价疫苗以降低尚未感染亚型的感染概率。ESP 主要考虑手术治疗,然而患者为全食管病变,已累及食管最窄的入口区段,故手术或可引发食管入口狭窄等并发症,一旦狭窄,后期可能需小肠、结肠代食管;考虑患儿年轻,故暂不建议积极手术,仅当吞咽明显困难的时候方考虑。广泛、多发 ESP 可能继发疣状癌,故需要密切随访,如有恶性病变,及早处理。

检验科
窦亚玲

针对上述 HPV 感染的可能,我院可行 HPV-DNA 分型检测:其中,HPV 6、11 为低危型,中国人 56、52 型多见,国外以 16 型多见。HPV 为嗜上皮细胞病毒,故若确认感染,或可累及消化道其他节段的上皮细胞,应同时行肠镜检查评估肠黏膜。HPV 感染可能合并其他嗜上皮细胞感染,可同期送检组织标本检测 CMV、EBV。

儿科
王薇

成人乳头状瘤与 HPV 相关,儿童 HPV 感染报道罕见。患儿病变不能除外与体细胞突变相关,应取活检组织进行体细胞肿瘤基因检测。

干细胞平台
冷泠

结合患儿病情,多发 ESP 的病因从分子角度分析,可能源于胚层发育过程中干细胞的 DNA 突变,可取病变区域黏膜及黏膜下层组织标本做深度的基因测序 panel;也可能是体细胞转录异常,可考虑 RNA 水平检测;测序结果解读上需关注对治疗有提示作用的靶点基因及分子通路。

消化内科
杨爱明

结合我院胃镜结果,患儿病例罕见。诊断方面,后续可复查胃镜采用黏膜、黏膜下层采取小块剥离送检基因检测、病理标本等检查。内镜治疗方面,文献报道中 ESP 的内镜疗法主要包括冷冻治疗、氩离子凝固、光动力学、射频消融等方法。我院消化内科对食管早期癌常采用黏膜剥离术,通过球囊及药物诱发黏膜层坏死并进行剥离,若考虑病变累及层次较深,也可通过改进方法扩大剥离范围,实现对黏膜层及黏膜下层的剥离。该患儿为环周病变,累及咽入口,治疗困难,后期狭窄并发征可能性大。故除内镜治疗外,也应积极寻找药物治疗方法或可行超适应证用药。

风湿免疫科
张文

对于上述内镜治疗可引发狭窄的问题,或可考虑抗纤维化治疗。

呼吸与危重症
医学科
徐凯峰

针对上述超适应证用药,可考虑西罗莫司(雷帕霉素,rapamycin)。西罗莫司为小分子 mTOR 通路阻断剂,可通过抑制转录抑制多种细胞过度生长、增殖[2]。临床应用上,西罗莫司(雷帕霉素)对多种肿瘤性疾病效果很好,其在儿童 TSC[3] 及肾移植[4]应用中显示较好的安全性;且在黑斑 - 息肉综合征治疗中也有一定的效果[5],故或可考虑使用之作为物理治疗外的二线治疗。

胸外科
崔玉尚

儿童广泛食管乳头状瘤罕见,临床多见偶发、单个乳头状瘤,患儿此情况罕见。有适应证无禁忌证的食管癌患者常行食管切除胃代食管术,但该手术创伤较大,考虑良性病变性质及患儿年龄,故不优先考虑。建议探寻是否有药物可阻滞肿瘤继续生长,并密切随访,如每半年随访一次。

放射治疗科
晏俊芳

除上述内镜下治疗、手术及药物治疗,化疗亦为可考虑的备选手段。放疗通过高能射线可导致肿瘤 DNA 损伤,并减少渗出、出血等炎症反应。检索文献发现一例颈胸腹多发乳头状瘤病例,病变累及全喉、下咽并引起呼吸困难,患者经手术切除、激光治疗后,后续放疗 20Gy,但该例患者最后死亡。成人 ESP 文献中建议予 30Gy 内照射治疗。对于儿童或青少年,考虑其耐受性差于成人,故推荐对节段性病变严重部位行外照射治疗,并调整最佳治疗频率、单次剂量与时间,如每次 5~10min。

多学科会诊意见总结

①下一步进行 HPV 检测,与病理科和检验科合作,取黏膜层和黏膜下层大块病理,尽量完善已知的 HPV 检测;②行肠镜检查,复查胃镜,注意病理取到黏膜下,体细胞基因肿瘤基因检测;③超适应证药物,比如疫苗、西罗莫司(雷帕霉素)能否试用;④放疗作为候选方案。同时注意和家属充分沟通、交流病情,团队研究要加快

速度,给家属以希望,考虑患儿疾病进展的因素。食物、生活方式是否相关,团队协作,做好周密的方案。

结局与转归

患者再次行 HPV 检测,HPV 16、18、56、52 等已知基因型检测均为阴性。复查肠镜未见肠道黏膜乳头状瘤等病变,暂不支持食管乳头状瘤的相关综合征。复查胃镜病理符合乳头状瘤特征,无恶变征象。肿瘤标本及同期送检外周血行分子 PCR 二代测序检测,提示 Kras 基因第 2 外显子错义突变 NM_033360.3 :c35G>A(p.G12D),其他肿瘤相关基因未检测到突变,目前一般情况平稳,继续门诊随诊。

专家点评　　患者为青少年男性,慢性起病,临床表现为无诱因间断发作性胸骨后疼痛,与进食无关,CT、消化道造影、胃镜均提示食管全长占位,病理提示鳞状上皮乳头状瘤,同时 PCR 检测提示各亚型 HPV 及 EBV、TORCH 均为阴性。家人无食管异常。自 2017 年起病以来患者病情进展慢、病变性质同前(ESP);2020 年新发咽喉部疼痛,2021 年入院后耳鼻喉镜提示病变累及食管入口。文献表明儿童多发 ESP 罕见,可能与生殖细胞基因突变所致、多器官受累的综合征(如 Cowden/Goltz 综合征)或 HPV 感染相关;非 HPV 感染累及食管全长的儿童/青少年 ESP 病例全球尚无报道。多发 ESP 病灶的治疗尚无指南,文献报道以物理治疗为主,包括内镜、激光、射频消融、冷冻等,预后特别注意防止食管环周狭窄。经 MDT 讨论,患者复查全层胃黏膜活检、病变组织 HPV 分型、肠镜,均无新发现;病变组织全外显子组测序提示 Kras 基因突变。目前不支持生殖细胞突变综合征及 HPV 感染,可能与体细胞突变或转录异常相关,在儿童中尚无 Kras 基因突变靶向药相关适应证,目前患者一般情况平稳,后续诊治仍有待进一步随访。

疾病相关文献回顾

食管鳞状细胞乳头状瘤(esophageal squamouscell papilloma,ESP)为良性上皮病变,其组织学特征为增多的、以小血管的结缔组织为中心、以鳞状细胞为外周的指状突起[6]。其发病率低(一般人群中的患病率为 0.006%~0.04%[7]),确诊年龄多于 50 岁左右[8-10],多呈孤立性、淡粉红色疣样外生型小突起,多不引起临床症状。其发病机制不明,目前较公认的理论包括炎性疾病与 HPV 感染,或作为先天性胚层发育异常的表型之一(如 Goltz 综合征)[11]。

儿童 ESP 较成人更为罕见。据目前纳入例数最多的病例系列研究[12],该单中心 2000 年 1 月 1 日—2014 年 12 月 31 日有胃镜资料的 12 459 例儿童病例中,仅 10 例诊断为 ESP(发病率 0.08%):其年龄分布为 2~17 岁(8 例>13 岁),3 例男孩,7 例为女孩,主诉腹痛 7 例、胃食管反流 4 例,病灶位于食管近端 6 例、食管远端 2 例,单发病灶 8 例、双病灶 2 例。文献报道 1 例 2 岁男童多发 ESP,表现为多型低风险株 HPV 阳性,可能源于母乳喂养所致的获得性感染,其病变于 1 年内自行消退[13]。另有合并幽门螺杆菌[14]及嗜酸性粒细胞性食管炎[15]的儿童病例,但其与 ESP 发生的因果关系不明。

ESP 多通过物理治疗手术切除,术后复发与恶变较罕见[8]。对于最常见的单发病灶,对<1cm 病灶可行内镜下冷活检钳去除,对较大病灶可行内镜下黏膜切除术[8]。多发病灶相对罕见,文献报道的治疗方案包括内镜下切除[16]、激光切除术[17]、射频消融术[18]、冷冻疗法(如液氮喷雾)[19]、氩离子凝固术[15]、光动力治疗[20]。发生恶变者行食管切除术[21]。广泛食管上皮乳头状瘤术后并发症需关注,后续应进一步探索儿童广泛食管上皮乳头状瘤的病变机制,寻找治疗方法。

(唐晓艳　陈昉园　李正红)

参考文献

[1] QUINONEZ S C, INNIS J W. Human HOX gene disorders [J]. Mol Genet Metab, 2014, 111 (1): 4-15.

[2] LI J, KIM S G, BLENIS J. Rapamycin: One drug, many effects [J]. Cell Metab, 2014, 19 (3): 373-379.

[3] ZOU L, LIU Y, PANG L, et al. Efficacy and safety of rapamycin in treatment of children with epilepsy complicated with tuberous sclerosis [J]. Zhonghua Er Ke Za Zhi, 2014, 52 (11): 812-816.

[4] ETTENGER R B, GRIMM E M. Safety and efficacy of TOR inhibitors in pediatric renal transplant recipients [J]. Am J Kidney Dis, 2001, 38 (4 Suppl 2): S22-S28.

[5] WEI C, AMOS C I, ZHANG N, et al. Chemopreventive efficacy of rapamycin on Peutz-Jeghers syndrome in a mouse model [J]. Cancer Lett, 2009, 277 (2): 149-154.

[6] KUWANO H, UEO H, SUGIMACHI K, et al. Glandular or mucus-secreting components in squamous cell carcinoma of the esophagus [J]. Cancer, 1985, 56 (3): 514-518.

[7] SZANTO I, SZENTIRMAY Z, BANAI J, et al. Squamous papilloma of the esophagus: Clinical and pathological observations based on 172 papillomas in 155 patients [J]. Orv Hetil, 2005, 146 (12): 547-552.

[8] CARR N J, MONIHAN J M, SOBIN L H. Squamous cell papilloma of the esophagus: A clinicopathologic and follow-up study of 25 cases [J]. Am J Gastroenterol, 1994, 89 (2): 245-248.

[9] ODZE R, ANTONIOLI D, SHOCKET D, et al. Esophageal squamous papillomas: A clinicopathologic study of 38 lesions and analysis for human papillomavirus by the polymerase chain reaction [J]. Am J Surg Pathol, 1993, 17 (8): 803-812.

[10] QUITADAMO M, BENSON J. Squamous papilloma of the esophagus: A case report and review of the literature [J]. Am J Gastroenterol, 1988, 83 (2): 194-201.

[11] BRINSON R R, SCHUMAN B M, MILLS L R, et al. Multiple squamous papillomas of the esophagus associated with Goltz syndrome [J]. Am J Gastroenterol, 1987, 82 (11): 1177-1179.

[12] TOU A M, AL-NIMR A O. Esophageal squamous papilloma in children: A single-center case series [J]. J Pediatr Gastroenterol Nutr. 2021, 72 (5): 690-692.

[13] SINGHAL S, BAKER R D, KHAN A, et al. A rare case of esophageal papilloma due to human papillomavirus with uncommon presentation of dysphagia in a 2-year-old child [J]. Clin Pediatr (Phila), 2016, 55 (12): 1168-1170.

[14] YANG Q, STEFANOVICI C, MUJAWAR Q, et al. Esophageal squamous papilloma in a pediatric patient with helicobacter pylori gastritis [J]. Pediatr Dev Pathol, 2018, 21 (1): 105-106.

[15] PASMAN E A, HEIFERT T A, NYLUND C M. Esopha-

geal squamous papillomas with focal dermal hypoplasia and eosinophilic esophagitis [J]. World J Gastroenterol, 2017, 23 (12): 2246-2250.

[16] KIM E, BYRNE M F, DONNELLAN F. Endoscopic mucosal resection of esophageal squamous papillomatosis [J]. Can J Gastroenterol, 2012, 26 (11): 780-781.

[17] TU R H, SURYAPRASAD A G, PRINDIVILLE T. Successful laser treatment of diffuse esophageal squamous papillomatosis causing dysphagia: 582 [J]. Official journal of the American College of Gastroenterology | ACG, 2003, 98: S193-S194.

[18] BERTANI H, MIRANTE V G, CARUSO A, et al. Successful treatment of diffuse esophageal papillomatosis with balloon-assisted radiofrequency ablation in a patient with Goltz syndrome [J]. Endoscopy, 2014, 46 Suppl 1 UCTN: E404-E405.

[19] ALOMARI M, WADHWA V, BEJARANO P, et al. Successful treatment of extensive esophageal squamous papillomatosis with cryotherapy [J]. ACG Case Rep J, 2019, 6 (3): 1-4.

[20] WOLFSEN H C, HEMMINGER L L, GEIGER X J, et al. Photodynamic therapy and endoscopic metal stent placement for esophageal papillomatosis associated with squamous cell carcinoma [J]. Dis Esophagus, 2004, 17 (2): 187-190.

[21] FRAGA E, ALMEIDA J, CAMACHO C, et al. A case of esophageal carcinoma due to esophageal squamous papillomatosis [J]. Int J Surg Case Rep, 2020, 71: 335-337.

36 令医生"头痛"的头痛少女

专家导读　15 岁青少年女性,间断发热、血三系减低,由此发现巨脾、肝脏肿大。追问病史,挖掘纷繁复杂的既往史,包括反复呼吸道感染、夜间视物不清、牙齿和甲床发育不良等,经北京协和医院儿科风湿免疫专业组经验判断,确诊为一种新认识的罕见病——ROSAH 综合征。生物制剂治疗过程中,患儿新发头痛,是原发病新症状,还是合并颅脑器质性病变,或是心理因素?协和罕见病 MDT 为改善患儿生活质量展开讨论,指导治疗。

病例介绍

【患者】　女,15 岁。

【主诉】　间断发热、发现肝脾肿大 2 年余,头痛 7 个月。

【现病史】

2018 年 12 月患儿无诱因出现间断发热,每个月 2~3 次,无明显周期性,体温 37.5~38.2℃,无伴随症状,未诊治。2019 年 2 月再次发热,性质同前,于当地查血白细胞计数 1.94×10^9/L ↓,中性粒细胞计数 1.01×10^9/L(52%),血小板计数 98×10^9/L ↓,血红蛋白 83g/L ↓;网织红细胞百分比 4.1% ↑。骨髓涂片:增生性贫血(溶血性贫血?),细胞内铁减低。骨髓活检:骨髓增生性贫血病理改变。病原学及自身抗体检查(-)。腹部超声:肝脾大,右肝斜径 14.3cm,脾厚 8.3cm,长径 26.0cm,脾内实性占位(血管瘤可能)。未明确诊断,建议上级医院就诊。

2019 年 3 月为进一步诊治就诊于我院血液科,查血常规:白细胞计数 2.4×10^9/L ↓,中性粒细胞计数计数 1.86×10^9/L(77.5%)↓,血小板计数 81×10^9/L ↓,血红蛋白 86g/L ↓。骨髓穿刺:增生活跃,红系中、晚幼红细胞比例增高,形态大致正常,红细胞大小不等,部分形态不规则,中心淡染区扩大;淋巴细胞比例减低,形态正常；未见其他异常细胞及寄生虫。骨髓铁染色：细胞外铁（-），未见环形铁粒幼红细胞。铁4项提示缺铁性贫血。全身 PET/CT：肝脏、脾脏显著增大，全身骨髓代谢略高，考虑发热后继发改变可能性大，余未见明显异常。考虑"脾功能亢进"，建议脾脏切除及儿科就诊。

2019年5月我科住院，追问既往史：7月龄至1.5岁反复上呼吸道感染，约每个月1次；2岁左右发现双眼内斜视，未治疗自行缓解；9岁始夜间视物模糊；半岁出牙，1岁4月乳牙多发"龋齿"，恒牙刚萌出正常，很快颜色发黄，龋齿，治疗后仍反复，影像学提示牙根浅，上颌骨不发育；11岁始手指甲面凹凸不平。查体：身高156.5cm（P25-P50），体重44.3kg（P25-P50），发育正常，贫血貌，无皮疹。多发龋齿。心肺查体正常。腹软，肝肋下3cm、剑下未及，脾肋下10cm，Ⅰ线16cm，Ⅱ线18cm，Ⅲ线3cm，余查体大致正常。完善检查：血白细胞计数 2.05×10^9/L ↓，血红蛋白81g/L ↓，血小板计数 85×10^9/L ↓。尿常规、便常规、肝功能、肾功能、血脂正常。炎症指标：CRP 12~40mg/L ↑，ESR 14~33mm/h ↑。细胞因子：IL-6 5.3pg/ml（<5.9pg/ml），IL-8 73pg/ml（<62pg/ml），IL-10 5.0pg/ml（<9.1pg/ml），TNF-α 47.2pg/ml（<8.1pg/ml）↑。感染：ASO 1 449U/ml ↑，余细菌、非典型病原、结核、病毒及真菌阴性。免疫：IgG 16.16g/L，IgA 1.00g/L，IgM 1.26g/L。血清 IgG 亚类：IgG1 13 300mg/L，IgG2 3 640mg/L，IgG3 1 550mg/L，IgG4 479mg/L。C3 1.185g/L，C4 0.168g/L。IgD、IgE 正常。淋巴细胞比例：T% 80.3%，T_4% 44.9%，T_8% 29.5%，NK% 10.7%，B% 6.4%。RF、ANA3项、ENA 阴性。内分泌：甲状腺功能、性激素、ACTH、皮质醇正常。β-CTX 1.68ng/ml ↑，T-25OHD 6.5ng/ml ↓。遗传代谢：血氨、乳酸正常；β-葡糖苷酶及鞘磷脂酶正常。血液：Fe 48μg/dl ↓，人转铁蛋白受体（TFR）2.59g/L，血浆总铁结合力（TIBC）330μg/dl，血清铁（SI）14.5% ↓，运铁蛋白饱和度（TS）13.1% ↓，Fer 13ng/ml；叶酸和维生素 B_{12} 正常。影像学：腹部 CT 增强+CTA：肝脾增大，脾脏多发不均匀低强化影；门静脉近汇合处增粗，脾静脉增粗迂曲。上消化道造影：胃黏膜粗糙、紊乱。腹部血管超声、心脏超声：未见异常。其他：眼科会诊：根据 OCT、VF、ERG5 项结果，考虑双眼视网膜色素变性。耳鼻喉科会诊：纯音测听+声导抗正常。皮肤发汗试验阳性。

因为患儿症状累及肝脾、视网膜、牙齿、指甲等多个系统，不除外遗传代谢性疾病、外胚层发育不良及原发性免疫缺陷，建议完善全外显子基因测序。治疗上，予补充维生素D、铁剂及叶黄素等对症治疗。

2019年7月我科分析全外显子测序数据，发现 ALPK1 新生杂合突变（NM_001253884）：c.476c>T，p.T159M，新生杂合突变，对应临床表型为 ROSAH 综合征（视网膜病变、视盘水肿、脾大、无汗、偏头痛综合征，常染色体显性遗传）。经查阅文献及儿童风湿免疫专业组查房，诊断 ROSAH 综合征明确，予 TNF-α 抑制剂治疗。

排除禁忌证后于2019年11月1日至2020年7月28日行1~7程英夫利昔单抗280mg/次治疗。患儿1~4次治疗期间监测炎性指标较前下降，肝脾逐渐减小，血三系仍低，自5程英夫利昔单抗后（2020年4月）再次间断发热，每周发热1d，最高体温38℃，体温可自行降至正常，不伴其他不适。2020年9月返院评估血三系仍减低；CRP 76mg/L ↑，ESR 38mm/h；IL-6 6.1pg/ml ↑，TNF-α 257.0pg/ml ↑。腹部超声示肝脾较前增大（右肝斜径13cm→14.1cm，脾厚5.3cm→5.7cm，脾长径18.8cm→20.5cm）。头颅 CT（-）。眼科较前无明显进展。儿童风湿免疫专业组考虑不除外英夫利昔单抗失应答，留取血标本检测血药浓度和抗体后，将英夫利昔单抗加量至400mg/次。于2020年9月

28 日输注第 8 程英夫利昔单抗,检测结果回示英夫利昔单抗血药浓度<0.4μg/ml ↓,英夫利昔单抗抗体 74ng/ml ↑。结合脾脏、血三系、视网膜病变未见明显缓解,且英夫利昔单抗继发性失应答,调整为阿达木单抗治疗,2020 年 12 月 1 日第 1 次阿达木单抗 40mg 治疗,过程顺利。

2020 年 12 月无诱因出现反复头顶部、眼眶及眼球疼痛,无呕吐,每周 1~2 次,每次持续半日左右,当地头部 CT 平扫未见异常,诊断"虹膜炎",未予特殊处理,后自认为阿达木单抗副作用,自行停药。2021 年 1 月 25 日因头痛入院评估:血三系、炎性指标、肝脾较前无明显变化。头部 MRI+SWI:垂体饱满;双侧上颌窦黏膜增厚。经颅多普勒血管超声、脑电图正常。眼科会诊(图 36-1):眼底无水肿,眼部表现符合广泛的视杆-视锥细胞受损,视野较前进一步缩小,视网膜电图示双眼 α、β 波振幅重度降低。儿童风湿免疫专业组查房考虑原发病相关偏头痛,建议继续阿达木单抗治疗。后偶有头痛、发热,发热可自行恢复,继续应用阿达木单抗至 2021 年 5 月 21 日,因再次头痛自行停药,并予甘露醇治疗,头痛明显好转。拒绝腰椎穿刺。2021 年 6 月 28 日入院评估:头部 MRI+SWI 示双侧上颌窦炎,右侧较前加重,左侧较前减轻,余大致同前。余系评估无明显改变。建议规律阿达木单抗治疗。后每个月发热 2 次,不伴头痛,精神尚可,无性格改变。起病以来,患儿精神尚可,饮食及睡眠正常,大小便如常,体重无明显改变。

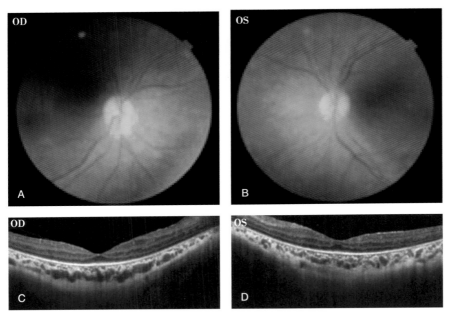

图 36-1　患者的眼科检查

A 和 B. 眼底照相示视网膜色素紊乱,视盘水肿(A 右眼,B 左眼);C 和 D. OCT 示视网膜椭圆体带破坏(C 右眼,D 左眼)。

【既往史】

7 月龄至 1.5 岁反复上呼吸道感染,约每个月 1 次。2 岁左右发现双眼内斜视,未治疗自行缓解。9 岁始夜间视物模糊。半岁出牙,1 岁 4 月乳牙多发"龋齿",恒牙刚萌出正常,很快颜色发黄,龋齿,治疗后仍反复,影像学提示牙齿牙根浅,上颌骨不发育。11 岁始手指甲面凹凸不平。

【个人史】

第 4 胎第 1 产儿(母亲曾因社会因素或不明原因胚胎停育流产),足月剖宫产,无黄疸、窒息史,生后母乳喂养,余无特殊。体格、运动、智力、语言发育似同龄儿。按计划接种疫苗,无不良反应。

【家族史】

无特殊。

【入院查体】

身高 164cm(P50-P75),体重 55kg(P50-P75)。发育正常,营养良好,贫血面容。四肢皮肤干燥,未见脱屑。头发、眉毛、睫毛稀疏。浅表淋巴结未及肿大。口腔内多发龋齿,牙釉质发黄(图 36-2)。肝肋下约 4cm,剑下 3cm,质中。脾大,Ⅰ线约 13cm,Ⅱ线约 16cm,Ⅲ线 0cm。余腹部、心肺查体大致正常,四肢关节活动自如。双手杵状指(±),指甲凹凸不平,双足拇趾外翻。

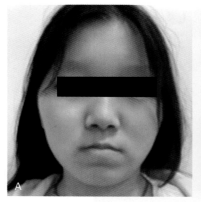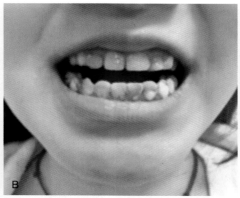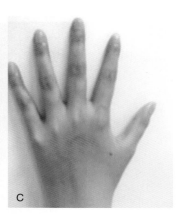

图 36-2　患者异常体征
A. 眉毛、头发稀疏、细软;贫血貌;B. 龋齿、牙釉质发黄;C. 杵状指。

【目前诊断】

① ROSAH 综合征(偏头痛,肝大、门静脉增宽,脾大、脾功能亢进、全血细胞减少、脾内低回声,虹膜炎,视网膜色素变性,牙釉质发育不全、龋齿);② TNF-α 抑制剂继发失应答(英夫利昔单抗);③铁缺乏;④双足拇趾外翻。

主治医师总结病例特点和主要诊断,提出会诊目的

儿科　青少年女性,隐匿起病,慢性病程;主要表现为间断发热、脾大、继发性脾功能亢
马明圣　进、眼底病变、头痛;查体发现外胚层发育不良,如牙齿、毛发、指甲发育不良;

ESR、CRP 及 TNF-α 等炎症指标升高;基因测序提示与临床表现相符的 *ALPK1* 已知致病突变;因此诊断 ROSAH 综合征明确。ROSAH 综合征是以视网膜病变、视盘水肿、脾大、无汗、偏头痛的英文单词首字母缩写命名。经过文献复习发现,除上述典型表现外,多数患者均有外胚层发育不良表现。治疗上,多数病例使用大剂量糖皮质激素缓解全身炎症;其他免疫抑制剂,包括秋水仙碱、吗替麦考酚酯、白介素 1 抑制剂等,虽然也可以缓解全身炎症,但却不能阻止眼底病变进展。另外,针对本病的头痛用非甾体抗炎药治疗效果差。本患儿选择肿瘤坏死因子 α (TNF-α)抑制剂治疗,病程中曾有好转,但目前控制欠佳,新出现头痛。会诊目的:是否有更好的治疗手段;患儿脾功能亢进明显,血三系减低,请外科评估是否考虑脾切除。

多学科会诊意见

儿科
宋红梅
患儿病史 2 年余,临床主要表现为间断发热、肝脾大、血三系减低,视网膜色素变性,外胚层发育不良等;全外显子测序提示新生突变,ROSAH 综合征诊断明确;应用 TNF-α 抑制剂治疗,用药不规律,近 7 个月出现头痛,分析可能是原发病相关的头痛或阿达木单抗副作用,也可能是该患儿长期生病就诊相关的非特异性主诉。总体印象,患儿头痛时全身炎症指标升高,提示原发病控制欠佳,考虑原发病相关头痛可能性更大。另患儿原发病出现巨脾、脾功能亢进,血三系减低,神经系统感染、出血等风险高,也会出现头痛,请各位专家评估是否有脾切除手术指征,减低出血和感染风险,请各位专家协助综合诊疗。

眼科
睢瑞芳
患儿存在视神经盘水肿、视网膜病变,根据文献报道及临床发现该病患者临床表型差异较大。经治疗后注意随访眼底病变,如果效果不好,可考虑局部治疗。该患儿头痛与眼底病变关系不大。

心理医学科
洪霞
患儿近期出现头痛,应考虑器质性、药物性及心理性因素。该患儿系青春期女孩,目前暂无焦虑及抑郁,心理因素方面应注意压力管理、心理支持。

放射科
冯逢
患儿影像学显示脾内异常信号,考虑脾梗死可能性大。

核医学科
霍力
患儿 PET/CT 显示脾大,未见肿瘤性病变,核医学表现缺乏特异性提示。

基本外科
徐强／戴梦华 该患儿目前治疗过程中应注意监测血三系变化，如脾功能亢进不缓解，血小板计数继续下降，可考虑行脾切除术。

多学科会诊意见总结

原发病方面：继续规律应用 TNF-α 抑制剂；心理因素方面：注意压力管理、心理支持；眼科定期随诊眼底病变；定期监测血三系变化，如规律应用 TNF-α 抑制剂治疗，脾功能亢进不缓解，三系维持欠佳，可考虑脾切除术。

结局与转归

患儿规律应用 TNF-α 抑制剂，间断轻度头痛，偶有发热，基本不影响学习和生活，监测血三系基本同前。

专家点评 ROSAH 是 "retinaldystrophy，optic nerve edema，splenomegaly，anhidrosis，and migraine headache" 的缩写，中文是视网膜营养不良、视神经水肿、脾肿大、无汗、偏头痛，这也是 ROSAH 综合征的临床特点，其中以儿童期即发现的眼底病变、脾大伴脾功能亢进最为突出。北京协和医院儿科风湿免疫团队基于长期在原发性免疫缺陷病领域的深耕细作，积累了相关疾病丰富的诊治经验。本例 ROSAH 综合征的确诊便是如此。基于诊断、探索治疗，根据致病基因 ALPK1 的编码蛋白——α 激酶 1 所在的炎症通路，本患儿采用了 TNF-α 抑制剂治疗，使其病情得到了一定程度的控制。由于原发性免疫缺陷病临床表现的异质性，治疗过程中每一种新症状的出现均应判断是原发病表现、药物副作用还是其他合并症等，这是一种相对复杂的思辨过程，甚至充分论证后，仍不能得到确切答案。本患儿在 TNF-α 抑制剂治疗过程中新出现头痛，考虑患儿家长自行停药后头痛加重，且与头痛症状同期出现的还有炎症指标升高，均提示原发病控制欠佳，考虑头痛为原发病表现的成分大，经 MDT 讨论后建议坚持原发病治疗，并辅助心理支持，使患儿生活质量得以改善。

疾病相关文献回顾

ROSAH 综合征是 2019 年 4 月首次被报道的常染色体显性遗传病[1]，致病基因为 *ALPK1*，临床特征是视网膜营养不良、视神经水肿、脾大、无汗和偏头痛[2]。ROSAH 综合征患者的临床表现相对均一，主要表现为青少年期发病的眼底病变和脾肿大,其他包括头痛、牙齿和甲床发育不良、反复发热、关节炎、皮疹或反复感染等。*ALPK1* 基因的 p.T159M 为热点突变[3-4]。目前对该综合征的治疗及预后知之甚少,已报道的病例多采用 TNF-α 抑制剂治疗,效果有待于进一步观察;该病发现时眼底病变多已十分严重,且部分病例诊断时已失明,显著影响患者的生活质量。由于认识的局限及临床表型的重叠,一些患者被误诊为某些多基因自身炎症性疾病,使得诊治工作开展更为延后。

（钟林庆　宋红梅）

参考文献

[1] WILLIAMS L B, JAVED A, SABRI A, et al. ALPK1 missense pathogenic variant in five families leads to ROSAH syndrome, an ocular multisystem autosomal dominant disorder [J]. Genet Med, 2019, 21 (9): 2103-2115.

[2] JAMILLOUX Y, MATHIS T, GRUNEWALD O, et al. ALPK1 Gene mutations drive autoinflammation with ectodermal dysplasia and progressive vision loss [J]. J Clin Immunol, 2021, 41 (7): 1671-1673.

[3] ZHONG L, WANG J, WANG W, et al. Juvenile onset splenomegaly and oculopathy due to germline mutation in ALPK1 [J]. J Clin Immunol, 2020, 40 (2): 350-358.

[4] SANGIORGI E, AZZARÀ A, MOLINARIO C, et al. Rare missense variants in the ALPK1 gene may predispose to periodic fever, aphthous stomatitis, pharyngitis and adenitis (PFAPA) syndrome [J]. Eur J Hum Genet, 2019, 27 (9): 1361-1368.

37 多发牛奶咖啡斑原因待查

专家导读　9岁学龄期男孩,出生后发现四肢皮肤散在咖啡样色素沉着至今,查体发现血压升高1年9月余,最高可达220/140mmHg,存在多处血管狭窄及占位,先天性心脏病病史。生后至今已行多次手术,目前应用多种抗高血压药治疗,但血压仍明显升高,后续的治疗该如何进行? 下一步的诊疗方向又在哪里? 协和罕见病MDT从临床出发,结合患儿实际情况,综合判断,全方位、多角度为患儿诊疗保驾护航,制定详细的诊疗方案。

病例介绍

【患者】　男,9岁。

【主诉】　发现血压升高1年9个月。

【现病史】

患儿于1年9个月前(2019年11月)查体发现血压升高,最高220/140mmHg,既往无头痛、头晕、恶心、呕吐、水肿、关节肿痛、胸痛等不适,就诊于当地医院,查体:血压(200~230)/(105~140)mmHg,全身皮肤可见大量牛奶咖啡斑,联合成片;颈部可及血管杂音,右侧明显;心律齐,心音可,心前区可闻及2/6级收缩期杂音,余查体阴性。检查:血常规白细胞计数9.68×10^9/L,血红蛋白149g/L,血小板计数282×10^9/L。肝肾功能:尿酸435.8mmol/L↑,余(−)。细胞免疫、醛固酮、血管紧张素(Ang)Ⅱ、肾素浓度、醛固酮/肾素浓度比值、血脂、补体、红细胞沉降率、铁蛋白、抗链球菌溶血素O、甲状腺功能、尿常规、便常规、自身抗体等均(−)。心电图:窦性心律,左室高电压。腹部超声:阴性。心脏超声:外院动脉导管未闭(PDA)结扎术后;室间隔与左室壁增厚,主动脉根部增宽;主动脉轻度反流,PDA,左室假腱索,左心收缩功能正常。双侧颈动脉超声:右颈总动脉右侧条状低回声。头磁共振成像(MRI):枕大池增宽,脑实质未见明显异常;头部CT血管成像(CTA)(－);颈CTA:右侧颈动脉鞘区囊性占位(36mm×13mm)。心脏CTA:PDA术后;室间隔与左室壁增厚;升主动脉扩张;PDA。腹部CTA:右侧肾动脉起始部略狭窄,右侧肾动脉异常分支;左侧肾动脉近端局部显影欠佳。外院诊断:高血压,神经纤维瘤病。予氨氯地平、氢氯噻嗪降压,并建议外院继续诊疗。出院后监测血压(180~220)/(95~115)mmHg,后就诊于上海某院(2019年11月—2020年1月),基因检测:*RET*基因杂合突变(c.626-4G>A,父亲来源,意义不明)。查体同前。检查:肝、肾功能:胱抑素C 1.25~1.68mg/L↑,尿酸438~517μmol/L↑,尿素氮8.5~11.4mmol/L,肌酐46~81mmol/L;血常规、电解质、心肌酶、凝血等均正常。左右肾静脉采血,肾素、Ang Ⅱ均正常。心脏超声:大致同前。心脏MRI(图37-1A):PDA术后残余PDA,升主动脉扩张(直径约31.0mm),左心室肥厚,左颈总动脉起始轻度狭窄(直径约3.8mm),右心房旁占位(20.1mm×25.2mm×30.5mm),神经纤维瘤?少量心包积液,纵隔内淋巴结增大。血管造影:升主动脉扩张,右锁骨下动脉起始部、左肾动脉、右肾动脉、腹腔干及肠系膜上动脉起始部狭窄;符合神经纤维瘤病(NF)1型血管改变。颈部MRI:双侧颈部多发结节(大者19.8mm×13.2mm,沿神经分布),多发神经纤维瘤?腹部MRI:左肾略小,左侧肾盂、肾盏轻度扩张。左、右肾动脉偏细,肠系膜上动脉狭窄,腹腔干、肾门水平以下腹主动脉偏细。头部MRI:枕大池稍大。予以氨氯地平、美托洛尔、螺内酯降压。2019年11月动脉造影:主动脉弓无缩窄,右锁骨下动脉起始部略窄(内径2.2mm)。腹主动脉及其分支血管均偏细,右肾动脉起始部狭窄(内径1.0mm),左肾动脉起始部狭窄(内径1.0mm),肾内动脉发育可。行双侧肾动脉狭窄球囊切割扩张术,术后双肾动脉血管狭窄改善。复查心脏超声示肾动脉(开口处约3mm)、腹腔干(开口约49mm)狭窄;新见心包积液,膈面近右房沟73mm。监测血压(165~186)/(60~100)mmHg,予以出院。后长期随诊,自测血压(140~170)/(80~95)mmHg。复测基因未发现与临床表型相关的病理性变异。定期复查心脏超声示右房占位逐渐增大(26.5mm×29.0mm→21mm×13mm×31mm);心包积液逐渐增多(膈面近右房室沟73mm→膈面近右房室沟13mm,右房顶部10.6mm;左侧房室沟22mm,左室侧壁20.7mm,左室后壁17.8mm)。为明确病变性质及进一步诊疗于2020年9月再次入住上海某医院,查心电图正常。心脏、胸部大血管、气道CT示升主动脉扩张,左心室肥厚,主动脉管壁钙化;右心房旁占位,神经纤维来源肿瘤?心包积液;纵隔内淋巴结增大。颈部MRI示双侧颈部多发结节(沿神经分布),较前略大(未描述),符合NF表现,双侧颈部多发淋巴结影,局部偏大(较大者18.1mm×9.2mm)。腹部CT示双侧肾动脉狭窄行切割球囊扩张术,左肾形态偏小,双肾动脉细,腹腔干及肠系膜上动脉起始段狭窄,扫及心包积液。于2020年9月行右心房顶部占位剥离及活检术+PDA关闭术,肿瘤体积3cm×2cm×1.5cm,外观粉红色,实质性,触之较硬,与右心房-上腔静脉密切粘连。病理示心脏肿物由纤维、血管、脂肪及灶性肌纤维组织组成,灶性黏液变性及淋巴细胞浸润,符合错构瘤。术后复查心脏超声示PDA术后再行肾动脉狭窄球囊扩张术后再行心脏肿瘤摘除+PDA关闭术后,无明显残余分流,二尖瓣轻-中度反流,左心收缩功能正常。心脏MRI(图37-1B):右心房旁少量异常信号,肺总动脉与主动脉之间少许异常信号;左心室肥厚、少量心包积液,右侧少许胸腔积液。病情较前平稳出院。定期监测血压大致同前,口服氨氯地平、螺内酯、呋塞米等降压。监测血压(150~180)/(70~100)mmHg。不定期外院随诊。2021年6月心脏超声示主动脉根部旁中等回声影(2cm×1.0cm),余大致同前。心脏MRI示原右心房旁未见明显异常信号,肺总动脉与主动脉之间异常信号较前稍增多,主动脉根部与房间沟间见少量异常信号,左心室肥厚。颈部 MRI 示 NF,双颈部多处神经链受累。右侧颈部可见不规则条块状低回声包块,有结节融合感,呈"7"字形。因患儿病情持续进展,为求进一步诊疗就诊于我院门诊,以"高血压原因待查"收入院。自发病以来,患儿神志清,精神反应好。尿便正常。发病以来未见头痛、头晕、恶心、呕吐等不适。

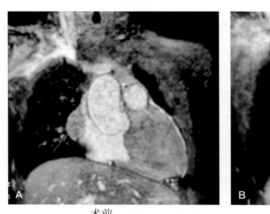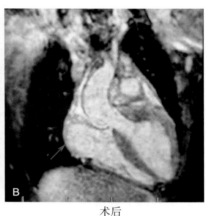

术前　　　　　　　　　　　　　　　　　术后

图 37-1　心脏 MRI 影像

A. 箭头示右心房旁占位;B. 右心房顶部占位剥离术后。

【既往史】

4 月龄发现 PDA 及二尖瓣重度反流(动脉导管开放 6mm,左向右连续性分流,收缩压差 50mmHg;二尖瓣重度反流,反流压差 90mmHg)。5 月龄行 PDA 结扎术。术后定期心脏超声检查示 PDA 结扎基本完整,二尖瓣重度反流。出生后定期查体发现双眼远视＋散光,3 岁配镜治疗至今。4 岁行鞘膜积液切除术。因张口呼吸数年,偶有睡眠打鼾,2020 年 8 月行多导睡眠监测,考虑:睡眠呼吸暂停低通气综合征,治疗 1 个月张口呼吸症状未见明显好转。

【个人史】

患儿系第 1 胎第 1 产儿,36⁺¹/37 周经阴道娩出(早产原因不详),出生体重 2 800g,出生情况好。生长发育同正常同龄儿。出生后即发现四肢皮肤散在咖啡样色素沉着,至今无明显变化。目前上小学三年级,学习成绩好。

【家族史】

爷爷 55 岁,高血压病史 8 年,父亲左侧腹部及右侧腋窝可见 3 处直径约 0.5cm 大小咖啡斑,痛风及肾结石病史,肾功能正常。患儿妹妹右侧腹壁及右侧大腿大片咖啡样皮疹。

【入院查体】

体重 38.4kg(P75-P90),身高 140.5cm(P50-P75),体重指数 19.45kg/m²,牙龈增生。颜面部、左上

肢及颈背部大片状咖啡斑,右侧面颈部红斑、毛细血管扩张;右上肢雀斑样皮疹(图37-2);前胸增生性瘢痕。右颌下可疑淋巴结肿大,质硬,活动度一般。心律齐,心前区可及2~3级吹风样杂音,颈部、锁骨上、腹股沟动脉均可及明显血管杂音,腹腔干及肾动脉未及明显杂音,背部触及一直径约0.5cm大小皮下结节,质韧,无触痛。四肢脉搏波动对称,无减弱。

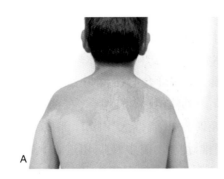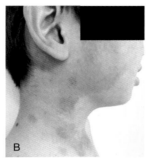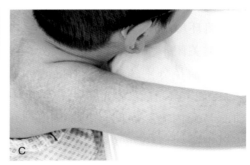

图37-2 患者皮疹表现

A.颈背部大片状咖啡斑;B.右侧面颈部红斑、毛细血管扩张;C.右上肢雀斑样皮疹。

【入院诊断】

高血压原因待查:NF可能行大;双侧肾动脉狭窄球囊切割扩张术后;PDA术后;右心房旁占位术后;颈动脉鞘区占位;纵隔占位;高尿酸血症;超重。

【诊治经过】

入院后继续监测血压:右上肢(151~164)/(64~85)mmHg,左上肢(156~175)/(68~82)mmHg,左下肢(151~175)/(64~77)mmHg,右下肢(160~174)/(69~82)mmHg。完善相关检查如下。①常规:血常规、C反应蛋白、血气分析、便常规均正常。②免疫:抗核抗体谱,抗核抗体(+)H1:80,余(-)。红细胞沉降率、补体、免疫球蛋白3项、类风湿因子、直接抗人球蛋白实验、血管炎抗体、抗磷脂抗体、狼疮抗凝物(-)。③感染:抗链球菌溶血素O、结核菌素试验、结核感染T细胞检测、肺炎支原体+衣原体、降钙素原、TORCH-IgM、感染4项、真菌试验均(-)。④内分泌:醛固酮(立位):45.94ng/dl↑,血管紧张素-Ⅱ(立位)>800pg/ml↑,肾素活性(立位)>12ng/ml/h↑,均明显升高;血总皮质醇、24h尿皮质醇、3-甲氧基肾上腺素、3-甲氧基去甲肾上腺素、3-甲氧基酪胺(-)。⑤遗传:NF1、NF2-多重连接探针扩增技术(multiplex ligation-dependent probe amplification,MLPA)相关检测:未发现 *NF1*(NM-000267.3)和 *NF2*(NM-000268.3)基因和外显子区域存在大片段缺失/重复。⑥肾:3次尿常规,红细胞15~17/μl,异型红细胞比2次60%,1次30%。肾功能:尿酸588~842μmol/L↑,胱抑素C 1.93mg/L↑,尿素氮6.9~13.4mmol/L,肌酐56~98~54mmol/L;肾放射性核素显像示右肾血流灌注及功能正常,左肾萎缩,血流灌注及功能极差。折合计算总肾小球滤过率(GFR)68.9ml/(min·1.73m²),左肾GFR10.3ml/(min·1.73m²),右肾GFR 62.07ml/(min·1.73m²)。Schwartz's公式:计算血eGFR 90.32ml/(min·1.73m²)。腹部超声示左肾小(长径6.5cm),双肾皮质回声增强。⑦脑:头颅磁共振血管造影未见明显异常。头常规MRI示枕大池略增宽。腰穿:脑脊液压力260mmH₂O,常规、生化、细菌培养、细胞学等均(−)。⑧循环：心电图，心率 84 次 /min，左心室高电压。心脏超声示左室肥厚轻-中度二尖瓣关闭不全，轻度主动脉瓣关闭不全，左室舒张功能减低（Ⅲ级），降主动脉血流速度增快，软组织影性质待定（主动脉根部与主肺动脉间可见中等回声团块影，大小约 34mm×33mm；主动脉根部与房间沟间可见中等回声团块影，大小约 31mm×8mm）。心脏 MRI 示房间隔增厚（最厚处约 14mm），术后改变？上腔静脉-主动脉根部-右侧房室沟区片状异常信号，肿瘤复发？左室心肌环形增厚，考虑高血压性心脏改变；左室前组乳头肌增粗；左右室收缩功能未见明显异常；二尖瓣关闭不全；少量心包积液（心包积液厚约 6mm）；升主动脉相对增宽，降主动脉纤细（升、降主动脉横径分别约 3.0cm、1.3cm；主肺动脉直径约 2.1cm）。病理会诊：符合心脏间叶性错构瘤。⑨眼：屈光不正（双眼），高血压性视网膜病变，虹膜未见异常结节。⑩其他：体表超声，右颈部（颈动脉与颈内静脉之间，约 12.0cm×4.0cm×2.2cm）实性占位，神经源性可能性大。腰背部皮下脂肪层中高回声（0.7cm×0.4cm），脂肪瘤不除外。血管超声示右侧椎动脉收缩中晚期切迹，右锁骨下动脉窃血不除外，左侧椎动脉阻力增高。腹腔干动脉狭窄，肝动脉、脾动脉血流紊乱，狭窄可能性大。肠系膜上动脉近心段狭窄，肠系膜下动脉流速增快，狭窄可能性大。腹主动脉可显示部分内径偏细，流速增快。右肾动脉狭窄，以近心段为著；左肾动脉狭窄，双肾内动脉流速偏低，频谱呈狭窄下游改变。四肢动脉、双侧髂动脉超声阴性。胸部大血管 MRI 示 PDA 术后改变，升主动脉相对增宽，降主动脉纤细；第 1~2 胸椎双侧椎旁、中上段胸椎硬膜内髓外、约第 8 胸椎椎管硬膜外多发占位（右侧者较大，约 2.3cm×1.5cm）；左肾体积减小。肾上腺 CT 平扫示双肾上腺大小形态密度未见明显异常。左肾体积小；腹膜后多发淋巴结。胸部高分辨率 CT 示 PDA 术后改变；心影饱满，升主动脉相对增宽，降主动脉纤细；第 1~2 胸椎双侧椎旁区结节，约第 8 胸椎椎管内小结节，中上段胸椎椎管内纵行脂肪样低密度影；左肾体积减小。全脊柱正侧位、肱骨正位（双侧）、尺桡骨正位（双侧）、足正位（双侧）、股骨正位（双侧）、胫腓骨正位（双侧）示均未见明显异常。肺功能：最大呼气流速肺容积及弥散功能均正常。肾上腺髓质及生长抑素受体显像：未发现明确嗜铬细胞瘤证据。

【治疗】

低盐、低脂、低嘌呤饮食；继续给予呋塞米＋螺内酯＋氨氯地平＋哌唑嗪降压；期间因牙龈增生明显，停用氨氯地平，换用美托洛尔口服。因心率慢，停用美托洛尔，换用缬沙坦。因监测肌酐升高，停用缬沙坦，再次换用氨氯地平，依据心内科会诊建议加用阿罗洛尔，因心率减慢停用。给予碳酸氢钠及甘油合剂对症治疗。

主治医师总结病例特点和主要诊断，提出会诊目的

儿科
马明圣
学龄期男孩，慢性病程，起病隐匿，临床表现主要为反复血压升高。存在多处血管狭窄、心脏错构瘤、左肾小，基因检测未见明确致病基因。病初给予降压治疗至今，入院后监测血压仍明显升高，考虑高血压诊断成立。查体发现患儿全身散在牛奶咖啡斑，但无病理及基因检测的明确提示。结合患儿病史、症状、体征及相关辅助

检查,患儿目前 NF 诊断成立,其高血压考虑肾血管及多处大血管狭窄所致,尚不能除外是否合并嗜铬细胞瘤。此外部分 NF 患者可合并丛状纤维瘤,我院及外院检查均提示存在沿神经分布的占位,考虑不能除外丛状 NF。治疗方面,目前已批准上市的司美替尼是一种口服选择性丝裂原活化蛋白激酶激酶(MAPKK 或 MEK)抑制剂,可诱导肿瘤退缩,但该药价格昂贵且适应证把控严格。会诊目的:协助患者明确高血压病因及指导下一步诊疗。

多学科会诊意见

放射科
王怡宁
结合患儿病史、查体及相关影像学特点,考虑存在丛状 NF。但患儿心脏大血管周围存在较多软组织影,与既往 NF 相关占位研究相悖。此外主动脉根部可见多发软组织影,不能除外术后所致的瘢痕组织增生或占位增长。椎旁软组织影提示为含脂肪占位,考虑 NF 来源的可能性较大。

核医学科
霍力
患儿目前已完善肾动态显像,提示右肾血液灌流及功能均正常范围,左肾萎缩,血液灌流及功能极差。FBG 显像诊断嗜铬细胞瘤效果好,显影清,可显示肿瘤的分泌功能。患儿目前已行该项检查,未能发现明确嗜铬细胞瘤相关证据,故嗜铬细胞瘤的可能性较小。

神经科
朱以诚
结合患儿相关临床及辅助检查,目前嗜铬细胞瘤引起高血压可能性很小,但亦不能完全除外,继续监测,密切随访,及时调整抗高血压药。此外,除肾动脉狭窄外,患儿亦存在多处血管获窄,其在高血压中也发挥了一定的作用。颈部占位局部压迫也可引起血压升高,但患儿目前无相关占位压迫所致的呼吸困难、声嘶等表现,且患儿年龄较小,可继续观察,必要时手术切除。

内分泌科
朱惠娟
患儿目前考虑嗜铬细胞瘤可能性不大,建议进一步完善相关检查,评估肾动脉情况,指导下一步诊疗方向。目前应积极、坚持降压,同时注意监测抗高血压药相关不良反应及效果,长期随访,及时调整治疗方案。

病理科
赵大春
患儿心脏局部病理有纤维组织、血管及脂肪组织存在,考虑为间叶组织来源。心脏原发的间叶组织来源肿瘤较为少见,基因检测未见明确致病性改变。建议复做其他部位组织活检协助诊断。

血管外科
郑月宏
患儿目前血压明显升高,但缺乏肾血管相关影像学证据,必要时可再次行肾血管球囊扩张术、左肾切除术或肾脏原位血管切除术等,术后同期进行病理检查,进一步明确病因。

泌尿外科 刘广华	患儿存在双侧肾动脉狭窄,其可能为高血压的主要原因,建议完善深部占位病理检查,必要时可行手术治疗。
耳鼻喉科 陈兴明	患儿目前存在听神经受累可能,但无相关症状及体征,因结节压迫沿神经走行方向分布,若行手术切除,将有损伤神经的风险,故建议暂不行颈部沿神经分布结节手术切除治疗,但可先行病理活检明确诊断后再决定手术指征。
眼科 睢瑞芳	患儿眼科查体未见虹膜错构瘤(Lisch 结节)、眼压正常,MLPA 检测及分子检测均未见相关遗传学改变,均不支持 NF。眼底静脉迂曲、交叉走行,考虑为高血压眼底改变。
药剂科 屈静晗	司美替尼为 Mek 抑制剂,其通过抑制 Ras 通路而发挥作用,应用后可改善其压迫症状。但该药价格昂贵,可能致心律失常及心肌肥厚。患儿目前存在高血压、心脏受累及占位,存在用药风险。
儿科 王薇	反复核对患儿基因检测原始数据,未发现明确的致病基因,建议完善一家三口全外显子检测。

多科会诊意见总结

该患儿目前诊断 NF1 型,存在高血压及不典型神经受累症状,且血压控制不佳,存在心脏占位,无应用 Mek 抑制剂的条件。患儿目前检查提示未见嗜铬细胞瘤证据,故高血压考虑与肾动脉受累及外周多处血管狭窄相关可能性较大。结合各科室意见,建议进一步完善肾脏血管 CTA、全外显子检测、组织病理活检等,以期改善肾动脉狭窄、肾血流灌注,保留肾功能,改善高血压。将上诉会诊意见反复告知患儿家属,Mek 抑制剂对肾动脉病变、高血压等的改善帮助不大,故暂不应用 Mek 抑制剂。

结局与转归

患者及家属因经济及个人原因暂不完善双侧肾血管造影检查及结节穿刺病理,携带口服降血压、降颅压及降尿酸等药物出院随诊。出院后 1 个月门诊随访,患儿血压波动于(120~140)/(70~90)mmHg,目前规律口服抗高血压药治疗中。

专家点评 患者为学龄期男孩,慢性病程,临床表现为血压升高,查体存在牛奶咖啡斑,病程中发现多处血管狭窄,合并心脏、肾脏等多系统受累,存在沿神经分布的结节,考虑丛状 NF 诊断成立。该病通常累及多个神经束,匐行生长且血供丰富。患者可出现多种并发症,包括疼痛、运动功能障碍和视力丧失。因患儿年龄小,受累部位较多,故诊疗重点还应放在积极降压及保护脏器,防止进一步受累方面。结合文献,司美替尼是一种口服选择性 Mek 抑制剂,可诱导肿瘤退缩,美国 FDA 于 2020 年 4 月批准该药用于 3 岁及以上儿科患者治疗无法手术的症状性和(或)进展性的 NF1 型相关的丛状神经纤维瘤;但该药价格昂贵且适应证把控极其严格,目前患儿存在用药禁忌证,故暂不适用该药。治疗上继续积极降压,定期评估脏器功能,必要时手术治疗。

疾病相关文献回顾

神经纤维瘤病(neurofibromatosis,NF)是一种累及皮肤、神经、眼等多系统的常染色体显性遗传性神经皮肤综合征,主要临床表现为多处皮肤牛奶咖啡斑、腋窝及腹股沟处雀斑、多发神经纤维瘤、Lisch 结节、视神经胶质瘤、骨骼异常等,部分患儿有癫痫、认知功能障碍、注意力缺陷多动障碍、自闭症谱系障碍和中枢神经系统肿瘤、心血管病变等症状。该病分为 1 型和 2 型两个亚型,致病基因分别为 *NF1*、*NF2*[1-2]。

NF1 患者发生血管病的风险较高,其血管病变可表现为肾动脉狭窄及继发的高血压、血管闭塞、动脉瘤或动静脉瘘[3-4]。NF 合并血管病变罕见,报道发生率约为 6%。其合并的血管病变最常见的是肾动脉,可引起肾动脉狭窄和肾动脉瘤,累及肾动脉的所有分支,包括肾实质内的分支,腹主动脉、肠系膜动脉、胸主动脉等亦可受累。肾血管狭窄引起的肾血管性高血压控制不佳会导致肾功能逐渐恶化,器官损伤,发生心血管意外。所有年龄均可发生血管病变,容易被忽略,尤其是小年龄患者[5-6]。该患儿完善相关辅助检查后除外主动脉缩窄及嗜铬细胞瘤,考虑高血压与肾动脉及外周多处血管狭窄有关。

对 NF1 患者纵向管理的目的是一旦出现并发症能及早发现并对症治疗。如果出现并发症,则应增加随访频率。根据病史和体格检查结果决定是否进行诊断性检查。对于无症状患者,临床评估可能比监测筛查更有助于检出并发症[7-9]。

(马明圣　邱正庆)

参考文献

[1] JETT K, FRIEDEMAN J M. Clinical and genetic aspects of neurofibromatosis 1 [J]. Genet Med, 2010, 12 (1): 1-11.

[2] SERDAROGLU E, KONUSKAN B, KARLI OGUZ K, et al. Epilepsy in neurofibromatosis type 1: Diffuse cerebral dysfunction？[J]. Epilepsy Behav, 2019, 98 (Pt A): 6-9.

[3] MALAV I C, KOTHARI S S. Renal artery stenosis due to neurofibromatosis [J]. Ann Pediatr Cardiol, 2009, 2 (2): 167-169.

［4］ REA D, BRANDSEMA J F, ARMSTRONG D, et al. Cerebral arteriopathy in children with neurofibromatosis type 1 [J]. Pediatrics, 2009, 124: e476.

［5］ MAVANI G, KESAR V, DEVITA M V, et al. Neurofibromatosis type1-associated hypertension secondary to coarctation of the thoracic aorta [J]. Clin Kidney J, 2014, 7 (4): 394-395.

［6］ 魏丽亚, 巩纯秀, 曹冰燕, 等. 以高血压为主要表现的神经纤维瘤病 I 型 1 例报告并文献复习 [J]. 临床儿科杂志, 2018, 36 (8): 587-589.

［7］ MILLER D T, FREEDENBERG D, SCHORRY E, et al. Health supervision for children with neurofibromatosis type 1 [J]. Pediatrics, 2019, 143 (5): e20190660.

［8］ LAMA G, GRAZIANO L, CARABRESE E, et al. Blood pressure and cardiovascular involvement in children with neurofibromatosis type1 [J]. Pediatr Nephrol, 2004, 19 (4): 413-418.

［9］ STEWART D R, KORF B R, NATHANSON K L, et al. Care of adults with neurofibromatosis type 1: A clinical practice resource of the American College of Medical Genetics and Genomics (ACMG)[J]. Genet Med, 2018, 20 (7): 671-682.

38 不能改变基因，能否改变命运

专家导读
3岁9月龄男性幼儿，运动发育落后，肌酶升高，诊断是什么？后续如何管理？无特异性治疗的基因病何去何从？协和罕见病MDT深入探讨罕见病的管理。

病例介绍

【患者】 男，3岁9月龄。

【主诉】 运动发育落后2年余，发现肌酶升高11个月。

【现病史】

2年余前（1岁起）出现运动发育落后，至1岁5月龄方开始独走，伴步态异常，表现为踮脚行走。3岁2个月能双足跳，至今不能连续双足跳或单腿站立。不伴肌力下降或关节运动障碍，无语言发育落后。11个月前（2020年6月）入园体检时发现ALT 173.2U/L，无发热、肌痛、黄疸等。2020年6月就诊于天津市儿童医院，查肌酶CK 1 305U/L，ALT 195U/L，AST 304U/L，LDH 1 110U/L，CK 13U/L；肌电图双下肢神经电图、肌电图检测未见异常；心电图提示左室高电压；心脏超声未见明显异常；心脏MRI平扫+增强未见明显异常；头部MRI未见明显异常。全外显子组基因测序发现 *LAMP2* 半合子变异：c.966_978delTGCCCCCCTGGGA，p.D322Efs*20，该变异在正常人群中未发现，ACMG评级为Pathogenic，父母及其兄均未检出。治疗给予口服左卡尼汀1g，每日一次及辅酶Q10 30mg，每日1次，运动能力较前似缓慢进步。之后反复多次就诊查肌酶均升高（表38-1）。

表 38-1　历次就诊肌酶结果

就诊时间	CK/(U·L^{-1})	CKMB/(U·L^{-1})	ALT/(U·L^{-1})	AST/(U·L^{-1})	LDH/(U·L^{-1})
2020 年 6 月	1 305	13	195	304	1 110
2020 年 7 月	1 237	16	192	308	994
2020 年 11 月	1 393	13	229	340	1 212
2021 年 4 月	1 270	5	157	283	906

【既往史】

2020 年 9 月—2020 年 12 月反复上呼吸道感染。

【个人史】

足月剖宫产，出生评分好。生后 1 岁内运动发育大致正常，2 个月抬头，4 个月翻身，7 个月会坐，8 个月会爬，语言发育正常。

【家族史】

父母非近亲婚配，有一兄，体健。

【入院查体】

身高 106cm（P75-P90），体重 17kg（P75-P90）。好动，步态轻度异常，蹲起可，腓肠肌无明显肥大，四肢肌力 Ⅴ 级。心肺腹查体正常。

【目前诊断】

Danon 病。

【诊治经过】

完善眼科检查：眼前节（-），眼底视盘色界清，视网膜血管走行正常，周边视网膜可见色素不均。头部 MRI：T2 及 FLAR 序列见双侧顶叶白质区小片状稍高信号影，脑室增宽。

主治医师总结病例特点和主要诊断，提出会诊目的

儿科
马明圣
男性幼儿，隐匿起病，慢性病程，大运动发育落后，不伴明显智力低下，辅助检查 CK 升高、左室高电压，基因发现 *LAMP2* 缺失变异。从诊断思路上分析，儿童运动发育落后，定位诊断：中枢神经、周围神经、肌肉相关疾病，结合本患者的病史和检查，定位于肌肉。定性诊断：肌炎、肌营养不良、先天性肌病、代谢性肌病、中毒性肌病、离子通道病等。本患者基因发现致病性突变，诊断明确，即 Danon 病，是罕见的 X 连锁显性遗传

性溶酶体病，病程呈进展性，致病基因 *LAMP2* 编码溶酶体相关膜蛋白2。患者心肌细胞和其他组织中可见膜性空泡及糖原沉积，最终发展至致命性心肌病。文献报道肌活检 HE 染色肌纤维内膜性空泡，电镜下肌细胞起源的细胞自噬颗粒（图38-1）[1]。

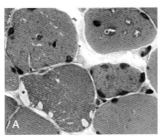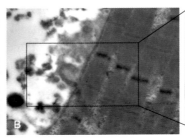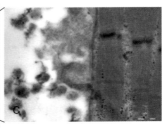

图 38-1　患者肌活检 HE 染色及电镜结果

A. 肌纤维内空泡；B 和 C. 电镜下可见肌细胞起源的自噬颗粒（B，×19 000）（C，×25 000）。

本病男性患者临床表现典型，症状重，女性症状轻，出现晚。主要受累器官和系统：①神经系统，患者可能会有学习困难、发育迟滞，甚至有倒退；可能有视网膜病变。②心肌受累，表现为心肌病，特别是肥厚型心肌病，甚至会出现心律失常、心衰。因为心脏受累患者有猝死报道。③肌肉受累，骨骼肌受累表现为肌力减弱。这名患者大运动落后可能是由肌肉受累引起的。本病缺乏特异性治疗，常规对症支持不能改善最终预后，终末期心脏受累严重需心脏移植，虽然有一些关于基因治疗的研究正在进行，但是还没有应用于临床。会诊目的：我们对本例患者进行了早诊断；治疗方面，除对于心脏、神经、眼等的定期随访、康复训练、对症支持外，能采取哪些措施延缓疾病进展？本病属于溶酶体病，是否可以行干细胞移植？

多学科会诊意见

骨科
吴南

查体低发际，须警惕颈椎融合，可行颈椎正位 X 线检查。肌力有下降，无脊柱侧弯。治疗方面除了药物治疗，康复训练非常重要。干细胞治疗目前尚无报道，如果做干细胞治疗，可以选择特异性的肌肉干细胞，会不会对患者的预后有所改善？可以尝试，但最后还需要经过伦理讨论。

心外科
苗齐

文献报道的本病发病年龄为 3~60 岁，最后发展成肥厚型心肌病或者扩张型心肌病，终末期至心衰甚至猝死。文献报道心脏移植的大概 90 余例，移植以后远期结果是好的，最长存活 20 多年，与其他的心脏移植术没有区别。我认为本例患者发展成心衰是可以选择心脏移植的，但不是现在，可能会在 30~40 岁。文献也有报道 2 例日本患者在等待心脏移植供体前采取了左心辅助数年，最终接受了心脏移植。现在中国左心辅助也在慢慢进入临床，也是本例患者将来的一种治疗选择。

心内科
朱文玲

Danon 病临床三联征包括心肌病、骨骼肌病、认知功能障碍，临床表现轻重与 LAMP2 蛋白缺失程度有关。本患者年龄小，部分症状尚未完全表现，仍需进一步随诊。一篇文章报道的 82 例 Danon 病患者，男性 100% 有认知功能障碍，88% 有心肌病，心肌病又以肥厚型心肌病为主，80% 有骨骼肌病变。所以男性症状典型，发病年龄早，平均 12 岁发病，而女性 27 岁以后发病。男性很少活过 25 岁，所以需尽早心脏移植。日本报道了 20 个家系的 39 例患者，20 例死于心衰和猝死。另外，需要警惕心律失常。我科报道的第一例 Danon 病患者有预激综合征。预激综合征患者常有恶性心律失常，如室性心动过速，发生猝死的机会增加，可选择装植入式心律转复除颤器（ICD）。建议中度或者中重度心肌病合并预激综合征，又有恶性心律失常表现，尽早装 ICD 可预防猝死。女性心肌病表现有肥厚型心肌病、扩张型心肌病，各占一半，预后相对男性好。本例患者年纪小，认知功能和心脏尚未有明显表现，仍需进一步随诊。干细胞移植尚未见报道。CK 升高最常见原因为累及骨骼肌的疾病，患者目前肌力正常，肌肉磁共振及肌电图均未提示肌肉或肌源性损伤，如进一步除外骨骼肌病变引起的 CK 升高，可考虑完善肌活检。

神经科
戴毅

Danon 病肌活检可见糖原累积，但不属于糖原贮积病，主要是由于溶酶体膜的功能蛋白受累、溶酶体功能受影响，所以归类于自噬小体疾病。Danon 病三联征以心脏受累为重，骨骼肌肉相对良性，这些患者也很少因为骨骼肌的问题影响到生活的功能。患者运动功能上升是自然上升，与治疗没有关系。智能与骨骼肌病变会有缓慢进展，目前患者与同龄人相比没有差异，但是后续可能会加重。治疗是难点，干细胞治疗的效果对于改善神经系统功能并不明确。

放射科
王怡宁

典型 Danon 病心脏影像学表现常见左心室心肌肥厚，以对称性心肌肥厚为主，其次是非对称性心肌肥厚；还可表现为扩张型心肌病。T2 高信号，也可以是高低混合信号；首过灌注图像可以出现心肌灌注缺损；延迟强化室间隔基底层、中间层无延迟强化，这个区域往往不受累，这点与肥厚型心肌病相鉴别。肥厚型心肌病好发于室间隔区域，而 Danon 病室间隔基底段、中间段是没有延迟强化的；另外，好发在心尖和左室游离壁，并且从基底段到心尖段延迟强化逐渐加重的，越往心尖段越重，以心内膜下延迟强化为主，也可以表现为透壁；部分患者会累及右室。本患者外院心脏 MRI 胶片上无明显的心肌增厚，首过心肌静息态灌注无明显异常。延迟强化无明显异常。因此，除右室射血分数略微降低外，无其他异常表现。

眼科
睢瑞芳

患者年龄小，视力表及色觉等无法评估。散瞳看眼底视网膜周边色素变性改变。文献报道随年龄增加，色素性改变会越来越明显。我们预期周围视野先受累，然后是夜视力受累。后续待患儿可配合可行视网膜电流图进行精准评估。该病通常合并近视、散光或者远视,及时干预虽然不能根治,但对于视觉发育有益,对将来的学习和生活有非常大的帮助。其他溶酶体病会随着年龄增加逐渐加重,本病是否也是逐渐加重,仍需长期随诊。治疗方面,基因治疗仍是一个颇具前景的方法。

遗传咨询
刘雅萍

患者突变为移码突变,致病性明确。出现症状年龄小,可能为 NMD。母亲没有检测到突变,可能为新生突变,但是不能排除生殖细胞嵌合。所以对家系来说,如果有再生育需求,需要产前诊断。

儿科
邱正庆

关于生殖细胞嵌合,补充一下我们自己的数据。DMD 进行性肌营养不良也是 X 连锁,DMD 母亲再生育,再发率 10%,证明母亲生殖细胞有嵌合。如果这个患者母亲再生育,常规建议产前诊断。

临床营养科
李融融

目前患儿身高、体重在正常水平。患儿自 2020 年 12 月使用小佳膳,整体饮食摄入情况与同年龄人群基本匹配。不同文献报道,最高有 50% 患者可能会有消化系统症状,如肝脏、胃肠道,更多以动力型胃肠道功能失常为主,因此后续可能需要关注消化系统表现。其次,需要进一步启动肌肉康复训练,随着肌肉康复训练增加,需要在儿童正常水平基础上增加蛋白摄入。患儿服用小佳膳后,有一定程度胃肠道不耐受,表现为偶有腹泻,如果不能耐受,可考虑把小佳膳换成渗透压更低一些的小百肽,也可以换回普通配方奶。心脏方面治疗如有更多需求,可再进一步根据心功能、能量需求评估水钠需求,目前这个年龄生理钠需求量大概 900mg/d,约 4g 食盐,后期如果出现肥厚型心肌病表现,需要保证足够的液体需要量和水钠量,可再根据情况调整。

康复医学科
赵肖奕

目前大运动发育落后,尚无运动倒退倾向,精细运动表现尚可,玩玩具、戳小珠子尚可,但不喜欢画画,可能与其整体肌力下降有关,或者与认识轻微受累有关。认知方面,家长认为基本正常。文献报道无论男性或女性,患者运动功能都会下降,近端或远端肌力都会受影响。但骨骼肌肉疾病不是影响预后的主要因素,而且将来不会有非常严重的退化,日常生活功能都能保存。现在仅有的一些康复治疗方面的建议就是训练强度不要过大,要通过一些低强度的运动维持肌力,维持肌肉的柔韧性。精细运动方面以日常生活活动为主,可以做一些作业治疗的干预。对于这样的患儿,我们还是希望他能参与社会生活,所以以家庭康复为主,我们后续会给予相应的指导。认知方面,目前以观察随诊为主,后续如发现问题,再进行相关的干预。

中医科
宣磊

在改善营养和心肌、肌肉方面,可以选择很少量的几味中药,可以研磨成细粉,或者在药房用蜂蜜做成很小的小蜜丸,需要坚持服用半年,对比用药前后的综合能力,通过客观指标评估生活能力和肌肉力量的改善方面是否能有好转。

多学科会诊意见总结

目前心脏没有明确受累证据，需要密切监测，因为男性平均寿命不超过 25 岁，心脏移植适应证时间要提前，并不一定等到严重心肌肥厚和心衰。肌肉受累程度可能轻于心脏，目前需要康复训练和营养干预，尤其是蛋白质摄入量要充足。康复也是非常重要的一部分。神经方面，少有证据证明干细胞移植能够改善神经元功能，所以康复训练最重要。眼科方面，后续仍需动态随诊，进一步评估，及时干预对于视觉发育、对患儿的学习和生活都有非常大的帮助。

结局与转归

3 个月后电话随访，无明显不适，运动能力基本同前。

专家点评

患者为幼儿男性，主要临床表现为运动发育落后，语言发育基本正常。肌酶水平升高，心电图左室高电压，心脏超声、MRI 未见明显异常。全外显子组基因测序发现 *LAMP2* 半合子变异 c.966_978delTGCCCCCCTGGGA，p.D322Efs*20，父母及其兄均未检出该突变。诊断 Danon 病明确。该病主要累及心脏、肌肉、神经系统，主要难点：①注重全身多器官系统评估，综合管理，可有效改善患者的生活质量。②在出现心脏病变前给予适当的干预，延缓疾病进展，改善生活质量，延长生存时间。警惕致死性并发症发生，在出现心衰、恶性心律失常前提前干预。③干细胞移植、基因治疗等颇具前景的治疗方法仍在探索中，是否能应用于临床，仍需更多的研究支持及伦理支持。

疾病相关文献回顾

Danon 病是一种罕见的累及多系统的溶酶体贮积病，严重心肌病、骨骼肌病变、智力发育迟滞是其突出的临床表现，男性患者较女性患者临床表型更重。该病首次在 1981 年报道[2]，2000 年发现溶酶体相关膜蛋白 -2（lysosomal-associated membrane protein-2, LAMP2）缺陷是其病因[3]。遗传方式为 X 连锁显性遗传，男性半合子和女性杂合子均可发病。

男性患者心脏受累在婴儿期或青少年期即开始出现。文献报道起病年龄为 3 个月至 45 岁[4-5]。大多数患者的首发症状为心脏杂音、胸痛、心悸、易疲劳。年轻患者常见晕厥发作（40%）。无症状阶段可能已经有心电图异常，常见的类型为预激综合征（69%）。

96% 患者有肥厚型心肌病，10%~33% 可进展至扩张型心肌病[1]。大多数患者很快进展至心衰，心脏移植可改善远期预后。目前仅有 5%~33% 的患者进行了心脏移植，对心脏移植的 2 例患者随访至 43 岁（移植后 9 年）和 46 岁（移植后 21 年）时结局良好[6]。骨骼肌病出现于 80%~100% 患者[1]，通常症状较轻。骨骼肌无力和萎缩累及近端肩关节和骨盆带肌、躯干肌、颈肌、面肌。患者可有鸭步、翼状肩胛、Gowers 征。70%~100% 患者有轻中度智力障碍，重度智力障碍罕见[5]。很多患者有肝大（36%）、肝酶升高、肝病。60%~70% 患者有眼科病变，如周边色素性视网膜营养不良、黄斑病变、脉络膜毛细血管萎缩、色觉异常等[1]。77% 患者有胃肠道并发症，如腹痛、腹泻。相对男性，女性患者临床表型更轻[1]。目前针对 Danon 病缺乏特异性治疗办法。2019 年开始的一项基因治疗的临床试验有望提供新的治疗方法。

（丁　娟　马明圣）

参考文献

[1] DANON M J, OH S J, DIMAURO S, et al. Lysosomal glycogen storage disease with normal acid maltase [J]. Neurology, 1981, 31 (1): 51-57.

[2] NISHINO I, FU J, TANJI K, et al. Primary LAMP-2 deficiency causes X-linked vacuolar cardiomyopathy and myopathy (Danon disease)[J]. Nature, 2000, 406 (6798): 906-910.

[3] FU L, LUO S, CAI S, et al. Identification of LAMP2 mutations in early-onset Danon Disease with hypertrophic cardiomyopathy by targeted next-generation sequencing [J]. Am J Cardiol, 2016, 118 (6): 888-894.

[4] GUO S, ZHOU L, WANG R, et al. Danon disease: Two patients with atrial fibrillation in a single family and review of the literature [J]. Exp Ther Med, 2019, 18 (3): 1527-1532.

[5] CENACCHI G, PAPA V, PEGORARO V, et al. Review: Danon disease: Review of natural history and recent advances [J]. Neuropathol Appl Neurobiol, 2020, 46 (4): 303-322.

[6] DI NORA C, MIANI D, D'ELIA A V, et al. Heart transplantation in Danon disease: Long term single centre experience and review of the literature [J]. Eur J Med Genet, 2020, 63 (2): 103645.

39　1个月，皮肤红疹竟成肿瘤

专家导读　患者女性，32岁，右侧上臂肿物1个月余，近10d迅速增长，表面结痂、渗出，皮肤活检证实为CD30阳性间变大细胞淋巴瘤。患者在起病前1年有乳房假体植入术的病史。对于患者后续诊疗的焦点落在了皮肤肿瘤为皮肤原发还是与乳房假体植入相关。皮肤科在多学科团队的协作下，从临床、影像、病理、分子生物学等多角度，结合文献回顾，回答了这个问题，并为患者制定了合理的诊疗方案。

病例介绍

【患者】　女，32岁。

【主诉】　右侧上臂肿物伴破溃1个月。

【现病史】

患者1个月前无明显诱因右侧上臂出现一红色丘疹，初起为黄豆大小，质地较硬，近10d增长迅速，呈蕈伞样，似有带蒂基底，表面渗出、结痂，皮损无疼痛，病程中无发热，为求进一步诊治来我院就诊。患者在起病前局部无摩擦、外伤或其他刺激因素，发病前1年曾在某机构行双侧乳房假体（娜绮丽）植入。实验室检查：血常规，白细胞计数 4.56×10^9/L，嗜酸性粒细胞百分比5.9%，嗜碱性粒细胞百分比1.3%；感染四项、凝血均正常；细菌、真菌、奴卡菌培养阴性，全自动分枝杆菌43d培养阴性；TB细胞亚群，淋巴细胞 1 459/μl（1 752~2 708/μl）；B淋巴细胞 146/μl（180~324/μl）；T淋巴细胞 1 102/μl（1 185~1 901/μl）；$CD8^+$T细胞 369/μl（404~754/μl）；记忆 $CD4^+$T细胞 269/μl（283~683/μl）。影像学检查：PET/CT，右上臂皮肤表面见一放射性摄取增高团片，突出表面，宽度约3.1cm，厚度约1.0cm，SUV_{max}7.5。未见明确系统受累。皮肤组织病理学检查（图39-1）：真皮弥漫的淋巴样细胞增生，细胞体积中等偏大，核分裂象易见；免疫组化：CD3（+）、MUM1（+）、CD30（+）、ALK（–）、Ki-67（+70%），原位杂交：EBV-EBER（–）。病理符合间变大细胞淋巴瘤（anaplastic large cell lymphoma，ALCL）。基因检测：*PIK3R1*、*FAT1*基因突变。患者遂在我院皮肤科完成了局部皮肤肿瘤的完整切除。为明确本例患者的皮肤 ALCL 是否与乳腺假体植入相关，是否存在其他的危险因素，以及后续治疗方案如何制定，参加 MDT 讨论。

【既往史 / 个人史】

无特殊。

【家族史】

否认有类似病史者。祖母糖尿病病史，爷爷因脑出血去世。外祖父肺癌病史，外婆高血压病史。

【皮肤科检查】

右上臂可见一红色半球状肿物，表面渗血、结痂（图 39-2）。双锁骨上及腋窝未触及肿大淋巴结。

图 39-1　皮肤组织病理
多量淋巴样细胞弥漫性增生，细胞体积中等偏大，胞质淡染，胞核呈类圆形或略不规则形，染色质粗颗粒或空泡状，部分细胞可见核仁，核分裂象易见（HE 染色，×100）。

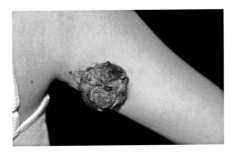

图 39-2　右上臂肿物

【入院诊断】

间变大细胞淋巴瘤。

主治医师总结病例特点和主要诊断，提出会诊目的

皮肤科
王涛　患者为青年女性，病程 1 个月，表现为右上臂迅速增大的单发外生性肿物，皮肤组织病理符合间变大细胞淋巴瘤（ALCL），PET/CT 代谢显像未见明确的系统受累。患者接受了局部皮肤肿瘤完整切除。皮肤肿瘤虽然得到了完整的切除，但本病例仍然存在以下疑问：①原发皮肤 ALCL 通常在老年人中发病，男性好发，且肿瘤生长速度通常不会这么快；②肿瘤形态通常为宽基底的隆起型外生型肿物，蕈样较少见；③本例患者的皮肤 ALCL 是否与乳腺假体植入相关，即乳腺假体植入相关的间变大细胞淋

巴瘤（BIA-ALCL）；④是否存在其他的危险因素，以及后续治疗方案如何制定？因此提交该病例参加 MDT 会诊，希望各个科室的专家为患者寻找合理的诊治意见。

多学科会诊意见

整形外科
曾昂

BIA-ALCL 与毛面假体密切相关，为惰性恶性肿瘤，整体预后较好。BIA-ALCL 发病多在植入物后 1 年，平均 7~10 年，临床表现以迟发性血清肿最为常见，其他临床表现包括局部皮肤红肿、包膜挛缩、发热。因此植入物放入后 1 年以上，发生迟发性血清肿的患者应高度警惕该病的发生。完整手术切除是首选方案，未完全切除的 Ⅱa 期及 Ⅱb 期患者需联合化疗、局部放射治疗。目前对 BIA-ALCL 了解甚少，有学者认为该病或许是淋巴增生性疾病到浸润性恶性肿瘤过程中的疾病谱，其循证学证据均来自个案报道或个案系列报道，证据水平较低，相关方面参考原发性 ALCL 为多。

乳腺外科
钟颖

血液科
张薇

本例患者乳房假体局部无异常表现，PET/CT 双侧乳腺、胸壁及双侧腋下亦未见明确放射性分布异常，考虑右臂皮肤肿物与乳腺假体关系不明确，为原发皮肤 ALCL 可能性大。建议完善乳腺超声，进一步评估是否有包膜积液等其他影像学异常，如果有包膜积液，可予穿刺行病理学分析。目前，皮肤肿物与乳腺假体相关性较低，行假体取出术获益较小，而且影响美观，可暂不行手术治疗。

放射治疗科
张福泉

针对患者的下一步治疗，目前可按照皮肤原发 ALCL 方案进行治疗。该患者的肿物在肢体，肿瘤细胞集中在真皮及皮下组织，未侵及肌肉及骨骼，因此，术后配合局部电子束治疗可达到较满意的效果。针对要不要进行靶向治疗，虽然目前已有针对肿瘤阳性标志物 CD30 的靶向药，但该药价格昂贵，患者尚无系统受累证据，所以目前该治疗方案可暂缓考虑。

多学科会诊意见总结

目前依据患者的病史、临床表现、组织病理学及实验室和影像学检查，患者为原发皮肤 ALCL 可能性大。后续诊疗方案：①进一步完善乳腺超声，评估植入假体的状态。②术后局部放疗，消灭局部微小残留灶或可能的局部转移灶，预防肿瘤复发及转移。③病理结果显示，本例患者肿瘤组织中检测出 *PIK3R1* 及 *FAT1* 基因突变，*PIK3R1* 基因是一个明确的抑癌基因，与部分乳腺癌、结直肠癌、胶质瘤发生有相关性，也有报道与 ALCL 相关。此外，BIA-ALCL 可在假体植入后数年发生，因此，建议患者每 3 个月到皮肤科随访一次，每半年到乳腺科、整形外科随访，密切监测 BIA-ALCL 或其他恶性肿瘤的发生。

结局与转归

患者于我院放疗科行放疗 22 次,治疗过程中月经、饮食、大小便均正常,无发热,体重无明显变化。半年后复诊,右侧上臂见条形术后瘢痕,局部无破溃和新生肿物,双侧腋下、锁骨上、颈前和腘窝未触及肿大淋巴结,无发热,体重无明显变化。完善双乳钼靶正斜位、乳腺及腋窝淋巴结彩超检查。最近一次(2021 年 11 月)检查结果显示,双乳钼靶正斜位:双侧乳腺皮肤光滑,皮下脂肪带清晰,双侧乳头未见凹陷,腺体类型 BIRADs4 型。双乳植入物后,植入物边缘清晰。双侧乳腺腺体分布基本对称,部分腺体密度增加。双乳散在点状钙化。双乳未见明确肿块或成簇微钙化。双腋下未见明显肿大淋巴结。与我院老片(2021 年 8 月)对比:双乳植入物后改变,大致同前;双乳增生致密,大致同前,双乳散在点状微钙化,显示欠清,建议超声或 MR 进一步检查;BIRADs0 类。乳腺及腋窝淋巴结彩超:双乳假体植入术后;右乳假体下缘下方见少量液性暗区,范围 3.8cm × 0.4cm × 0.5cm,右乳假体外上方见少量液性暗区,范围 2.7cm × 0.3cm × 0.5cm,边界清,透声尚可,CDFI:未见明确血流信号。左乳假体外下缘下方见少量液性暗区,范围 5.6cm × 0.8cm × 0.6cm,左乳假体外上方见少量液性暗区,范围 2.0cm × 0.3cm × 0.4cm,边界清,透声尚可,CDFI:未见明确血流信号。双乳腺体结构清晰,乳头下方导管未见明显扩张。左乳见数个低回声及无回声,较大者位于 11 点方向,距乳头 2cm 处,呈无回声,0.8cm × 0.6cm × 0.3cm,形态规则,边界清,CDFI:未见明显血流信号。右乳未见明确囊实性结节,CDFI:未见异常血流。双腋下未见明确肿大淋巴结。双乳假体周边少量积液,左乳多发实性及囊性结节,BIRADs3。目前患者定期复查,规律随诊中。

专家点评　患者为青年女性,病程 1 个月,表现为右上臂迅速增大的单发外生性肿物,临床上需要考虑到的疾病包括感染、肿瘤及假性淋巴瘤。病理符合间变大细胞淋巴瘤(ALCL)。追问患者病史,患者在发病前 1 年曾在某机构行双侧乳房假体(娜绮丽)植入。由于患者肿瘤增殖指数较高,生长速度较快,患者进一步完善了全身 PET/CT 代谢显像,结果未见明确的系统受累。患者遂在我院皮肤科完成了局部皮肤肿瘤的完整切除。至此,后续诊疗的焦点落在了患者的皮肤肿瘤为皮肤原发还是与乳房假体植入相关(BIA-ALCL),以及后续的治疗方案选择。经过多学科专家对相关文献的汇总回顾及讨论,考虑患者右臂皮肤肿物与乳腺假体关系不明确,为原发皮肤 ALCL 可能性大。建议患者完善乳腺超声等进一步评估,并配合术后放疗进行局部巩固治疗,以消灭局部微小残留灶或可能的局部转移灶,来预防复发及转移,后续需要密切随访监测,警惕 BIA-ALCL 或其他恶性肿瘤的发生。

疾病相关文献回顾

1997 年，全球首例乳腺假体植入相关的间变大细胞淋巴瘤被报道，随着乳腺假体植入的例数不断增多，相关报道也逐渐增多。2016 年，随着乳腺假体植入与间变大细胞淋巴瘤之间的相关性被不断证实，世界卫生组织淋巴瘤分类将乳腺假体植入相关的间变大细胞淋巴瘤归为间变大细胞淋巴瘤暂定亚型[1]。2019 年美国 FDA 对乳房植入物发出黑匣子警告。截至 2020 年 1 月 5 日，共有 733 例乳腺假体植入相关的间变大细胞淋巴瘤被报道，死亡 36 例。乳腺假体植入相关的间变大细胞淋巴瘤的发病机制目前仍不清楚，可能涉及毛面假体的慢性炎症刺激、免疫激活、细菌感染、遗传易感等多个方面[2-3]。在被报道的病例中，85% 患者植入的假体来自美国艾尔建公司，与本例患者所植入的假体类型恰好一致。

BIA-ALCL 中位发病时间为 8 年，最常见的临床表现为迟发性血清肿、乳房肿胀、疼痛、结节，双侧乳房不对称，此外，亦可有皮肤红斑、结节等表现[4]。乳腺假体植入相关的间变大细胞淋巴瘤几乎不会表现为孤立乳腺外皮肤病灶，且乳腺及乳房周围皮肤不受累。

（王 涛 晋红中）

参考文献

［1］ MCCARTHY C M, LOYO-BERRÍOS N, QURESHI A A, et al. Patient registry and outcomes for breast implants and anaplastic large cell lymphoma etiology and epidemiology (profile): Initial report of findings, 2012-2018 [J]. Plast Reconstr Surg, 2019, 143 (3S A Review of Breast Implant-Associated Anaplastic Large Cell Lymphoma): 65s-73s.

［2］ RASTOGI P, RIORDAN E, MOON D, et al. Theories of etiopathogenesis of breast implant-associated anaplastic large cell lymphoma [J]. Plast Reconstr Surg, 2019, 143 (3S A Review of Breast Implant-Associated Anaplastic Large Cell Lymphoma): 23S-29S.

［3］ DOREN E L, MIRANDA R N, SELBER J C, et al. U. S. Epidemiology of breast implant-associated anaplastic large cell lymphoma [J]. Plast Reconstr Surg, 2017, 139 (5): 1042-1050.

［4］ BRODY G S, DEAPEN D, TAYLOR C R, et al. Anaplastic large cell lymphoma occurring in women with breast implants: Analysis of 173 cases [J]. Plast Reconstr Surg, 2015, 135 (3): 695-705.

40 阿喀琉斯之踵——反复足部溃疡的真相

专家导读　18 岁女性,反复双足踝、双足背红斑、紫癜、破溃伴疼痛,曾经长期应用糖皮质激素、免疫抑制剂、阿司匹林治疗,但激素及免疫抑制剂减量后病情反复,是血管炎? 还是血管病? 皮损反复发作,诊断、治疗该何去何从? 协和罕见病 MDT 从临床和病理入手,层层筛查,逐步揭开反复足部溃疡的神秘面纱。

病例介绍

【**患者**】　女,18 岁。

【**主诉**】　反复双足踝及双足背红斑、紫癜、破溃伴疼痛 1 年。

【**现病史**】

2020 年 10 月起患者无明显诱因于左侧足踝内侧出现红斑、紫癜、破溃及坏死、结痂,伴明显疼痛,VAS 7~8 分,就诊于当地医院,诊断紫癜,予口服维生素 C、复方甘草酸苷治疗,效果欠佳。2022 年 11 月患者左侧足踝外侧出现类似红斑、溃疡,于当地医院诊断皮肤小血管炎、青斑血管炎? 白塞病? 软组织感染,予头孢类抗生素、青霉素、泼尼松 40mg,每日 1 次治疗,皮损较前缓解,后泼尼松逐渐减量,2020 年 12 月患者在泼尼松减量至 5mg,每日 1 次时,右侧足踝内外侧出现红斑、破溃伴疼痛,就诊于当地医院,予口服羟氯喹 0.2g,每日 2 次、阿司匹林治疗,效果欠佳。患者 2021 年 4 月 23 日至当地市立医院住院治疗,诊断血管炎,住院期间完善相关检查。血常规:白细胞计数 $14.04 \times 10^9/L$,中性粒细胞计数 $10.15 \times 10^9/L$,血红蛋白 133g/L,血小板计数 $199 \times 10^9/L$;肝功能:ALT 125.74U/L ↑,AST 34.74U/L;抗核抗体谱、ANCA、补体、红细胞沉降率、C 反应蛋白、免疫球蛋白未见明显异常;胸部 CT、肝胆胰脾超声、超声心动图、双下肢动脉、深静脉、浅静脉、足背动脉超声均未见明显异常。予甲泼尼龙 40mg，静脉滴注，每日 1 次，环磷酰胺 50mg，隔日一次，头孢他啶，贝前列素钠等治疗，皮损逐渐缓解，出院后激素逐渐减量至泼尼松 30mg，每日 1 次，皮损再次反复。2021 年 6 月 23 日就诊我科门诊，完善皮肤组织病理，诊断白色萎缩，建议泼尼松 30mg，每日 1 次、阿司匹林治疗。2021 年 6 月 26 日再次至当地市立医院住院治疗，予以甲泼尼龙 40mg，静脉滴注，每日 1 次、环磷酰胺 100mg，隔日一次治疗，效果欠佳。病程中否认发热、光过敏、关节痛、晨僵、雷诺现象，2021 年 5 月起出现左手第 4、5 指端麻木感，否认双下肢麻木感，曾于外院行肌电图、颈椎 MRI 均未见明显异常。自起病以来，患者精神、睡眠尚可，大小便如常，体重增加 10kg。为进一步明确诊断、治疗，2021 年 7 月 7 日于我院皮肤科病房住院。

【既往史】

2018 年曾患过敏性紫癜（皮肤型）。否认肝炎、结核病等传染病史，否认药物过敏史。

【个人史 / 月经及婚育史 / 家族史】

无特殊。

【入院查体】

身高 169cm，体重 70kg，心肺腹部查体未见明显异常。专科查体：库欣面容，腰腹部、双下肢、双上臂内侧见多发皮肤紫纹、膨胀纹，背部毛发增多，口周、背部见红色炎性丘疹。双足内踝、外踝、双足背见多发片状暗红斑片，其上见多处黄豆大小穿凿样溃疡、散在黑色结痂，皮损周围可见紫癜。口腔、外阴黏膜未见明显改变。

【入院诊断】

①青斑样血管病；②皮肤小血管炎不除外；③外源性库欣综合征。

【诊治经过】

在皮肤科门诊、病房完善相关评估。血常规：白细胞计数 9.03×10^9/L，中性粒细胞百分比 73.8%，嗜酸性粒细胞百分比 0.5%，血红蛋白 135g/L，血小板计数 155×10^9/L；肝肾功能：LDH 415U/L ↑ (0~250)，Glu 3.2mmol/L ↓，UA 387μmol/L ↑，K⁺ 3.7mmol/L，ALB 39g/L，TBil 10.7μmol/L，AST 21U/L，TC 4.09mmol/L，TG 0.51mmol/L，LDL-C 2.19mmol/L，ALT 35U/L，Cr(E) 71μmol/L；尿常规、便常规 + 便隐血：未见明显异常；凝血相关，凝血 2、APC 抵抗 + 抗凝血酶：未见明显异常；蛋白 C+ 蛋白 S：P-C 144% ↑ (70%~140%)，P-S 92%；感染方面，结核感染 T 细胞检测（T-SPOT.TB）、输血 8 项，均阴性；免疫方面，抗磷脂抗体谱 6 项、狼疮抗凝物、系统性血管炎相关自身抗体谱（5 项）、抗核抗体谱 3 项、抗环瓜氨酸多肽（CCP）抗体、免疫球蛋白 3 项、补体 2 项、ASO、RF、血清免疫固定电泳（冷球蛋白定性）：正常或阴性；炎症指标，hsCRP 3.94mg/L；IL-8 85pg/ml ↑，TNF α 10.7pg/ml ↑，IL-6 5.0pg/ml，IL-10 5.0pg/ml；ESR 4mm/h；内分泌方面，雌 二 醇（E2）+ 睾 酮（TES）+ 促 卵 泡 激 素（FSH）+ 催

乳素(PRL)＋促黄体生成素(LH)＋孕酮(PRG):T<0.1ng/ml ↓,PRL 46.2ng/ml ↑(小于30.0);血ACTH<5.00pg/ml;血总皮质醇:F<0.50μg/dl ↓;影像学检查,腹部超声:肝胆胰脾肾未见明显异常;胸部正侧位:心肺膈未见明显异常;髋关节正侧位(双侧)双侧髋关节骨质疏松。双下肢动脉、深静脉超声未见明显异常。为进一步明确诊断,完善皮肤活检组织病理,皮肤科病理:表皮萎缩,部分表皮变性,真皮浅层血管壁纤维素样变性,周围胶原纤维增加,符合白色萎缩。治疗方面,入院完善评估检查除外禁忌后,予注射用重组人Ⅱ型肿瘤坏死因子受体-抗体融合蛋白50mg,每周二、五各一次,共治疗5次,2021年7月19日停用环磷酰胺,2021年7月23日糖皮质激素减量至泼尼松当量25mg/d;左手第4、5指端麻木方面,予口服维生素 B$_1$、甲钴胺治疗。经治疗患者皮损、疼痛较前明显好转,溃疡面已基本愈合,无新发皮疹,于2021年7月30日出院。出院查体:双足踝、双足背见小片状浅褐色斑片,局部见米粒大小黑色结痂、白色萎缩性瘢痕,未见明显糜烂面。

出院后患者规律于我院皮肤科门诊随诊,注射用重组人Ⅱ型肿瘤坏死因子受体-抗体融合蛋白调整至50mg,每周一次,皮下注射治疗至今,口服激素逐渐减量至停用(泼尼松当量25mg/d,每周减量5mg,2021年8月27日停用)。患者病情基本稳定,溃疡愈合,无疼痛,无新发破溃。左手第4、5指端麻木,继续口服维生素 B$_1$、甲钴胺治疗。

主治医师总结病例特点和主要诊断,提出会诊目的

皮肤科
吴超　本例患者为青年女性,慢性病程,临床表现为发生于双侧足踝、足背部反复出现的红斑、溃疡、紫癜、坏死及结痂,伴明显疼痛,同时合并外周神经病变,外院就诊期间应用糖皮质激素、免疫抑制剂、阿司匹林等治疗有效,糖皮质激素及免疫抑制剂减量或停用后复发。结合我科皮肤组织病理表现,真皮浅层血管壁纤维素样变性,部分血管管腔内可见血栓形成,符合青斑样血管病病理改变,诊断方面需要考虑青斑样血管病。青斑样血管病常见的原因包括慢性静脉功能不全、合并遗传性或获得性易栓症等。典型皮损主要发生在小腿或足部,多见于女性,且具有夏季皮疹加重的季节规律,早期表现为下肢局灶性疼痛性紫癜性损害,常发生溃疡和结痂。溃疡缓慢愈合留下平滑的小的星状象牙色瘢痕,可有针尖大小的毛细血管扩张,周围有色素沉着,可有网状青斑。会诊目的:协助评估、诊断及可能的病因筛查,指导长期治疗方案调整。

多学科会诊意见

风湿免疫科
李菁　患者2018年起有紫癜样皮疹,本次临床表现为红斑、溃疡,同时合并外周神经受累,是否存在皮肤活检取材深度过浅可能,临床上网状青斑、神经受累等需要与结节性多动脉炎鉴别,建议完善全身及内脏等检查。建议除外结节病,完善血管紧张素转化酶(ACE)和肺部CT,患者冷球蛋白已筛查,诊断方面建议进一步与系统性血管炎鉴别。

329

风湿免疫科
张文

血管炎与血管病的鉴别,临床有一定难度。诊断方面同意青斑样血管病;免疫科对血管炎(病)曾应用 JAK 抑制剂治疗,对于青斑样血管病患者也可考虑尝试。

血液内科
庄俊玲

血液疾病相关血管及皮肤受累,主要有冷球蛋白血症、淀粉样变、紫癜等。患者冷球蛋白已筛查,予以排除,目前没有明确血液系统疾病证据。本患者高凝倾向证据不足,蛋白 C 水平升高,建议可完善凝血相关基因检测。回顾文献有系统性综述表明青斑样血管病以抗凝治疗为主,此患者目前皮损控制稳定,D-二聚体正常,在青斑样血管病治疗方面针对凝血 Xa 因子的新型口服抗凝药物利伐沙班相对比较安全,今后在必要时可以考虑利伐沙班治疗。

神经科
朱以诚

神经症状方面,追问病史,患者起病急且进展快速,表现为左手尺侧麻木、无力、小鱼际肌肉萎缩,神经干运动、感觉均有受累,为尺神经单神经干损害,双下肢神经查体未见明显异常。单神经干损害一般由局部压迫引起较为常见,询问病史,患者起病前无特殊诱因,除压迫外,常见于血管炎,由于神经干束膜血管闭塞性改变引起,而凝血障碍引起周围神经病变的很少见。外院行肌电图时间与神经症状出现间隔 2d,建议现阶段再次完善肌电图等,评估神经损害受累范围,有无更广泛的神经受累。目前认为凝血异常引起神经改变可能性不大,而血管炎造成周围神经损害预后较差,相对较难逆转。本患者起病急,神经症状出现 4 个月,且出现肌肉萎缩,需警惕其他部位神经受累可能。

全科医学科
曾学军

本患者病史较短,病程 1 年,2018 年曾有一过性紫癜好转,此次发病进展比较急,且合并神经病变,糖皮质激素减量复发,下肢血管循环差,缺血继发炎症改变,可能也是生物制剂治疗有效的原因。建议评估内脏受累情况,并定期随访监测。本患者年轻,需把控生物制剂治疗时间,如有可能,对此类疾病建立标准化治疗的方案,探索更长期的处理方案。

内分泌科
朱惠娟

考虑药物相关的库欣综合征,本患者库欣特征明显,紫纹累及小腿,同时有满月脸、毳毛增多等表现。关于糖皮质激素引起库欣相关皮肤表现文献报道有一定差异,有学者认为糖皮质激素剂量每天 30~40mg 治疗 1 个月,还有学者认为每日 15mg 以上超过 3 个月使用会出现类库欣改变,也与个体对糖皮质激素的敏感性、受体的敏感性等相关。库欣综合征对皮肤、眼、神经系统、骨骼系统、心血管系统、消化系统、凝血功能等都有影响。本患者泌乳素偏高,但月经正常,空腹血糖稍降低,不除外应激状态引起的泌乳素升高,建议继续监测性腺轴激素水平;患者 ACTH、血皮质醇降低与外源性应用糖皮质激素相关,继续监测,完善骨代谢检测,做规范骨密度检查、24h 尿钙磷、血钙磷、维生素 D、PTH,可加用活性维生素 D、钙剂,必要时应用双膦酸盐治疗,监测血脂、血糖。随激素减量至停用,库欣表现可能会缓解。

骨科
吴志宏

患者骨科方面暂无特殊处理。

放射科
王凤丹

患者在我院完善的检查主要为 X 线，胸部 X 线检查未见异常。髋关节正侧位片显示关节无明显异常，可见骨质疏松改变。患者在我院完善了骨密度检查，因做检查时未满 18 岁，尚无相关指标参考值，骨密度骨量股骨位置从经验角度判断绝对值偏低。建议进一步完善胸部、腹部、盆腔 CT 检查。评估肌肉萎缩程度、受累部位可考虑行 MRI 检查。

超声医学科
吕珂

本患者大血管双下肢动静脉未见异常，可考虑行超微血管成像评估小血管。神经症状方面，必要时，前臂神经可考虑行超声评估。

核医学科
霍力

核医学在判定血管炎性病变与血栓性改变方面有特异性探针，血栓显影开展较少，血栓改变目前多数以超声评估为主。

康复医学科
赵肖奕

下肢康复以积极控制原发病为主。

临床营养科
李融融

建议完善血高同型半胱氨酸、维生素 B_{12}、叶酸等检查，高同型半胱氨酸是蛋氨酸代谢的中间产物，受维生素影响。长期管理角度，需配合内分泌科治疗，评估血糖、血脂、血压。2021 年曾报道 1 例全素食状态下白色萎缩患者管理，可结合患者意愿，进行管理随访。

心内科
郭潇潇

患者应用生物制剂、抗凝药物及糖皮质激素治疗，对心血管影响不大，其中糖皮质激素可能对脂代谢产生影响，其他药物等需注意相关药物不良反应。

药剂科
屈静晗

患者应用 TNF-α 抑制剂治疗，需关注感染风险，完善结核菌素试验等检查，如新增药物，可再评估药物相互作用。

血管外科
陈跃鑫

血管外科主要涉及大血管，但不除外大血管同时合并微循环改变，本患者血管方面求因，若必要，可超声科进一步评估下肢深静脉瓣膜功能，踝关节附近交通支、大隐静脉、小隐静脉瓣膜功能。本病病因较多，可能与血栓相关。用药方面，利伐沙班治疗有效，10mg，每日 1 次，系统性出血风险不大；患者涉及长期用药问题，舒洛地特为肝素类药物，兼具抗凝和抗炎作用，对组织纤溶酶原激活物有影响。

病理改变血管壁增厚,可能与大分子蛋白沉积,影响血管壁通透性相关,舒洛地特可同时改善血管壁通透性。治疗方面,短期内可加用利伐沙班,长期用药可考虑加用舒洛地特。

中医科
宣磊

本患者季节规律明显,夏季加重,且存在代谢方面的问题,中医认为热毒瘀血,可以考虑配合中医治疗,活血化瘀及消炎作用,如活血消炎丸等药物。

检验科
窦亚玲

本患者已行冷球蛋白检测及其余遗传性及获得性凝血检查;需注意寻找复发诱因,如病毒感染,必要时完善输血 8 项等筛查。

皮肤科
晋红中

本患者为青年女性,慢性病程,反复双足踝及双足背红斑、紫癜、破溃伴疼痛 1 年。临床上对于这种反复发作的足踝及足背部红斑、破溃,需要鉴别青斑样血管病与变应性皮肤血管炎、结节性多动脉炎、淤积性皮炎、血栓闭塞性脉管炎及微血管闭塞疾病等。

多学科会诊意见总结

结合本例患者的病史、皮损特点、组织病理学改变及免疫、凝血、感染等相关辅助检查,经多学科会诊讨论,本例患者青斑样血管病诊断基本明确。本例患者还合并双髋关节骨质疏松、外源性库欣综合征及周围神经病变等问题,需多个科室协作,共同评估、诊治。治疗方面,青斑样血管病尚缺乏有效的治疗方法,本例患者对生物制剂联合阿司匹林的治疗反应好,继续当前治疗方案。对于此类患者,需长期随访,定期完善相关系统筛查,如胸、腹、盆腔 CT、免疫指标、凝血功能及感染相关检查。

结局与转归

患者出院后规律于我院皮肤科门诊随诊,注射用重组人 II 型肿瘤坏死因子受体 - 抗体融合蛋白调整至 50mg 每周一次皮下注射治疗,联合口服阿司匹林、维生素 B_1、甲钴胺治疗。周围神经病变及双髋关节骨质疏松方面已于专科门诊进一步就诊、治疗。出院后 4 个月皮肤科门诊随访,患者病情稳定,原有足踝、足背部溃疡均已愈合,遗留萎缩性瘢痕及色素沉着,无疼痛,无新发破溃,无不适主诉。用药期间完善常规实验室检查及感染方面筛查如胸部 CT、T-SPOT.TB、感染 4 项、HBV-DNA 等均未见明显异常。

专家点评 本例患者为青年女性,皮损表现为双侧足踝部及足背部反复发作的红斑、紫癜、破溃、坏死,在既往就诊中经历皮肤血管炎、紫癜、白塞病、软组织感染等诊断,临床诊断方面存在一定难度。结合真皮浅层血管壁纤维素样变性、部分血管管腔内可见血栓形成的组织病理学改变,完善免疫、感染、凝血等相关筛查,本例患者青斑样血管病诊断明确。青斑样血管病可为特发性,也可合并遗传性或获得性高凝易栓因素,对于诊断青斑样血管病的患者,需注重完善易栓症相关筛查,必要时可考虑行凝血因子、血栓相关单核苷酸检测。该病在治疗方面尚无标准化治疗方案,本例患者既往长期应用糖皮质激素治疗期间出现外源性库欣综合征,对于此类患者,治疗方案的选择需更慎重把控,长期随访,注意监测不良反应。

疾病相关文献回顾

青斑样血管病(livedoid vasculopthy,LV)又称为白色萎缩,目前被认为是一种慢性复发性血栓闭塞性皮肤血管疾病,主要累及双小腿、足踝部、足背部,皮损表现为反复发作的网状青斑、红斑、破溃、坏死、紫癜,部分溃疡愈合后遗留卫星灶状分布的象牙白色萎缩性瘢痕,具有夏重冬轻的季节规律,急性期疼痛明显,严重影响患者的生活质量[1]。据统计,LV 的发病率为 1/10 万[2],目前该病病因及发病机制尚不清楚,除特发性 LV 外,也有部分 LV 合并多种遗传性或获得性高凝易栓因素,如蛋白 C、蛋白 S、抗凝血酶 III 异常,APC 抵抗,合并抗磷脂抗体、狼疮抗凝物等。此外,单核苷酸多态性的改变如亚甲基四氢叶酸还原酶(methylenetetrahydro-folate reductase,MTHFR)-C677T、MTHFR-A1298C、凝血酶原 G20210A、纤溶酶原激活物抑制剂 -1(plasminogen activator inhibitor-1,PAI-1)-675 4G/5G、PAI-1 G844A、凝血因子 V 的 Leiden 突变等也被认为参与 LV 的发病[3]。

治疗方面,尚无有效缓解及预防复发的方法,因此 LV 缺乏标准化治疗方案,在临床诊疗上存在一定难度与挑战。目前已有的治疗方法主要是基于临床医生的个人经验、小样本量的病例系列研究及个案报道。2018 年关于 LV 治疗方法的系统性综述表明,单一应用抗凝血药物是目前最常用的治疗方法,系统性糖皮质激素、人免疫球蛋白、抗血小板依次是第 2~4 位文献报道中常见的 LV 治疗方法[4]。近年来数个中心的研究发现,对于急性溃疡期 LV 患者,除抗凝血药物和 / 或抗血小板药物外,往往还同时需要抗炎药物的干预以控制病情活动[5-6]。本研究团队在国内率先开展注射用重组人 II 型肿瘤坏死因子受体-抗体融合蛋白治疗难治性 LV 相关研究,研究发现,该治疗方法对于 LV 患者疼痛的早期迅速缓解、溃疡愈合及患者生活质量提升均取得良好临床效果,为难治性 LV 病例提供治疗的新选择[7-8]。

(高祎濛 晋红中)

参考文献

[1] POLO GASCON M R, DE CARVALHO J F, DE SOUZA ESPINEL D P, et al. Quality-of-life impairment in patients with livedoid vasculopathy [J]. J Am Acad Dermatol, 2014, 71 (5): 1024-1026.

[2] FRITSCH P, ZELGER B. Livedo vasculitis [J]. Hautarzt, 1995, 46 (3): 215-224.

[3] GAO Y, JIN H. Livedoid vasculopathy and its association with genetic variants: A systematic review [J]. Int Wound J, 2021, 18 (5): 616-625.

[4] MICIELI R, ALAVI A. Treatment for livedoid vasculopathy: A systematic review [J]. JAMA dermatol, 2018, 154 (2): 193-202.

[5] LEE S S, ANG P, TAN S H. Clinical profile and treatment outcome of livedoid vasculitis: A case series [J]. Ann Acad Med Singap, 2003, 32 (6): 835-839.

[6] FENG S, SU W, JIN P, et al. Livedoid vasculopathy: Clinical features and treatment in 24 Chinese patients [J]. Acta Derm Venereol, 2014, 94 (5): 574-578.

[7] GAO Y, JIN H. Real-world data on pain management and effectiveness of anti-tumour necrosis factor agents in refractory livedoid vasculopathy [J]. J Eur Acad Dermatol Venereol, 2022, 36 (1): e46-e48.

[8] GAO Y, JIN H. Efficacy of an anti-TNF-alpha agent in refractory livedoid vasculopathy: A retrospective analysis [J]. J Dermatolog Treat, 2022, 33 (1): 178-183.

41 "红皮病"背后的真相

专家导读　61岁老年男性,全身弥漫红斑、鳞屑,面部酷似"狮面"外观,同时伴有多系统受累表现,病情危重,治疗棘手。红皮病的背后到底潜藏着什么样的病因? 是银屑病,还是淋巴瘤? 红皮病和其他系统受累又有何千丝万缕的相关性? 协和罕见病 MDT 从临床出发,层层剖析,寻找证据,一步步向红皮病背后的真相靠近。

病例介绍

【**患者**】　男,61岁。

【**主诉**】　反复面部、躯干、四肢红斑、痒3年,加重1年。

【**现病史**】

患者 2018 年 10 月无诱因面部出现红斑,伴瘙痒,无鳞屑,外院诊断为"皮炎",外用糠酸莫米松乳膏后皮疹逐渐好转,消退。其后 2 年面部皮疹间断复发,患者自行外用糠酸莫米松乳膏后皮疹均可消退。2020 年 6 月头皮、躯干、四肢出现多发红斑、丘疹,伴瘙痒,无鳞屑、水疱、渗出,外院诊断为"湿疹",口服抗组胺药、外用激素类药膏(具体不详),皮疹反复发作,面积逐渐扩大。2020 年 11 月全身皮疹加重,口服中药治疗无缓解,红斑逐渐弥漫全身,伴大量鳞屑。自觉剧烈瘙痒,搔抓后皮肤多处破溃、渗液、结痂。为进一步诊治,2021 年 5 月于我院皮肤科门诊就诊。病程中,伴发热(体温最高达 38℃)、畏寒,全身多处浅表淋巴结肿大,双小腿、足部非凹陷性水肿,情绪抑郁、嗜睡、言语混乱,食欲下降,近 1 年体重下降 15kg。

【**既往史 / 个人史 / 婚育史 / 家族史**】

无特殊。

【入院查体】

体温 36.5℃,脉搏 72 次 /min,血压 135/78mmHg,SpO₂99%,双侧颈部、腋下、腹股沟可扪及多枚肿大淋巴结,最大者约鸽蛋大小,活动度可,质韧,无压痛。心肺腹查体无特殊。双小腿、足部非凹陷性水肿。全身可见弥漫性暗红斑,红斑表面大量鳞屑,皮疹面积占 100% 体表面积。面部皮肤呈"狮面"外观,舌部呈沟纹样改变,掌跖角化明显。下肢皮肤可见多处抓痕、渗液、结痂(图 41-1)。

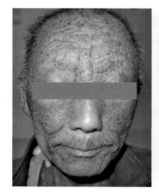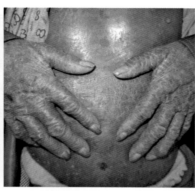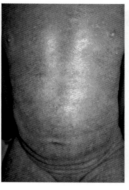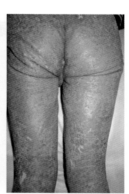

图 41-1　患者初次就诊时颜面部、躯干、四肢外观

【入院诊断】

①红皮病;②皮肤感染。

【诊治经过】

就诊后完善相关检查。血常规:白细胞计数 10.76×10⁹/L,中性粒细胞百分比 64.7%,嗜酸性粒细胞百分比 10.7%,嗜酸性粒细胞计数 1.15×10⁹/L,血红蛋白 117g/L,血小板计数 600×10⁹/L;尿常规:蛋白 0.3g/L;肝肾功能:ALB 30g/L,A/G 0.8,Ca²⁺ 2.05mmol/L,P 1.52mmol/L;LDH 450U/L(0~250);β₂ 微球蛋白 3.4mg/L;总免疫球蛋白 E:T-IgE 4 063.0kU/L;ESR 79mm/h;hsCRP 47.43mg/L;肿瘤标志物:SCCAg 92.5ng/ml(≤2.7ng/ml);CEA 18.7ng/ml(≤5.0ng/ml);NSE 22.4ng/ml(≤16.3ng/ml);Cyfra211 5.1ng/ml(≤3.5ng/ml)。便常规 + 寄生虫、T-SPOT.TB、感染四项、PCT、ASO、抗核抗体谱(17 项)、免疫球蛋白 3 项、补体 2 项均无异常。胸、腹、盆腔 CT 平扫:右肺上叶及双肺下叶少许索条影,左肺散在肺大疱,双肺下叶胸膜下结节状突起 / 增厚;主动脉及冠状动脉管壁少许钙化斑;肝大;双肾上腺弥漫性增粗,结合临床。头颅 CT:左侧基底核区低信号。心电图:室性期前收缩、三联律。超声心动图:左房增大,轻度二尖瓣关闭不全,主动脉瓣退行性变。淋巴结彩超:双颈部、腋下、腹股沟多发淋巴结肿大,皮质稍增厚。下肢动脉彩超:双下肢动脉粥样硬化伴斑块形成,双下肢股浅动脉以远端动脉频谱反向波消失,双下肢软组织肿胀。下肢深静脉彩超、足背动脉彩超:无异常。皮肤组织病理(图 41-2):表皮融合性角化不全,未见 Munro 微脓肿,棘层肥厚,皮突延长;真皮乳头水肿、毛细血管扩张,部分乳头上方的棘层明显变薄,血管周围可见少许慢性炎症细胞浸润;较符合红皮病型银屑病,请结合临床。

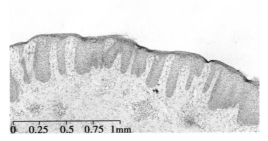

图 41-2　皮肤组织病理
显示表皮融合性角化不全,棘层肥厚,皮突延长;真
皮乳头水肿、毛细血管扩张,部分乳头上方的棘层明
显变薄,血管周围可见少许慢性炎症细胞浸润(HE
染色,×40)。

2021 年 5 月 10 日初次就诊,予口服雷公藤多苷 20mg,每日 3 次、阿维 A 20mg,每日 1 次、米诺环素 50mg,每日 2 次及抗组胺药治疗,并肌内注射倍他米松注射液 1ml 一次,外用润肤剂,皮疹好转不明显。2021 年 6 月 28 日复诊,仍瘙痒明显,伴局部渗液、异味明显,双小腿及足部水肿,予以口服阿维 A 20mg,每日 1 次、泼尼松龙 10mg,每日 2 次、莫西沙星 0.4g,每日 1 次。2021 年 7 月 19 日复诊,全身红斑有所好转,鳞屑消退,仍瘙痒明显,外周血嗜酸性粒细胞百分比 19.6%,较前显著升高,予口服阿维 A 30mg,每日 1 次、泼尼松龙 5mg,每日 3 次,皮下注射司库奇尤单抗注射液 300mg 每周 1 次共 3 次。2021 年 8 月 9 日复诊,双小腿及足部水肿明显,继续口服阿维 A 30mg,每日 1 次,泼尼松龙 15mg,每日 1 次,莫西沙星 0.4g,每日 1 次,呋塞米 20mg,每日 1 次,并肌内注射倍他米松注射液 1ml 一次。2021 年 9 月 6 日复查,全身皮疹好转,下肢水肿基本消退,仍有瘙痒,外周血嗜酸性粒细胞百分比 14.7%,予停用阿维 A,口服泼尼松龙 15mg,每日 1 次,甲氨蝶呤 7.5mg,每周 1 次。

主治医师总结病例特点和主要诊断,提出会诊目的

皮肤科
吴超
患者为老年男性,慢性病程,逐渐加重。皮疹表现为全身弥漫性暗红斑,表面大量鳞屑,占 100% 体表面积;皮疹有 3 个比较突出的特点,即掌跖角化明显、色素沉着突出、瘙痒程度剧烈。除皮肤外有多系统表现,包括发热、畏寒、浅表淋巴结肿大、下肢水肿、低蛋白血症、电解质紊乱、贫血、嗜酸性粒细胞增高、蛋白尿、抑郁、迅速消瘦。辅助检查:嗜酸性粒细胞百分比 10.7%;LDH 450U/L;$\beta 2MG$ 3.4mg/L;总 IgE 4 063.0kU/L;ESR 79mm/h;hsCRP 47.43mg/L;肿瘤标志物升高;皮肤病理较符合红皮病型银屑病,请结合临床。由于红皮病的诊断标准是全身红斑面积>90% 体表面积,故患者红皮病诊断明确,但红皮病型银屑病无法解释患者所有临床特点。目前患者出现红皮病的原因暂不明确。会诊目的:协助寻找患者红皮病的病因,指导下一步治疗。

多学科会诊意见

病理科
王文泽

从组织学表现出发,较符合红皮病型银屑病,但红皮病型银屑病似乎不能完全解释患者的临床特征,尽管目前切片中未见到肿瘤证据,尚不能完全除外肿瘤,尤其淋巴造血系统肿瘤。

放射科
刘炜

患者胸部 CT 平扫未见肿瘤,比较突出的是双侧腋窝有多发肿大淋巴结,未见明显融合,长径 2~3cm,短径 1cm,考虑为红皮病引起的淋巴结反应性增生;此外还可见到患者皮肤弥漫增厚,密度较高,与临床相符。腹盆 CT 平扫:肝形态饱满,肝不大,肝右叶可见小片稍低密度影,边界不清,但患者做 CT 时呼吸配合不理想,故不除外为容积效应或呼吸伪影影响;双侧肾上腺弥漫增粗,但未见肿瘤表现,可能为应激导致的肾上腺反应性增生;双侧腹股沟淋巴结明显肿大,大者长径 3cm、短径 2cm。从影像学角度出发,若该患者需进一步筛查肿瘤,建议完善胸、腹、盆腔增强 CT。

血液科
陈苗

原发性红皮病可继发的血液系统改变该患者都有所体现,包括继发慢性病贫血、反应性血小板增多、嗜酸性粒细胞增多,另外也可因继发皮病性淋巴结炎出现淋巴结肿大。嗜酸性粒细胞增多方面,通常来说,血中嗜酸性粒细胞绝对值$>0.5 \times 10^9$/L 为嗜酸性粒细胞增多,而嗜酸性粒细胞增多症、或造成器官功能损害的嗜酸性粒细胞增多综合征通常要求嗜酸性粒细胞绝对值$>1.5 \times 10^9$/L,而该患者多次检测血嗜酸性粒细胞水平未达到这个标准,且该患者组织中未见明显嗜酸性粒细胞浸润,因此该患者嗜酸性粒细胞增多为继发可能性大,因此不建议做嗜酸性粒细胞白血病方面的染色体或基因检查。鉴于患者 LDH、β_2MG 升高,且有多发淋巴结肿大,在激素治疗后双侧腋窝及腹股沟仍有直径 2~3cm 的淋巴结,应高度警惕淋巴瘤,淋巴瘤中包括蕈样肉芽肿和塞扎里(Sézary)综合征都可出现红皮病表现,建议完善淋巴结活检。

肿瘤内科
李宁宁

首先讨论红皮病和肿瘤的相关性。查阅文献,红皮病可有隐匿的肿瘤背景,但并不常见。肿瘤类别上实体瘤较淋巴造血系统肿瘤更为少见,大多数为红皮病与肿瘤同时诊断,少数在肿瘤进展时出现红皮病,皮疹和肿瘤的病程存在平行关系。其次分析该患者肿瘤标志物升高的原因。该患者鳞状细胞癌抗原(SCCAg)明显升高,SCCAg 升高可见于良性疾病(上呼吸道感染、肺炎等)、恶性疾病(各种鳞癌)及皮肤病变(银屑病、湿疹、药疹等,包括红皮病)。除红皮病外,患者无其他相关病史,因此 SCCAg 升高更倾向于用皮肤病变本身去解释。癌胚抗原中等程度升高,筛查消化道肿瘤、肺癌等疾病是有意义的。而对于另两项肿瘤指标,神经元特异性烯醇化酶 NSE 及细胞角蛋白 19 片段升高,在红皮病中并不常见,轻度升高意义不大。综上所述,建议继续完善肿瘤筛查,下一步可行 PET/CT。同时建议关注 SCCAg、乳酸脱氢酶水平,以作为红皮病病情评估的参考。

风湿免疫科
李梦涛

在免疫系统疾病中,红皮病样皮损最常见于皮肌炎,而该患者未见 Gottron 征、V 征等典型皮肌炎表现,且无肌肉关节受累,筛查抗体阴性,均不支持皮肌炎。此外,患者抗核抗体阴性,嗜酸性粒细胞水平升高,可筛查系统性血管炎相关自身抗体谱抗体以排除血管炎可能。综上,患者目前不支持免疫系统疾病。

感染内科
吕玮

患者临床表现以皮肤病变为主,病程中有搔抓后皮肤破溃、渗液,曾出现间断的中等程度发热,体温最高 38℃,经过治疗后目前皮肤创面愈合,体温恢复正常。因此,该患者的发热及白细胞略高、炎症指标升高考虑为原发病活动,而非感染,炎症绝不等于感染。患者目前在使用雷公藤、激素的情况下,感染风险较高,尤其皮肤破损易继发金黄色葡萄球菌、白色念珠菌等感染,应嘱患者避免搔抓,如有发热,应留取皮肤拭子及血培养,目前无抗生素应用指征。

肾内科
刘岩

患者起病时少量尿蛋白(微量 ~0.3g/L),隐血阴性,皮肤症状缓解后复查尿蛋白转阴,肾功能持续正常,追问病史无肾损害相关代谢因素,因此病初少量尿蛋白考虑与当时皮损较重、且合并皮肤感染相关。另外患者双下肢水肿方面,ALB 一直偏低(最低 24g/L),故水肿原因与低白蛋白血症相关,在皮肤症状缓解后,白蛋白水平也有所上升,水肿较前减轻。

内分泌科
朱惠娟

患者内分泌系统相关的表现有两个:一是皮肤色素沉着明显,二是肾上腺增粗。长时间应用激素后肾上腺功能通常会受到抑制,影像学上肾上腺形态一般会偏细,而该患者在持续应用泼尼松龙 4~5 个月后仍有双侧肾上腺增粗。因此对这类有皮肤色素沉着且肾上腺增粗的患者,建议完善血皮质醇、促肾上腺皮质激素评估。从肾上腺增大的角度出发,常见病因包括结核和淋巴瘤,目前无结核证据,下一步可完善淋巴瘤相关筛查。

心内科
吴炜

该患者心内科相关的主要有两个问题:一是室性期前收缩,二是左房大、二尖瓣关闭不全。这两个问题在普通人中十分常见,所以我认为这与红皮病是相对独立的事件。该患者室性期前收缩为左室流出道来源,普通人中十分常见。左房大并二尖瓣关闭不全最常见于高血压、肥胖及长期饮酒人群中,患者无高血压或肥胖,但该患者既往有长期大量饮酒史,可解释其左房大及二尖瓣关闭不全。

变态反应科
支玉香

患者总 IgE 及外周血嗜酸性粒细胞水平升高,需考虑以下几类疾病。首先是特应性皮炎,患者起病年龄晚,无过敏性疾病病史或家族史,不符合此诊断。其次是药物、寄生虫或感染因素,患者起病前无特殊用药史,无生食史,无念珠菌、EBV、HIV 等感染证据,可基本排除此类疾病。此外,还需考虑肿瘤,部分肿瘤可合并 IgE 升高,如骨髓瘤、支气管肺癌、淋巴瘤,但该患者目前无骨髓瘤、肺癌等典型表现,考虑可能性小,下一步建议继续完善淋巴瘤相关筛查。

心理医学科	患者病程中有嗜睡、情绪烦躁、胡言乱语等表现。嗜睡提示意识水平下降,胡言乱
洪霞	语提示意识内容紊乱,且有感染、电解质紊乱、低蛋白血症、高龄等危险因素,需警惕有谵妄发生。目前患者神志清楚、对答切题,无谵妄表现,如有必要,可行焦虑、抑郁的进一步评估和干预。

皮肤科	患者为老年男性,皮损广泛,有明显的色素沉着,皮肤粗厚,病初表现为"狮面脸",
晋红中	瘙痒突出,淋巴结肿大。从皮肤科角度出发,回顾该患者的皮肤组织病理,可见表皮增厚,皮突延伸,较符合银屑病表现;真皮层可见血管扩张,血管周围有单一核为主的细胞浸润,未见典型淋巴瘤 Pautrier 脓疡改变。病理倾向于银屑病样改变,但不能解释临床表现,因此可进一步完善免疫组化,明确浸润细胞为单克隆还是多克隆,同时加做基因重排。

多学科会诊意见总结

患者为老年男性,全身红斑面积>90% 体表面积,同时伴有多系统受累,组织病理倾向于银屑病样改变,红皮病诊断明确。病因方面,目前考虑红皮病型银屑病可能,下一步完善免疫组化、基因重排、PET/CT、淋巴结活检,排除淋巴瘤可能。

结局与转归

将患者收入我院皮肤科病房进一步完善相关检查。ANCA 无特殊,结合临床表现,排除系统性血管炎。血总皮质醇 1.6μg/dl(4.0~22.3μg/dl),ACTH < 1.50pg/ml(7.2~63.3pg/ml),考虑与近半年持续应用系统性糖皮质激素治疗相关。肿瘤筛查方面:完善右侧腹股沟淋巴结活检,病理及免疫组化提示病变符合淋巴结反应性增生,基因重排未检测到克隆性基因重排;PET/CT 未发现异常代谢增高;胸、腹、盆腔增强 CT 未发现实体肿瘤。再次完善皮肤组织病理 + 免疫组化,不支持淋巴瘤。综上,患者红皮病的病因考虑银屑病。治疗方面,予口服甲泼尼龙 20mg,每日 2 次,甲氨蝶呤 7.5mg,每周 1 次治疗,患者红斑逐渐好转,瘙痒减轻。出院后在我科门诊长期随诊,激素逐渐减量。

专家点评

患者为老年男性,慢性病程,逐渐加重,临床表现为全身泛发的红斑、鳞屑,皮疹面积>90% 体表面积,红皮病诊断明确。红皮病是多种疾病的临床表现,其初步诊断并不困难,但寻找病因面临较大挑战,对原因不明者还需长期随访。针对此患者,红皮病的原因有如下考虑。①红皮病型银屑病:患者起病初期红斑表面大量鳞屑,皮肤病理较符合银屑病;但患者既往无银屑病病史及典型皮疹,系统症状重。②泛发性湿疹:患者既往有湿疹表现,反复发作,且总 IgE 水平显著升高;但患者系统症状重,皮肤病理符合银屑病改变。③塞扎里综合征:患者有全身浅表淋巴结肿大,伴剧烈瘙痒、掌跖角化,这些特点支持塞扎里综合征;但患者皮肤病理不支持,外周血未发现塞扎里细胞。④副肿瘤性红皮病:患者色素沉着明显,淋巴结肿大,肿瘤标志物高,治疗抵抗,需考虑到本病;但完善一系列筛查后并未发现血液系统及实体肿瘤证据,目前可排除此诊断。综上,患者红皮病的原因目前考虑银屑病。鉴于银屑病不能解释患者所有临床特点,故后期仍需长期随访,必要时重复皮肤活检,警惕淋巴瘤。

疾病相关文献回顾

红皮病又称剥脱性皮炎,临床罕见,年发病率为 $(1\sim2)/10$ 万[1]。成人和儿童红皮病的发病机制不同。儿童红皮病常见的病因包括免疫缺陷、感染、鱼鳞病、炎症性皮肤病(如特应性皮炎、银屑病)、药物等[2-3]。成人红皮病的常见病因包括 4 类[4]:①继发于原有皮肤病(如银屑病、湿疹、特应性皮炎、嗜酸性粒细胞增多症、毛发红糠疹、皮肌炎);②药物过敏,常见致敏药物包括抗生素、非甾体抗炎药、抗癫痫药、别嘌醇等;③肿瘤,淋巴网状系统肿瘤如蕈样肉芽肿/塞扎里综合征、淋巴瘤、白血病等,亦可作为副肿瘤综合征见于其他实体肿瘤中;④特发性红皮病,原因不明,病程长、疗效差,部分病例可能为早期淋巴瘤或被忽略的药疹。成人红皮病的发病机制尚不清楚,主要与 Th1/Th2 失衡相关,可能与黏附分子表达升高、促炎介质刺激真皮炎症及表皮转换率相关[1]。

成人红皮病多见于男性,好发于 40~60 岁。病程中不同阶段具有不同的皮损表现。急性期,表现为弥漫性皮肤潮红、肿胀、渗出,鳞屑呈片状结痂;亚急性期,渗液及肿胀减轻,鳞屑增多;慢性期,皮肤浸润增厚,鳞屑反复剥脱;恢复期,鳞屑减少,红斑变暗,皮肤呈古铜色。不同原因导致的红皮病还有特征性的皮肤表现。除皮肤外,可累及毛发、指甲、黏膜,瘙痒明显。此外,红皮病亦可出现多种多样的系统表现,包括体温调节异常、水肿、代谢紊乱、淋巴结及肝脾大、贫血、嗜酸性粒细胞增多、蛋白尿、心动过速、心衰、消化不良等。北京协和医院皮肤科晋红中团队在国际上首次提出了红皮病型银屑病的严重程度评价标准:①发热,体温>37.3℃;②水肿或渗出;③浅表淋巴结肿大。3 条标准中满足 2 条或 2 条以上提示中重度红皮病型银屑病[5]。

病因明确者,应针对病因治疗。银屑病引起者可使用甲氨蝶呤、阿维 A、雷公藤多苷、环孢素及生物制剂等;特应性皮炎引起者以外用保湿剂及糖皮质激素、钙调磷酸酶抑制剂为主,必要时系统使用糖皮质激素、环孢素、甲氨蝶呤、生物制剂等;严重药物反应引起者需系统使用糖皮质激素或静脉使用免疫球蛋白;皮肤 T 细胞淋巴瘤引起者根据病情严重度,可采用局部治疗、光疗、系统应用干扰素、阿维 A 或糖皮质激素等治疗。由于红皮病是一种威胁生命的全身性疾病,除病因治疗外,营养支持,纠正水、电解质失衡及体温异常、治疗继发感染也是重要的治疗手段。此外,多学科协作管理也在本病的诊治中具有重要意义。

(吴 超 于晨旸 高祎濛 晋红中)

参考文献

[1] TSO S, SATCHWELL F, MOIZ H, et al. Erythroderma (exfoliativedermatitis). Part 1: underlying causes, clinical presentation and pathogenesis [J]. Clin Exp Dermatol, 2021, 46 (6): 1001-1010.

[2] SARKAR R, GARG V K. Erythroderma in children [J]. Indian J Dermatol Venereol Leprol, 2010, 76 (4): 341-347.

[3] FRAITAG S, BODEMER C. Neonatal erythroderma [J]. Curr Opin Pediatr, 2010, 22 (4): 438-444.

[4] CESAR A, CRUZ M, MOTA A, et al. Erythroderma：A clinical and etiological study of 103 patients [J]. J Dermatol Case Rep, 2016, 10 (1): 1-9.

[5] YE F, GUI X Y, WU C, et al. Severity evaluation and prognostic factors in erythrodermic psoriasis [J]. Eur J Dermatol, 2018, 28 (6): 851-853.

42

殊因同源?

专家导读　49 岁男性,发现全内脏反转 30 余年,后逐渐发现精子活动异常、不育;夜盲伴视力下降及视野缩窄;鼻窦炎、失嗅等。突发肺部结节,术后结节复发。多个系统的受累能否用一元论所解释? 罕见病 MDT 从临床、影像、病理和基因等多方面分析,揭开谜底,为治疗指明方向。

病例介绍

【患者】　男,49 岁。

【主诉】　全内脏反转 30 余年,不育 20 余年,夜盲 14 年,左肺结节术后半年发现双肺多发结节 4 个月余。

【现病史】

　　患者 30 多年前体检发现全内脏反转(图 42-1),20 年前发现精子活动异常、不育。2017 年 11 月由于夜间视物不清 10 余年、白天视力下降 3 年余,为明确病因,来北京协和医院眼科遗传门诊就诊。双眼矫正视力均为 0.6。欧堡超广角眼底照片显示视网膜血管细,中周部可见椒盐样色素及少量散在骨细胞样色素沉着;下方周边视网膜可见圆片状视网膜色素上皮及脉络膜毛细血管层萎缩(图 42-2A)。自发荧光显示后极部高荧光及黄斑中心凹牛眼样高 / 低椭圆荧光环,中周部点样低荧光,下方周边低荧光斑片(图 42-2B)。光学相干断层扫描(OCT)显示仅黄斑中心处椭圆体带残留,余椭圆体带消失(图 42-2C)。视野显示管状视野,仅中央近 2~3 度视野残余(图 42-2D)。视网膜电图(ERG)结果显示熄灭型。采集患者及其家属血样进行二代测序靶向捕获技术(256 个与视网膜疾病相关的基因),发现患者纯合携带 *ARL2BP* 基因(NM_012106)新致病变异:c.17_18delGA(p.S8Lfs*10),ACMG 变异评级为致病变异。其未患病的弟弟和姐姐为该变异的杂合携带者,符合家系共分离(图 42-3)。诊断"*ARL2BP* 基因变异相关纤毛病(视网膜色素变性,全内脏转位,精子活动异常)"。2020 年 5 月患者因胸前区不适就诊于当地医院,检查胸部 CT 发现左肺结节,考虑"肺部肿瘤"。2020 年 6 月外院胸部 CT:左肺下叶内基底段、左肺下叶外基底段结节(图 42-4A),行左肺结节切除术,术后标本病理显示肺组织可见多灶结节状病变,病变中心纤维增生,伴有玻璃样变,其间可见灶片状淋巴细胞、浆细胞浸润,淋巴滤泡形成。免疫组化结果:CK(−),CD3(淋巴细胞 +),CD20(淋巴细胞 +),CD38(浆细胞 +),mum1(+),Kappa(浆细胞 +),Lambda(浆细胞 +),IgG(浆细胞 +),IgG4(局灶 +),CD34(血管 +),STAT6(−),Ki-67(5%+);特殊染色结果:刚果红(−),不除外结缔组织病相关性疾病等其他疾病继发性肺改变。2020 年 9 月患者因感冒后出现鼻塞,流黄脓涕,于当地医院使用头孢曲松钠、替硝唑抗感染治疗(具体剂量疗程不详)后鼻塞稍缓解。2020 年 10 月症状再次加重,伴有鲜红色血丝或血块,具体量不详。2020 年 12 月于外院查鼻窦 CT:鼻窦炎,鼻中隔左侧偏曲。考虑真菌性鼻窦炎。复查胸部 CT:双肺多发大小不等结节影,较大者位于左肺近叶间裂约 16mm。左肺上叶、左侧叶间裂水平、左肺下叶见不规则、条状高密度影及磨玻璃密度影。考

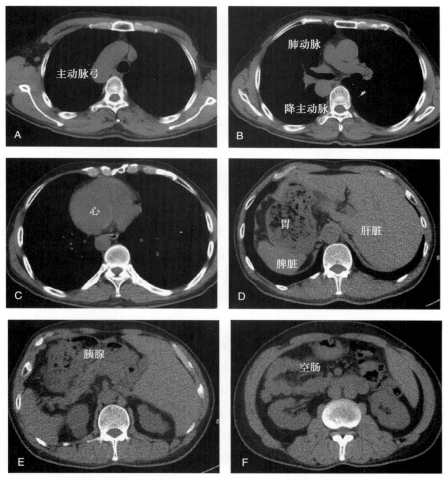

图 42-1 CT 示全内脏转位

显示主动脉弓、肺动脉、降主动脉、心脏、胃、脾脏、胰腺和空肠在右侧;肝脏在左侧。

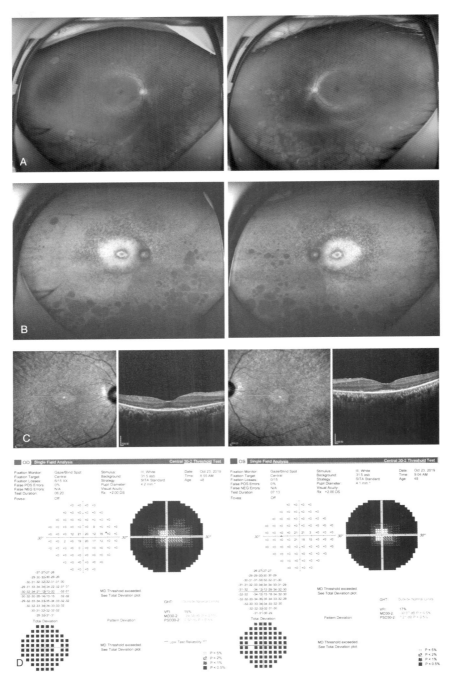

图 42-2　眼底照片、自发荧光、OCT 和视野

A. 眼底照片显示视网膜血管细,中周部可见"椒盐"样色素及少量散在骨细胞样色素沉着;下方周边视网膜可见圆片形状视网膜色素上皮及脉络膜毛细血管层萎缩;B. 自发荧光显示后极部高荧光及黄斑中心凹牛眼样高 / 低椭圆荧光环,中周部点样低荧光,下方周边低荧光斑片;C. OCT 显示仅黄斑中心处椭圆体带残留,余椭圆体带消失;D. 视野显示管状视野,仅中央近 2~3 度视野残余。

虑左肺术后改变？双肺多发结节（较 2020 年 6 月双肺新发多个结节，随机分布，部分边界清，部分边界不清，图 42-4B），右位主动脉弓，腹腔脏器转位。予以克拉霉素 0.25g，每日 2 次 ×2 周，桉柠蒎肠溶软胶囊 0.3g，每日 3 次，鼻渊舒口服液 1 支，每日 3 次，布地奈德鼻喷雾剂、鼻腔清洗治疗后，症状无明显改善，自行服用霍胆丸治疗后鼻塞较前缓解，但自觉嗅觉减退。2021 年 2—3 月自觉流鼻涕、鼻出血好转。2021 年 3 月中下旬因感冒再次出现鼻塞、流黄脓涕，无鼻出血，伴有口周、鼻周疱疹，同时出现左侧肩胛骨区域针刺样疼痛，NRS 评分 3 分，按压可缓解。2021 年 3 月就诊于当地医院复查胸部 CT：双肺、心脏、大血管及腹部脏器反位，左肺结节切除后改变，双肺内多发结节（较 2020 年 12 月未见明显新发结节，图 42-4C），考虑转移。行骨扫描：全身骨骼未见异常代谢灶。2021 年 4 月于北京协和医院呼吸科入院。

【既往史】

鼻出血 5 年余，2016 年 12 月无明显诱因出现鼻出血，持续数日不止，为鲜红血，量 500~600ml，后就诊于当地医院行鼻腔镜止血治疗后未再发。2004 年因反复口腔（每年至少 3 次）、外阴溃疡（每年至少 2 次）就诊于当地医院，诊断为白塞病，口服激素 + 环磷酰胺→来氟米特 2 年后症状好转，遵医嘱停药，目前已停药 15 年，目前每年发作口腔溃疡 1~2 次，偶有外阴溃疡。食管溃疡史 8 年，形态、位置不详，抑酸治疗有效，治疗后至今未再发作。高血压 7 年余，BPmax 180/130mmHg，目前口服苯磺酸左氨氯地平 2.5mg，每日 1 次，血压控制在 130/80mmHg。高脂血症 1 年，目前规律服用瑞舒伐他汀钙 10mg，每晚一次，降脂治疗。

【家族史】

父母近亲结婚。母亲有高血压、白内障（70+ 岁发现），父亲有肺癌（63 岁发现）。

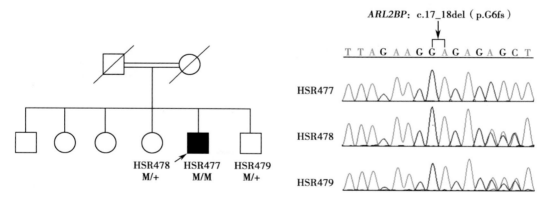

图 42-3　家系图及共分离结果

左侧为家系图，右侧为 Sanger 测序一代验证结果；可见患者父母近亲，患者纯合携带 *ARL2BP* 基因 c.17_18delGA（p.S8Lfs*10）变异，其未患病的弟弟和姐姐杂合携带该变异。

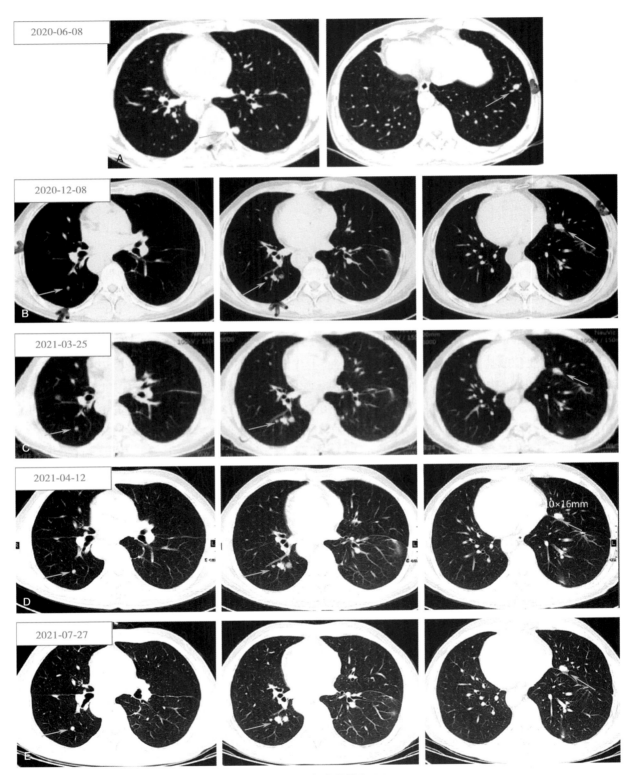

图 42-4　胸部高分辨率 CT

显示不同时间点患者的胸部 CT 结果,黄色箭头指示肺部结节影。

【入院查体】

体温 35.7℃,脉搏 79 次 /min,呼吸 19 次 /min,血压 127/80mmHg。SpO_2 97%@RA,BMI 21.7kg/m²,eGFR:86ml/(min·1.73m²)。右腋下可触一直径约 1cm×2cm 肿大淋巴结,活动度好,无压痛。前胸部可见散在色素沉着,左侧腋前线第 4 肋可见一长约 3cm 横向手术瘢痕,左侧腋前线第 6 肋可见一直径约 2cm 的圆形手术瘢痕,双肺呼吸音清,未闻及明显干湿啰音及胸膜摩擦音,心律齐,各瓣膜听诊区未闻及病理性杂音。腹软,无压痛、反跳痛,肠鸣音约 3 次 /min,双下肢不肿。眼科:最佳矫正视力:右眼:-3.75-0.75*85 0.6,左眼:-3.25-1.25*65 0.6。散瞳眼底:双眼视网膜血管细,视盘蜡黄,中周可见椒盐样及少量散在骨细胞样色素沉着,下方周边可见圆片样 RPE 及脉络膜毛细血管层萎缩。纯音测听 + 阻抗:正常范围。

【实验室检查】

常规(基线):血常规,白细胞计数 4.44×10⁹/L,中性粒细胞百分比 43.8%,嗜酸性粒细胞百分比 11.9%,嗜碱性粒细胞百分比 1.1%,中性粒细胞计数 1.95×10⁹/L,嗜酸性粒细胞计数 0.53×10⁹/L,血红蛋白 127g/L,血小板计数 190×10⁹/L。生化:K^+ 3.6mmol/L,Cr(E)85μmol/L,ALB 41g/L,ALT 18U/L。血脂:TC 2.83mmol/L↓,TG 0.96mmol/L,HDL-C 0.91mmol/L↓,LDL-C 1.56mmol/L。尿常规:白细胞计数阴性,亚硝酸盐阴性,蛋白阴性,潜血阴性,上皮细胞 15.6/μl,结晶 572.1/μl,Cry1 草酸钙结晶,类酵母细胞 3.9/μl,黏液 0.81/μl,细菌 212.4/μl。凝血 2、输血 8 项、便常规 + 隐血、心肌酶谱(CK、CK-MB、cTnI、Myo、NT-proBNP)(-)。炎症:hsCRP 0.51mg/L,ESR 13mm/h,IL-6 2.0pg/ml,IL-8 20pg/ml,IL-10 5.0pg/ml,TNF-α 5.7pg/m。感染:PPD(+++)、T-SPOT.TB 阳性;真菌 D-葡聚糖(G 试验)110.5pg/ml↑,曲霉半乳甘露聚糖(血清)、隐球菌抗原定性(血)(-)。痰细菌涂片:上皮细胞数>25/LP,白细胞数<10/LP,标本描述,白色黏液型;痰真菌涂片、奴卡氏菌涂片、六胺银染色、抗酸染色、墨汁染色、结核 / 非结核分枝杆菌核酸测定、结核分枝杆菌及利福平耐药基因检测(-)。免疫:免疫球蛋白 3 项与补体 2 项:IgG 11.51g/L,IgA 2.90g/L,IgM 0.79g/L,C3 0.942g/L,C4 0.209g/L;类风湿因子:RF 4IU/ml,CCP 阴性(-)小于 0.50U/ml;血清 IgG 亚类测定:IgG1 6 270mg/L,IgG2 6 290mg/L,IgG3 183mg/L↓,IgG4 1 190mg/L;系统性血管炎相关自身抗体谱、抗核抗体谱(-)。肿瘤:血清蛋白电泳:β2 6.3%↑;尿免疫固定电泳 3 项、血清免疫固定电泳 + 血轻链 2 项(-)。变应原筛查:总免疫球蛋白 E:T-IgE 119.0kU/L↑;mx2(特异青霉、多主支孢、烟曲霉、白假丝酵母、链格孢、长蠕孢)(m1、m2、m3、m5、m6、m8):mx2 0.11(0 级)kUA/L;m3 烟曲霉 A.fumigatus:m3 0.11(0 级)kUA/L。精液常规 + 质量分析:精液量 5.8ml↑,A 级精子百分率 0%↓,A+B 级精子百分率 0%↓,A+B+C 级精子百分率(活动率)2.07%↓。呼出气一氧化氮检测(经鼻):鼻呼气 NO 浓度均值:212ppb;经口:33ppb。

【影像学检查】

鼻旁窦 CT 平扫(含骨窗)+ 冠状位重建:两侧上颌窦、筛窦及额窦内多发软组织密度影,炎性改变可能;右侧上鼻道内鼻息肉可能,鼻中隔左偏(图 42-5)。胸部高分辨率 CT(含上腹):双肺多发小结节影(较 2020 年 12 月外院胸部 CT 相比,双肺结节无明显进展);双肺散在多发斑片、条索影伴部分支气管扩张;双侧胸膜局限性结节状增厚;右位心;内脏反位;以上影像表现可符合卡塔格内

（Kartagener）综合征，请结合临床（图 42-4D、图 42-6）。超声：右腋下多发淋巴结部分结构异常、双侧颈部多发淋巴结肿大、甲状腺左叶多发囊实性及囊性结节（良性倾向）、双侧腹股沟区多发淋巴结可见、双肾多发囊肿。支气管镜：镜下大致正常。镜下黏膜病理：支气管黏膜慢性炎（图 42-7）。电镜下纤毛结构未见明显异常。精子电镜检查：精子量少，诊断价值有限。

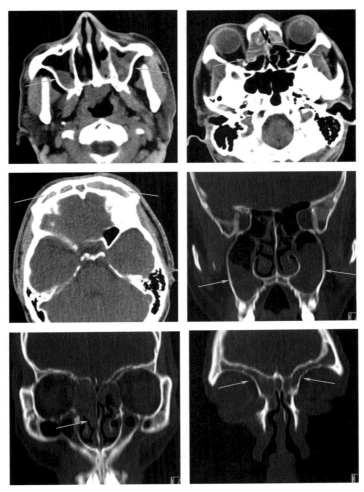

图 42-5　鼻旁窦 CT 平扫 + 冠状重建

两侧上颌窦、筛窦、蝶窦及额窦内多发软组织密度影，炎性改变可能；鼻中隔左偏。

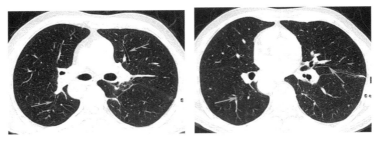

图 42-6　胸部高分辨率 CT 示部分支气管扩张

患者双肺多发小结节影，双肺散在多发斑片、索条影伴部分支气管扩张；黄色箭头指示支气管扩张。

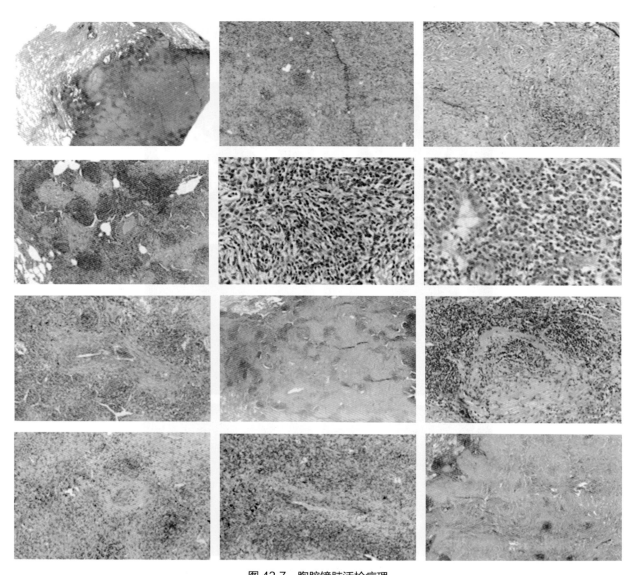

图 42-7　胸腔镜肺活检病理

HE 染色,×20～×400;显示肺组织内多发结节状病变,其内纤维组织增生,伴较多浆细胞浸润,散在淋巴细胞及少许嗜酸性
粒细胞,有淋巴滤泡形成,部分血管壁增厚,管腔狭窄伴淋巴细胞、浆细胞浸润。

【病理学检查】

　　2020 年 6 月外院蜡块切片:肺组织内见多发结节状病变,其内纤维组织增生(部分呈席纹状,部分为胶原纤维组织),伴较多浆细胞浸润,散在淋巴细胞及少许嗜酸性粒细胞,有淋巴滤泡形成,部分血管管壁增厚,管腔狭窄伴淋巴细胞、浆细胞浸润(非闭塞性及闭塞性血管炎),考虑系统性疾病肺累及,建议结合临床进一步鉴别浆细胞型卡斯尔曼病(CD)或结缔组织病等浆细胞浸润性疾病。外院免疫组化：AE1/AE3（上皮 +），CD20（部分 +），CD3（部分 +），CD38（弥漫较多 +），CD34（部分 +），Mum-1（+），Kappa（部分 +），Lambda（部分 +），Ki-67（约 5%），IgG4/IgG（<10%），IgG4（约 30 个 /HPF），STAT6（−）。外院特殊染色：刚果红（−）（图 42-7）。右腋肿大淋巴结（大小 1.9cm×1.4cm×1.1cm）活检病理：淋巴组织内见上皮样肉芽肿，部分融合伴坏死，不除外特殊感染（图 42-8）。特染结果：PAS 染色（−）、革兰氏染色（−）、六胺银（−）、抗酸 -TB（−）、弱抗酸染色（−）。

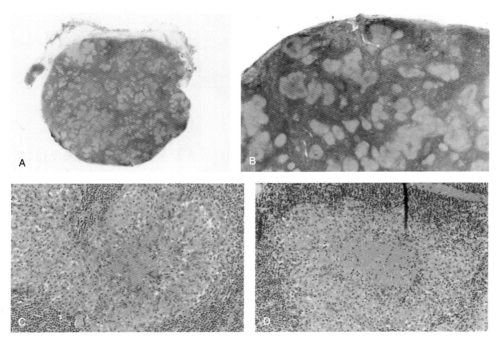

图 42-8　右腋窝肿大淋巴结活检病理

HE 染色，A.×10，B.×40，C 和 D.×400；显示淋巴组织内见上皮样肉芽肿，部分融合伴坏死。

主治医师总结病例特点和主要诊断，提出会诊目的

眼科
眭瑞芳　患者为中年男性，因夜盲、视力下降就诊。眼科辅助检查：OCT 显示周边椭圆体带萎缩，管状视野，ERG 熄灭型，符合视网膜色素变性的临床特征。结合患者父母近亲结婚的家族史，全内脏转位、精子活动异常、鼻窦炎（失嗅）的病史，基因检测发现患者纯合携带 ARL2BP 基因致病变异 c.17_18delGA p.S8Lfs*10，诊断：视网膜色素变性，ARL2BP 基因相关纤毛病。电话随访得知患者于 2020 年 5 月首次发现肺部结节，结节病理提示未见明显恶性病变，不除外结缔组织相关性疾病等其他疾病继发性肺改变。2020 年 12 月复查发现肺部新发多个结节。2021 年 3 月复查较 2020 年 12 月未见明显新发结节，骨扫描结果显示未见异常代谢灶。病理：肺组织内见多发结节状病变，其内纤维组织增生（部分呈席纹状，部分为胶原纤维组织），伴较多浆细胞浸润，散在淋巴细胞及少许嗜酸性粒细胞，有淋巴滤

泡形成,部分血管壁增厚,管腔狭窄伴淋巴细胞、浆细胞浸润(非闭塞性及闭塞性血管炎),考虑系统性疾病肺累及,建议结合临床进一步鉴别浆细胞型 CD 或结缔组织病等浆细胞浸润性疾病。免疫组化:AE1/AE3(上皮 +),CD20(部分 +),CD3(部分 +),CD38(弥漫较多 +),CD34(血管 +),Mum-1(+),Kappa(部分 +),Lambda(部分 +),Ki-67(约 5%),IgG4/IgG(<10%),IgG4(约 30 个 /HPF),STAT6(–)。特殊染色:刚果红(–)。此外,患者 2004 年曾因口腔及外阴溃疡诊断白塞病。会诊目的:①患者肺部多发结节的原因是什么? 由于 *ARL2BP* 基因变异导致的纤毛病的一个表型,还是免疫相关结缔组织病引起的?②明确病因,从而指导进一步治疗方案。

多学科会诊意见

呼吸与危重症医学科
田欣伦

根据中国原发性纤毛运动障碍(PCD)成人专家共识,患者内脏反位,鼻窦炎,存在纤毛相关基因的纯合改变。但是呼出气一氧化氮检测(nNO)212ppb,大于 70ppb,正常,而且胸部 CT 显示没有明显的支气管扩张,所以 PCD 诊断存疑。但是对于没有支气管扩张 /nNO 不低是否能排除 PCD? 参考我院病例和文献报道,nNO 大于 70ppb 也可能发生 PCD,且患者胸部 CT 示双肺支气管略扩张,因此倾向诊断该患者存在 PCD。

核医学科
雷力

患者外院全身骨显像未见异常,但是无我院核医学检查。患者存在多发肺结节,考虑可能是多中心型 CD(MCD);PPD 强阳性考虑可能是结核;存在鼻塞 / 鼻出血,考虑是否存在 NK/T 细胞淋巴瘤,因此建议补充 ^{18}F-FDG PET/CT 检查,该检查可反映肿瘤细胞 / 炎症细胞葡萄糖代谢水平,有助于鉴别诊断。MCD 患者全身多发淋巴结肿大,代谢轻、中度增高,脾脏、全身骨髓代谢增高。CD 累及肺表现多样,包括结节、斑片、囊性病变、间质性病变等,代谢表现亦多样。对于同病异影,同影异病,PET/CT 可以提供活检部位,进行病理检查。

血液科
张路

患者无发热和食欲下降,体重稳定,炎症指标正常,Hb/SCr 正常,IgG3 项阴性,不支持CD(高炎症发热、体重下降等)。病理(肺结节):较多浆细胞浸润,需结合临床除外 CD。

放射科
王凤丹

根据患者鼻旁窦 CT 平扫 + 冠状重建,考虑双侧上颌窦、筛窦、额窦炎,右侧上鼻道内鼻息肉可能;根据胸部高分辨率 CT,诊断全内脏转位,双肺多发小结节,随机分布,多分布在双肺下叶,双肺支气管略扩张,右侧腋窝多发淋巴结。根据鼻窦炎、全内脏转位,支气管扩张表现,考虑卡塔格内综合征(PCD 的一种亚型)。回顾卡塔格内综合征的肺部改变,多见明显的支气管扩张、支气管动脉增粗。对于双肺多发小结节、腋窝多发肿大淋巴结、随机分布,最常见的就是转移,也可能是结核或其他少见的感染。该患者结节多发于双肺下叶、部分成簇,考虑感染可能性大(下叶廓清功能比较差,容易发生感染;成簇改变最常见于结核、真菌等少见菌的感染)。CD多有纵隔、肺门等淋巴结肿大,该患者未见。

病理科
冯瑞娥

分析外院病理切片,肺组织内见多发结节状病变,其内纤维组织增生(部分呈席纹状,部分为胶原纤维组织),伴较多成熟浆细胞浸润,散在淋巴细胞及少许嗜酸性粒细胞,有淋巴滤泡形成,部分血管壁增厚,管腔狭窄伴淋巴细胞、成熟浆细胞浸润(非闭塞性及闭塞性血管炎),考虑系统性疾病肺累及,建议结合临床进一步鉴别浆细胞型 CD 或结缔组织病等浆细胞浸润性疾病。IgG4 细胞极少,基本排除 IgG4 疾病。CD 患者病理可见萎缩性滤泡,滤泡中心血管长入,洋葱皮样增生(患者有,但不典型),大量浆细胞和血管增生,巨大淋巴结,多部位肿大。病理上 IgG4 和 CD 有交叉,都有大量浆细胞浸润,纤维组织增生,胶原组织,IgG4 均可增高。患者腋窝淋巴结活检中肉芽肿特别多,干酪样坏死,融合,不除外结核,考虑继发感染。因此考虑该患者基础病变(浆细胞浸润性病变)合并结核。

检验科
赵颖

该患者样本多次送检微生物实验室病原学检查,结果均为阴性。建议在抗菌药物使用前及时送检,取材尽量多。患者病理切片 NGS 检测到的两种菌(解甘露醇罗尔斯顿菌、鼻疽诺卡菌),可能是由于污染造成,结果存疑。建议无菌条件下取新鲜样本检测 NGS。

泌尿外科
李宏军

通过仔细询问患者病史,确定不育病史,对于患者精子量极少,不足以进行电镜检查,考虑可能是之前使用环磷酰胺导致的。PCD 患者的不育是由于精子不动造成的,性腺激素不低。可以查性腺激素水平来鉴别是由于药物导致的不育还是 PCD导致的。

风湿免疫科
刘金晶

白塞综合征胸部 CT 和病理表现:磨玻璃影,实变-空洞;胸膜增厚,胸腔积液;纵隔淋巴结肿大;肺动脉瘤、血栓形成;肺结节病理:闭塞性支气管炎伴机化性肺炎,肉芽肿形成,肺梗死。回顾本例患者病史,患者 2004 年小腿内侧多发性黑色皮疹破溃后,多发口腔溃疡,抗感染治疗后皮损痊愈,同年 5 次口腔溃疡、外阴溃疡,外院诊断白塞病,GCS CTX/LEF 治疗 2 年;2013 年发生一次食管溃疡,抑酸治疗有效,未再发作,未查肠镜;2013 年至今,口腔溃疡 1~2 次 / 年,偶有外阴溃疡,无血栓、结节红斑、针刺反应,自身抗体(−)、炎症指标(−);患者肺结节病理不符合缺血或血管炎典型表现。因此考虑感染继发白塞综合征可能,非当前主要矛盾。IgG4 相关疾病肺受累表现:胸膜下实变,小叶间隔增厚,多发结节影,气管壁增厚,磨玻璃影,结节或肿块;病理表现:IgG4 浆细胞为主的淋巴细胞、浆细胞浸润,伴有席纹状纤维化,闭塞性静脉炎和嗜酸性粒细胞浸润。本例患者血清 IgG4 不高,病理 IgG4 染色不高,考虑 IgG4 肺受累存疑。此外,CD 是 IgG4 的排除标准之一。

呼吸与危重症医学科
张婷

患者肺内多发结节的原因:①病理学表现大量浆细胞浸润、腋窝淋巴结肿大,怀疑 CD。结合炎症反应极轻、肺活检病理诊断 CD 困难、血尿免疫固定电泳、血轻链(−)、腋窝淋巴结病理结果,不符合 CD。②病理学提示系统性疾病肺受累,有血管炎表现,既往白塞病病史,怀疑结缔组织病/血管炎。病理不符合白塞病表现、不符合缺血或血管炎典型表现,临床无其他结缔组织病或血管炎证据(ANA、ANCA 均阴性,RF、IgG4 均正常,提示白塞病诊断存疑,感染诱发白塞综合征可能。③ PPD、T-SPOT 强阳性,右腋窝淋巴结活检病理显示上皮样肉芽肿、部分融合伴坏死,符合结核导致的慢性感染,应给予抗结核治疗。④ CT 变化趋势不符合肿瘤表现,肿瘤标志物正常,病理结果不支持肿瘤。

眼科
睢瑞芳

患者 2017 年首次就诊于眼科,眼部检查包括视力、眼底、视野、OCT,结合内脏反转、不育的病史,初步诊断综合征性视网膜色素变性,内脏反转,不育。使用二代测序靶向捕获(含 256 个与视网膜相关的基因)结合 Sanger 验证确定患者纯合携带 *ARL2BP* 基因变异。回顾文献,该基因为纤毛相关基因,可以导致常染色体隐性遗传 RP、内脏反转和不育,确定患者为纤毛病。对于之后随访发现的患者肺部多发结节,考虑是纤毛病的一种表型或其他结缔组织相关性罕见病,不排除患者由于父母近亲存在多个基因的纯合致病改变,考虑下一步对患者及其亲属进行全外显子检测。

多学科会诊意见总结

总结各专家意见,患者肺部结节目前考虑慢性感染可能性大(结核不除外),进行 HERZ 诊断性抗结核治疗,观察疗效;视网膜色素变性,每年复诊;进一步完善患者及亲属全外显子测序,寻找可能的致病基因。

结局与转归

对患者及其亲属行全外显子检测,尚未发现其他相关致病变异。患者携口服抗结核药物出院随诊。服用药物 40d 后检查发现肝功能异常及 UA 升高,予以保肝治疗后 ALT 仍进行性升高,遂停用所有抗结核治疗,继续保肝治疗及降 UA 治疗,肝功能好转,UA 恢复正常。仍有胸部隐痛,2021 年 7 月 27 日复查胸部 CT,大致同前(图 42-4E)。2021 年 11 月电话随访,患者诉仍有胸部隐痛（肩胛骨）及左胸牵拉感（手术侧），无鼻塞、脓涕，无咳嗽、发热。自觉视力进一步下降，视野进一步缩小。

专家点评 患者为中年男性，突发肺部结节，怀疑"肺部肿瘤"，术后不久又新发多个结节，怀疑"肿瘤转移"，遂来北京协和医院就诊。诊治过程中我们发现患者 2017 年曾就诊于北京协和医院眼科，根据其视网膜色素变性的临床表现，全内脏反转、精子活动异常的病史，父母近亲的家族史，结合基因检测发现的致病基因 *ARL2BP*，诊断患者是 *ARL2BP* 基因变异相关纤毛病，包括视网膜色素变性，全内脏转位和精子活动异常表型。但是患者突发的肺部结节是什么原因呢？能否用一元论来解释呢？综合包括呼吸科、病理科、影像科等多位专家多个科室的意见，结合患者的临床表现、辅助检查、病理及影像特点，基本排除恶性肿瘤的可能性，但是对于患者肺部结节，仍需进行长期随访观察，以进一步加深对该病的认识。对此疑难病例的讨论和探索，拓宽了我们对于疾病的认知，积累了一定的经验。

疾病相关文献回顾

本例患者携带 *ARL2BP* 基因纯合变异，是患者视网膜色素变性（retinitis pigmentosa，RP）、全内脏反转和不育的致病基因。本文就该基因的表型和基因型进行文献回顾。

ARL2BP（OMIM 615407）位于染色体 16q13，全长 8.51kb，包含 6 个外显子。编码的蛋白 ARF-like 2（ARL2）-binding protein，也称 BART，由 163 个氨基酸组成，分子量约 18.8kDa，是 ARL2 的下游结合蛋白[1]。2013 年 Davidson 等[2]首次报道了两个 *ARL2BP* 基因变异近亲家系的 4 个患者，4 例患者均有 RP 的表型，其中第一个家系有 3 例患者，其中 2 例伴有全内脏转位。该研究首次发现了 *ARL2BP* 基因的两个变异 c.134T>G（p.M45R）和 c.101-1G>C。此研究首次发现 ARL2BP 蛋白在小鼠视网膜感光细胞表达，定位于连接纤毛远端、基体和纤毛相关中心粒处，同时在正常人的鼻黏膜上皮细胞基体区域也发现该蛋白的表达，而在 *ARL2BP* 基因变异患者来源的鼻黏膜上皮细胞中

未见该蛋白。2018 年 Moye 等[3]构建了 *Arl2bp* 敲除小鼠，进一步证明了该基因对于视网膜感光细胞的结构和功能具有重要作用。2019 年 Moye 等[4]首次报道 *ARL2BP* 基因变异导致不育的表型。该研究报道了两个 *ARL2BP* 基因变异近亲家系的 4 名患者，其中 2 例男性患者除了有 RP 的临床表型，同时还有不育的临床特征。构建的 *Arl2bp* 敲除小鼠同样表现出雄性不育的表型，同时部分敲除小鼠合并有内脏反转的表型。

此外，2017—2018 年 3 篇文献相继报道了 4 个 *ARL2BP* 基因变异家系[5-7]。目前共报道有 6 种致病变异，包括 1 个错义改变、4 个剪切位点改变和 1 种移码变异，本研究报道了 *ARL2BP* 基因第 2 种移码变异（图 42-9）。

RP 包括综合征性和非综合征性，综合征性患者会伴有眼外多个系统的受累。例如 Usher 综合征患者存在感音神经性耳聋，Joubert 综合征患者有小脑蚓

部发育不良,Bardte-Bidel 综合征患者有肾功能不全等。对于本例患者,首诊 RP,追问病史发现合并内脏反转、不育,通过基因检测发现相关的致病基因,随访出现肺部结节,梳理并探讨该疑难病例,可以进一步加深对疾病的理解,拓宽了思路,并增长临床医生的经验。

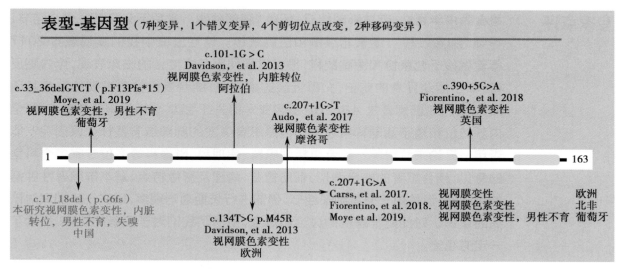

图 42-9　迄今报道的 *ARL2BP* 基因变异总结
RP:视网膜色素变性;RD:视网膜变性;黑色字体为国外报道变异;红色字体为本研究报道变异。

(朱　田　张　婷　田欣伦　睢瑞芳)

参考文献

[1]　SHARER J D, KAHN R A. The ARF-like 2 (ARL2)-binding protein, BART. Purification, cloning, and initial characterization [J]. J Biol Chem, 1999, 274 (39): 27553-27561.

[2]　DAVIDSON A E, SCHWARZ N, ZELINGER L, et al. Mutations in ARL2BP, encoding ADP-ribosyl-ation-factor-like 2 binding protein, cause autosomal-recessive retinitis pigmentosa [J]. Am J Hum Genet, 2013, 93 (2): 321-329.

[3]　MOYE A R, SINGH R, KIMLER V A, et al. ARL2BP, a protein linked to retinitis pigmentosa, is needed for normal photoreceptor cilia doublets and outer segment structure [J]. Mol Biol Cell, 2018, 29 (13): 1590-1598.

[4]　MOYE A R, BEDONI N, CUNNINGHAM J G, et al. Mutations in ARL2BP, a protein required for ciliary microtubule structure, cause syndromic male infertility in humans and mice [J]. PLoS Genet, 2019, 15 (8): e1008315.

[5]　AUDO I, El SHAMIEH S, MÉJÉCASE C, et al. ARL2BP mutations account for 0.1% of autosomal recessive rod-cone dystrophies with the report of a novel splice variant [J]. Clin Genet, 2017, 92 (1): 109-111.

[6]　FIORENTINO A, YU J, ARNO G, et al. Novel homozygous splicing mutations in ARL2BP cause autosomal recessive retinitis pigmentosa [J]. Mol Vis, 2018, 24: 603-612.

[7]　CARSS K J, ARNO G, ERWOOD M, et al. Comprehensive rare variant analysis via whole-genome sequencing to determine the molecular pathology of inherited retinal disease [J]. Am J Hum Genet, 2017, 100 (1): 75-90.

43 罕见遗传性结缔组织病的综合诊疗

专家导读　28 岁年轻女性,自幼年起反复多关节脱位,有皮肤组织的易损、瘀斑,近 4 年逐渐出现呕吐、腹泻等胃肠动力障碍表现,依赖于包括空肠管饲、肠外营养的人工营养支持,同时存在喘憋进行性加重,间断出现 2 型呼吸衰竭发作。能否用一元论解释疾病全貌及患者全身多系统受累? 当遗传学检查与临床表现出现差异时,诊断该如何决策? 包括营养支持、组织创伤管理、呼吸及容量管理在内的各种支持治疗是维持患者生命质量的基本实践,如何进行诊疗方式、途径的选择? 协和罕见病 MDT 从临床出发,从复杂的疾病背景中探求最佳诊治决策。

病例介绍

【患者】　女,28 岁。

【主诉】　反复多关节脱位 18 年,呕吐、腹泻、喘憋 4 年,进行性加重 2 年。

【现病史】

患者出生及喂养无特殊。反复呼吸道感染,青春期前身高、体重、发育状况差于同龄儿,智力、学业优秀。自幼“柔韧性”好于同龄儿童,皮肤易牵拉过伸,自幼轻微擦碰皮肤易出现瘀斑,皮肤伤口愈合慢,出血不易凝。4 岁时发现左腹股沟斜疝(12 岁行修补手术)。10 岁起反复多关节脱位、半脱位,累及双侧肩、肘、腕、髋关节。15 岁起间断腰痛,外院曾诊断“骶髂关节炎”。16 岁无明显诱因右足距腓、跟骨腓韧带断裂,18 岁曾行 2 次韧带重建手术。19 岁时开始反复双侧髌骨脱位。21 岁起反复多关节脱位症状逐渐加重,发作频繁。在国外求学期间曾拟诊埃勒斯 - 当洛(Ehlers-

Danlos)综合征,间断对症使用 NSAIDs 治疗,佩戴护具,康复训练。曾查骨密度提示骨量减少,24h 尿钙 1.94mmol,24h 尿磷 3.43mmol,对症补钙。2018 年曾送检全外显子测序"未检测到明确的致病变异"。2019 年起逐渐发现皮肤轻微外伤愈合困难更为显著,反复口腔溃疡。医用胶布固定体表时易将皮肤粘破,静脉穿刺针眼及针柄、接头触压皮肤易破溃流脓。2019 年 12 月外院右腹、左上肢皮肤活检,组织病理:(右腹)小块皮肤组织,表皮未见明显异常,真皮层可见增生胶原纤维;(左上肢)小块皮肤组织,表皮未见明显异常,真皮层血管旁淋巴细胞灶性浸润;弹力染色:真皮层可见断裂弹力纤维;Masson 三色:可见增生胶原纤维。

自幼年起易腹胀,排便畅。2017 年起间断于进食后出现上腹胀痛不适,伴恶心、呕吐胃内容物、便不成形。2019 年 1 月起上述进食后呕吐症状较前频繁,纳差、乏力、消瘦(64kg → 38kg),多次查粪便常规 + 隐血、粪便苏丹Ⅲ染色、胸部 CT、腹部 MRI、上消化道造影等报告未见异常,对症治疗效果不佳。尝试经口摄食耐受不佳,缓慢经空肠启动肠内营养支持,腹泻与便秘交替,病情稳定时可保留空肠鼻饲肠内营养 1 600~1 800ml/d+ 经口少量摄入流质。其间由于鼻咽部疼痛、黏膜糜烂破溃、出血、咽后壁溃疡需反复拔除空肠管,一次置管仅能保留数日至数周,未保留管饲期间由于反复呕吐自主进食仅摄入 400~600ml/d,因脱水、显著消瘦(体重 10d 下降 3kg)需反复入院输液支持。

自幼年起反复意识丧失史。2015 年起发现血压、心率波动大。2017 年(23 岁)起阵发胸闷、憋气伴喉部喘鸣音,活动后、夜间、平卧时为著,偶有咳少量粉红色泡沫样痰,曾查肺功能(-)。2019 年 11 月渐出现尿量减少,下肢水肿,体重 1 周可增长约 5kg,间断胸闷憋气,夜间平卧为著。间断利尿症状可改善。2020 年 1 月以来水肿、憋气症状再发加重,曾出现夜间喘憋、甲床发绀、肺部啰音,伴有尿量进一步减少(≤400ml/d),监测指氧下降。曾查胸片、NT-BNP、心肌酶(-),心脏彩超示二尖瓣前叶脱垂、主动脉瓣轻度反流,左室射血分数 78%,ABG 提示 2 型呼吸衰竭。逐渐上调呼吸条件,2019 年 11 月起予鼻导管吸氧 → 2020 年 4 月更换为夜间无创呼吸机 CPAP 模式支持 → 2021 年 5 月更换为无创呼吸机 ST 模式。外院予以多重联合利尿、扩容、多巴胺泵入,维持容量平衡,目前依赖螺内酯 40mg,每日 1 次,托拉塞米 10mg,隔日一次,氢氯噻嗪 50mg 每日 1 次,布美他尼 2mg,每日 1 次 → 隔日一次,托伐普坦 15mg,每周 2 次 → 每周 3 次维持尿量。2021 年 10 月 18 日起加用醋酸泼尼松 5mg,每日 1 次,改善血管通透性,自觉喘憋稍改善。近期复查肺功能示 RV/TLC 占预计值的 123.5%,DLCO 占预计值的 70.6%,DLCO/VA 占预计值的 76.4%,提示残气 / 肺总量增高,轻度弥散功能障碍,胸部 HRCT 示未见异常。

患者起病以来,精神、睡眠尚可,饮食见前述,目前管饲肠内营养制剂 + 经口摄入少量流食可维持入量 1 800~2 400ml/d(能量摄入 1 500~1 800kcal/d),间断口服胃肠促动力药、抑酸剂、补充消化酶、益生菌、谷氨酰胺,排成形便 1 次 /(1~2)d(口服乳果糖)。口服前述利尿药维持尿量 800~1 500ml,仍间断喘憋,偶咳粉红色泡沫样痰,查体间断可闻及双肺湿啰音,间断双下肢可凹性水肿。体重 45~48kg。

【既往史】

12 岁起诊断鼻炎,2018—2019 年起反复流浓涕、鼻塞,曾诊断鼻炎、鼻窦炎、上颌窦囊肿,鼻中隔偏曲。自幼听力障碍,对男性声音或嘈杂环境声音分辨障碍。2019 年曾出现轻微外伤后右足踝骨折。2019 外院检查盆腔 MRI 提示子宫肌瘤、子宫腺肌症可能。自幼易感冒,反复化脓性扁桃体炎,间断低热。对头孢、莫西沙星过敏。

【个人史】

无特殊。月经婚育史：未婚未育。12 岁月经初潮，月经大致规律，2019 年以来随体重显著下降月经量减少，间断闭经。外院 2019—2020 年曾查甲状腺功能提示低 T3 综合征可能性大，建议对症支持。

【家族史】

否认家族中同类病例。父亲年轻时曾从事核物理研究，生育前曾在核反应堆工作 5 年。

【入院查体】

血压 120/70mmHg，脉搏 70 次 /min，呼吸 20 次 /min，身高 165cm，体重 48.9kg，体型消瘦，四肢体表皮肤白皙，似可透见皮下血管。四肢皮肤未见瘀斑，双足趾修长。体表皮肤弹性过伸（图 43-1），双腕掌屈时拇指可碰到前臂，拇指背伸可 >90°（图 43-2），腰部前屈可掌心着地。神清语利。心音正常，各瓣膜区未及杂音，双下肺可及少许细湿啰音，双下肢轻度可凹性水肿，腹平软，未及压痛，肠鸣音正常。肌力、肌张力（−）。

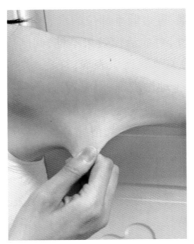
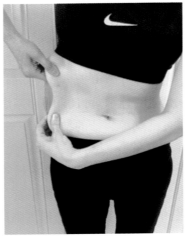

图 43-1　体表皮肤弹性过伸

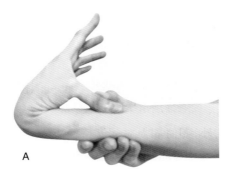
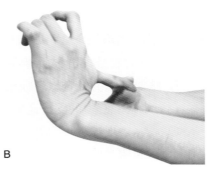

图 43-2　关节活动度增大
A. 双腕掌屈时拇指可碰到前臂；B. 拇指背伸可 >90°。

【入院诊断】

①埃勒斯-当洛（Ehlers Danlos）综合征可能性大；②肠功能障碍；③肺水肿不除外；④多关节脱位；⑤皮肤愈合不良；⑥低T3综合征；⑦骨量减少；⑧二尖瓣前叶稍冗长；⑨轻度二尖瓣关闭不全；⑩听力障碍；⑪鼻窦炎；⑫上颌窦囊肿；⑬子宫肌瘤；⑭子宫腺肌症可能；⑮左腹股沟斜疝术后；⑯右足距腓、跟骨腓韧带重建术后。

【近期检查】

近期（2021年11月11日）查血常规：白细胞计数6.65×10^9/L，血红蛋白106~112g/L（正细胞性），血小板计数306×10^9/L；凝血（−）；血生化：Cr48.3μmol/L，ALT 21U/L，ALB43.4g/L，K^+4.3mmol/L，Na^+137mmol/L，Ca^{2+}2.42mmol/L，P1.19mmol/L，心肌酶（−），NT-proBNP159~169pg/ml↑。

主治医师总结病例特点和主要诊断，提出会诊目的

临床营养科
李融融

该患者为年轻女性，幼年起病，慢性病程，进行性加重，主要临床表现包括皮肤弹性过高、愈合不良、多关节脱位等主要特点，且随着病情进展逐渐出现多系统损害（显著胃肠动力障碍、体位性呼吸困难、重力低垂部位的水肿等），目前依赖人工营养支持，需要逐渐增高的呼吸支持条件，对症治疗效果不佳，间断需要多重联用的利尿药物进行容量管理。结合患者的关节软组织表现，符合"关节过度活动综合征"。该特征在儿童可为一定时期内的生理性表现，但患者持续多关节受累，随年龄增长病情进行性加重，且合并多系统受累，需要考虑病理性的病因。可导致病理性关节过度活动综合征的结缔组织病包括埃勒斯-当洛综合征、马方综合征、高胱氨酸尿症及风湿热。患者在病程中无显著动脉瘤、眼晶状体脱位等马方综合征典型特点，无尿路结石、氨基酸代谢障碍等高胱氨酸尿症表现，无溶血性链球菌感染相关心脏炎、环形红斑、关节炎、舞蹈症等风湿热的表现，结合患者反复多关节脱位、皮肤牵张和弹力过度、组织易损等临床特征，考虑诊断埃勒斯-当洛综合征可能性大。患者目前几乎完全依赖人工营养支持，建立及维护营养通路、积极对症支持已成为亟待解决的治疗难点。

临床营养科
陈伟

埃勒斯-当洛综合征是一组以皮肤牵张和弹力过度、皮肤与血管脆性增加、关节活动过度为特征的异质性遗传性结缔组织异常性疾病，目前2017年的国际分型包括13类亚型。结合患者临床特点，诊断埃勒斯-当洛综合征可能性大，但遗传学检查尚未找到有力的支持证据。本次会诊延请各专科专家，希望结合患者遗传学、病理、临床表现进一步明确诊断。此外，如何加强对症支持已成为后续治疗的重点和难点，希望会诊专家为患者如何建立营养通路、协助通路维护、改善创伤管理、缓解呼吸循环症状、促进胃肠动力、加强关节对症康复治疗建言献策。

多学科会诊意见

骨科
吴南
患者临床表现高度符合埃勒斯 - 当洛综合征,但对患者一家三口的外显子测序结果进行重新分析,比对大样本数据库,未发现明确致病突变。埃勒斯 - 当洛综合征基因型多变,曾也有研究者报道多个因素与测序未检出突变相关。其中,需考虑到患者可能存在非编码区突变,这种情况使用目前最常用的外显子测序是无法测出的,必要时可考虑全基因组测序,对于探索患者包括内含子在内的非编码区突变具有一定意义。如要进一步明确遗传学诊断,下一步建议行 trio- 全基因组测序明确可能的埃勒斯 - 当洛综合征分型,必要时行外周血 / 成纤维细胞 RNA-seq 辅助诊断。诊断方面,如目前外显子测序未检出异常突变,我们可把其暂归类于高度活动型埃勒斯 - 当洛综合征(Hypermobile 型)。治疗方面,国外的临床研究曾有报道予以埃勒斯 - 当洛综合征患者大剂量维生素 C 可能弥补血管结缔组织缺失的部分成分,有助于改善血管脆性,减少术中出血和术后并发症。维生素 C 成本低廉,安全性高,其对患者改善出血的作用值得探讨。

放射科
刘炜
观察患者的正位骨盆相,尽管其有多次髋关节脱位,但骶髂关节、髋关节形态无显著异常。踝关节曾行韧带修复手术,但提交的 MRI 显示关节对位尚正常,韧带可见部分高信号的水肿信号,尤以距腓韧带为著。腰椎的 X 线提示腰椎曲部呈现过伸状态。患者行胸部 CT 提示正常,未见肺大疱或气道异常改变。患者的腹部影像学提示十二指肠降段明显扩张,其水平段在肠系膜上动脉夹角处呈现狭窄改变,因此患者可能存在肠系膜上动脉压迫综合征的表现。腹盆 CT 提示空肠等空腔脏器位置下移,升结肠的位置及盲肠起始段都下移到了盆腔,横结肠位置在脐下方,也较为偏低,一定程度符合内脏脱垂的表现。

骨科
林进
埃勒斯 - 当洛综合征高度活动型往往具有突出的骨科表现,具有"软、松、脆"的特点,关节软、皮肤松弛、组织脆、易出血,骨科主要的处理需"见招拆招",目前看患者的一般情况尚可,骨关节脱位后可自行复位,疾病状态尚未到晚期骨关节病,还无须较强的镇痛治疗。目前骨科尚不需急迫干预,但需做好保护,虽尚未到穿戴各类护具、支具的阶段,但在保持充足营养的前提下,应视情况予以非负重的肌肉功能锻炼(<2.5kg 的负重),保持关节、脊柱周围软组织和肌肉足够的张力和力量,可考虑软支具的支持。

骨科
高鹏
观察患者步态存在左踝关节不稳定,建议一定程度增加软支具的保护和支持。患者的功能锻炼以满足穿衣、梳头、洗澡等日常活动需要为主。

血管外科
刘暴
本例患者四肢较细长,有类似"蜘蛛肢"的改变,皮肤、关节活动度大,存在肌腱和肌肉破裂、易擦伤、慢性关节半脱位 / 脱位等表现,一定程度符合埃勒斯 - 当洛综合征的表现,但分型尚不清,是不是完全归属于高度活动型埃勒斯-当洛综合征尚需探讨。另外,患者的父亲在生育患者前有接触核燃料和核反应堆的情况,这是可能导致生殖细胞基因突变的危险因素之一,因此该临床情况还需考虑到埃勒斯-当洛综合征以外的其他遗传异常。处理方面,由于患者的临床情况基于遗传异常发生,目前暂没有血管外科处理的指征,之后基于临床表现可对症处理(如血管夹层)。但对于血管型埃勒斯-当洛综合征的患者即使发生血管夹层,也不建议植入血管支架或进行有创的血管操作,有发生夹层相关的血管破裂或加重远端血管破裂的风险,且旁路移植手术也缝合困难。绝大多数时候往往只能支持治疗,仅在极其危重亟需挽救生命时可尝试血管外科操作,但即使如此往往也会面临不良的预后及诸多并发症。

皮肤科
王涛

回顾本例会诊患者的外院皮肤病理如下,大致符合埃勒斯-当洛综合征的皮肤表现。表皮有显著的角化过度,颗粒层增加,棘细胞层肥厚。真皮显著增厚:弹力纤维染色提示真皮上部弹力纤维数量增加,真皮下部除数量增加外,还伴有肿胀、断裂等退行性变;胶原纤维数量减少,纤维排列紊乱,或呈涡轮状,有时有胶原纤维水肿;基质染色淡;真皮血管增多、管壁增厚,管周有慢性炎症。在患者的对症处理方面,部分埃勒斯-当洛综合征患者(尤其高度活动型埃勒斯-当洛综合征)可能由于肥大细胞数量增加或异常活化出现过敏表现,往往可合并荨麻疹、心血管表现或恶心等胃肠道症状。因此,患者的胃肠道表现(恶心、呕吐)还需鉴别是否存在食物过敏。必要时可尝试去除饮食诱因,限量进食,必要时口服抗组胺药、白三烯受体抑制剂、单抗类药物。埃勒斯-当洛综合征患者创伤愈合困难,应尽量避免出现伤口,预防外伤,对症治疗,必要的手术伤口可加压包扎,延期换药、拆线。建议术中轻柔操作,缝线处支撑固定,术后制动,延长休息时间,尽量减少换药次数。在缝线处外用胶带增加外部张力、应用无张力敷料(limited access dressing)、双重敷料、明胶海绵填塞操作等改良的材料及创伤管理方式,可改善埃勒斯-当洛综合征患者的创面愈合。药物对症方面,有报道予埃勒斯-当洛综合征患者大剂量维生素 C(2~4g/d)、中等剂量间充质干细胞、蜂蜜等改善难愈伤口的报道。在合并用药方面,本例患者需间断应用镇痛药物,包括阿司匹林、NSAID 可能影响血小板功能的药物需谨慎使用;此外,为减少出血风险,抗凝剂也需慎重把握使用指征。

消化内科
李景南

本例患者消化道症状一直贯穿整个病程,自幼就出现腹胀的表现,随着病程进展逐渐出现呕吐、便不成形,2019 年以来呕吐加重、持续不能缓解,不能进食,伴随显著体重下降,对肠内营养耐受不佳,有腹泻便秘交替,存在显著消化道功能受损的表现。从"一元论"的角度,如患者埃勒斯-当洛综合征诊断明确,可解释相关的消化系统受损临床表现。结缔组织存在于整个消化系统,因此埃勒斯-当洛综合征患者可出现消化道机械弹性的改变,放射科阅片也提示患者整个胃肠道都存在下垂的状况,空肠已降至盆腔,这一定程度验证了患者肠道的机械改变;另外,结缔组织的受损也可影响内脏敏感性,自主神经功能障碍、内脏感受器、机械感受器功能改变,均可由于外周敏化而导致内脏高敏感状态,而肠道屏障受损/通透性改变以及由于焦虑、紧张导致的中枢敏化,也会加重内脏高敏状态,进而进一步加重胃肠道的动力、感觉异常以及消化吸收功能不良。此外,除了用埃勒斯-当洛综合征来解释消化系统症状外,呕吐、腹胀、腹泻是消化科非常常见的临床表现,长期病程的管理中尚需考虑其他诸多器质性、功能性的病因。结缔组织功能异常、炎症反应、自主神经功能障碍及菌群失调的情况均可引起营养素的吸收障碍,导致营养不良。目前本例患者消化系统症状显著,虽未行全面的消化系统动力评估(食管测压、24h食管 pH 监测、胃肠传输试验、肛管直肠压力和感觉功能检测等),但动力障碍显而易见,改善营养状况是亟待解决的问题。在处理方面,因穿孔、出血风险高,应谨慎选择手术、有创检查;可根据食物耐受及营养缺乏情况,积极予以肠内营养、低FODMAP 饮食对症支持;除了皮肤科教授建议的 NSAIDs 类尽量避免使用外,还需避免使用阿片类止痛药,其可导致胃肠道蠕动减慢;必要时可针对内脏高敏适当选择神经递质调节药物;尽量保持排便通畅,可应用益生菌、益生元、肠道不吸收的抗生素(主要是利福昔明)改善肠道菌群失调,调节肠道炎症状态;患者留置空肠营养管时反酸,可予抑酸、胃黏膜保护治疗。

内分泌科
朱惠娟

患者近期未行骨密度评价,但从脊柱侧位 X 线上看骨皮质较薄,结合病史,应该存在一定程度的骨质疏松,骨质疏松的原因与患者营养不良、消瘦导致骨量丢失是相关的,在营养支持的过程中,必要时可监测患者的骨密度和骨转换指标。常规的治疗会补充钙剂,但常用的碳酸钙补充剂硬度较高,考虑到患者的胃肠功能,可选择胃肠道接受度更高的钙剂予以补充,必要时可行特殊的外周定量计算机断层扫描(PQCT)评估。

呼吸与危重症
医学科
田欣伦

埃勒斯-当洛综合征多合并的呼吸系统临床表现包括呼吸困难,夜间咳嗽或喘息发作,气道塌陷,肺功能上可表现为阻塞或限制性通气功能障碍、肺残气量增加。呼吸方面,本例患者以发作性 Ⅱ 型呼吸衰竭为主要表现,症状与平卧位、液体负荷增加相关为主要特点。但仔细阅读该例患者的肺部 CT 无异常,对于呼吸困难的病因寻找和解释还需包括对大气道的评价。患者的肺功能报告提示轻度弥散障碍,但其难以解释患者显著的低氧状态。比较患者已进行的 3 次肺功能检查,前后对比虽均报告通气功能正常,但比较两次的数值,用力肺活量(FVC)呈下降趋势,2021 年较 2018 年下降 400ml,且残气量(RV)及残气量占肺总量比值(RV/TLC)显著增高。因此,结合 3 年来肺功能的变化,应考虑患者出现了限制性通气功能障碍及残气量增加的趋势,这也与患者血气检测反映的 CO_2 潴留相符。此外,肺功能的检查提示患者 2021 年的肺功能检查吸气环流速较 2018 年降低趋势,提示需警

363

惕大气道异常。既往的病例回顾中,杓状软骨脱垂可在过度松弛、合并感染、液体负荷增加时加重,导致急性呼吸衰竭。本例患者虽无明显构音障碍,但病史中伴随呼吸困难加重,有时可闻及气道哮鸣音发作,需考虑在液体负荷增加的情况下大气道(杓状软骨等结构)结缔组织胶原的张力增高,尤其平卧时杓状软骨相对松弛而加重呼吸困难的可能。患者如有条件,可请耳鼻喉科医生进一步评估咽喉、声门部的情况。在治疗方面,目前无特效治疗,以对症支持改善症状为主。如合并 CO_2 潴留,可以按照外院的建议予以 CPAP 等呼吸支持。此外,部分文献提到小剂量口服皮质激素或吸入激素可能有助于改善血管通透性、减轻局部炎症水肿从而改善症状,但其长期使用的指征仍有争议。本例患者应用小剂量口服或吸入皮质激素后自觉呼吸困难有改善,如对于症状减轻有帮助,可以继续使用。

呼吸与危重症
医学科
罗金梅

患者外院肺功能未报告显著异常,但其反复发作平卧位憋醒,建议可完善平卧位肺功能,如后期拟行胃造瘘手术,有助于协助评估围术期风险,制定围术期呼吸支持策略。

耳鼻喉科
查洋

患者目前交流时呼吸、发声情况正常,未提示其声门、大气道异常临床表现,如在呼吸困难发作情况下,可考虑行喉镜评估,观察会厌有无塌陷、杓状软骨有无脱位等异常。此外,患者经鼻放置空肠管,如存在鼻中隔偏曲,可尽量避免狭窄侧鼻孔操作,在留置空肠管的情况下建议尽量做好护理,可以规律应用复方薄荷油或甘油滴鼻保持鼻腔黏膜湿润。另外,患者留置空肠管的固定,也会引起皮肤黏膜损伤或皲裂,需适当调整管路固定的角度,避免着力过大加重皮肤黏膜摩擦。

临床营养科
陈伟

患者长期依赖人工营养支持,一度存在肠内营养耐受不佳的情况,而在应用空肠管饲的过程中反复出现鼻咽黏膜溃疡、出血,难以长期保留空肠管,需要短期内反复拔插空肠管,外院及我科均也探讨过留置经外周静脉置入的中心静脉导管(PICC)的可能性,但考虑到患者的血管存在位置变异,且皮肤出血、感染、愈合不良风险极高,目前暂不考虑留置 PICC。请放射科教授讨论放置输液港的可能。

介入放射科
潘杰

输液港是一个长期静脉通路,其优势在于是完全封闭的通路,辅助长期输注高渗药物(如化疗药物),但在本例患者放置输液港最担心的问题是可能存在愈合不良等各类并发症而难以长期保留通路。此外,输注肠外营养由于液体黏稠,发生堵塞通路的概率也较大。留置鼻空肠管是常见的长期保留肠内营养通路,维护得当可以使用超过 12 个月,但患者由于原发病的原因反复鼻咽黏膜溃疡、出血,难以长期保留空肠管,需要反复拔管再置。考虑到患者年轻,长期依赖人工营养支持,反复拔插空肠管严重影响生活质量,这种情况下有无可能选择胃造瘘等能更好地改善生活质量的营养通路值得探讨。

基本外科
于健春

国外指南对于行胃造瘘（PEG）的指征建议，如患者预期生命超过 3 个月，需依赖空肠营养管饲超过 4 周即可行胃造瘘建立长期肠内营养通路。但对于埃勒斯 - 当洛综合征这类罕见病，回顾文献，通过胃造瘘方式进行肠内营养支持的患者不及 9%，相对低的比例说明了此类患者进行胃造瘘的风险是非常高的，原因是患者的组织易损、出血及感染风险。行胃造瘘时，如患者存在愈合不良，周围组织难以固定垫片，发生导管脱出的风险非常大，可能导致感染。此外，还需考虑胃镜操作带来的出血风险及患者肺功能对于手术操作的耐受性。鉴于患者手术相关并发症风险较高，目前尚无急症指征，且患者也正在应用激素。对于本例患者，行胃造瘘需要严格把握手术指征。建议暂不行胃造瘘，加强空肠营养管的护理，必要时行消化道造影明确消化道解剖位置及动力，鼓励经口进食，加强体位锻炼。

整形外科
王智

埃勒斯 - 当洛综合征患者一般情况下伤口愈合时间长于正常一倍以上，如无必要，尽量避免手术创伤。从本例患者既往的临床情况看，小的创伤需 2~3 周才愈合，但若接受较大的手术，愈合的时间也会大大延长。在改善愈合的新型药物及措施中，成纤维细胞生长因子（贝复济）等已在创伤管理中使用，但是否有效还需要更多数据及证据验证。其次，负压辅助愈合的敷料对于瘘口或大的创伤愈合也有促进作用。如发生小型皮肤创伤，建议患者使用更有利于控制感染的含银敷料或硅酮敷料。此外，患者鼻空肠管需固定在面部皮肤，黏性敷贴也可造成皮肤损伤，建议使用疏水的硅胶敷料，减少附加损伤。

心内科
田庄

患者心功能相关评估正常，呼吸困难可能与大气道梗阻更相关，当然基于患者的临床表现不完全除外肺水肿的可能，但后者发生也与血管通透性增加或原发病更相关，而非由心脏异常引起。对于患者的容量控制，由于肠道本身具有自身调控的生理机制，如果能够完全经肠道给予液体而不经静脉输注，可以一定程度减小容量过剩的发生风险。建议密切观察患者出入情况，在不发生呼吸困难的情况下寻找出入量的平衡基线，个体化摸索液体需要。

肾内科
张磊

患者目前应用螺内酯、托拉塞米、氢氯噻嗪、布美他尼、托伐普坦利尿联合治疗，利尿药物作用涉及近端到远端肾小管的不同靶点，虽种类较多，但剂量不大，有调整空间，必要时可合并同类药物。如托拉塞米、布美他尼同属于袢利尿剂，可将托拉塞米酌情加量、停布美他尼。观察出入量维持情况，维持容量平衡为主要对症处理。

康复科
赵肖奕、宋健

目前患者主要进行的康复锻炼包括关节周围肌力训练、步态训练、本体感觉训练。经过 8 次的负重锻炼，目前患者左侧下肢的负重状况、左足的发力状况较前改善，可继续康复锻炼支持。

多学科会诊意见总结

患者目前诊断考虑埃勒斯 - 当洛综合征可能性大,结合临床表现暂归类于高度活动型(Hypermobile 型)。如要进一步明确遗传学诊断,建议行 trio- 全基因组测序明确可能的分型,必要时行外周血 / 成纤维细胞 RNA-seq 辅助诊断。系统受累方面,建议完善平卧位肺功能、咽喉、声门等大气道评估,完善消化系统动力评估。治疗方面建议加强对症支持,鼓励增加维生素 C 补充,继续予以 CPAP 等呼吸支持,小剂量口服皮质激素或吸入激素改善血管通透性、减轻局部炎症水肿、改善症状,个体化摸索液体需要,维持出入量平衡。权衡风险获益,目前建议暂不行胃造瘘,加强鼻空肠营养管的护理及创伤管理。根据食物耐受状况积极予以肠内营养支持改善营养状况,必要时可针对内脏高敏适当选择神经递质调节药物;尽量保持排便通畅,改善肠道菌群,调节肠道炎症状态。继续康复锻炼,加强关节周围肌力训练、步态训练、本体感觉训练。规律监测及对症治疗改善骨代谢状况。

结局与转归

患者于 2021 年 12 月 17 日至 2021 年 12 月 30 日收入我院呼吸科进一步完善检查。鼻咽镜检查示双侧环杓关节黏膜轻度充血。卧位肺功能:FEV_1/FVC 76.32%,提示通气功能障碍。立位肺功能:FEV_1/FVC 95.41%,DLCO SB 76%,RV/TLC 51.11%,提示孤立性弥散功能减低。结合血气分析,考虑平卧位阻塞性通气功能障碍,结合外院 CT 及我院喉镜未见大气道阻塞表现,不除外症状发作与原发病所致气道塌陷相关,夜间予以家用自备无创呼吸机辅助通气,经睡眠呼吸监测,可调整参数设置为 ST 模式,IPAP $9cmH_2O$,EPAP $5cmH_2O$,同时继续予托伐普坦 15mg,每周 2 次利尿,维持出入量平衡,无显著水肿及憋喘发作。继续口服泼尼松 5mg,每日 1 次,维生素 C 1g,每日 1~3 次改善血管通透性及创伤愈合。

消化系统方面,患者因咽痛、流脓涕、鼻出血仍需要反复拔插鼻空肠管,留置一次空肠管可保留 2~3 周,继续管饲肠内营养 + 经口摄入少量流食。住院期间已完善胃肠动力检查(少量进食无脂流食时):胃排空检查提示 5h 钡条 24h 胃肠通过时间(GITT)排出 40%;全胃肠通过时间检查提示 48hGITT 排出 50%(正常参考值 ≥ 90%),直肠乙状结肠以上 5%,直肠乙状结肠以下 45%;72hGITT 排出 100%。对症予以促胃肠动力、抑酸、黏膜保护、消化酶补充、益生菌等治疗,鼓励尝试经口逐渐增加流食摄入,目前维持体重 48~49.5kg。继续骨科随诊,物理康复科予对症康复锻炼指导,待完善全基因组测序的遗传学进一步检查。

专家点评

该患者为年轻女性,自幼起病,慢性病程,病情进行性加重,临床表现符合关节过度活动综合征,结合皮肤弹性过度、牵拉过伸、组织易损伤、愈合不良等表现,符合埃

勒斯 - 当洛综合征的临床特点。诊断方面，虽患者曾行全外显子检查未检出符合临床诊断的基因突变，但从典型临床表现及病史出发，仍应考虑埃勒斯 - 当洛综合征的诊断。当遗传学检测与临床认知存在差异时，临床医生应当积极探索可能的原因并弥合这种差异。埃勒斯 - 当洛综合征基因型多变，目前依据患者的基因测序结果及临床特征可分为 13 种亚型，不同类型基因的突变，由于其基因产物蛋白在全身不同器官系统存在特异性，可出现不同临床表现。遗传学检测与临床表型间不一定存在完全一一对应关系，亦有研究者报道测序未检出突变常与多种原因相关。其中，应考虑到患者可能存在非编码区突变的情况，该种致病突变往往难以通过目前最常用的外显子测序来测出。考虑到进一步明确患者遗传学的异常对于指导临床分型以及后续治疗仍具有一定意义，必要时可考虑进一步行全基因组测序，探索患者包括内含子在内的非编码区突变，明确诊断。

治疗方面，随着病程延长、病情进展，积极的支持治疗改善身心状况对于患者具有现实意义。患者由于长期胃肠功能障碍，很大程度依赖于人工营养支持的实施。而由于原发病的病理机制，常导致组织易损、皮肤创面难愈、易致出血及感染的疾病背景，如何选择合理途径、方式予以营养支持常常面临权衡风险及获益，往往需要多学科团队的合作辅助最佳临床决策。经过外科、介入科、临床营养科、整形科、血管外科、皮肤科专家的讨论和权衡，综合各种营养途径的评估，考虑肠内营养仍是目前最为安全、最合乎生理状况的营养方式。在肠内营养的实施方式中，虽然进行胃造瘘相较于鼻空肠管饲可免除由于鼻咽损伤出血而需反复拔插管之苦，带来更高的生活质量，但患者会面临腹腔感染、造瘘口愈合不良、管路脱出移位等更大的风险。经多科讨论，最终决定继续予以经鼻空肠管饲这类侵入性更低、安全性相对更高的肠内营养途径，未来根据患者病情变化再进一步抉择，把握进行胃造瘘的时机。

深入临床细节，仔细评估原发病各系统器官的受累，是予以患者合理对症支持、改善生命质量的必要基础。患者存在显著的胃肠动力障碍，突出表现为反复呕吐，腹泻与便秘相交替，依赖于间断的空肠营养管饲与肠外营养，仅能耐受少量经口进流食。器官脱垂、消化道机械弹性的改变，自主神经功能障碍、内脏高敏感状态，以及由于焦虑、紧张导致的中枢敏化，是加重埃勒斯 - 当洛综合征患者胃肠道动力、感觉异常及消化吸收功能不良的常见原因。除了改善动力、调节菌群、保护黏膜、补充消化酶等积极的对症药物治疗，适宜的心理疏导、情绪引导以促进认知改善、自我觉察也是缓解症状的重要干预。该患者在随诊的过程中完善了胃肠动力的检查，提示在少量进食无脂流食时患者的上消化道排空及全胃肠通过时间均在正常范围。基于胃肠功能的评估，我们也在积极引导患者尝试滴定并逐步增加经口摄入量，提高生活质量。此外，仔细评价呼吸与循环的客观指标，基于此加强对症支持、维持出入量平衡也是治疗的重要方面。患者胸部 CT 并未见肺部空洞、结节、囊样改变、渗出影、气胸、胸腔积液等典型的埃勒斯 - 当洛综合征肺部表现，但仔细比对前后数次看似"正常"的肺功能指标,仍可见用力肺活量(FVC)下降、残气量(RV)及残气量占肺总量比值(RV/TLC)增高的端倪。后续在随访中结合患者体位性呼吸困难的临床特点再次完善平卧位肺功能,更加客观地反映了阻塞性通气功能障碍的表现。在经喉镜除外了大气道阻塞的情况后,考虑患者反复平卧位呼吸困难或与原发病所致气道塌陷相关。仔细的观察、评估及基于此滴定呼吸机参数帮助患者更客观地制订了后续呼吸支持计划。同样,基于详细的记录及评估摄入、排出情况,制订出入量计划,也有助于患者维持呼吸与循环的平稳。

回顾整个诊疗过程,该例埃勒斯-当洛综合征患者的临床特征及检查评价,在看似平淡无奇甚至"正常"的表现中却暗藏玄机,只有全神贯注地深入探查临床线索,方能在仔细评价与分析种种蛛丝马迹的细节之上"于无声处听惊雷,于无色处见繁花"。此外,埃勒斯-当洛综合征特殊的病理生理特点使得患者在进行营养支持、通路建立、对症治疗、创伤管理的诊疗时往往面临寻常患者难以想象的困难,罕见病的多科协作对于探索病因诊断、权衡风险与获益、进行诊疗决策提供了巨大的支持与帮助。

疾病相关文献回顾

埃勒斯-当洛综合征是临床和基因组学具有显著异质性的一组遗传性结缔组织病,由于编码胶原蛋白或其他参与胶原蛋白加工或细胞外基质生理功能的蛋白质分子基因发生致病变异而引起[1]。其往往具有关节过度活动、皮肤弹性增高过度伸展、组织脆性增加等临床特点。1998 年的 Villefranche 分型将埃勒斯-当洛综合征分为 6 个亚型:经典型、活动异常增高型、血管型、脊柱侧后凸型、关节松弛型及皮肤脆弱型。随着人们对这一疾病的认识逐渐加深,学术界在 2017 年更新了埃勒斯-当洛综合征的国际分型,根据遗传学与临床特征的不同将其分为了 13 种亚型,至 2020 年更新分型为 14 型,其中经典型(classical)、血管型(vascular)、高度活动型(hypermobile)最为常见[2]。

埃勒斯-当洛综合征各亚型间表型多有重叠,患者常合并骨、眼、内脏病变和多种畸形,部分患者存在血浆中纤维连接蛋白功能缺陷、血小板凝聚性能差。患者皮肤会有较明显的脉管显露,创面愈合差,可出现萎缩性瘢痕、牙龈吸收。皮肤的表现包括:轻微外伤下可导致较大伤口,愈合较慢,愈合后留有较大萎缩性瘢痕及海绵样瘤,轻度碰伤后引起明显的血肿,伤口缝合容易反复开裂,皮肤皱褶处拉起弹性过度,四肢伸侧可有皮下硬结;关节过度伸展,大关节轻微外伤后出现半脱臼或自发性脱臼,膝关节反屈和脊柱后侧凸;部分患者具有眼距增宽、鼻背宽平、眼内眦皮赘、老年后眼周皮肤丰满多皱的面部特征[3]。曾有报道埃勒斯-当洛综合征(尤其高度活动型)患者可能由于肥大细胞数量增加或异常活化出现过敏表现,往往可合并荨麻疹、恶心、呕吐等表现。

胃肠道症状也是埃勒斯-当洛综合征患者非常常见的合并表现。2020 年丹麦进行的一项基于 1 319 例埃勒斯-当洛综合征病例的 15 年回顾性队列研究显示,胃肠功能障碍、疝、哮喘、肺炎和骨质疏松是此类患者最常见的合并症,胃肠功能障碍的发生尤其在高度活动型患者更为突出[4]。来自美国梅奥临床中心的一项对 687 例埃勒斯-当洛综合征病例的回顾性分析也显示,

56% 的患者存在各种消化系统症状，症状分布涉及经典型(58.9%)、高度活动型(57.5%)、血管型(47.3%)，常见表现包括腹痛(56.1%)、恶心(42.3%)、便秘(38.6%)、胃灼热(37.6%)和肠易激综合征样症状(27.5%)[5]。结缔组织受损导致的消化系统的机械改变、自主神经调节紊乱、内脏高敏表现等各种器质性或功能性的因素是导致各种消化系统症状表现的主要因素。

由于胶原蛋白功能障碍，呼吸与循环系统也可由于结缔组织异常出现相关临床表现。患者常以非特异的咳嗽、咯痰、咯血、声嘶、夜间喘鸣、哮喘样改变为主要表现，肺部空洞、结节、囊样改变、渗出影、气胸、胸腔积液是易见的影像学改变，常见的病理机制包括气道塌陷、肺血管出血、阻塞性/限制性通气功能障碍以及由此导致的肺残气量的增加。常见的心血管改变包括二尖瓣或三尖瓣的脱垂、主动脉根部的扩张及动脉瘤的表现。

由于疾病的病理生理机制主要在于基因突变导致的胶原合成异常以及细胞外基质的紊乱及重构改变，目前对于埃勒斯-当洛综合征患者的治疗以"见招拆招"、处理各种合并症，对症支持及康复训练为主。客观评估者胃肠道功能，合理予以营养支持是重要的支持基础。2020 年美国克利夫兰医学中心回顾了既往 10 年 218 例埃勒斯-当洛综合征患者的临床数据，7% 的患者无法耐受经口摄入饮食而需要依赖人工营养支持；在合并胃肠道动力障碍的患者中 31.2% 需要经管饲(空肠/胃造瘘、经鼻胃/空肠管)予以肠内营养，15.6% 甚至需要全胃肠外营养进行支持[6]。因此，评估患者消化系统动力状况、消化吸收功能以及对于摄食的耐受，并据此制定相应的营养策略非常重要。由于皮肤和组织的愈合不良，积极的创伤管理也具有重要意义。创伤愈合策略需考虑适当延长制动，轻柔操作，缝线处支撑固定，换药延时；此外，在缝线处外用胶带增加外部张力，予以双重敷料、明胶海绵填塞瘘口，或应用无张力敷料等新型敷料也为改善患者伤口愈合带来了新的希望[7]。另一方面，加强呼吸支持，改善通气，减少气体潴留，维持容量平衡，合理镇痛，辅以适宜的康复训练，也是对症治疗的重要方面。基于 MDT 的临床合作给予患者综合治疗与支持管理已成为改善症状、提高患者生命质量的主要基石。

（李融融　陈　伟　王　珞　田欣伦）

参考文献

[1] CHIARELLI N, RITELLI M, ZOPPI N, et al. Cellular and molecular mechanisms in the pathogenesis of classical, vascular, and hypermobile Ehlers-Danlos syndromes [J]. Genes (Basel), 2019, 10 (8): 609.

[2] MALFAIT F, FRANCOMANO C, BYERS P, et al. The 2017 international classification of the Ehlers-Danlos syndromes [J]. Am J Med Genet C Semin Med Genet, 2017, 175 (1): 8-26.

[3] RONCERAY S, MIQUEL J, LUCAS A, et al. Ehlers-Danlos syndrome type Ⅷ: A rare cause of leg ulcers in young patients [J]. Case Rep Dermatol Med, 2013: 469-505.

[4] LEGANGER J, FONNES S, KULAS SØBORG M L, et al. The most common comorbidities in patients with Ehlers-Danlos syndrome: A 15-year nationwide popula-tion-based cohort study [J]. Disabil Rehabil, 2020, 1-5.

[5] CASTORI M, MORLINO S, PASCOLINI G, et al. Gastro-intestinal and nutritional issues in joint hypermobility syndrome/Ehlers-Danlos syndrome, hypermobility type [J]. Am J Med Genet C Semin Med Genet, 2015, 169c (1): 54-75.

[6] ALOMARI M, HITAWALA A, CHADALAVADA P, et al. Prevalence and predictors of gastrointestinal dysmotility in patients with hypermobile Ehlers-Danlos syndrome: A tertiary care center experience [J]. Cureus, 2020, 12 (4): e7881.

[7] GUPTA A, KUMAR P. Possible simple measures for complex wound healing problems in Ehlers-Danlos syndrome [J]. Plast Reconstr Surg Glob Open, 2014, 2 (10): e241.